临床百家

中国医学临床百家·病例精解

乳腺恶性疾病

病例精解

王殊　刘淼◎主　编

科学技术文献出版社
SCIENTIFIC AND TECHNICAL DOCUMENTATION PRESS
·北京·

图书在版编目（CIP）数据

乳腺恶性疾病病例精解/王殊，刘淼主编. —北京：科学技术文献出版社，2021.1
ISBN 978-7-5189-7514-3

Ⅰ.①乳… Ⅱ.①王… ②刘… Ⅲ.①乳腺癌—病案—分析 Ⅳ.①R737.9

中国版本图书馆 CIP 数据核字（2020）第 257983 号

乳腺恶性疾病病例精解

策划编辑：帅莎莎　　责任编辑：帅莎莎　　责任校对：张永霞　　责任出版：张志平

出 版 者　科学技术文献出版社
地　　址　北京市复兴路 15 号　邮编 100038
编 务 部　（010）58882938，58882087（传真）
发 行 部　（010）58882868，58882870（传真）
邮 购 部　（010）58882873
官方网址　www.stdp.com.cn
发 行 者　科学技术文献出版社发行　全国各地新华书店经销
印 刷 者　北京地大彩印有限公司
版　　次　2021 年 1 月第 1 版　2021 年 1 月第 1 次印刷
开　　本　787×1092　1/16
字　　数　318 千
印　　张　27
书　　号　ISBN 978-7-5189-7514-3
定　　价　188.00 元

编委会

主　　编　王　殊　北京大学人民医院

刘　淼　北京大学人民医院

副 主 编　徐莹莹　中国医科大学附属第一医院

齐晓伟　陆军军医大学西南医院

王　昕　中国医学科学院肿瘤医院

马　力　河北医科大学第四医院

参编作者　（按汉语拼音排序）

陈　创　武汉大学人民医院

迟亚静　山东省肿瘤医院

丁　彧　贵阳市妇幼保健院

范丽娟　大连医科大学附属第二医院

傅芳萌　福建医科大学协和医院

黄　隽　中南大学湘雅医院

贾　巍　衡水市人民医院

李　俏　中国医学科学院肿瘤医院

李慧慧　山东省肿瘤医院

李雪菲　中南大学湘雅医院

梁　栋　河南省人民医院

林雨翔　福建医科大学协和医院

刘　蜀　贵州医科大学附属医院

刘　星　锦州医科大学附属第一医院

刘嘉寅　河北医科大学第四医院

刘洁琼　中山大学孙逸仙纪念医院

刘苗雨　北京大学人民医院

罗　婷　四川大学华西医院

吕雅蕾　河北医科大学第四医院

吕志栋　青岛大学附属医院
欧开萍　北京市朝阳区三环肿瘤医院
彭　媛　北京大学人民医院
乔　研　西安交通大学第一附属医院
邱鹏飞　山东省肿瘤医院
商木岩　辽宁省肿瘤医院
王　嘉　大连医科大学附属第二医院
王　丽　邢台市人民医院
王朝斌　北京大学人民医院
王弥迦　大连医科大学附属第二医院
王思源　北京大学人民医院
王晓春　河北大学附属医院
王紫晶　中国医学科学院肿瘤医院
谢　菲　北京大学人民医院
徐　璐　中国医科大学附属第一医院
许天宇　北京大学人民医院
杨　超　河北医科大学第四医院
杨　华　河北大学附属医院
杨　柳　北京大学人民医院
杨　阳　北京大学人民医院
杨　阳　河北大学附属医院
于晶晶　邢台市第三医院
张　鹏　河北大学附属医院
张舒玮　北京大学人民医院
张迎舟　邯郸市中心医院
赵亚婷　唐山市妇幼保健院
钟晓蓉　四川大学华西医院
周　涛　河北医科大学第四医院
周　鑫　重庆大学附属肿瘤医院
周富林　贵阳市妇幼保健院
周天阳　大连医科大学附属第二医院

前　言

首先，笔者要祝贺《乳腺恶性疾病病例精解》正式出版，在国内这么多从事乳腺肿瘤专业的同道们的共同努力下，顺利结出香甜的果实。回想一下，这本书的编纂过程始终面临着2020年新冠肺炎的严峻疫情形势，笔者作为本书主编，在此衷心感谢每一位编者——你们能够充分抓紧繁忙工作中的稍稍闲暇，以极高的专业素养和学术精神为广大读者呈现出这样一本精彩、实用的临床参考用书，充分展现了乳腺肿瘤专业医生崇高的敬业精神。

然后，笔者要深深地感谢本书资料来源中的每一位患者，她们的病痛来自于真实世界的临床实践，有些疾病很疑难，有些疾病很罕见，治疗过程中有成功也有失败，有欢笑也有泪水，毋庸置疑的是——她们是与乳腺癌抗争的勇者，值得我们尊敬。

每一名医生的成长都离不开患者，经验与教训更是需要从患者的治疗过程中总结、提炼。病例是临床医学的根本，在当今这个提倡循证医学的时代，每一项能够改变临床实践的研究都是建立在相当数量病例的基础之上。我们仔细分析所面对的病例，能够发现其中的问题，进而寻找可能的答案，甚至启发思路以设计新的研究，整个过程正是体现了发现问题、寻找证据、解决问题的循证医学的过程。无论是初入临床的年轻医生还是经验丰富的专家学者，重视对病例的学习和讨论其实都很有意义。

本书中的病例经过详细甄选，在乳腺恶性疾病领域具有一定的代表性。不单纯是展示治疗经过，而是结合循证医学的证据，分析每一个病例的特点和难点，加之以编者的思考过程，由专家对病例进行梳理总结后写下点评，思路和理念紧跟乳腺癌治疗的最新发展，推陈出新，与时俱进。相信本书的出版，能够对从事乳腺肿瘤专业的同道有所帮助。

作为临床医生，在我们每天埋首于繁重的工作、面对无数的患者时，务必还要保持警醒的头脑和探究的心灵，貌似重复的工作，同样的治疗方案可能在不同的患者会存在极大的差异，这其中隐藏着的本质是对学术孜孜不倦的追求，是对患者健康的极度负责，也正是我们所努力的方向，治疗乳腺癌的我们还在路上，求索自上下，学问自天成。从病例中来、回病例中去是我们每一名临床医生的“任务”，我们要帮助更多的乳腺癌患者，我们始终铭记着——我将继承医学职业的荣誉和崇高的传统，将用良知和尊严，保持对人类生命的最大尊重，按照良好的医疗规范来践行我的职业。

本书的病例来自于全国各地的医院，治疗方法上体现出各自团队的特点，百家争鸣才有思考的交融。因笔者水平所限，本书中内容如有不当，还请各位读者批评指正。笔者借本书搭建了一个互相学习和沟通的平台，期望这个平台在未来会为大家呈现更多、更好的内容。

王殊　刘淼

目　录

第一章　乳腺癌新辅助及辅助治疗病例

第二章　初治Ⅳ期乳腺癌病例

第三章 特殊乳腺癌病例

第四章 晚期乳腺癌病例

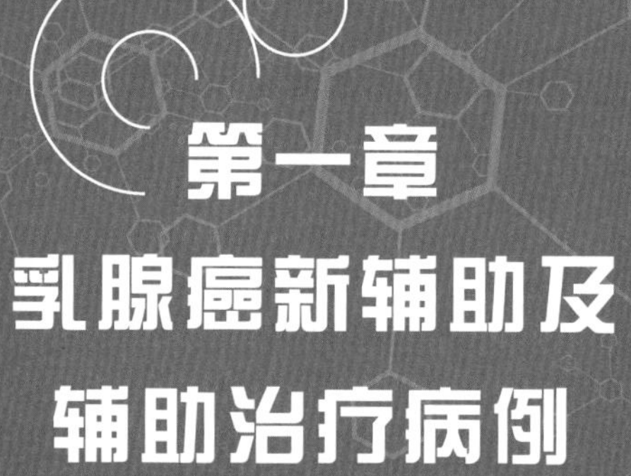

第一章 乳腺癌新辅助及辅助治疗病例

病例1　淋巴结阳性乳腺癌新辅助治疗后避免腋窝清扫病例

病历摘要

（一）外院治疗阶段

【病史】

患者，女性，59岁，汉族，已婚。体表面积1.63 m^2。患者于2017年10月发现右乳外上象限肿物，大小约3.0 cm×2.5 cm，无疼痛发热，无乳头溢液。于2017年10月15日在某县人民医院行超

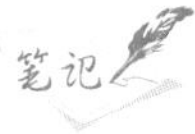

声检查示右乳实性团块（大小约 2.8 cm × 2.3 cm × 1.7 cm；BI-RADS 4C 类）；右腋窝多个异常肿大淋巴结，未行治疗。患者于 2017 年 12 月 29 日就诊于某私立医院。

患者 21 年前因畸胎瘤行右侧卵巢 + 子宫切除术。无高血压、冠心病、糖尿病病史，无高血脂病史，否认肝炎病史，否认结核病史，否认伤寒病史。否认外伤史，无输血史。无药物过敏史。无家族性遗传病史及肿瘤病史。

【专科查体】

右乳外上象限扪及一大小约 4.0 cm × 3.5 cm 肿物，质硬，边界不清，活动度差，右侧腋窝可触及一大小约 2.0 cm × 1.5 cm 淋巴结，质硬，活动度尚可。

【辅助检查】

超声检查：右乳外上象限距乳头约 3.5 cm 处探及一大小约 3.8 cm × 3.2 cm 低回声肿物，考虑乳腺癌，右侧腋窝多发肿大淋巴结。

钼靶检查：右侧乳腺不规则肿块伴针尖样钙化，病变直径约 3.5 cm，BI-RADS 5 类。右乳肿物穿刺活检病理检查：右乳中分化浸润性导管癌。

免疫组化：ER（100% +），PR（95% +），HER2 阴性（评分 1 +），Ki-67（98% +）。

【诊断】

（1）右侧乳腺癌（cT2N1M0，Ⅱb 期）。

（2）畸胎瘤术后。

【治疗】

给予新辅助化疗（表柔比星 70 mg/dL + 环磷酰胺 600 mg/dL + 卡铂 300 mg/dL + 紫杉醇 150 mg/dL）1 个周期合并中药抗肿瘤治疗。

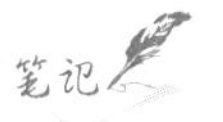

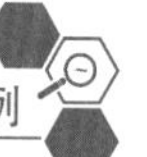

（二）新辅助治疗阶段

【病史】

患者于2018年1月9日来我院就诊，希望尽可能保留乳房和上肢功能。

【专科查体】

双乳外形正常，乳头无内陷，右乳外上距乳头约3.0 cm处扪及一大小约3.0 cm×3.0 cm的肿物，质硬，边界不清，活动度差。右侧腋窝可触及一大小约2.0 cm×1.0 cm的淋巴结，质硬。左乳、左侧腋窝及锁骨上未扪及肿物。

【辅助检查】

超声检查：右乳外上象限距乳头3 cm处腺体层见一大小约3.0 cm×2.5 cm的实性低回声肿物（BI-RADS 5类）；双乳增生样改变；右侧腋窝淋巴结肿大。

钼靶检查：右侧乳腺不规则肿块伴针尖样钙化，病变直径约3.5 cm，BI-RADS 5类（图1－1A）。

乳腺MRI：右乳外上象限可见团块状异常信号区，边缘毛糙，范围约3.5 cm×3.0 cm×3.0 cm，动态增强曲线呈流出型，BI-RADS 5类；右侧腋窝淋巴结转移（图1－2A）。

胸腹部CT：右乳占位，考虑右乳癌；右侧腋窝淋巴结肿大，考虑转移；双肺尖纤维灶；左肺下叶类结节影，建议观察；肝右叶低密度灶，考虑囊肿。

骨扫描：全身诸骨未见明显异常。会诊病理：乳腺浸润性导管癌Ⅲ级，ER（80%＋），PR（20%＋），HER2阴性（评分1＋）。右腋窝淋巴结穿刺细胞学：查到癌细胞。

【诊断】

（1）右侧乳腺癌（cT2N1M0，Ⅱb期）。

（2）畸胎瘤术后。

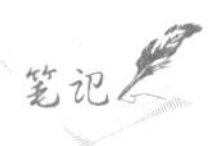

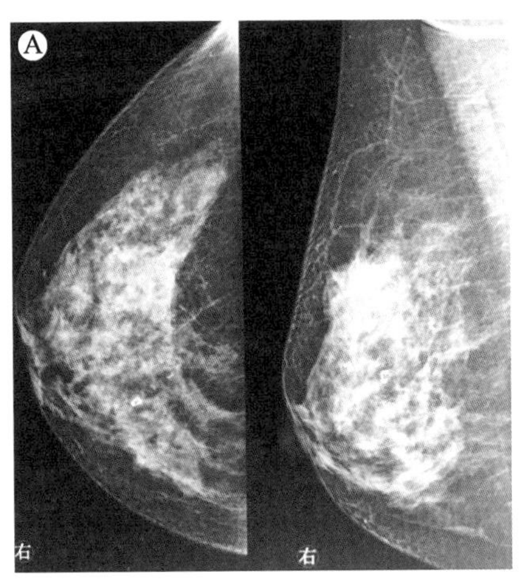

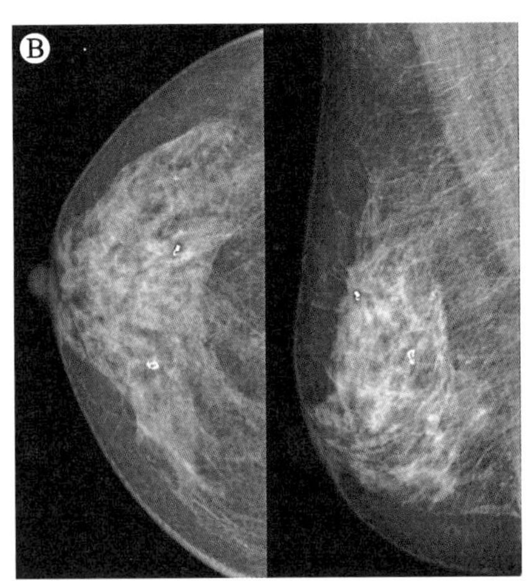

图 1－1　治疗前（A）、后（B）右侧乳腺钼靶图像

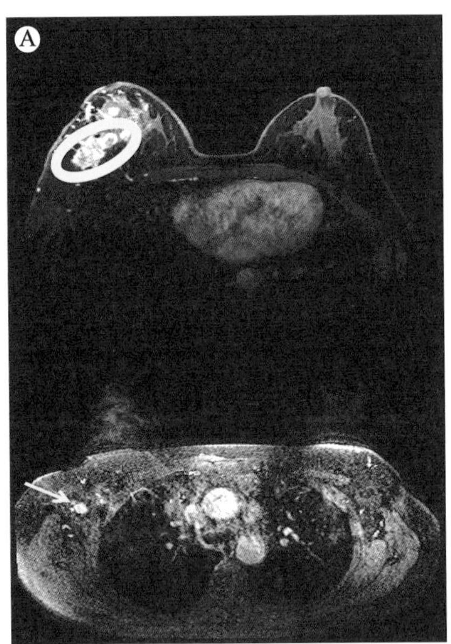

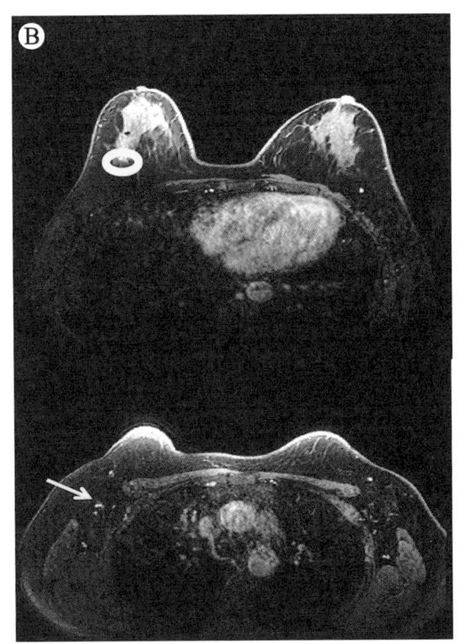

图 1－2　治疗前（A）后（B）乳腺 MRI 图像

【治疗】

（1）在超声引导下，于乳腺原发灶和腋窝转移淋巴结中心各放置金属标记夹 1 枚。

（2）给予患者 EC-T 方案新辅助化疗 8 个周期（表柔比星 160 mg/dL + 环磷酰胺 1000 mg/dL，q21d），4 个周期序贯，多西他

笔记

赛 160 mg/dL，q21d，4 个周期。

（3）化疗期间给予聚乙二醇化重组人粒细胞刺激因子预防/治疗骨髓抑制。

（4）每 2 个周期超声评估治疗效果。

（三）手术治疗阶段

【病史】

患者于 2018 年 1 月至 2018 年 8 月完成 8 个周期新辅助化疗，于 2018 年 9 月再次入院计划行手术治疗，术前影像学评估乳腺原发灶和腋窝淋巴结疗效为完全缓解（complete response，CR）。患者希望尽可能保留乳房和上肢功能。

【专科查体】

双乳外形正常，乳头无内陷，双乳、双侧腋窝及锁骨上未扪及肿物。

【辅助检查】

超声检查：右乳肿瘤治疗后，双侧乳腺增生样改变。

钼靶检查：右乳局部结构扭曲，可见针尖样钙化，结合临床考虑右侧乳腺癌治疗后（图 1－1B）。

乳腺 MRI：右乳肿瘤治疗后，未见明显肿物残留（图 1－2B）。

【诊断】

（1）右侧乳腺癌（cT2N1M0，ycT0N0M0）。

（2）畸胎瘤术后。

【治疗】

2018 年 9 月 13 日在全麻下行右乳癌保乳术＋腺体瓣转移成形术＋右腋窝前哨淋巴结活检（sentinel lymph node biopsy，SLNB）＋右腋窝淋巴结清扫术（axillary lymph node dissection，ALND）。术前在钼靶引导下于金属标记夹旁边放置放射性粒子，有利于术中使用

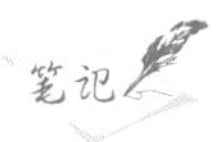

伽马探测仪定位（图 1 –3）。术中行右乳肿物及右腋窝前哨淋巴结钼靶摄片示右乳钙化灶完整切除，标记夹和放射性粒子分别位于右乳肿物及前哨淋巴结 1 中心（图 1 –4）。

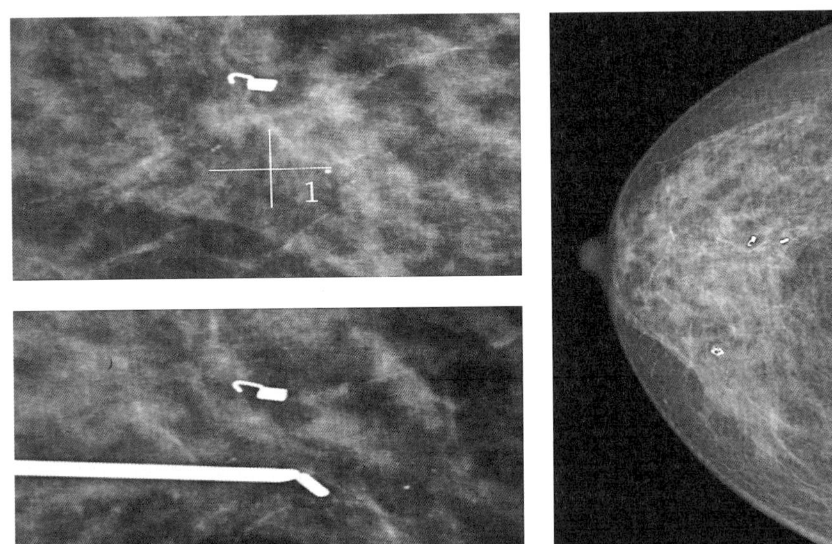

图 1 –3　钼靶引导下放射性粒子定位

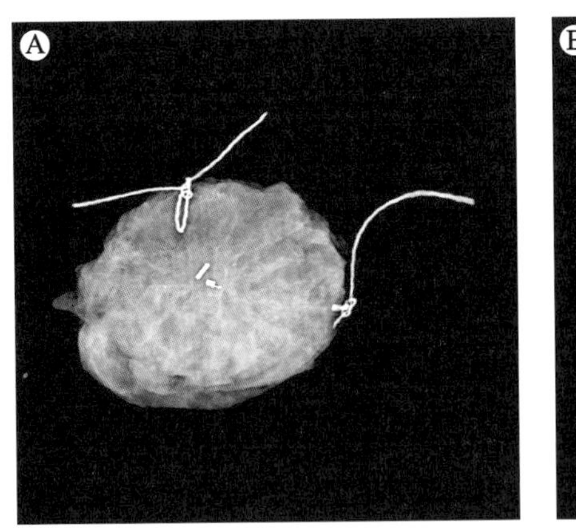

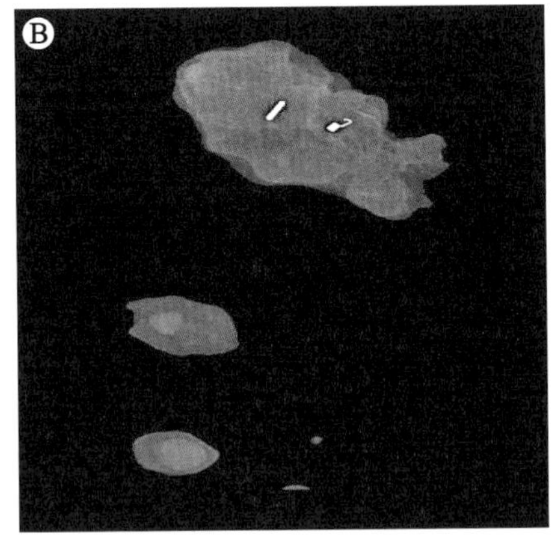

图 1 –4　术中原发灶标本（A）和前哨淋巴结（B）钼靶图像

病理：（右乳肿物）未见明确癌细胞，局部见纤维化、钙化及组织细胞反应，考虑为 5 级化疗反应。“上、下、内、外切缘”未见癌。

笔记

区域淋巴结状态：前哨1（标记淋巴结）、前哨2、前哨3分别为1/1、1/1、0/1，L1组（0/10）、L2组、L3组及哨位1、2、3周围组织为脂肪，淋巴结转移癌呈N-C化疗反应，其中“L1组”两枚淋巴结内见纤维化、组织细胞反应，结合临床，考虑为N-D化疗反应。

（四）辅助治疗阶段

（1）勾画瘤床为GTV，外扩10 mm为PTV，处方剂量2.15 Gy/次×28次，右侧锁骨上及右侧胸壁为CTV，外扩5 mm为PTV，处方剂量1.8 Gy/次×28次。

（2）芳香化酶抑制剂内分泌治疗。

（3）补充钙剂和维生素D，每半年应用双膦酸盐。

病例分析

（一）外院治疗阶段问题解析

结合患者影像学检查及病理学检查，右侧乳腺癌诊断明确，但在治疗前须完善相关影像学检查（包括胸腹部CT、全身骨扫描等），明确有无远处转移后再确定治疗方案。另外，患者体格检查及影像学检查均提示腋窝淋巴结转移，应行空芯针穿刺活检或针吸细胞学检查以明确病变性质。患者为Luminal B型可手术乳腺癌，临床分期Ⅱb期，选择先行手术治疗还是新辅助化疗，尚需要结合患者意愿决定。目前新辅助治疗方案原则上应选择有辅助治疗循证医学证据的方案。表柔比星+环磷酰胺+卡铂+紫杉醇4药联合的小剂量化疗方案无循证医学证据支持；中药在乳腺癌治疗中的抗肿瘤作用也缺乏循证医学证据。

笔记

（二）新辅助治疗阶段问题解析

患者右侧乳腺癌（cT2N1M0，Ⅱb 期）诊断明确，虽然分子分型为 Luminal B 型，但原发灶相对较大且腋窝淋巴结阳性，如此时手术须行乳房切除（或重建手术）及腋窝淋巴结清扫术；患者首次化疗后（外院）肿物较前缩小，故推荐患者先行新辅助化疗。对于计划接受新辅助治疗的患者，应尽可能于治疗前在原发灶和转移淋巴结中心放置标记夹（对于无标记夹的单位可行皮肤文身标记）。如患者接受化疗方案后中性粒细胞减少伴发热高危风险，建议进行重组粒细胞集落刺激因子（G-CSF）的一级预防。

新辅助治疗期间应每 2 个周期评估治疗效果，对于治疗效果不佳的患者应及时更换药物，治疗有效的患者应完成全疗程治疗后再行手术治疗。

（三）手术治疗阶段问题解析

新辅助治疗降期后，保乳手术可依据新辅助治疗前/后的范围切除，可疑钙化灶须完整切除，保证切缘阴性。新辅助治疗前 cN + 患者如新辅助治疗后降期，可在特定条件下行前哨淋巴结活检替代腋窝淋巴结清扫。如前哨淋巴结阳性［包括孤立肿瘤细胞簇（ITC）］，腋窝淋巴结清扫仍是标准治疗。

（四）辅助治疗阶段问题解析

新辅助治疗后放射治疗策略可依据新辅助治疗前/后最高的分期确定。绝经后患者内分泌治疗选择芳香化酶抑制剂，治疗期间应补充钙剂和维生素 D；应用双膦酸盐改善预后，预防骨相关事件。

专家点评

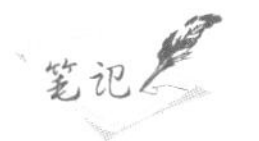

从 20 世纪 70 年代 Haagensen 和 Stout 提出新辅助化疗的概念，

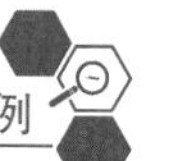

开始了乳腺癌术前治疗探索，到 NSABPB-18 证实术前化疗和术后化疗对生存改善没有差异，再到后来病理完全缓解（pathological complete response，pCR）的定义不断完善，发现不同分子亚型 pCR 的差异，证实人表皮生长因子受体 -2/三阴性乳腺癌（HER2 阳性/TNBC）达到 pCR 与长期预后相关，新辅助治疗在乳腺癌的治疗及临床研究中占据了越来越重要的地位。目前乳腺癌新辅助治疗的适应证不再仅仅依据临床分期，而应结合肿瘤分子分型、临床分期及患者意愿进行个体化决策：对于 Luminal A 型及 Luminal B 型（HER2 阴性）肿瘤患者不应常规进行新辅助治疗，仅在乳腺原发肿瘤较大、需要降期保乳/保腋窝的情况下进行新辅助治疗；而对于三阴性、HER2 阳性Ⅱ～Ⅲ期乳腺癌患者可优选新辅助治疗。在新辅助治疗过程中，我们需要规范诊疗流程。

对于计划接受新辅助治疗的患者，应在治疗前放置金属标记夹标记病灶，一方面可以为外科医生的保乳手术切除范围及前哨淋巴结活检提供参考信息；另一方面能提供满足病理医生准确取材的定位信息。

新辅助治疗后保乳手术应该做好三个节点的评估：新辅助治疗前后肿瘤范围、肿瘤退缩模式和术中切缘评价。对于初始不适合保乳手术的患者，应依据肿瘤降期后的范围进行切除；对于初始即适合保乳手术的患者，可依据初始肿瘤范围进行切除。整形外科技术的应用则进一步扩大了保乳手术的适应证。

新辅助治疗前分期为 cN^+ 的患者新辅助治疗后降期，可在特定条件下行前哨淋巴结活检替代腋窝淋巴结清扫。为降低前哨淋巴结活检的假阴性率，需要：①合理选择患者（cT1～3N1）；②建议使用双示踪剂显像（核素＋染料）；③检出≥3 枚前哨淋巴结；④新辅助治疗前在阳性淋巴结放置标志夹，并在术中找到放置标志夹的淋巴结。

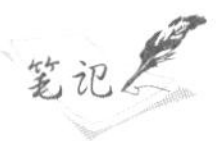

如前哨淋巴结阳性（包括 ITC），腋窝淋巴结清扫仍是标准治疗。

参考文献

1. ALBERRO J A, BALLESTER B, DEULOFEU P, et al. Long-term outcomes for neoadjuvant versus adjuvant chemotherapy in early breastcancer: Meta-analysis of individual patient data from ten randomised trials. Lancet Oncol, 2018, 19 (1): 27 – 39.

2. LORI F G, GGORGE P, EMILY C, et al. Tumor biology predicts pathologic complete response to neoadjuvant chemotherapy in patientspresenting with locally advanced breast cancer. Ann Surg Oncol, 2017, 24 (13): 3896 – 3902.

3. TESHOME M, KUERER H M. Breast conserving surgery and locoregional control after neoadjuvant chemotherapy. Eur J Surg Oncol, 2017, 43 (5): 865 – 874.

4. VOLDERS J H, NEGENBORN V L, SPRONK P E, et al. Breast-conserving surgery following neoadjuvant therapy-a systematic review on surgical outcomes. Breast Cancer Researchand Treatment, 2018, 168 (1): 1 – 12.

5. BOUGHEY J C, MCCALL L M, BALLMAN K V, et al. Tumor biology correlates with rates of breast-conserving surgery and pathologiccomplete response after neoadjuvant chemotherapy for breastcancer: fndings from the ACOSOG Z1071 (Alliance) prospective multicenter clinical trial. Ann Sur, 2014, 260 (4): 608 – 616.

6. Boileau J F, Poirier B, Basik M, et al. Sentinel node biopsy afterneoadjuvant chemotherapy in biopsy-proven node-positive breastcancer: the SNFNAC study. J Clin Oncol, 2015, 33 (3): 258 – 264.

7. HARVEY J R, LIM Y, MURPHY J, et al. Safety and feasibility of breast lesion localization using magnetic seeds (Magseed): a multi-centre, open-label cohort study. Breast Cancer Res Treat, 2018, 169 (3): 531 – 536.

8. STELLE L, SCHOENHEIT T, BRUBAKER A, et al. Radioactive seed localization versus wire localization for nonpalpable breast Lesions: A two-year initial experience at a large community hospital. Ann Surg Oncol, 2018, 25 (6): 131 – 136.

（邱鹏飞）

笔记

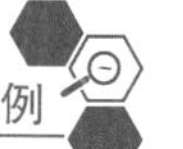

病例 2　*BRCA1* 突变的三阴性乳腺癌新辅助治疗病例

病历摘要

【病史】

患者，女性，29 岁，已婚未孕。以“发现右乳肿物半年”为主诉入院。半年前患者无意中触及右乳内下鸡蛋黄大小肿物、质硬、活动度差，无触痛，无乳头溢液，当时未在意，未诊治。2019 年 4 月体检行乳腺彩超检查提示：右乳肿物，BI-RADS 4C 类，右腋窝淋巴结肿大，就诊于我科。

过敏性鼻炎 10 年，有青霉素过敏史；否认传染病史；否认输血史；无手术外伤史；有乳腺癌家族史：姨妈于 46 岁时确诊乳腺癌。

【专科查体】

双乳对称，于右乳内下象限触及 3.5 cm×3.0 cm 大小肿物，质硬，边界不清，活动度差，左乳未触及明确肿物，右腋窝触及 1.5 cm×1.0 cm 大小肿物，质韧，边界尚清。左腋窝及双侧锁骨上下未触及肿大淋巴结。

【辅助检查】

乳腺彩超：右侧乳腺内下象限腺体内可见大小约 32.0 mm×21.6 mm 低回声区，形态不规则，边界不清晰，内可见血流信号及

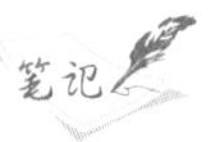

强回声。右侧腋窝见大小约 16.9 mm×11.0 mm、9.6 mm×6.3 mm 低回声区，形态尚规则，边界尚清晰，内见血流信号。左侧腋窝未见明显肿大淋巴结。诊断：右侧乳腺肿块，BI-RADS 4C 类。右侧腋窝淋巴结肿大。

乳腺钼靶：双侧乳腺实质呈不均匀致密型，腺体分布对称。右乳内下象限可见肿块，形态尚规则，边界尚清，范围约 30 mm×27 mm；右乳上象限深部可见局灶非对称致密影。左侧腺体内目前未见明确占位及钙化灶。乳头、皮肤无特殊。双侧腋窝可见淋巴结影，右侧腋窝可见 17.3 mm×11.3 mm、9.6 mm×8.0 mm 大小肿大淋巴结影。诊断：右乳内下象限肿块，右侧腋窝肿大淋巴结，BI-RADS 4C 类。

乳腺 MRI：乳房由不均质的纤维腺体和脂肪组织构成，背景实质轻中度强化。右乳内下象限见一肿块影，大小约 32 mm×30 mm×30 mm，周围 T_2 信号增厚，局部与皮肤分界不清并突起，邻近皮肤增厚；肿块内部强化不均匀；TIC 曲线初始相呈中等强化，延迟期呈平台型；DWI 呈高信号，ADC 值为 0.000 964 mm^2/s；肿块内上方腺体边缘见不规则强化影；右侧腋窝见 17.5 mm×11.4 mm、9.8 mm×7.2 mm 肿大的淋巴结。诊断：右乳内下象限肿物，BI-RADS 5 类，右腋窝淋巴结肿大（图 2－1、图 2－2）。

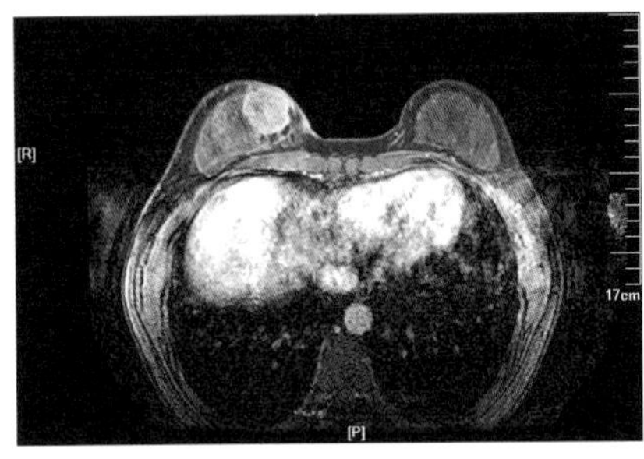

图 2－1　右乳肿物

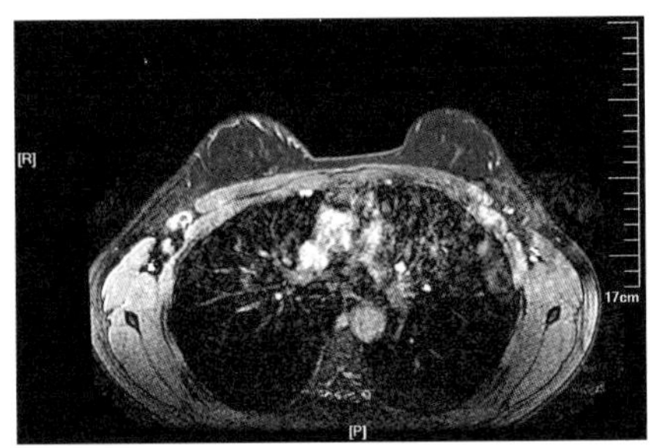

图 2－2　右腋窝淋巴结肿大

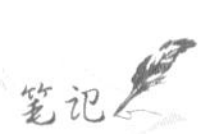

胸部 CT、全腹 CT、骨 ECT、血清肿瘤标志物未见异常。

2019 年 4 月 8 日于我院行右乳肿物及右腋窝淋巴结穿刺活检术，穿刺病理：右乳浸润性癌，ER(-)，PR(-)，c-erbB-2(0)，Ki-67(90% +)，右腋窝淋巴结继发恶性肿瘤。

【诊断】

右乳浸润性癌（cT2N1M0，Ⅱb 期，TNBC）。

【治疗】

该患者为临床Ⅱb 期的三阴性乳腺癌，可优选新辅助化疗。因患者年轻且有乳腺癌家族史，行 *BRCA* 基因检测提示 *BRCA1* 基因移位突变。遂制定 AC-TP 方案化疗（脂质体阿霉素 35 mg/m^2、环磷酰胺 0.8 g、多西他赛 75 mg/m^2、卡铂 600 mg），每 2 个周期评价疗效，4 个周期 AC 方案后达部分缓解（partial remission，PR）。第 6 个周期 TP 方案（多西他赛联合卡铂）化疗第 6 日，患者出现全身多处大面积皮疹伴瘙痒、部分皮疹有脓苔形成（图 2 -3）。根据不

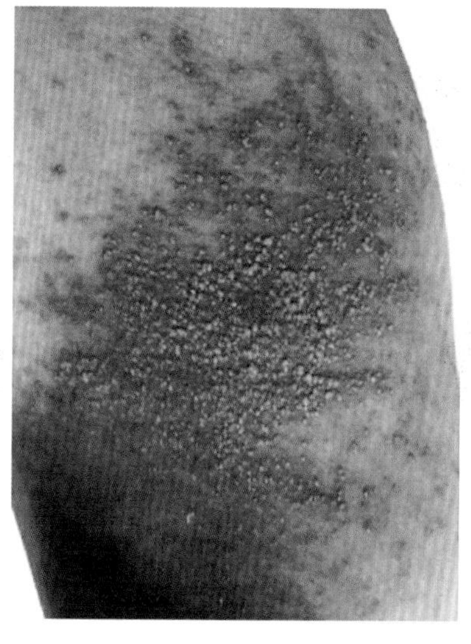

图 2 -3　全身多处大面积皮疹伴瘙痒、部分皮疹有脓苔形成

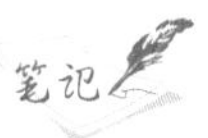
笔记

良事件通用术语标准（CTCAE）5.0 版诊断为过敏反应，痤疮样皮疹 3 级。于皮肤专科医院就诊后给予医用冷敷药和皮肤创伤口面药及脱敏药物对症支持治疗。

此次过敏后，患者耐受性变差，惧怕化疗，延期 1 周后来我院行第 6 个周期 TP 方案化疗。充分考虑新辅助化疗疗程的规范性及患者对不良反应的耐受性等因素，更换为白蛋白紫杉醇联合卡铂方案化疗。后 2 个周期化疗过程顺利，评效达 PR，遂行进一步手术治疗（图 2 – 4 ~ 图 2 – 6）。

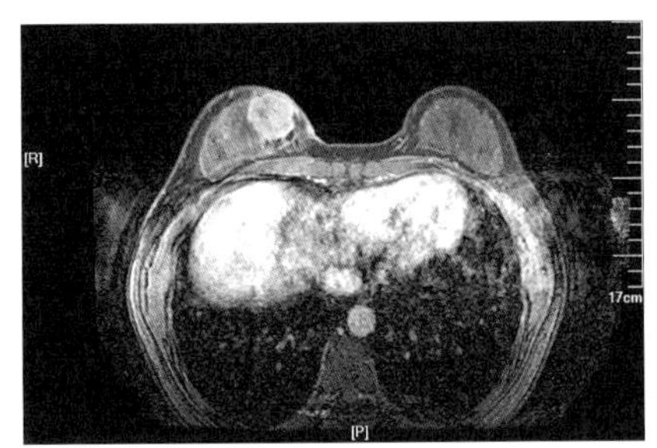

图 2 – 4　基线

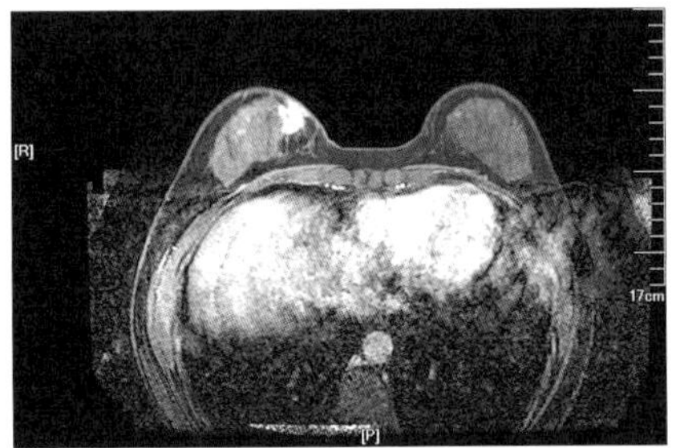

图 2 – 5　新辅助化疗 4 个周期

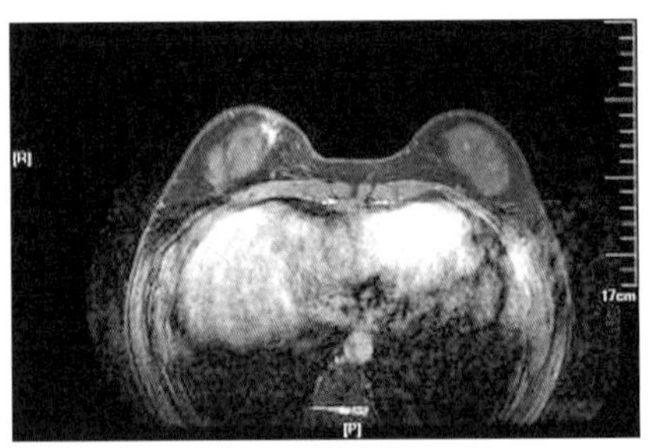

图 2 – 6　新辅助化疗 6 个周期

术前评估：专科查体：双乳对称，于右乳内下象限触及 1.5 cm × 1.5 cm 大小肿物，质韧，边界不清，活动度差，左乳未触及明确肿物，双腋窝及双侧锁骨上未触及肿大淋巴结。乳腺彩超：

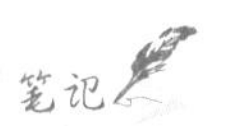

右侧乳腺内下象限腺体层内见大小约 14.6 mm×12.5 mm×10.7 mm 低回声区，形态不规则，边界不清晰，内未见明显血流信号。右侧腋窝见淋巴结大小约 8.7 mm×4.0 mm、5.2 mm×3.9 mm，形态尚规则，边界尚清晰，其内未见明显血流信号。诊断：右侧乳腺实性肿块（乳腺癌化疗中）。

乳腺 MRI：右乳内下象限见一肿块影，大小约 10 mm×16 mm×15 mm，局部与皮肤分界不清，邻近皮肤增厚；肿块内部强化不均匀；TIC 曲线初始相呈中等强化，延迟期呈平台型；DWI 呈高信号，ADC 值为 0.000 884 mm^2/s；肿块后下方近胸壁另见点状强化。右乳另见多发点灶强化影。右侧腋窝见稍肿大的淋巴结。同 2019 年 8 月 20 日旧片对比，右乳内下象限肿物较前缩小，右腋窝淋巴结较前缩小，余较前未见明显变化。

2019 年 10 月 31 日行右乳癌改良根治术＋左乳房预防性切除术。术后病理：①右乳治疗后标本，结合免疫组化符合浸润性导管癌Ⅲ级、部分区域导管原位癌，伴化疗后 G4 级改变（Miller-payne 系统）。②乳头皮肤未见异型成分。③右侧淋巴结见转移癌（1/19），免疫组化：ER（－），PR（－），c-erbB-2（0＋），Ki-67（80%＋）。

病例分析

《中国乳腺癌新辅助治疗专家共识（2019 年版）》及《中国临床肿瘤学会（CSCO）乳腺癌诊疗指南（2019 年版）》均指出，三阴性和 HER2 阳性乳腺癌，当伴有较高肿瘤负荷时（如浸润性病灶大于 3 cm，或淋巴结阳性），推荐优选新辅助治疗。

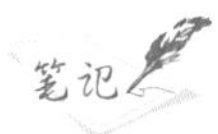

BRCA1 是肿瘤抑制基因，在哺乳动物中普遍存在，BRCA 蛋白通常在乳腺或其他组织中表达，主要负责 DNA 损伤修复。铂类药物直接通过与双链 DNA 交联，导致双链 DNA 断裂，因此对于 *BRCA* 基因突变的患者，理论上对铂类治疗敏感。《NCCN 乳腺癌临床实践指南（2019. v1）》及《中国抗癌协会乳腺癌诊治指南与规范（2019 年版）》对三阴性乳腺癌新辅助化疗的推荐方案以蒽环和紫杉类药物为主，特殊强调年轻 *BRCA* 基因突变者，可选用含铂方案。2018 年发表在肿瘤学年鉴上的大型 Meta 分析，纳入了 9 项以铂类为基础的三阴性乳腺癌新辅助治疗的 RCT 研究，结果显示在蒽环及紫杉为基础的标准治疗方案上加入铂类，pCR 率显著提高，由 33.3% 提升至 54.9% 。结合患者的身体耐受情况，给予其 AC-TP 方案新辅助化疗，并预防性地应用粒细胞集落刺激因子，期间监测血常规、生化等指标。

结合患者既往有青霉素过敏史、过敏性鼻炎史及此次皮肤反应，考虑该患者为过敏体质，白蛋白紫杉醇过敏反应发生率低，且 GeparSepto 研究对比了白蛋白紫杉醇与溶剂型紫杉醇在新辅助化疗中的疗效，尤其在三阴性亚组不仅 pCR 率显著提高，无病生存期（disease free survival，DFS）也更优。故后 2 个周期更换为白蛋白紫杉醇联合卡铂。

研究表明，与非携带者相比，*BRCA1/2* 突变患者对侧乳腺癌发病风险增加 4 倍左右。2018 版《中国乳腺癌患者 *BRCA1/2* 基因检测与临床应用专家共识》指出，对于罹患乳腺癌的 *BRCA* 基因突变携带患者，如果组织学分级、细胞增生指数较高，且激素受体表达阴性，对侧乳房预防性切除手术是可以考虑的治疗策

笔记

略。对于小于50岁的高危年轻患者可以推荐尽早行对侧预防性乳房切除术以取得最大获益。在突变基因携带者中行预防性对侧乳房切除术可显著降低总死亡率、乳腺癌相关死亡率。充分向患者交代后，患者强烈要求行右乳癌改良根治术及对侧乳房预防性切除术。

CREATE-X研究表明，对三阴性乳腺癌新辅助化疗未达pCR者，给予卡培他滨6～8个周期的强化辅助治疗可显著延长患者的生存期。《中国乳腺癌新辅助治疗专家共识（2019年版）》及《NCCN乳腺癌诊疗指南（2019. v1）》对此进行了推荐。向患者及家属交代后，其同意行卡培他滨治疗，目前患者正处于第1个周期卡培他滨化疗中，尚未出现明显不良反应。

专家点评

目前三阴性乳腺癌仍缺乏有效治疗靶点，精准亚型的进一步划分是未来方向。复旦大学肿瘤医院团队将三阴性乳腺癌再划分为四种亚型，即基底样免疫抑制型、免疫调节型、腔面雄激素受体型及间充质型，各种亚型治疗的策略仍在探索中。本病例是*BRCA*基因突变的三阴性乳腺癌，TNT研究证实铂类对*gBRCA*突变的三阴性乳腺癌有效，新辅助GALGB 40603、GeparSepto研究表明铂类能显著提高三阴乳腺癌的pCR率，2019版ESMO指南及St Gallen共识指出三阴性乳腺癌*BRCA*突变者可以推荐含铂方案。*BRCA1*基因突变罹患乳腺癌和卵巢癌的风险高达87%和50%，几项伴有*BRCA*基因突变的乳腺癌患者行对侧预防性乳房切除术（CPM）的研究表明，CPM患者总生存获益（表2－1）。

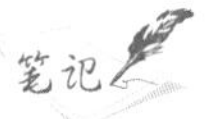

表 2－1　对侧预防性乳房切除术患者总生存获益

Author	CPM/no－CPM	Mean FU (yrs)	No CBC in CPM *vs* no－CPM (%)	P value	OS in CPM *vs* on－CPM (%)	P value
Van Sprundel et al, Br J Cancer, 2005	78/69	3.5	1 *vs* 6 (1 *vs* 8.7)	0.001	94 *vs* 77	0.003
Evans et al, Breast Cancer Res Treat, 2013	105/473	9.7/8.6	6 *vs* 118 (6 *vs* 25)	—	89 *vs* 71	<0.001
Metcalfe et al, BMJ, 2014	181/209	14.3	1 *vs* 70 (0.6 *vs* 33.5)	0.0004	88 *vs* 66	0.03
Heemskerk－Gerritsen et al, Int J Cancer, 2105	242/341	11.4	4 *vs* 64 (2 *vs* 19)	0.001	92 *vs* 81	<0.001

笔记

参考文献

1. 中国抗癌协会乳腺癌专业委员会. 中国抗癌协会乳腺癌诊治指南与规范（2019年版）. 中国癌症杂志，2019，29：609－680.

2. POGGIO F，BRUZZONE M，CEPPI M，et al. Platinum-based neoadjuvant chemotherapy in triple-negative breast cancer：a systematic review and Meta-analysis. Ann Oncol，2018，29（12）：1497－1508.

3. UNTCH M，JACKISCH C，SCHNEEWEISS A，et al. Nab-paclitaxel versus solvent-based paclitaxel in neoadjuvant chemotherapy for early breast cancer（GeparSepto-GBG 69）：a randomised，phase 3 trial. Lancet Oncol，2016，17（3）：345－356.

4. MALONE K E，BEGG C B，HAILE R W，et al. Population-based study of the risk of second primary contralateral breast cancer associated with carrying a mutation in *BRCA1* or *BRCA2*. J Clin Oncol，2010，28（14）：2404－2410.

5. 中国医师协会精准治疗委员会乳腺癌专业委员会，中华医学会肿瘤学分会乳腺肿瘤学组，中国抗癌协会乳腺癌专业委员会. 中国乳腺癌患者 *BRCA1/2* 基因检测与临床应用专家共识（2018 年版）. 中国癌症杂志，2018（10）：787－798.

6. ZHANG J，LIN Y，SUN X J，et al. Biomarker assessment of the CBCSG006 trial：a randomized phase Ⅲ trial of cisplatin plus gemcitabine compared with paclitaxel plus gemcitabine as first-line therapy for patients with Metastatic triple-negative breast cancer. Ann Oncol，2018，29（8）：1741－1747.

7. TUTT A，TOVEY H，CHEANG M C U，et al. Carboplatin in *BRCA1/2*-mutated and triple-negative breast cancer BRCAness subgroups：the TNT Trial. Nature Medicine，2018，24（5）：628－637.

8. UNTCH M，JACKISH C，SCHNEEWEISS A，et al. Nab-paclitaxel versus solvent-based paclitaxel in neoadjuvant chemotherapy for early breast cancer（GeparSepto-GBG 69）：a randomised，phase 3 trial. Lancet Oncol，2016，17（3）：345－356.

9. MALONE K E，BEGG C B，HAILE R W，et al. Population-based study of the risk of second primary contralateral breast cancer associated with carrying a mutation in *BRCA1* or *BRCA2*. J Clin Oncol，2010，28（14）：2404－2410.

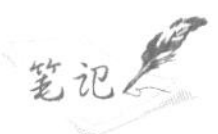

10. DOMCHEK S M, FRIEBEL T M, SINGER C F, et al. Association of risk-reducing surgery in *BRCA1* or *BRCA2* mutation carriers with cancer risk and mortality. JAMA, 2010, 304 (9): 967-975.

11. CARDOSO F, KYRIAKIDES S, OHNO S, et al. Early breast cancer: ESMO Clinical Practice Guidelines for diagnosis, treatment and follow-up. Annals of oncology, official journal of the European Society for Medical Oncology, 2019, 30 (8): 1674.

12. UNTCH M, THOMSSEN C, BAUERFEIND I, et al. Primary therapy of early breast cancer: evidence, controversies, consensus: spectrum of opinion of german specialists on the 16th St. Gallen international breast cancer conference (Vienna 2019). Geburtshilfe Frauenheilkd, 2019, 79 (6): 591-604.

（商木岩）

病例 3　三阴性乳腺癌新辅助化疗病例

病历摘要

【病史】

患者，女性，37 岁。以“发现左乳肿物 5 个月”为主诉入院。患者 5 个月前自检发现左乳肿物，质硬、活动度可，无肿胀、疼痛，无乳头溢液、溢血，未予诊治。1 个月前患者自觉上述肿物较前增大，挤压左侧乳头可见少量白色溢液，偶有血性溢液，于外院查乳腺超声示左乳结节，BI-RADS 4A 类；乳腺钼靶示左侧乳腺肿块，BI-RADS 4B 类。患者为求进一步诊治来我院就诊。

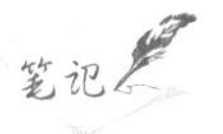

既往史、个人史、家族史：无特殊。否认乳腺癌家族史。

【专科查体】

生命体征平稳，乳腺外形对称，乳头等高，无橘皮征、酒窝征、破溃。左乳内上象限可触及大小约4 cm×5 cm肿物，质硬，边界尚清楚，活动度可，无压痛，无皮肤粘连。对侧乳房未触及明显肿物。双侧腋窝淋巴结及双侧锁骨上淋巴结未触及肿大。

【辅助检查】

乳腺超声（图3－1）：左乳内侧可探及大小4.1 cm×2.0 cm肿物，呈混杂回声，内部结构欠均质，形状不规则，边界欠清，后方回声增强，可见少量强回声光点，血流不丰富。左侧腋窝可见肿大淋巴结，大小约1.5 cm×0.7 cm，皮髓质结构消失，右乳未及异常。影像学结论：左乳肿物，BI-RADS 5类。

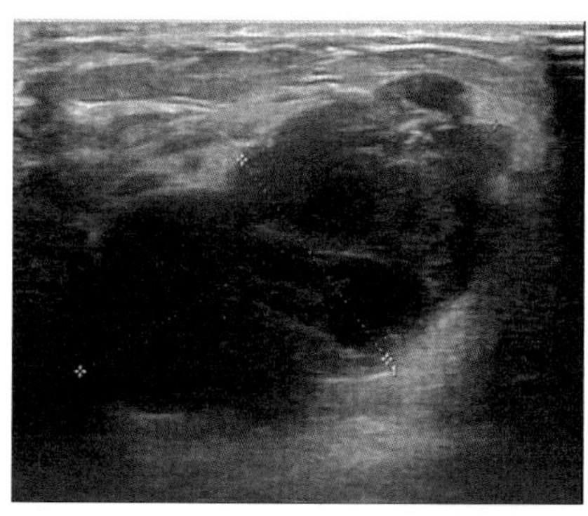
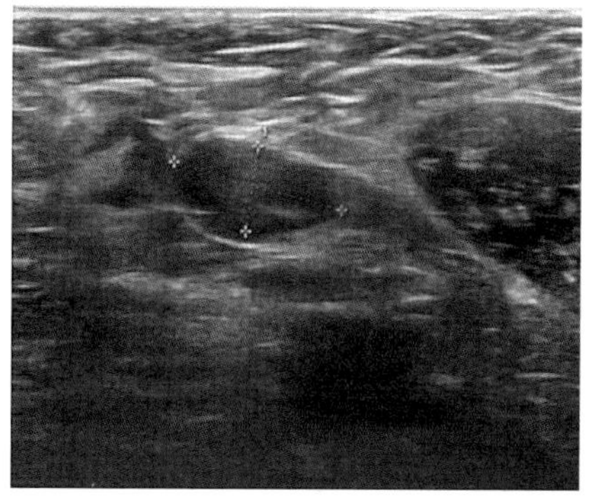

图3－1　乳腺超声

钼靶检查（图3－2）：左乳内侧象限距乳头约0.8 cm处可见一团块状稍高密度影，大小约4.0 cm×2.5 cm×4.6 cm（左右×前后×上下径），形态不规则，边界欠光滑，密度不均，内见数个小点状钙化，周围腺体结构略聚集，左乳皮肤无增厚，乳头无凹陷，皮下脂肪层清晰，左侧腋窝可见多发淋巴结影，大者大小约1.4 cm×2.0 cm。影像学结论：左乳内侧肿物，BI-RADS 6类。

笔记

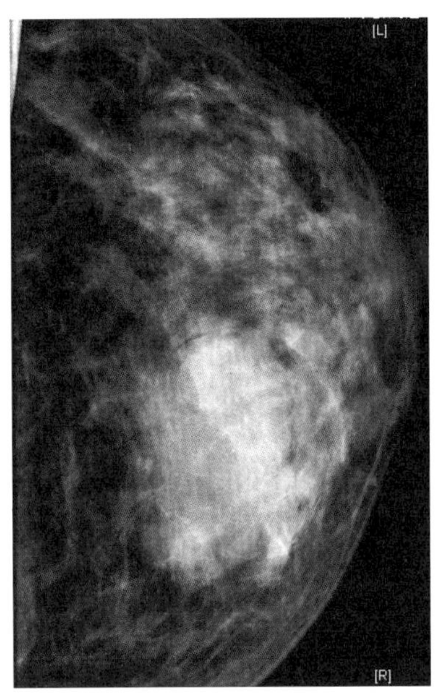

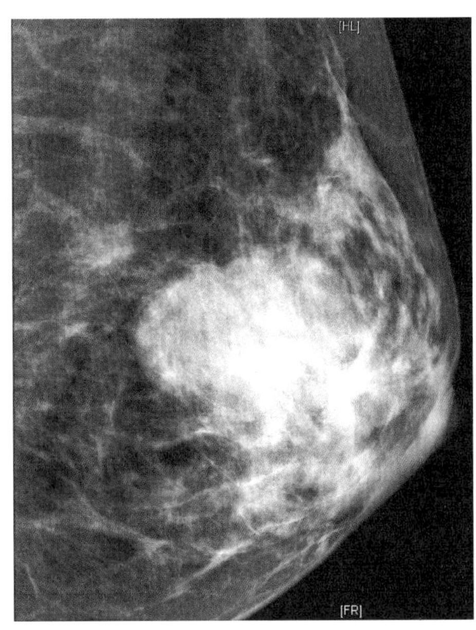

图 3-2　钼靶检查

乳腺 MRI（图 3-3）：左乳内上方距乳头 2.5 cm 处可见团块状等 T_1 稍长 T_2 信号，边界欠清，范围约 3.9 cm×2.3 cm×2.8 cm，内可见片状长 T_2 信号区，肿物 DWI 信号增高，ADC 值减低，增强扫描呈不均匀强化，强化曲线呈平台型，周围另可见多发结节样强化灶，大者直径约 0.8 cm；肿块前方可见多个条状短 T_1 信号；三维重建左乳血管较对侧增粗、增多；增强扫描双乳另可见多发点状

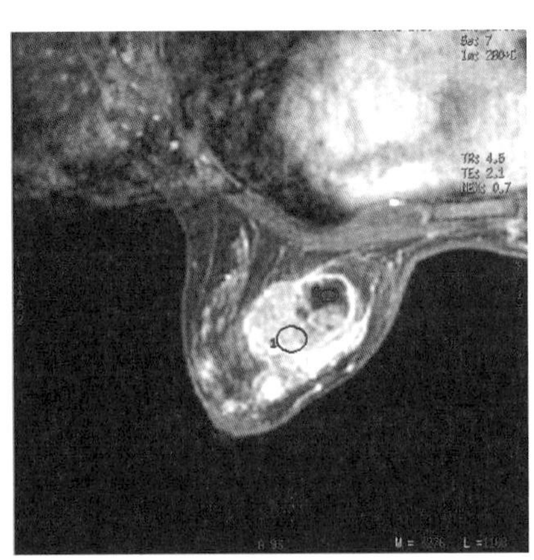
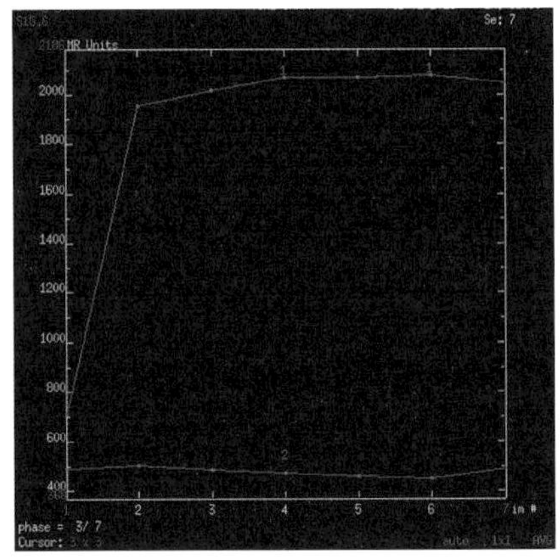

图 3-3　乳腺 MRI

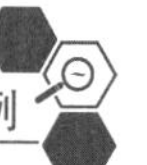

及结节状强化灶，大者直径约 0.6 cm，左侧腋窝可见肿大淋巴结，短径约 1.3 cm。影像学结论：左乳肿物，BI-RADS 6 类，左乳条状高信号，少许积血不除外，左侧腋窝肿大淋巴结。双乳增生，部分纤维腺瘤形成可能，BI-RADS 3 类。

颈胸腹增强 CT 扫描、全身骨扫描：肝、肺、骨未见明确转移征象。

穿刺活检：左乳肿物穿刺活检标本中见片状、巢状异型肿瘤细胞。免疫组化染色结果：ER（-），PR（5%+），P63（-），CK5/6（-），c-erbB-2（0+），Ki-67（70%+），考虑乳腺浸润性癌。左腋窝淋巴结涂片：可见大量淋巴细胞，散在中性粒细胞。

肿瘤标志物：CA153、CA125、CEA、AFP 未见升高。

患者于 2018 年 2 月 2 日在静脉麻醉下行左侧腋窝前哨淋巴结活检。术后病理：左侧腋窝前哨淋巴结可见癌转移（1/4）。

【诊断】

左乳浸润性癌（cT2N1M0，ⅡB 期，TNBC）。

【治疗】

新辅助化疗：患者完善相关检查未见明显化疗禁忌，于 2018 年 2 月 4 日、2018 年 2 月 22 日、2018 年 3 月 14 日、2018 年 4 月 2 日行新辅助 4 个周期 AC 方案化疗，具体为表柔比星 130 mg + 环磷酰胺 900 mg。患者自 2018 年 4 月 28 日起行单周 T 方案化疗 12 次，具体方案为：白蛋白紫杉醇 200 mg。

4 个周期后中期评估：乳腺 MRI 示左乳肿物，BI-RADS 6 类，病变较前减小，大小约 2.1 cm × 2.7 cm × 1.9 cm，原左侧腋窝肿大淋巴结未见。

新辅助化疗完成后评估：乳腺 MRI 示左乳癌化疗后，左乳肿物，BI-RADS 6 类，病变较前范围无显著改变，大小约 2.1 cm ×

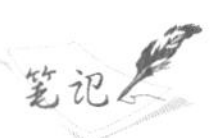

2.7 cm×1.9 cm。

新辅助化疗前、中、后期乳腺 MRI 对比见图 3－4。

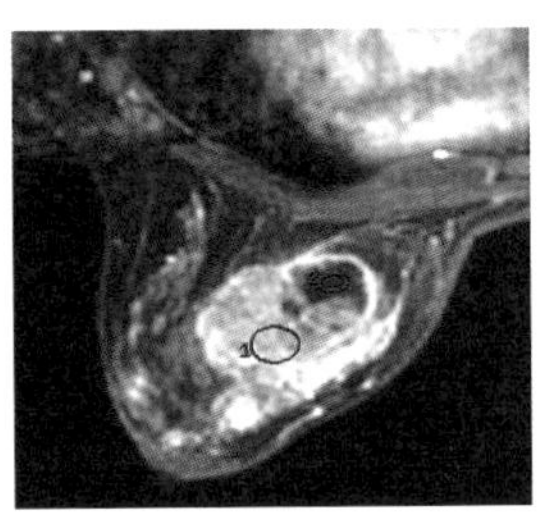
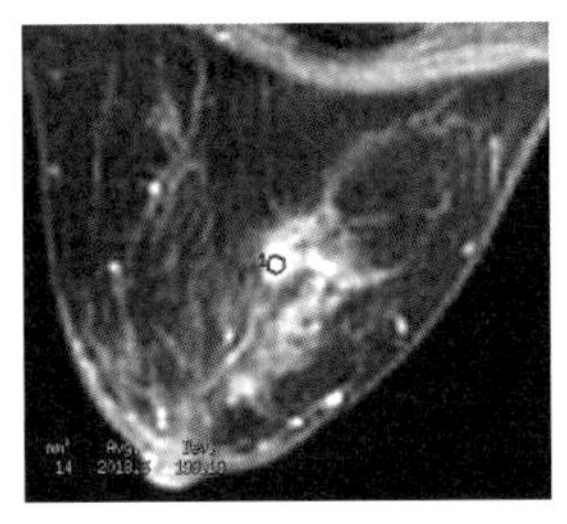
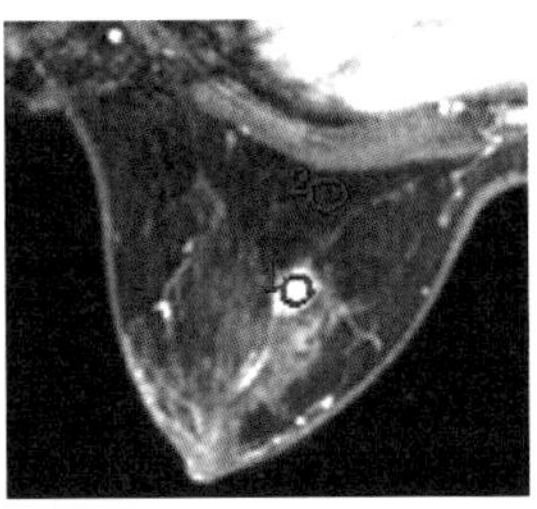

图 3－4　新辅助治疗前、中、后期乳腺 MRI 对比

手术：2018 年 7 月 31 日在全麻下行左侧保留乳头、乳晕的皮下腺体切除术＋左侧腋窝淋巴结清扫术。

术后病理：左乳乳腺改良根治标本示乳腺浸润性导管癌，Ⅱ～Ⅲ级，大小 1.5 cm×1 cm，可见变性坏死，灶状淋巴细胞浸润，结合临床病史，符合乳腺癌化疗后改变。基底切缘未见癌。免疫组化染色结果：AR(－)，ER(5%＋)，PR(－)，c-erbB-2(－)，CK5/6(－)，P63(－)，P120(＋)，TOPO Ⅱ(40%＋)，E-cadherin(＋)，EGFR(部分＋)，Ki-67(70%＋)。腋窝淋巴结未见癌转移（0/13）。

术后化疗：患者从 2018 年 9 月 6 日起行术后 6 个周期化疗，具体方案为：卡培他滨 1500 mg，bid，po，d1～d14，q3w。

【随访】

患者此后规律在我院复查，术后 1 年复查颈胸腹增强 CT 扫描及骨扫描，未见明确复发转移征象。

病例分析

新辅助化疗的适应证从最初应用于不可手术的患者到如今逐渐拓宽，目前 CSCO 指南尤其指出，肿瘤直径大于 2 cm 及可加入临床

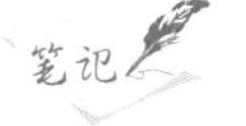

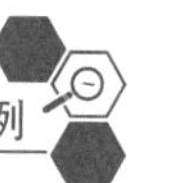

研究的三阴性乳腺癌或 HER2 阳性都可以选择术前新辅助药物治疗。该患者为局部中晚期的三阴性乳腺癌，选择 AC 序贯 T 方案进行新辅助化疗在 CSCO 指南中属于 1B 类证据级别、Ⅱ级推荐。同时也有研究显示新辅助治疗 AC-T 方案相较于 TAC 方案可获得更高的 pCR 率。除了含蒽环、紫杉类药物的化疗方案之外，铂类也是三阴性乳腺癌患者术前化疗的可选择药物之一，但其疗效仍待确定。GeparSixto 试验的第二次分析结果显示，在三阴性乳腺癌术前新辅助治疗方案汇总中加用卡铂能获得更高的 pCR 率和更长的 DFS；但在 CALGB40603 研究中，加入卡铂同样可以提高 pCR 率，却并未将高 pCR 率转化成生存优势。

GeparTrio 研究中入组了 2072 例可手术或局部治疗的晚期乳腺癌患者，经治疗反应导向的治疗组（Response-guided arms）相比不改变化疗方案组（Conventional treatment arms）有 DFS 及总生存期（overall survival，OS）的获益（$HR=0.71$，$P<0.001$；$HR=0.79$，$P=0.048$）。且该研究在亚组分析中发现，这种根据中期反应调整治疗方案的“体内药敏”策略在 Luminal A 及 Luminal B（HER2 阳性）乳腺癌中发挥作用更明显，延长或改变治疗策略可以改善总体预后，pCR 率对预后的提示作用不大；相反，对于三阴性乳腺癌和 HER2 阳性乳腺癌患者来说，pCR 可很好地预测预后，而根据新辅助化疗疗效决定治疗策略的获益并不明显。该患者为三阴性乳腺癌，新辅助化疗中期及完成新辅助治疗后分别进行了疗效监测，总体疗效评价为 PR，但术后病理提示未达到 pCR。根据 CREATE-X 研究结果，新辅助治疗后未达到 pCR 的三阴性乳腺癌患者术后应用卡培他滨辅助治疗可以显著改善 DFS 及 OS。此患者对该方案的耐受性良好，术后化疗过程顺利，未有严重不良反应发生，且目前随访至术后 17 个月病情平稳，无复发转移征象。

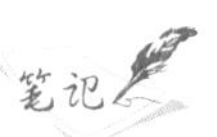

专家点评

NSABP B-18 和 B-27 研究奠定了新辅助化疗的基础，但其结果显示对于整体人群而言，新辅助化疗并未提高总体生存率。但 CTNeoBC 的荟萃分析结果明确了三阴性乳腺癌及 HER2 阳性中 pCR 与 DFS 之间的显著关联，2018 年 SABCS 会议报道的 Meta 分析结果则揭示了 pCR 者较非 pCR 者不仅有 DFS 的获益，更有 OS 的获益（$HR=0.22$）。

目前一系列研究对于新辅助化疗做出了新的诠释，人们试图从新辅助化疗中挖掘出可以反映肿瘤控制和生存改善的预测因子及长期预后的早期替代指标。以往粗略的分子分型似乎已经不能够满足临床医生对于患者病情判断的需要，个体化治疗或者至少更加细分亚组的群体治疗则是新的趋势。而三阴性乳腺癌作为传统意义上预后差、无针对性药物的亚组，在新辅助治疗中的探索显得尤为重要。CREATE-X 研究则填补了以往未达到 pCR 的三阴性乳腺癌患者术后无合适强化治疗的空白，证明了未达到 pCR 者接受强化治疗的显著临床获益。目前，采用 pCR 作为高危人群的筛选，并相对应给予强化治疗已经被业界广泛接受。

此后不仅三阴性乳腺癌，KATHERINE 研究更是将 pCR 作为预测因子的作用拓展到了 HER2 阳性患者——其结果显示新辅助治疗未达到 pCR 的患者在辅助治疗阶段升阶使用 T-DM1，获得了高达 11% 的 DFS 获益。

而相反，对于达到 pCR 的患者是否可以考虑降阶治疗呢？Meta 分析中给了我们一个初步的答案：达到 pCR 的患者在术后无论是否接受辅助化疗，DFS 并无统计学差异，提示未来对于 pCR 者可能可

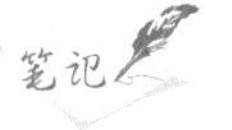

以考虑降阶治疗。但这一结论尚需严格设计的随机对照临床试验来验证。而对于 pCR 的进一步认识，也将使得新辅助治疗为更需要它的患者带来更好的获益。

参考文献

1. HAHNEN E, LEDERER B, HAUKE J, et al. Germline mutation status, pathological complete response, and disease-free survival in triple-negative breast Cancer: Secondary Analysis of the GeparSixto Randomized Clinical Trial. JAMA Oncol, 2017, 3 (10): 1378 - 1385.

2. SIKOVM W, BERR Y, PERO U, et al. Impact of the addition of carboplatin and/or bevacizumab to neoadjuvant once-per-week paclitaxel followed by dose-dense doxorubicin and cyclophosphamide on pathologic complete response rates in stage Ⅱ to Ⅲ triple-negative breast cancer: CALGB 40603 (Alliance). J Clin Oncol, 2015, 33 (1): 13 - 21.

3. VRIENS BEP J, AARTSMJ B, WALS J, et al. Doxorubicin/cyclophosphamide with concurrent versus sequential docetaxel as neoadjuvant treatment in patients with breast cancer. Eur J Cancer, 2013, 49 (15): 3102 - 3110.

4. VON MINCKWITZ G, BLOHMER J U, COSTAS D, et al. Response-guided neoadjuvant chemotherapy for breast cancer. J Clin Oncol, 2013, 31 (29): 3623 - 3630.

5. CORTAZAR P, ZHANG L J, UNTCH M, et al. Pathological complete response and long-term clinical benefit in breast cancer: the CTNeoBC pooled analysis. Lancet, 2014, 384 (9938): 64 - 72.

6. SPRING L. Abstract GS2 - 03: Pathological complete response after neoadjuvant chemotherapy and impact on breast cancer recurrence and mortality, stratified by breast cancer subtypes and adjuvant chemotherapy usage: Individual patient-level Meta-analyses of over 27 000 patients. Cancer Research, 2019, 79 (4 Supplement): GS2 - 03.

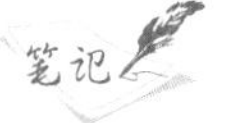

（张舒玮）

病例 4　三阴性乳腺癌转移病例

病历摘要

（一）病史及治疗一

【病史】

患者，女性，首次发病时 58 岁，已婚。因“发现左乳腺肿物 2 年”于 2017 年 5 月 30 日就诊。

既往有支气管扩张病史 30 余年，高血压、糖尿病病史 10 余年。

【专科查体】

左侧乳腺 2 点钟区域可触及一大小约 3.0 cm×3.0 cm 肿物，质硬，边界清，与皮肤无粘连，与胸大肌无粘连。右乳腺未触及明显肿物。左侧腋窝可触及肿大、融合、固定淋巴结 1 枚，大小约 4.0 cm×3.0 cm，右侧腋窝及双侧锁骨上下未触及肿大淋巴结。患者体表面积 1.6 m^2。

【辅助检查】

双侧乳腺彩超：左乳 1～2 点腺体层内可见 3.5 cm×4.3 cm×2.2 cm 低回声肿物，血流信号丰富，BI-RADS 5 类（图 4－1）。双侧腋窝彩超：左腋窝异常肿大淋巴结，大小约 4.7 cm×2.5 cm（图 4－2）。乳腺钼靶：左乳内上象限可见团块状高密度影，大小约 3.8 cm×3.0 cm，左侧腋窝异常肿大淋巴结影（图 4－3）。肿瘤标志物 CA125 156.8 U/mL，CA153 169.4 U/mL，其余正常。其余

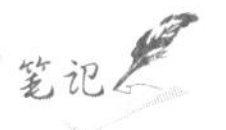
笔记

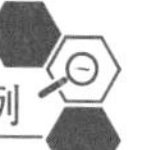

检查结果无异常。

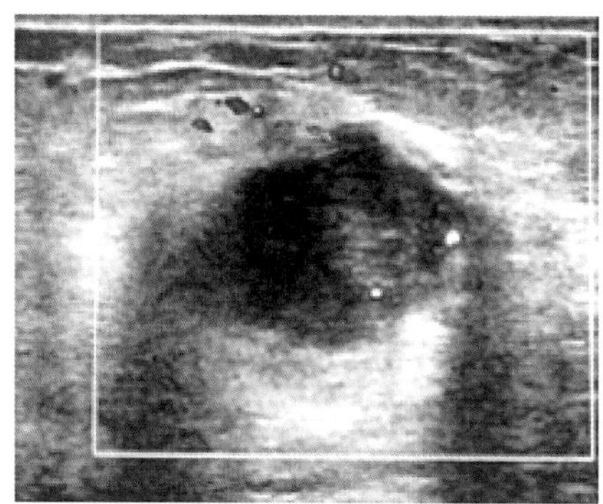

图 4－1　双侧乳腺彩超

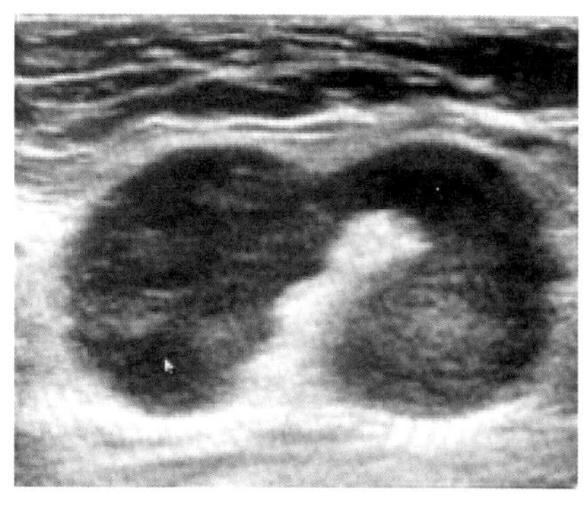

图 4－2　双侧腋窝彩超

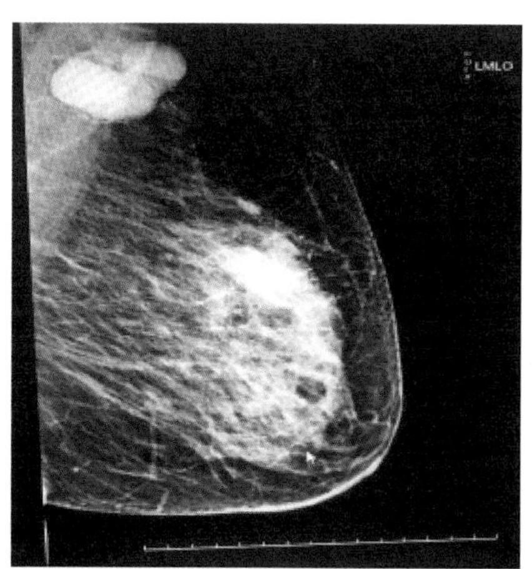

图 4－3　乳腺钼靶

2017 年 5 月 31 日行彩超引导下左侧乳腺及腋窝肿物空芯针穿刺，活检病理结果提示左侧乳腺非特殊型浸润性癌（浸润性导管癌），组织学分级符合Ⅲ级；左腋窝淋巴结转移性癌，结合病史及形态，符合来自乳腺的浸润性导管癌。免疫组化：ER（弱、中等 10%＋），PR（－），HER2（1＋），Ki-67（60%＋），P63（－），CK5/6（部分细胞＋）、E-cadherin（＋）。

【诊断】

左乳腺浸润性导管癌 T2N2M0，Ⅲa 期。

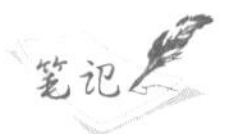

【治疗】

盐酸多柔吡星 50 mg（30 mg/m^2），d1，环磷酰胺 900 mg（600 mg/m^2），d1，21 天 1 个周期。4 个周期 CE 方案新辅助化疗后，序贯多西他赛 160 mg（100 mg/m^2）2 个周期。

疗效评估：缓解。

第 2 个周期治疗前乳腺彩超（2017 年 7 月 4 日）：左乳 1～2 点钟方向腺体层内可见 2.4 cm×3.1 cm×2.3 cm 低回声结节，左腋窝 4.0 cm×2.3 cm 低回声结节（图 4－4）。

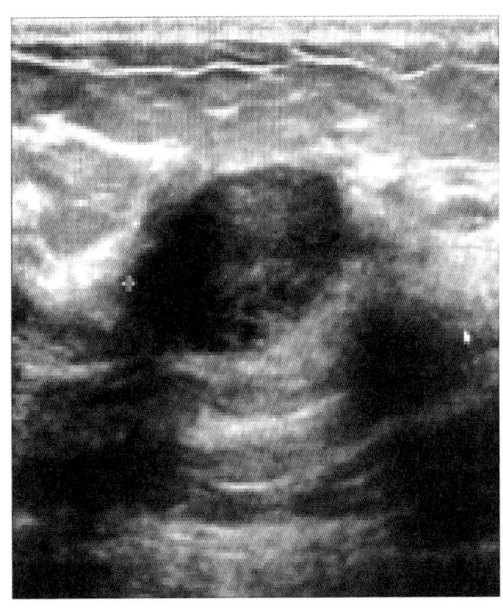
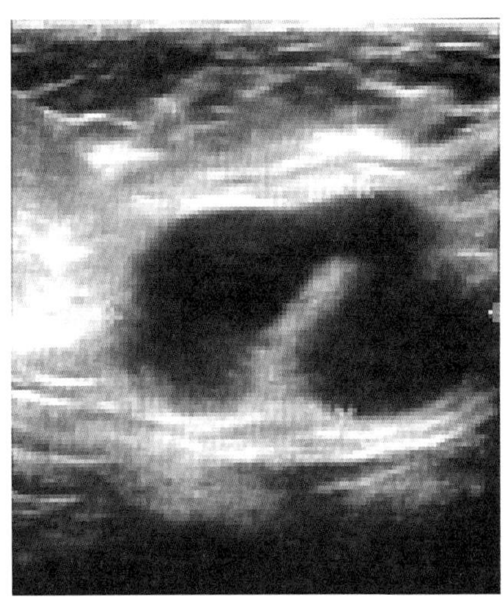

图 4－4　第 2 个周期治疗前乳腺彩超

第 4 个周期治疗前乳腺彩超（2017 年 9 月 6 日）：左乳 1～2 点钟方向腺体层内可见 2.4 cm×1.3 cm×0.9 cm 低回声结节，左腋窝 2.4 cm×0.5 cm 低回声结节（图 4－5）。

第 6 个周期治疗后乳腺彩超（2017 年 12 月 1 日）：左乳 1～2 点钟方向腺体层内可见 0.85 cm×0.88 cm 低回声结节，左腋窝 1.9 cm×0.9 cm 低回声结节（图 4－6）。

乳腺 MRI（2017 年 9 月 30 日）：左乳 2 点钟方向可见结节状信

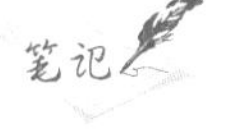

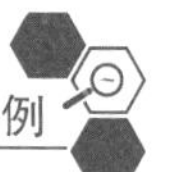

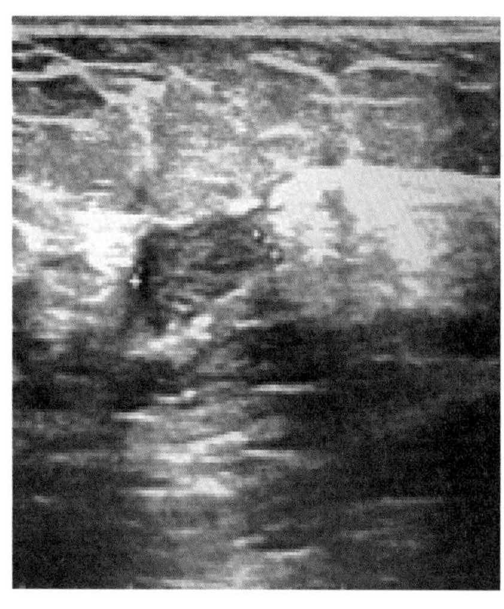
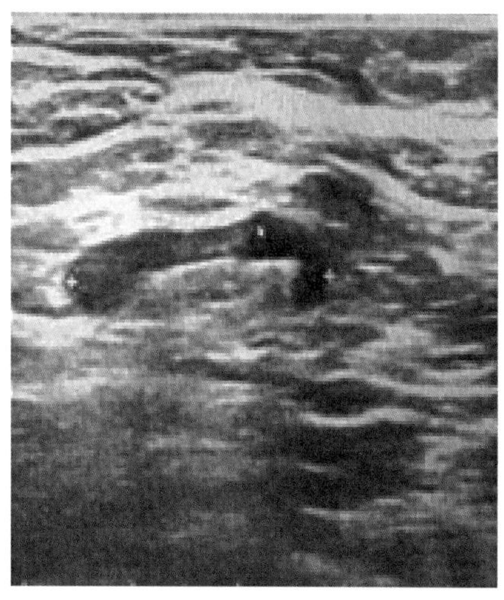

图 4-5 第 4 个周期治疗前乳腺彩超

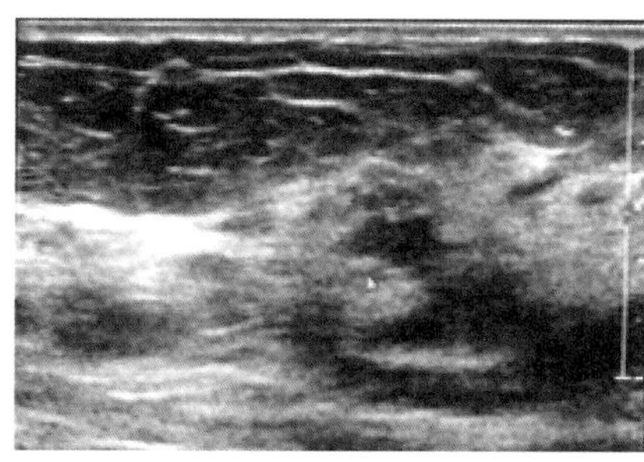
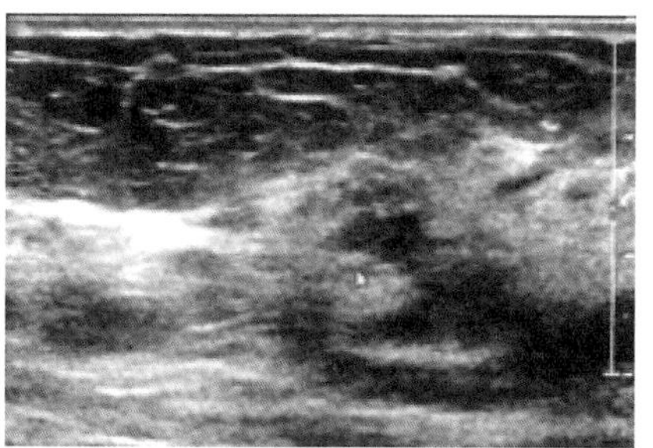

图 4-6 第 6 个周期治疗后乳腺彩超

号影，大小约 1.2 cm×0.5 cm，左腋窝可见短径 1.0 cm 结节影（图 4-7 左）。

乳腺 MRI（2017 年 12 月 4 日）：左乳 2 点钟方向可见结节状信号影，大小约 0.8 cm×0.4 cm，左腋窝可见短径 0.8 cm 结节影（图 4-7 右）。

肿瘤标志物情况：CA125 60.96 U/mL↑，CEA 3.59 ng/mL↑，CA153 11.03 U/mL。

患者行 CE×4-T×2 个周期新辅助化疗后，因肺部感染停止化疗。于 2017 年 12 月 19 日在全麻下行左乳癌保乳根治术。术后病

笔记

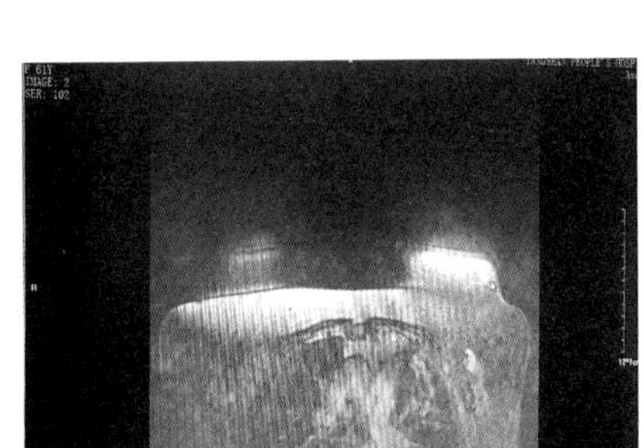
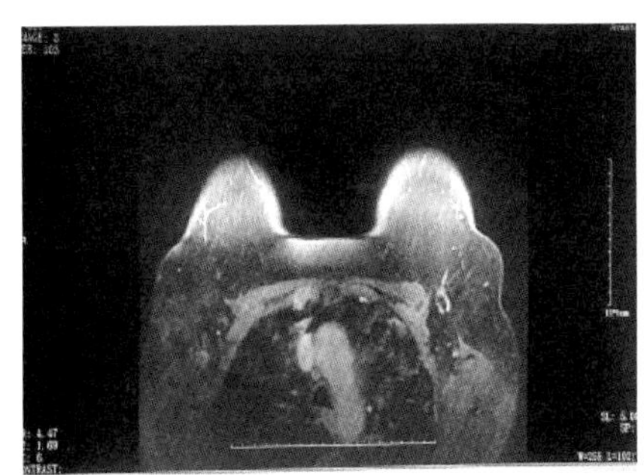

左：2017 年 9 月 30 日；右：2017 年 12 月 4 日。

图 4－7　乳腺 MRI

理：左侧乳腺浸润性导管癌，镜下肿瘤体积约 0.5 cm，Ⅱ级，上、下、外、基底切缘均未见癌。化疗疗效评价：G3（肿瘤细胞显著减小，减小比例 30%～90%），淋巴结总计（0/13）。免疫组化：ER（－），PR（－），HER2（1＋），Ki-67（40%＋），P63（－）。术后继续行多西他赛 160 mg（100 mg/m^2）2 个周期辅助化疗。

辅助化疗后行左侧胸壁和锁骨上下区放疗（剂量：DT＝50 Gy/25 f/5 w），放疗过程顺利，给予阿那曲唑 1 mg，1 次/日，口服，定期复查。

（二）病史及治疗二

【病史】

2018 年 8 月 19 因“左侧乳腺癌术后 8 个月，发现左腋窝肿物 1 个月”入院。

【专科查体】

左侧乳腺呈保乳术后改变，未触及明显肿块，左腋窝可触及一大小约 3.0 cm×2.0 cm 肿物，质硬，活动度差，边界较清，固定。右侧乳腺、右腋窝及双侧锁骨上下未触及肿大淋巴结。

【辅助检查】

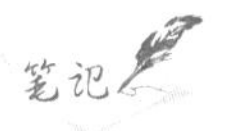

乳腺彩超：左腋窝可见范围 4.9 cm×2.7 cm 低回声肿块，考虑

异常肿大淋巴结（图 4－8）。

胸部 CT：左侧腋窝高密度结节影，考虑异常肿大淋巴结（图 4－9）。

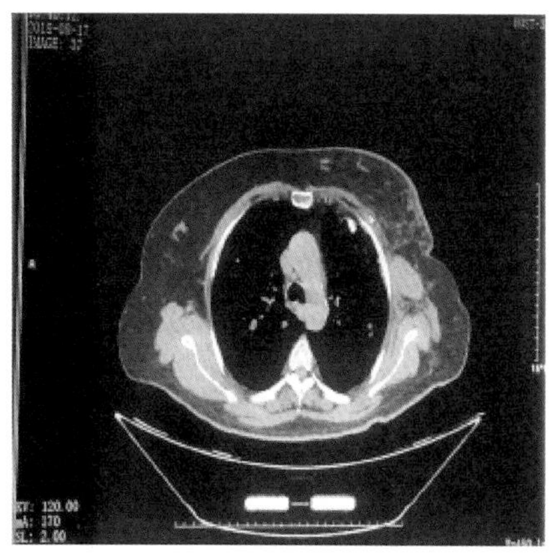

图 4－8　胸部 CT

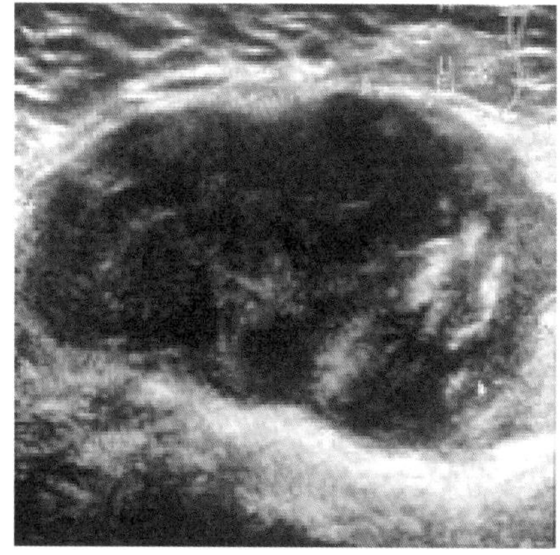

图 4－9　乳腺彩超

肿瘤标志物：CA153 11.84 U/mL，CA125 81.03 U/mL↑，CEA 3.63 ng/mL↑。

【治疗】

左侧腋窝肿物行空芯针穿刺活检，病理回报：左腋窝腺癌，结合病史考虑乳腺来源。免疫组化：ER（－），PR（－），HER2（1＋），Ki-67（50%＋），P63（－）。行 TP 方案解救治疗，白蛋白紫杉醇 400 mg（260 mg/m^2）＋卡铂 500 mg（AUC＝5）2 个周期。

疗效评估：病情进展。

查体：左侧乳腺呈保乳术后改变，未触及明显肿块，左腋窝肿物约 8.0 cm×6.0 cm，右侧乳腺、右腋窝及双侧锁骨上下未触及肿大淋巴结。2 个周期化疗后腋窝彩超（2018 年 10 月 21 日）：左腋窝手术切口处可见范围 6.2 cm×5.2 cm×3.8 cm 低回声肿物（图 4－10）。胸部 CT（2018 年 10 月 21 日）：左侧腋窝结节状高密度影，较前进展（图 4－11）。

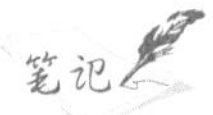

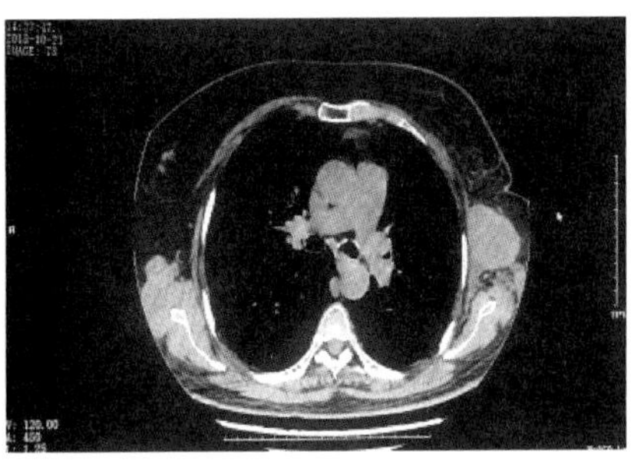
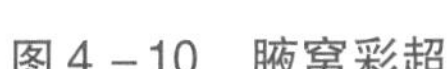
图4－10　腋窝彩超

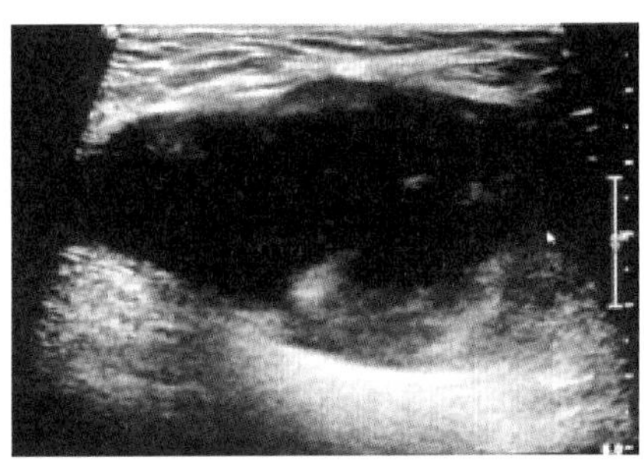
图4－11　胸部 CT

肿瘤标志物：CA153 11.50 U/mL，CA125 81.03 U/mL↑，CEA 3.63 ng/mL。

患者于2018年10月21日行左腋窝肿物根治性切除术。术后病理提示：左腋窝转移性腺癌，结合病史考虑乳腺来源。免疫组化：ER（－），PR（－），HER2阴性，Ki-67（60%＋），P63（－）。术后给予NX方案化疗4个周期，长春瑞滨40 mg（25 mg/m^2）d1～d8，卡培他滨2500 mg 2次/日（1500 mg/m^2）d2～d15口服。左腋窝及锁骨上放疗（剂量DT＝50 Gy/25 f/5 w）。

（三）病史及治疗三

【病史】

患者因发现左侧后背肿物2天，于2019年4月4日入院，在左侧后背部可触及肿物，大小约5.0 cm×5.0 cm，质硬，边界清，活动度差，固定，与皮肤无粘连。

【辅助检查】

胸部CT（2019年4月4日）：左侧胸壁团块状肿物影，大小约3.3 cm×3.3 cm（图4－12）。

肿瘤标志物：CA153 7.19 U/mL，CA125 46.90 U/mL↑，CEA 2.25 ng/mL。

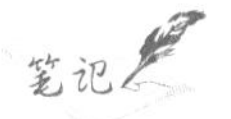
笔记

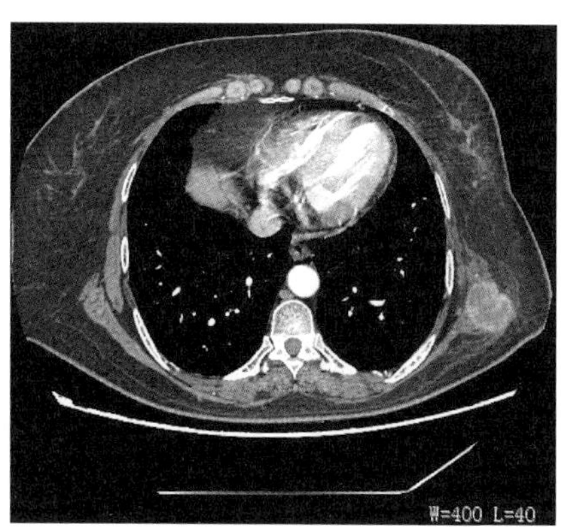

图 4－12　胸部 CT

【治疗】

患者于 2019 年 4 月 10 日行左侧后背肿物切除术，完整切除左侧后背部肿物，术后病理：左背部皮下转移性分化差的腺癌伴大片坏死，结合病史考虑乳腺癌转移，免疫组化结果：ER（－），PR（－），HER2 阴性，Ki-67（50%＋），P63（－）。2019 年 5 月 24 日再次发现左侧背部原手术切口下方质硬肿物，大小约 5.0 cm×5.0 cm，质硬、边界清、活动度差、固定、与皮肤无粘连。2019 年 5 月 26 日行左侧背部肿物空芯针穿刺病理示左背部转移性低分化腺癌，乳腺来源，免疫组化结果：ER（－），PR（－），HER2 阴性，Ki-67（70%＋），GATA-3（＋）。口服阿帕替尼 500 mg，1 次/日，连续 3 周后因患者出现胃部溃疡，改为口服阿帕替尼 250 mg，1 次/日。

疗效评估：缓解。

胸部 CT（2019 年 6 月 17 日）：左侧胸壁团块状肿物影 4.0 cm×4.0 cm 低回声肿块，考虑乳腺癌转移（图 4－13）。

乳腺彩超（2019 年 6 月 17 日）：左背部外侧切口区，皮下脂肪层可见约 4.6 cm×4.5 cm×2.6 cm 低回声肿块（图 4－14）。

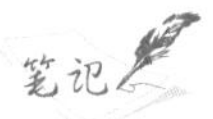

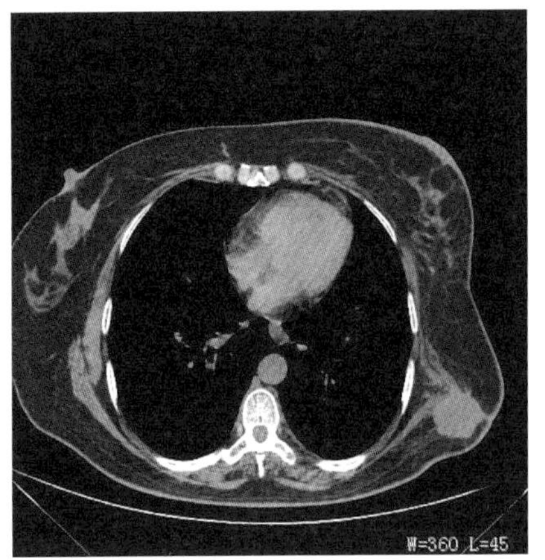

图 4－13　胸部 CT
（2019 年 6 月 17 日）

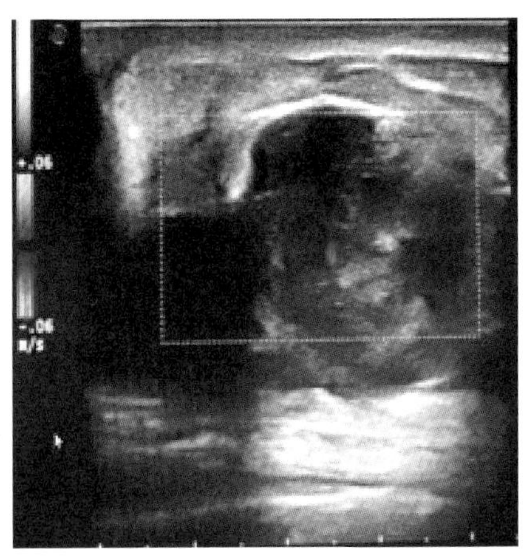

图 4－14　乳腺彩超
（2019 年 6 月 17 日）

胸部 CT（2019 年 9 月 12 日）：左后胸壁软组织密度肿物，大小约 2.2 cm×1.9 cm（图 4－15）。

胸部 CT（2019 年 10 月 2 日）：左后胸壁软组织密度肿物，大小约 1.8 cm×1.4 cm（图 4－16）。

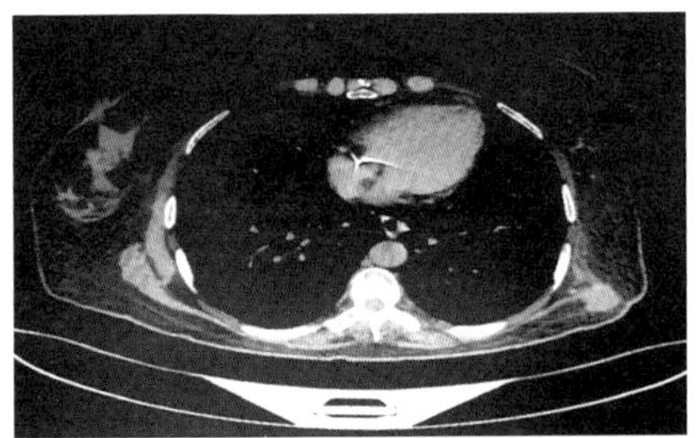

图 4－15　胸部 CT
（2019 年 9 月 12 日）

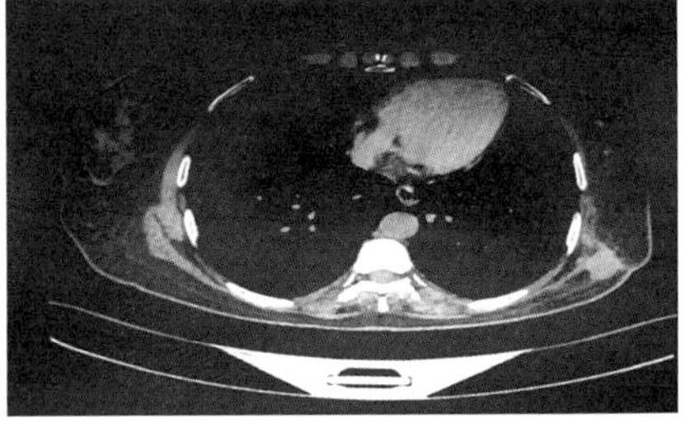

图 4－16　胸部 CT
（2019 年 10 月 2 日）

病例分析

（一）治疗一问题解析

患者为绝经后女性，HR 少量阳性 HER2 阴性晚期乳腺癌，临床分期 T2N2M0 Ⅲa 期，既往未接受过任何抗肿瘤治疗。根据 CSCO

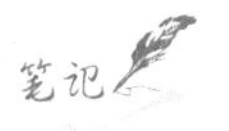

指南及《中国抗癌协会乳腺癌诊治指南与规范（2019 年版）》，首选术前新辅助治疗，Ⅰ级推荐应选择同时包含蒽环类和紫杉类的治疗方案，TAC 方案或 AT 方案。由于患者基础疾病较多，合并高血压、糖尿病病史，左心室射血分数 65%，经过科室 MDT 讨论及充分与家属沟通后给予 EC-T 方案，给予盐酸多柔吡星 50 mg（30 mg/m^2），d1 + 环磷酰胺 800 mg（600 mg/m^2），d1，21 天 1 个周期。4 个周期后序贯多西他赛 160 mg（100 mg/m^2），d1，21 天 1 个周期。每个化疗周期检测血常规、生化、乳腺肿瘤标志物等情况；每 2 个周期应用影像学检查评估新辅助化疗疗效。疗效评估为 PR、术后乳房肿瘤未达 CR、腋窝淋巴结达到 CR。新辅助化疗的 pCR 是乳腺癌新辅助化疗有效评估手段，且与预后关系紧密。进行足量足疗程新辅助化疗可以提高无事件生存率和 OS，明显改善预后。本例患者因身体因素，未完成新辅助化疗全部疗程，是治疗的遗憾。术后经过与病理科沟通，确定术前患者 ER 有阳性表达，辅助内分泌治疗对于激素受体 ER 和（或）PR 阳性的乳腺癌患者至关重要。对于 ER 阳性率为 1%～9% 的患者，不建议放弃辅助内分泌治疗，在完成辅助化疗后可考虑进行辅助内分泌治疗。最终给予患者阿那曲唑 1 mg，1 次/日的辅助内分泌治疗。

（二）治疗二问题解析

三阴性乳腺癌预后较差，且易发生早期转移，复发时间多在初诊后 1～3 年，本例患者复发后免疫组化类型提示为三阴性乳腺癌，术后无病进展仅 6 个月，即出现左腋窝转移癌。CALOR 研究证实，对于接受乳腺癌手术后的患者出现单发的局部复发，化疗是一个合理的选择。国内外相关指南和研究提出，铂类在早期和晚期三阴性乳腺癌的标准治疗中具有重要价值。我们考虑到单药效果欠佳，选择联合方案。因患者基础疾病较多，既往多西他赛化疗耐受性较

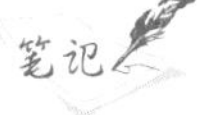

好，不良反应较轻，且和紫杉醇无交叉耐药，经过讨论后决定给予患者紫杉联合卡铂再次化疗，但给予2个周期TP方案化疗后评估疗效PD，发现如继续TP方案化疗或更换其他方案，可能使患者失去手术机会，我们选择了手术治疗。CSCO指南一线解救化疗策略提出，对于蒽环类和紫杉类治疗失败的乳腺癌患者可选择单药如卡培他滨、长春瑞滨、吉西他滨，联合方案可选择NP、GP、NX方案。术后根据指南给予NX方案化疗。

（三）治疗三问题解析

三阴性乳腺癌，肿瘤异质性较高，预后较差。对内分泌治疗和分子靶向治疗并不敏感，且基本无法从中获益，本例患者手术后无病复发时间越来越短，采用解救化疗疗效欠佳，紫杉类、铂类、卡培他滨、长春瑞滨化疗效果均欠佳，对于放疗的敏感性也较低。因表皮生长因子受体高表达及其他信号传导通路异常相对多见，且患者现已无法耐受不良反应较大的治疗，结合患者的家庭经济状况，应用阿帕替尼500 mg，1次/日作为解救维持治疗，目前病情控制稳定。目前已开展对这些靶点的相关研究，我们期待着这些临床研究结果能改善三阴性乳腺癌的预后。

专家点评

三阴性乳腺癌（triple-negative breast cancer，TNBC）是指在乳腺癌的免疫组织化学染色中，ER、PR、HER2均表达阴性的乳腺癌亚型，占乳腺癌15%～20%。

本例患者首次诊断为低ER阳性表达的左乳腺浸润性导管癌T2N2M0ⅢA期。新辅助化疗后患者ER表达阴性，属于三阴性乳腺癌，到发现腋窝转移，无病进展期为14个月，并且在积极治疗的

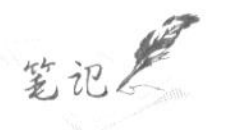

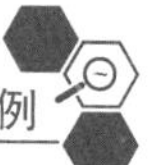

同时，6 个月后又再次发现背部转移。ER 表达的变化是本例患者较为特殊的表现之一。本例患者出现多种病理类型，首次治疗后是选择内分泌维持还是卡培他滨维持，也给治疗带来挑战。

三阴性乳腺癌对周围组织具有明显的侵袭性，并以推进式生长的方式对邻近组织产生压迫，导致多种病理类型，以浸润性导管癌为主，浸润性导管癌腺样结构不足，分化较差，间质内有不同程度的淋巴结浸润，具有较强的侵袭能力。TNBC 属于高度异质的乳腺癌亚型，具有不同的免疫表型、生物学行为、治疗反应及预后，其临床表现为一种侵袭性病程，远处转移风险较高，尤其以脑和内脏转移多见，并且与 *BRCA1* 基因突变有关，远处转移风险在 3 年时达到高峰。

本例患者术后先后出现腋窝及后背部复发转移，病理结果回报：左背部皮下转移性分化差的腺癌伴大片坏死。由此可以看出，本例患者左侧腋窝及左后背部肿物倾向于通过淋巴途径转移，抗血管生成治疗有效。特殊的转移部位及方式，对于放化疗治疗不敏感，也是本例患者较为特殊的表现。

肿瘤新生血管生成对肿瘤的生长、进展和转移意义重大，抗血管生成是重要的肿瘤治疗方法。血管内皮生长因子信号通过激活 VEGF 受体（VEGF receptor，VEGFR），在血管生成中发挥重要作用。阿帕替尼是我国自主研发的小分子酪氨酸激酶抑制剂，主要针对 VEGFR-2，能够选择性竞争细胞内 VEGFR-2 的 ATP 结合位点，抑制下游信号传导，进而抑制肿瘤组织生成新血管。肿瘤生长转移依赖新血管生成，肿瘤组织需要大量的营养物质和氧气满足自身增生的需要。阿帕替尼能够改变肿瘤微环境，抑制肿瘤组织生成微血管，达到对肿瘤增生和转移的抑制作用。多项研究结果显示，阿帕替尼对转移性乳腺癌具有较好的疗效和较高的安全性。本例患者选

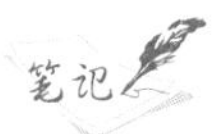

择阿帕替尼至今，疾病控制效果良好，不良反应可控，也验证了其疗效。但是如果出现阿帕替尼耐药的情况，下一步我们再进行选择时，其他分子靶向治疗很可能会成为重要的治疗方式。

参考文献

1. TORRE L A, BRAY F, SIEGELR L, et al. Global cancer statistics, 2012. CA Cancer J Clin, 2015, 65 (2): 87 – 108.

2. 陈旭明, 郭巨江, 翁一尹, 等. 超声引导下麦默通活检术在多发乳腺病灶中诊断早期乳腺癌的意义. 中国普通外科杂志, 2016, 25 (20): 773.

3. 陆建菊, 郭文利, 黄建棋, 等. 三阴性乳腺癌临床病理特征及预后分析. 浙江临床医学, 2017, 19 (6): 1024.

4. 陈曦, 吴晶晶, 张妍, 等. 三阴性乳腺癌临床病理特征及与药物敏感度蛋白的相关性. 肿瘤防治研究, 2014, 41 (5): 439.

5. 陈俊青, 陈占红, 王晓稼. 三阴性乳腺癌雄激素受体靶向治疗的研究进展. 肿瘤学杂志, 2018, 24 (5): 499 – 503.

6. 律慧敏, 张梦玮, 牛李敏, 等. 甲磺酸阿帕替尼单药治疗多药耐药晚期乳腺癌临床观察. 中华医学杂志, 2018, 98 (16): 1246 – 1249.

7. 查天麒, 卢凯华. 阿帕替尼临床应用的研究进展. 江苏医药, 2017, 43 (13): 958 – 961.

8. ZHANG W, HUANG Y, LI Y, et al. Efficacy and safety of vinpocetine as part of treatment for acute cerebral infarction: a randomized, open-label, controlled, multicenter cavin (Chinese assessment for vinpocetine in neurology) trial. Clin Drug Investig, 2016, 36 (9): 697 – 704.

9. XIA M, YE Z, SHI Y, et al. Curcumin improves diabetes mellitus-associated cerebral infarction by increasing the expression of GLUT1 and GLUT3. Mol Med Rep, 2018, 17 (1): 1963 – 1969.

（赵亚婷）

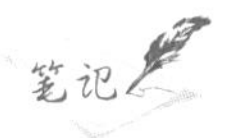

病例 5　HER2 阳性乳腺癌双靶新辅助治疗病例

病历摘要

（一）病史及治疗一

【病史】

患者，女性，61 岁，已绝经。主诉：左乳肿物 15 天。患者 15 天前洗澡时发现左乳肿物，约“核桃”大小，质硬，无发热，皮肤无红肿，未予诊治，15 天来肿物大小无明显变化，为求诊治于 2018 年 12 月 21 日就诊，结合查体考虑恶性。

患者既往体健，否认乳腺癌家族史。

【专科查体】

双乳对称，未见皮肤红肿及浅表静脉曲张，未见橘皮征及酒窝征，左乳内上距乳晕边缘 4.0 cm 处可触及 2.5 cm × 1.0 cm 肿物，质硬，边界不清，活动度较差，与皮肤粘连，与胸壁无粘连；左腋窝可触及直径约 1.0 cm 肿大淋巴结，质硬，活动度尚可。右乳未触及肿物，右腋窝及双锁骨上未触及肿大淋巴结。

【辅助检查】

双乳 X 线片（2018 年 12 月 22 日）：左侧乳腺肿物伴同侧腋窝淋巴结密度增高，BI-RADS 4C 类；右侧乳腺增生伴良性钙化，BI-RADS 2 类（图 5 – 1）。

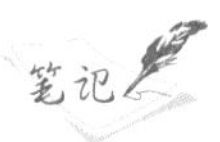

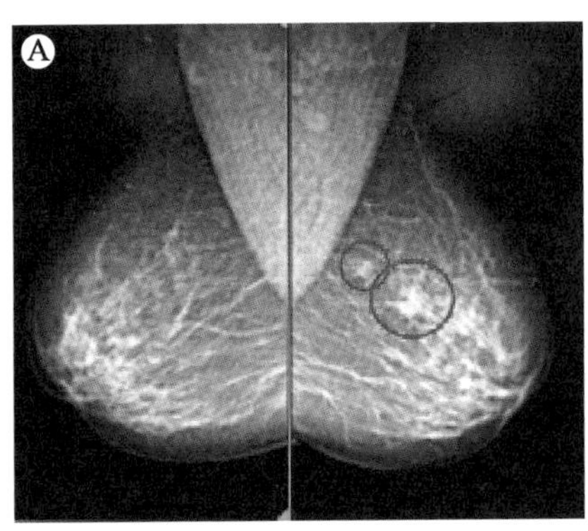
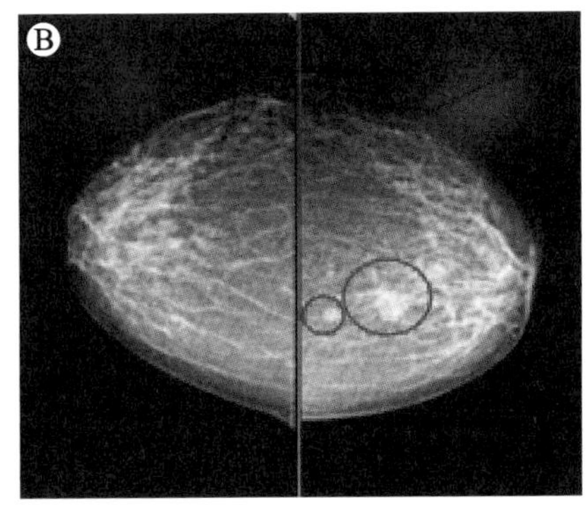

A. X线片可见左乳肿物及淋巴结密度增高影；B. CC位可见左乳肿物影。

图5-1　双乳X线片

双乳超声（2018年12月24日）：左乳内上腺体层多发实性占位，BI-RADS 5类，左腋窝淋巴结皮质稍厚（图5-2）。

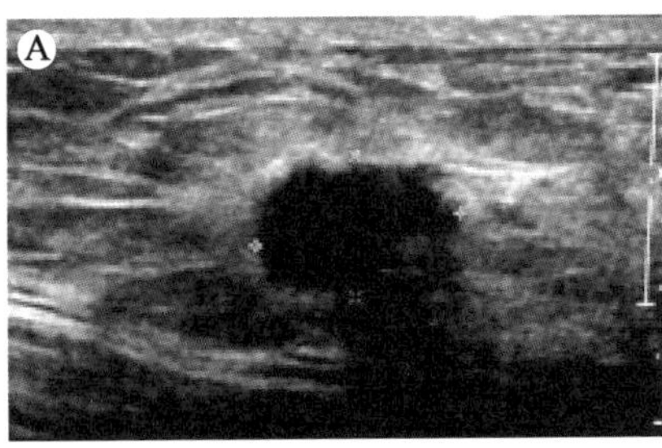
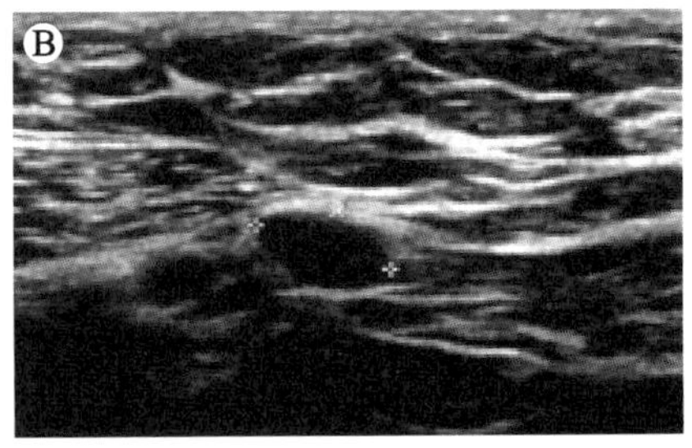

A. 超声提示基线左乳肿物1.5 cm×1.5 cm×1.0 cm；B. 左腋窝皮质稍厚淋巴结0.9 cm×0.6 cm。

图5-2　双乳超声

双乳MRI：左乳多发结节，考虑BI-RADS 5类；左侧腋窝淋巴结稍大（图5-3）。

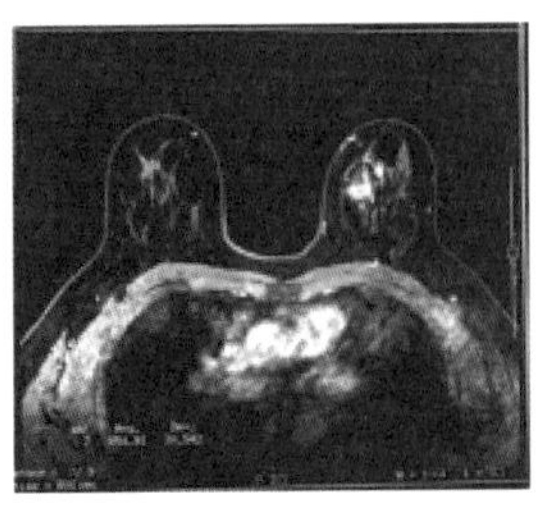
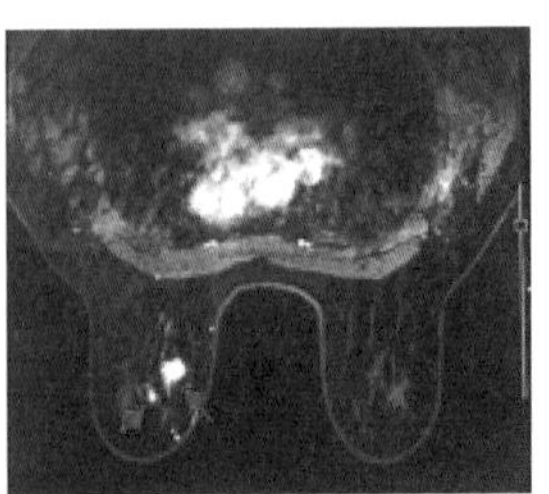
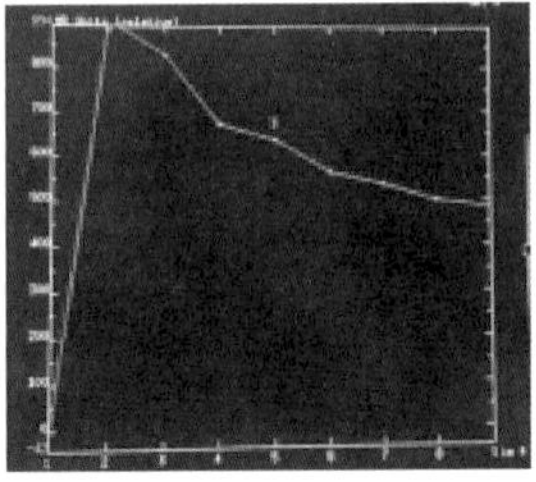

乳房MRI提示基线左乳肿物，时间-信号强度曲线提示为廓清型。

图5-3　乳房MRI

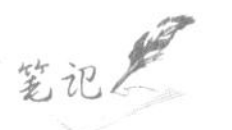

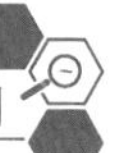

头 + 胸 + 上腹 CT：左乳内上象限多发结节；左腋窝小淋巴结；两肺少许炎性条索；左侧胸膜局限性增厚；脂肪肝；肝左外叶血管瘤（图 5 –4）。

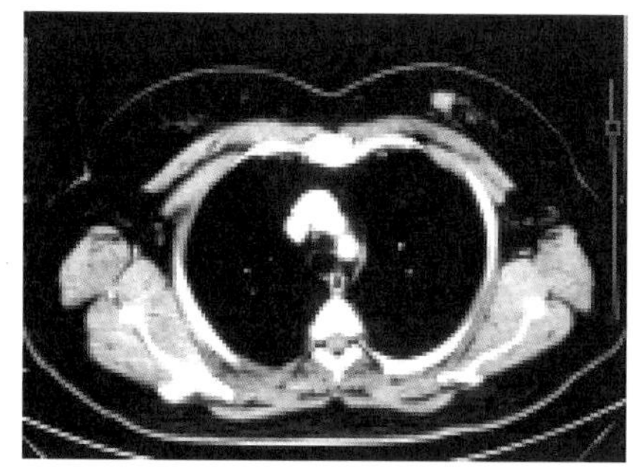

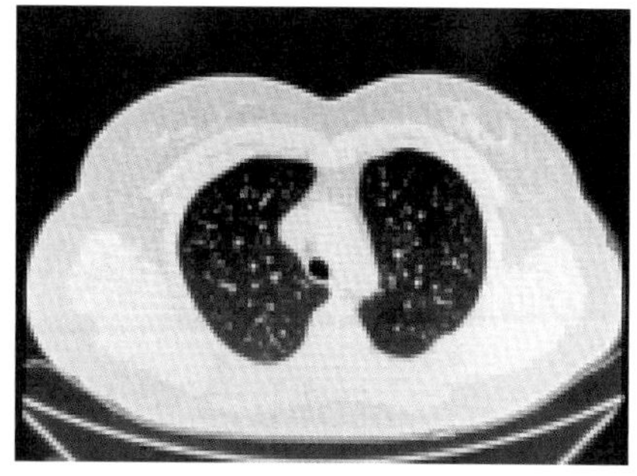

图 5 –4　CT 可见左乳结节、左腋窝小淋巴结，肺部未见转移病灶

超声引导下左乳肿物及左腋窝淋巴结穿刺活检病理：左乳肿物乳腺浸润性导管癌Ⅱ级，未见明确脉管瘤栓及神经受侵。左腋窝淋巴结：可见癌转移（图 5 –5）。

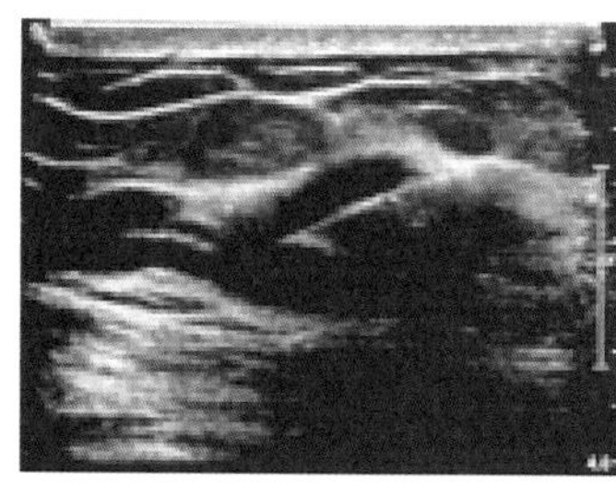

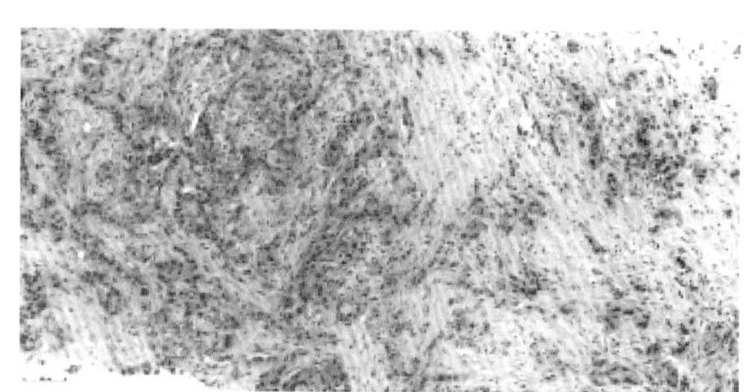

图 5 –5　病理提示为浸润性导管癌（HE 染色 ×20）

左乳肿物空芯针穿刺免疫组化（图 5 –6）：ER(–)，PR(–)，HER2（3 + ），Ki- 67 (20% +)，P53 (0)，AR (30% +)，CK5/6 (1%)，EGFR(80% +)，PDL-1 (0)。

骨扫描未见明显异常。心功能未见明显异常，LVEF 为 64%。血、尿、便常规，肝、肾功能等生化指标未见明显异常。

笔记

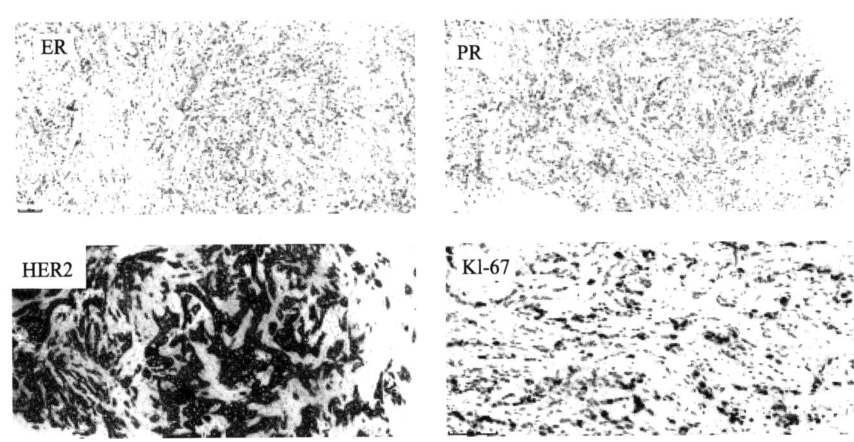

图 5－6　免疫组化结果（HE 染色 ×20）

【初步诊断】

左乳癌（T2N1M0，Ⅱb 期，HER2 阳性型）。

【治疗】

选择 AC-THP 方案新辅助治疗。

（二）病史及治疗二

2018 年 12 月 28 日起给予新辅助治疗，AC ×4-THP ×4 共 8 个周期，具体剂量：盐酸多柔比星脂质体 60 mg（31 mg/m^2），环磷酰胺 1000 mg（520 mg/m^2），白蛋白结合型紫杉醇 400 mg（208 mg/m^2），曲妥珠单抗首剂 656 mg，后续 492 mg，帕妥珠单抗首剂 840 mg，后续 420 mg，新辅助治疗期间每 2 个周期进行 1 次评估(图 5－7～图 5－9)。

术前治疗期间不良反应（图 5－10、图 5－11）。

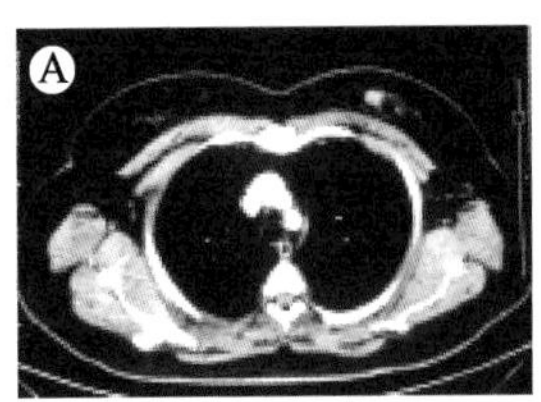

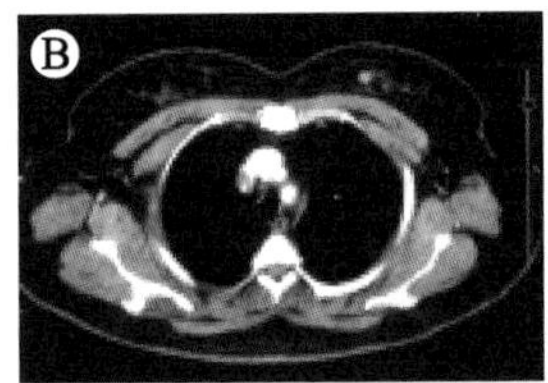

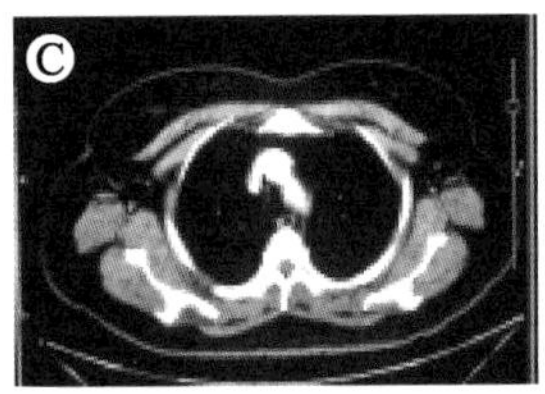

A. 基线提示左乳肿物 1.36 cm；B. 4 周期末肿物大小 0.87 cm；C. 术前 CT 未见肿物。

图 5－7　CT 评估

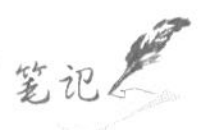

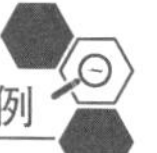

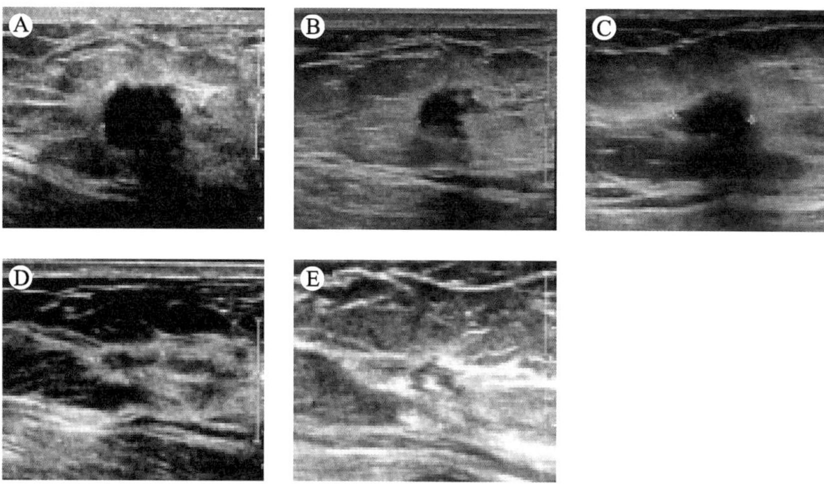

A. 基线提示左乳肿物 1.5 cm×1.5 cm×1.0 cm；B. 2 个周期末 1.3 cm×1.2 cm×0.8 cm；C. 4 个周期末 1.1 cm×1.0 cm×0.6 cm；D. 6 个周期末 1.2 cm×0.8 cm×0.5 cm；E. 术前 0.8 cm×0.7 cm×0.3 cm。

图 5-8　超声评估左乳肿物

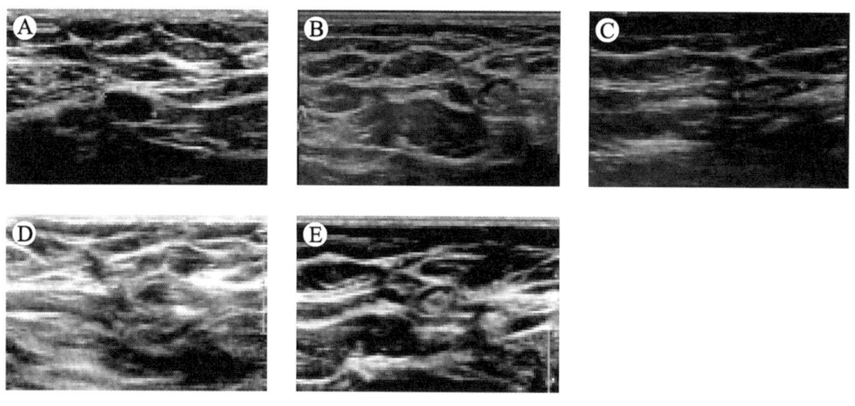

A. 基线提示左腋窝淋巴结 0.9 cm×0.6 cm；B. 2 个周期末 0.9 cm×0.6 cm；C. 4 个周期末 0.9 cm×0.4 cm；D. 6 个周期末未探及；E. 术前未探及。

图 5-9　超声评估腋窝淋巴结

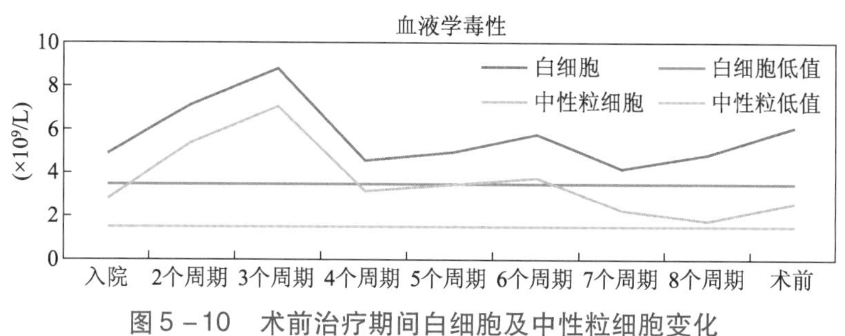

图 5-10　术前治疗期间白细胞及中性粒细胞变化

笔记

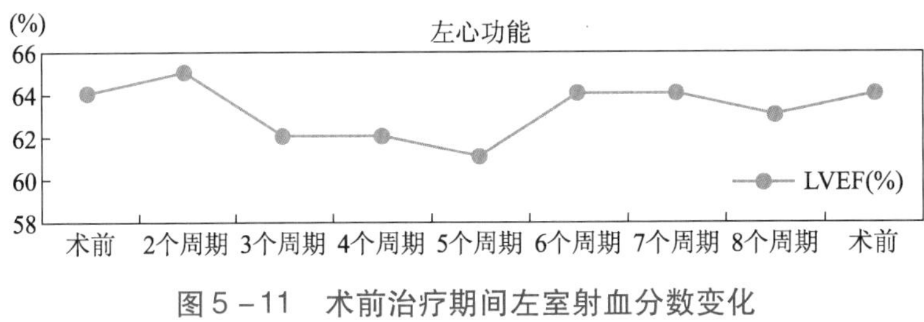

图 5－11　术前治疗期间左室射血分数变化

术前治疗期间患者不良反应可耐受，心脏功能未见异常。

患者 8 个周期治疗后疗效评价为 PR，2019 年 6 月 19 日行左乳癌改良根治术，术后石蜡病理示左乳病理：乳腺组织 20 cm × 18 cm × 3 cm，梭形皮肤 14 cm × 7 cm，距乳头 4 cm 内上方临床定位可见一个 1.0 cm × 0.6 cm × 0.5 cm 灰白质韧区；多次取材：瘤床处未见残余癌（MP 分级 5 级）；底缘（－）；乳头（－）。淋巴结：第一水平（0/16），第二水平（0/2），第三水平（0/2），肌间淋巴结（0/1）转移。

目前诊断：左乳癌（ypT0N0M0）。

术后追加放疗，并继续给予曲妥珠单抗＋帕妥珠单抗靶向治疗满 1 年。

病例分析

（一）治疗一问题解析

患者为 61 岁女性，空芯针穿刺证实为左乳癌（T2N1M0）ⅡB 期 HER2 阳性型，CT 检查未见其他远隔部位转移征象。对于 HER2 阳性乳腺癌，当同时伴有较高肿瘤负荷时可优选新辅助治疗，若能达到 pCR，则预示较好的远期效果。所以对于该患者而言，新辅助治疗是最佳治疗方案。

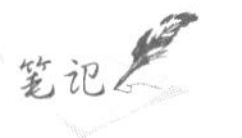

新辅助治疗前应做详细的基线评估，包括乳腺原发灶和腋窝淋巴结的体格检查、乳房超声、乳腺 X 线片（最好使用乳腺 MRI）、血常规、肝肾功能、心脏功能、肝脏及肺部的检查。

治疗前必备的条件是对于乳腺原发灶及可能转移的腋窝淋巴结进行空芯针穿刺活检，以明确组织学诊断及免疫组织化学检查。而对于原发灶的范围采用超声引导下放置金属标志物或体表文身的方式进行标识，可以为治疗后确定手术范围提供原发灶证据。

新辅助治疗的优选方案应包括紫杉类和（或）蒽环类药物，MDACC、NOAH 等临床研究证明，HER2 阳性乳腺癌新辅助治疗，曲妥珠单抗联合化疗与单用化疗相比能够显著提高 pCR 率，从而奠定了曲妥珠单抗在 HER2 阳性乳腺癌新辅助治疗中的标准地位。而 NeoSphere 研究证实曲妥珠单抗和帕妥珠单抗与多西他赛联合进一步提高了 pCR 率。因此，对于 HER2 阳性乳腺癌应加用抗 HER2 的药物，如果药物可及，初始治疗方案也可优选曲妥珠单抗 + 帕妥珠单抗 + 化疗。具体方案选择上，TH + P、TCbH、AC-TH 或者以 TH 为基础的其他方案均是可选方案，但优选含紫杉类的方案。BCIRG-006 研究随访 10 年显示，TCbH 和 AC-TH 两种方案的远期疗效相似，基于此，均可作为新辅助治疗的方案。

该患者既往无心脏疾病病史，乳腺原发灶 2.5 cm × 1.0 cm，符合 NeoSphere 研究入组标准，所以选择 AC-THP 方案新辅助治疗，以获取更高的 pCR 率。

（二）治疗二问题解析

新辅助治疗的疗效评估需注意以下几点。建议在治疗第 1 个周期的最后 1 天，即计划第 2 个周期治疗之前，进行详细的体格检查，初步了解治疗后的反应。一般情况下，建议在第 2 个周期末，

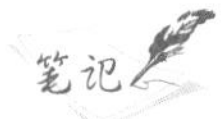

即第3个周期治疗前进行全面的疗效评估，新辅助治疗前后的检查手段应该一致，评价结果应按照RECIST标准进行评判，分为CR、PR、疾病稳定（stable disease，SD）和PD。根据疗效指导后续治疗。

每2个周期对该患者进行疗效评价，评价结果为PR。8个周期后腋窝淋巴结达到CR，乳腺原发灶PR。

新辅助治疗后手术方案的选择，对于乳房手术，可根据个体情况选择保留乳房或全乳切除。

对于腋窝淋巴结的处理，是否可行前哨淋巴结活检（sentinel lymph node biopsy，SLNB）目前还存在争议。鉴于当前新辅助治疗后降期行前哨淋巴结活检的几大前瞻性临床试验，SENTINA、ACOSOGZ1071、SNFNAC及GANEA 2等临床研究显示新辅助治疗后前哨淋巴结活检的成功率为60.8%~92.9%，假阴性率均超过了10%，所以对于新辅助治疗前腋窝淋巴结穿刺证实为转移的患者，多数专家认为在新辅助治疗后建议行腋窝淋巴结清扫术（axillary lymph node dissection，ALND），即便通过治疗降期后仍谨慎行SLNB以替代ALND。如果可以满足在新辅助治疗前将阳性淋巴结放置标记、采用双示踪方式、术中探及≥3枚淋巴结等条件时，可考虑开展新辅助治疗后SLNB。

该患者术前腋窝淋巴结穿刺证实为转移，术后疗效评价为CR，与患者沟通后患者不同意行SLNB，并且患者无保乳意愿，故选择乳腺癌改良根治术。术后患者病理提示MP 5级，pCR。

MP（Miller-Payne）系统是将化疗前的粗针穿刺标本与化疗后的手术标本进行比较，主要针对新辅助化疗后残余肿瘤的细胞丰富程度进行评估，共分为5级，G5提示原肿瘤瘤床部位已无浸润癌细胞，但可存在导管原位癌pCR。

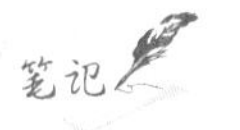

新辅助治疗后达到pCR的患者，应完成既定的新辅助治疗方

案，该患者术前已完成8个周期化疗，术后可不再化疗，但应继续完成靶向治疗疗程1年。新辅助治疗后是否需要放疗应根据患者新辅助治疗前的肿瘤临床分期来决定。该患者术前肿瘤大小2.5 cm，腋窝淋巴结转移，并且为HER2阳性，术后建议追加放疗。

专家点评

该病例为典型的HER2阳性型，并且是一个成功的新辅助治疗的病例。术前检查完善，分期分型明确，新辅助治疗和术后辅助治疗规范。

患者为61岁女性，术前诊断左乳癌（T2N1M0）Ⅱb期HER2阳性型。根据2018. V1《中国临床肿瘤学会（CSCO）乳腺癌诊疗指南》，患者新辅助治疗指征明确，Ⅱ期的NeoSphere研究5年的结果表明，新辅助治疗选择双靶方案，使原来单靶的pCR率由29%提高到了45.8%，并且在描述性分析中显示可以改善患者的远期生存。所以在药物可及的条件下，HER2阳性乳腺癌的新辅助治疗推荐双靶联合化疗，该患者选择AC×4-THP×4方案8个周期术前治疗，术后病理为pCR，进一步证实了双靶联合化疗在HER2阳性乳腺癌中的作用。

而关于在新辅助治疗阶段使用双靶治疗的患者，在手术后辅助阶段选择单靶还是双靶，目前无前瞻性的研究结果，但是2018年的SABCS报道了一项针对新辅助治疗获得pCR的患者远期复发的Meta分析，结果显示术前淋巴结阳性及HER2阳性的乳腺癌患者，即便新辅助治疗达到pCR，其远期复发风险仍较高，所以，在2019的St. Gallen国际乳腺癌大会投票中，对于新辅助治疗阶段通过曲妥珠单抗+帕妥珠单抗+化疗达到pCR的患者，如果术前为腋窝淋

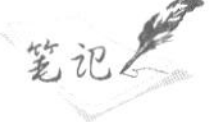

巴结阳性，近半数专家在术后坚持应用“双靶”方案。而 PEONY 和 BERENICE 两项研究都在探索从新辅助治疗到辅助治疗 1 年曲妥珠单抗 + 帕妥珠单抗双靶治疗的长期生存率，研究结果值得期待。

新辅助治疗后前哨淋巴结活检的问题也是目前有争议的热点问题。新辅助治疗后腋窝降期行 SLNB 的几大前瞻性研究均显示检出率降低，假阴性率增高。SENTINA 研究显示当前哨淋巴结检出个数≥3 枚时，假阴性率可降至 7.3%，同样，ACOSOGZ1071 研究也得出前哨淋巴结检出个数≥3 枚时，假阴性率可降至 9.1%，SN FNAC 研究中则降至 4.9%。采用双示踪方式的情况下，SENTINA 和 SN FNAC 假阴性率可以降至 8.6% 和 5.2%。ACOSOGZ1071 研究结果同时显示在新辅助治疗前进行腋窝淋巴结活检诊断时放置金属夹亦可以降低假阴性率。并且目前这几项前瞻性研究多数入组的为 cN1 的患者，所以目前专家认为只有新辅助治疗前 cN1 的患者，在新辅助治疗后若降期，并且满足在新辅助治疗前将阳性淋巴结放置标记、采用双示踪方式、术中探及≥3 枚淋巴结时，可开展新辅助治疗后 SLNB。

参考文献

1. GIANNI L, EIERMANN W, SEMIGAZOV V, et al. Neoadjuvant and adjuvant trastuzumab in patients with HER2-positive locally advanced breast cancer (NOAH) follow-up of a randomised controlledsuperiority trial with a parallel HER2-negative cohort. Lancet Oncol, 2014, 15 (6): 640 – 647.
2. SLAMON D, EIERMANN W, ROBEERT N, et al. Ten year follow-up of BCIRG-006 comparing doxorubicin plus cyclophosphamide followed by docetaxel with doxorubicin plus cyclophosphamide followed by docetaxel and trastuzumab with docetaxel, carboplatin, and trastuzumab in HER2-positive early breast cancer. Caner Research, 2016, 76 (4): S5 – 04.

笔记

3. GIANNI L, PIENKOWSKI T, IM Y H, et al. Efficacy and safety of neoadjuvant pertuzumab and trastuzumab in women with locally advanced, inflammatory, or early HER2-positive breast cancer NeoSphere) a randomised multicentre, open-label, phase 2 trial. Lancet Oncol, 2012, 13 (1): 25 – 32.
4. BOUGHEY J C, SUMAN V J, MITTENDORF E A, et al, Sentinel lymph node surgery after neoadjuvant chemotherapy in patients with node-positive breast cancer: the acosog Z1071 (alliance) clinical trial. JAMA, 2013, 310 (14): 1455 – 1461.
5. KUEHN T, BAUERFEIND I, FEHM T, et al. Sentinel lymph-node biopsy in patients with breast cancer before and after neoadjuvant chemotherapy (sentina): a prospective, multicentre cohort study. Lancet Oncol, 2013, 14 (7): 609 – 618.
6. BOILEAU J F, POIRIER B, BASIK M, et al. Sentinel node biopsy after neoadjuvant chemotherapy in biopsy-proven node-positive breast cancer: the sn fnac study. Clin Oncol, 2015, 33 (3): 258 – 264.

（周涛）

病例 6　三阴性乳腺癌新辅助治疗病例

病历摘要

（一）病史及治疗一

【病史】

患者，女性，48 岁，绝经前。以“发现右乳肿物 3 个月”为主诉入院。患者于 3 个月前发现右乳肿物，直径约 3 cm，3 个月以来肿物无明显变化。1 周前就诊于我院门诊，行右乳肿物及右腋窝

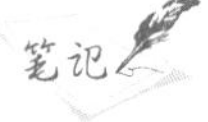

肿物空芯针穿刺活检，病理回报示右乳肿物：穿刺活检组织见浸润性癌。免疫组化结果：ER（－），PR（－），HER2（1＋），Ki-67（85%＋）；右腋窝淋巴结：见转移性癌，结合免疫组化结果，符合乳腺来源。

患者既往史、个人史无特殊，否认乳腺癌家族史，乳腺癌易感基因（*BRCA*）检测阴性。

【专科查体】

右乳内上象限12～1点钟方向可触及一大小约3.0 cm×2.5 cm肿物，质硬，表面尚光滑，界限不清，活动度可，右侧腋窝可触及一肿大淋巴结，大小约2 cm×1 cm，质硬，活动度可，左乳未触及明显肿物，左侧腋窝及双侧锁骨上未触及明显肿大淋巴结。

【辅助检查】

乳腺钼靶：右乳内上象限见一类圆形肿块影，直径约3.0 cm，边缘模糊，恶性肿瘤（MT）待排，BI-RADS分类：Ⅳa类。

乳腺彩超：右乳内上象限低回声团块，大小约3.2 cm×2.3 cm×2.1 cm，界线欠清，形态不规则，可见较为丰富血流信号，考虑MT，BI-RADS 4C类，右侧腋窝淋巴结肿大，大小约2.4 cm×1.6 cm，界线欠清，考虑MT转移（图6－1）。乳腺MRI平扫＋增强：右乳内上象限一结节状异常信号灶，边缘不规则，可见毛刺，大小约2.9 cm×2.6 cm，T_1WI呈低信号，T_2WI呈高信号，DWI呈高信号，增强后均可见明显强化，同侧腋窝见一肿大淋巴结，大小约2.5 cm×1.8 cm，考虑右乳内上象限MT伴同侧腋窝淋巴结转移（图6－2）。

患者血常规、生化全套、肿瘤标志物等未见明显异常。

全身其他部位检查未见明显异常。

【诊断】

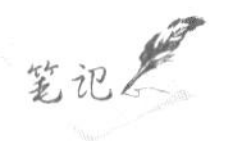

三阴性早期乳腺癌（cT2N1M0，Ⅱb期）。

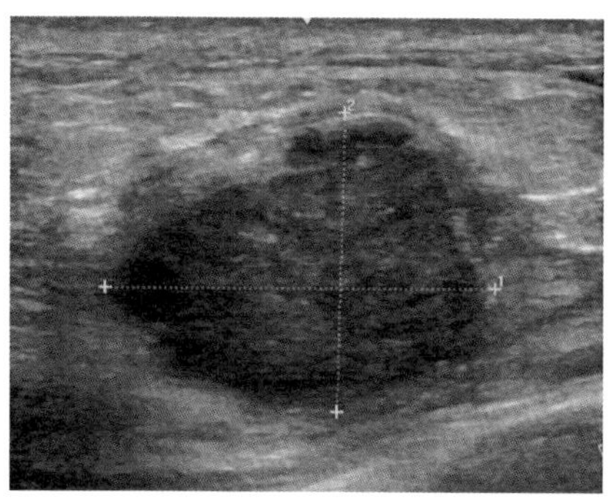

图6－1　基线乳腺彩超

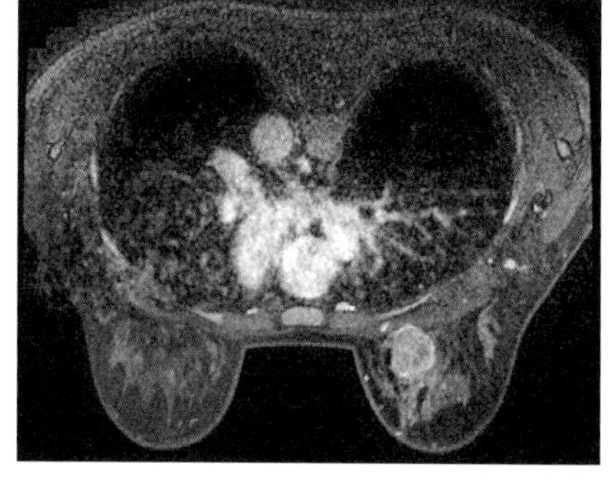

图6－2　基线乳腺 MRI

【治疗】

首先选择新辅助化疗。由于患者为初始治疗，三阴性乳腺癌目前新辅助化疗方案主要为蒽环类序贯紫杉类药物，故制定新辅助化疗 EC-T 方案：表柔比星 140 mg（90 mg/m^2），d1 + 环磷酰胺 900 mg（600 mg/m^2），d1，14 天 1 个周期。定期监测血常规、生化等情况；每个周期通过查体评估新辅助化疗疗效，每 2 个周期通过影像学检查评估新辅助化疗疗效。在新辅助化疗前通过彩超引导定位对右乳肿物及右腋窝肿物进行标记定位针（钛夹）置入术（图6－3）。

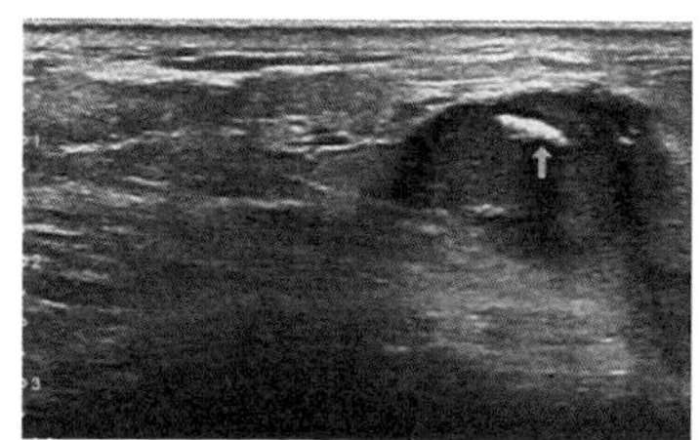

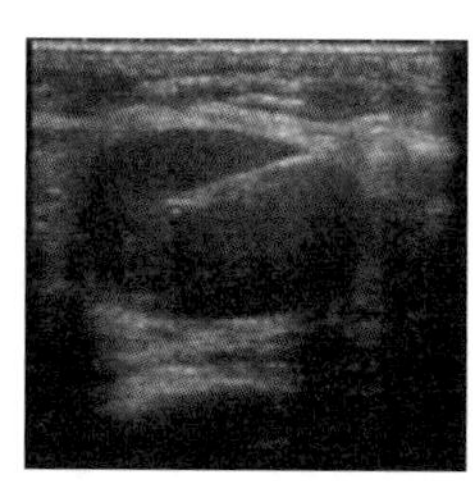

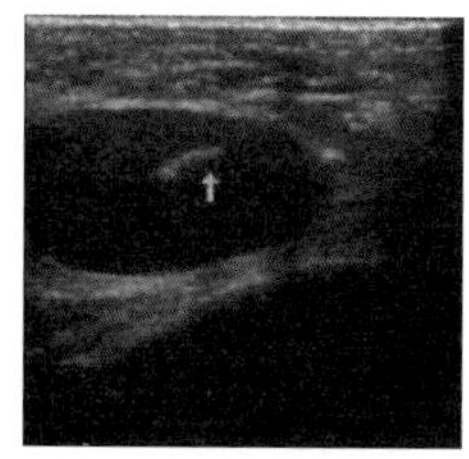

图6－3　新辅助化疗前右乳肿物及右腋窝肿物的标记定位针（钛夹）

（二）病史及治疗二

【病史】

经过 4 个周期 EC 方案新辅助化疗后，患者右乳及右腋窝肿物较前明显缩小，总体疗效评价 PR。患者对化疗耐受良好，化疗过程中出现Ⅱ～Ⅲ度骨髓抑制及肝功能异常，予升白及保肝对症处理后缓解。

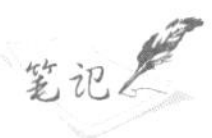
笔记

【专科查体】

右乳内上象限1点钟方向原肿瘤区可触及一大小约1.5 cm×1.0 cm肿物，质硬，表面尚光滑，界线清楚，活动度可，左乳未触及明显肿物，双侧腋窝及双侧锁骨上未触及明显肿大淋巴结。

【辅助检查】

乳腺彩超：右乳1点钟方向低回声结节，大小约1.4 cm×0.5 cm×1.1 cm，界线欠清，未见明显血流信号，考虑MT，BI-RADS 6类，右侧腋窝淋巴结见一肿大淋巴结，大小约1.1 cm×0.6 cm，界清，可见少量血流信号（图6-4）。

乳腺MRI：右乳内上象限结节状异常信号灶，边缘不规则，可见毛刺，大小约1.3 cm×0.7 cm，较前明显缩小，增强后未见明显强化，右腋窝肿大淋巴结较前明显缩小。

【治疗】

考虑到患者在4个周期EC新辅助化疗后右乳及右腋窝肿物明显缩小，整体疗效评估PR，故继续予EC-T新辅助化疗方案：多西他赛150 mg（100 mg/m^2）d1，21天1个周期（图6-5）。

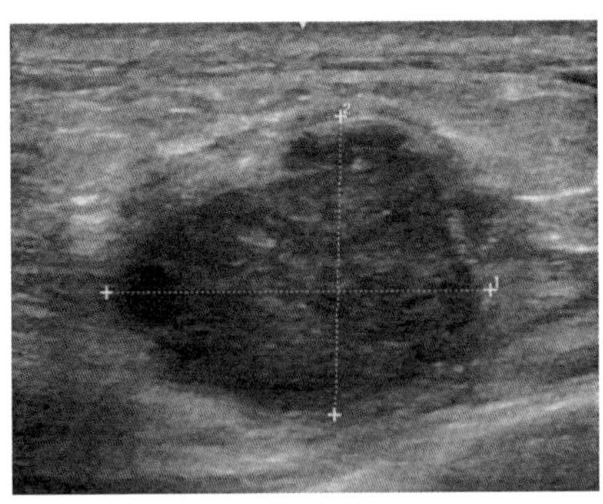

图6-4　基线乳腺彩超

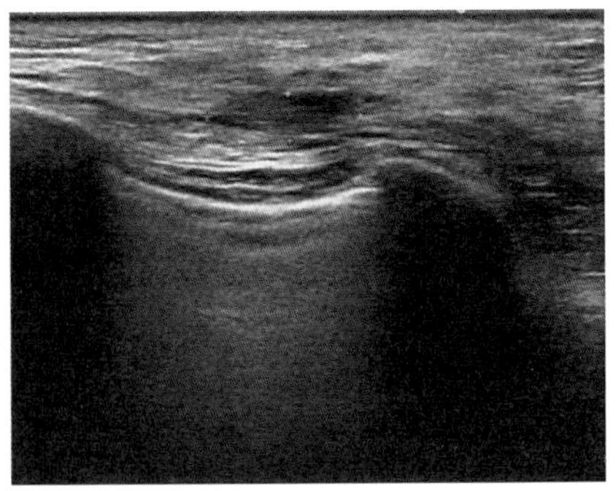

图6-5　4个周期EC新辅助化疗后

（三）病史及治疗三

【病史】

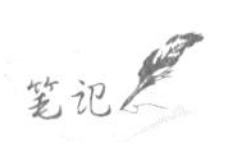

患者经8个周期EC-T新辅助化疗后，右乳肿瘤较前持续缩小。

【专科查体】

右乳原瘤区未触及明显肿物，左乳未触及明显肿物，双侧腋窝及双侧锁骨上未触及明显肿大淋巴结。

【辅助检查】

乳腺彩超：右乳原瘤区未见明显肿物，右侧腋窝淋巴结见一肿大淋巴结，大小约0.9 cm×0.4 cm，边界清，可见少量血流信号。乳腺MRI：右乳MT治疗后，未见明显活性病灶，右腋窝小淋巴结。

【治疗】

完善相关术前检查，患者于全麻下行“右腋窝前哨淋巴结探查活检+右腋窝淋巴结清扫+右乳腺癌保乳术（局部扩大切除+乳房成形术）”。术中探查见3枚前哨淋巴结，其中1枚前哨淋巴结经术中钼靶证实为钛夹标记淋巴结（图6-6）。

术后病理提示：（右乳腺癌局部扩大切除组织）原瘤床经充分取材，未见肿瘤残留，结合病史符合新辅助化疗后反应MP5级。上、下、内、外及基底部切缘未见肿瘤。送检淋巴结均未见转移癌：前哨LN（0/2），钛夹标记前哨LN（0/1）（未见残留转移癌，且伴化疗后反应），右侧腋窝LN（0/12），胸小肌后组LN（0/5）（图6-7）。

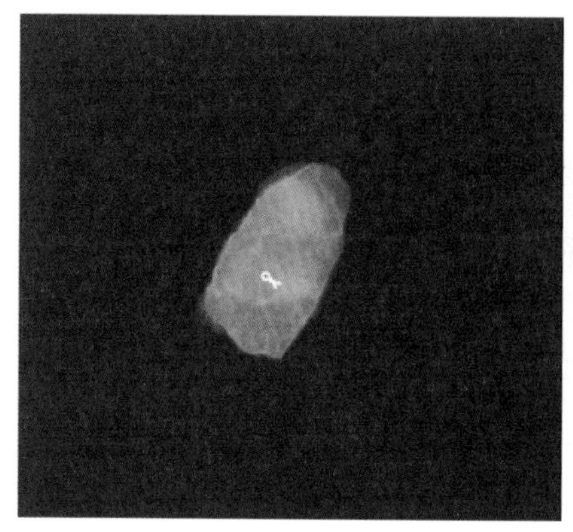

图6-6　钛夹标记前哨淋巴结

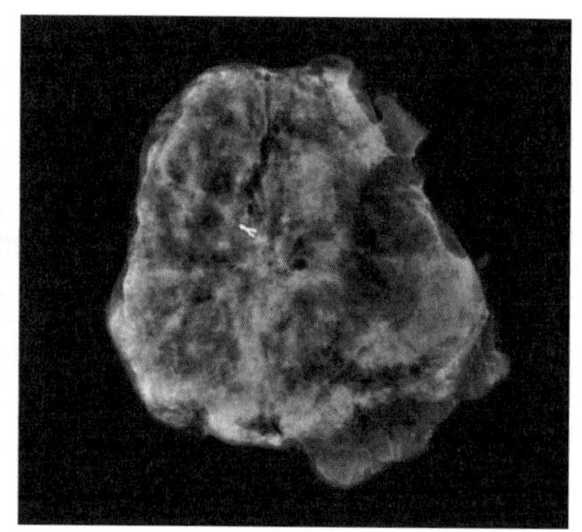

图6-7　右乳腺癌局部扩大切除标本

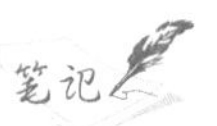

术后病理分期：右乳腺癌（ypT0N0M0，0 期）。

病例分析

（一）治疗一问题解析

患者为绝经前女性，三阴性早期乳腺癌，分期 cT2N1M0，ⅡB 期。既往未接受过任何抗肿瘤治疗，有较为强烈的保乳意愿。根据 CSCO 乳腺癌诊疗指南，新辅助化疗的适应证主要包括肿块较大（>5 cm）、淋巴结转移、三阴性乳腺癌或 HER2 阳性乳腺癌及有保乳意愿但肿瘤大小占乳房体积比例大难以保乳者。该患者初诊时评估肿瘤 3 cm，腋窝淋巴结阳性，穿刺病理提示免疫组化分型为三阴性，且患者有较为强烈的保乳意愿，故首先选择新辅助化疗。由于患者为初始治疗，三阴性乳腺癌目前新辅助化疗方案主要为蒽环类序贯紫杉类药物，故制定新辅助化疗 EC-T 方案：表柔比星 140 mg（90 mg/m^2），d1 + 环磷酰胺 900 mg（600 mg/m^2），d1，14 天 1 个周期。

（二）治疗二问题解析

患者肿瘤为三阴性，经 4 个周期 EC 新辅助化疗后，查体提示右乳肿物较前明显缩小，原右腋窝肿物现未触及，整体疗效评估 PR。既往研究证实，在三阴性乳腺癌新辅助治疗中加入铂类可以提高 25%～30% 的 pCR 率，然而能否带来更高的生存率目前仍然存在争议，GeparSixto 研究结果显示在三阴性乳腺癌新辅助化疗中加用卡铂可以延长患者无疾病生存期，但 GALGB40603 研究却未发现加入卡铂与生存期获益间的关系。在目前各大国内外指南中，也并未常规推荐铂类加用于三阴性乳腺癌新辅助治疗。考虑到患者在 4 个

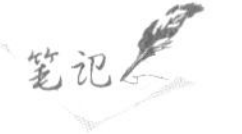

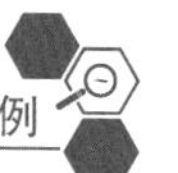

周期 EC 新辅助化疗后右乳及右腋窝肿物明显缩小，整体疗效评估 PR，故继续予 EC-T 新辅助方案：多西他赛 150 mg（100 mg/m^2），d1，21 天 1 个周期。

（三）治疗三问题解析

患者采用 8 个周期 EC-T 新辅助化疗后，查体及影像学评估提示整体疗效接近 CR。针对腋窝淋巴结阳性经新辅助治疗后转为腋窝淋巴结临床阴性的患者，Sentina 及 ACOSOGZ1071 两大临床研究提示采用双示踪、术中探查前哨淋巴结≥3 枚及新辅助治疗前在阳性淋巴结放置标记才可在新辅助治疗后行前哨淋巴结探查活检术。因双示踪法目前暂不可及，故选择行腋窝淋巴结清扫术。术中经钼靶证实原标记瘤区已切除，术后病理提示 pCR。

患者后续进一步完善常规术后辅助放疗（胸壁 + 锁骨上下淋巴结引流区）。目前处于定期随访中。

专家点评

该病例为 1 例符合诊疗规范且取得良好疗效的三阴性乳腺癌。患者初始诊断为 cT2N1M0，ⅡB 期，给予新辅助化疗蒽环类序贯紫杉类药物 8 个周期后手术，达到 pCR，术后予辅助放疗。

根据 CSCO 乳腺癌诊疗指南，对于原发肿瘤 >5 cm、临床腋窝淋巴结阳性及有保乳意愿但肿瘤大小占乳房体积比例大难以保乳者均为新辅助治疗指征。而对于三阴性或 HER2 阳性乳腺癌患者，在充分结合患者意愿的情况下，肿瘤大于 2 cm 也可考虑新辅助治疗。对于本例患者，初诊时评估肿瘤 3 cm，腋窝淋巴结经穿刺确诊转移，有较为强烈的保乳意愿，且分子分型为三阴性，按指南推荐应优先建议行术前新辅助治疗，以达到降期保乳、检验药物敏感性及

笔记

降低远期复发率的目的。

三阴性乳腺癌患者的新辅助治疗方案，指南主要推荐以蒽环及紫杉类药物为基础的化疗方案，关于是否加入铂类目前仍然存在争议。在三阴性乳腺癌新辅助化疗中加入铂类可以提高 pCR 率，但其目前仅限于 *BRCA* 基因突变阴性的患者，且是否能带来更高的生存率目前仍然缺乏证据。在 GeparSixto 研究最终分析中，同源重组缺陷（HRD）是三阴性乳腺癌 pCR 强有力的预测指标，部分晚期三阴性乳腺癌临床研究如 CBCSG006 的后续生物标志物分析也提示 HRD 为铂类获益的有效预测标志物。但目前同源重组缺陷（HRD）检测仍缺乏统一公认的标准，如何寻找患者在新辅助治疗阶段的生物标志物，仍需进一步思考及探索。

患者经 8 个周期新辅助化疗后成功进行保乳手术，但仍实施了腋窝淋巴结清扫术。Sentina 及 ACOSOGZ1071 等研究表明，对于在新辅助治疗前 cN0 的患者，在新辅助治疗后可直接进行前哨淋巴结探查活检评估腋窝淋巴结状态。而对于在新辅助治疗前 cN +、新辅助治疗后腋窝淋巴结临床阴性的患者，则需满足双示踪、术中探查前哨淋巴结≥3 枚及新辅助治疗前阳性淋巴结放置标记才可行前哨淋巴结探查活检术。本例患者在新辅助治疗前已完成了阳性淋巴结的标记，且术中探查前哨淋巴结为 3 枚，但由于目前双示踪法的不可及性故而行腋窝淋巴结清扫术。未来对于该类新辅助治疗前淋巴结阳性的患者，如何更好地进行新辅助治疗阶段的评估、开展相应技术使患者能够获得保腋窝的机会，同样值得思考。

（林雨翔　傅芳萌）

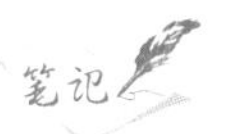

病例 7　HER2 阳性乳腺癌新辅助治疗病例

病历摘要

【病史】

患者，女性，44 岁，绝经前。体表面积：1.598 m^2。主因“发现右乳肿块 2 月余”于 2017 年 7 月 25 日入院。2 月余前，洗澡发现右乳头下方约红枣大小肿块，无乳头溢液，无局部红肿、发热、疼痛等特殊不适。为求诊疗于我院乳腺外科就诊。

患者无吸烟史，无酗酒史，无冶游史。否认高血压、心脏病等其他疾病史，否认肝炎、结核等传染病史，无药物过敏史。父母健在，无肿瘤家族史。

【专科查体】

双乳头无内陷及湿疹样变，双乳皮肤正常，右乳 11 点钟方向距乳头约 1 cm 处可触及一肿块，大小约 2 cm × 3 cm，质硬，边界不清，活动度差，左乳未触及明显肿块，双侧腋窝及锁骨上下均未触及异常肿大淋巴结。

【辅助检查】

乳腺彩超（图 7－1）：右乳 11 点钟方向乳晕边缘后方可见一低回声、大小约 23.5 mm × 16.9 mm × 14.3 mm 的肿块，边界欠清，形态不规则，呈分叶状，分叶数 > 3，纵横比 < 1，其内回声欠均匀，团块后方回声无改变，CDFI：内未见明显血流信号。双侧腋窝均可

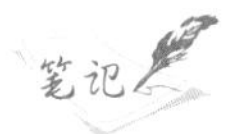

见淋巴结样回声，右侧其见一大小约 23.6 mm×10.0 mm，皮髓质界线欠清，左侧其一大小约 12.9 mm×5.3 mm，皮髓质界线清。

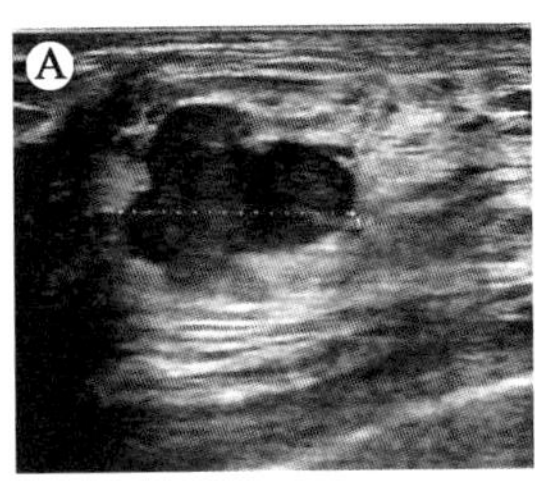

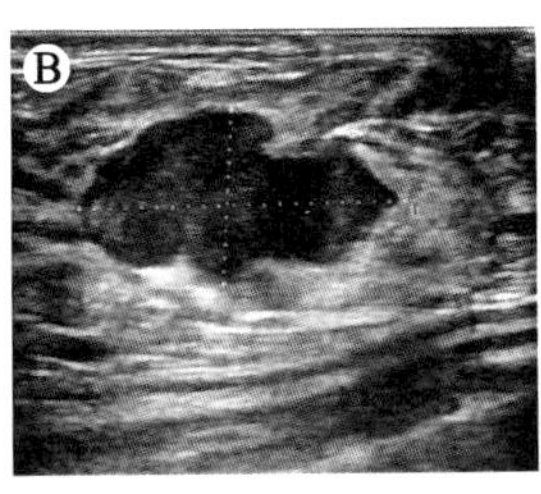

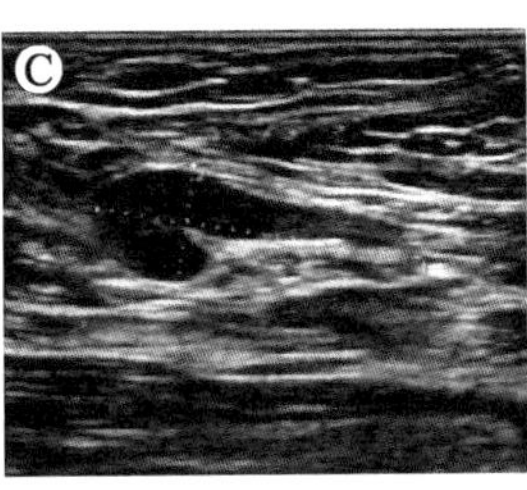

A. 右乳 11 点钟方向低回声结节（BI-RADS 4C 类），2.4 cm×1.7 cm×1.4 cm；B. 左乳未见明显低回声结节；C. 右侧腋窝可见一枚异常肿大淋巴结，2.4 cm×1.0 cm。

图 7－1　乳腺彩超

乳腺 MRI（图 7－2）：双侧乳腺对称，腺体分布欠均匀，右侧乳腺中央区可见多发团块状稍长 T_1 稍长 T_2 信号影，DWI 呈高信号，增强扫描呈明显强化，双侧乳腺皮肤、乳头未见明显异常，右侧腋窝可见肿大淋巴结影，DWI 呈高信号，增强扫描明显强化。

患者进一步完善各项检查，双肺及腹部 CT、头颅 MRI、全身骨显像等全身检查排外恶性病灶。

患者完善各项准备后，行右乳肿物粗针穿刺活检，活检病理结果提示非特殊型浸润性癌，SBR Ⅱ级。右腋窝淋巴结细针穿刺细胞学提示见癌细胞。穿刺免疫组化：ER（90%＋），PR（85%＋），HER2（3＋），Ki-67（60%＋）。

【诊断】

右乳浸润性癌（cT2N1M0，Ⅱb 期，Luminal B HER2 阳性型）。

【治疗】

排除化疗禁忌后，行新辅助化疗＋靶向治疗，过程中予白细胞支持和对症处理。方案为 TH（q3w×4 个周期）序贯 ECH（q3w×4 个周期），患者体表面积为 1.598 m^2，药量如下：T（多

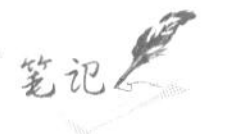

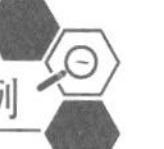

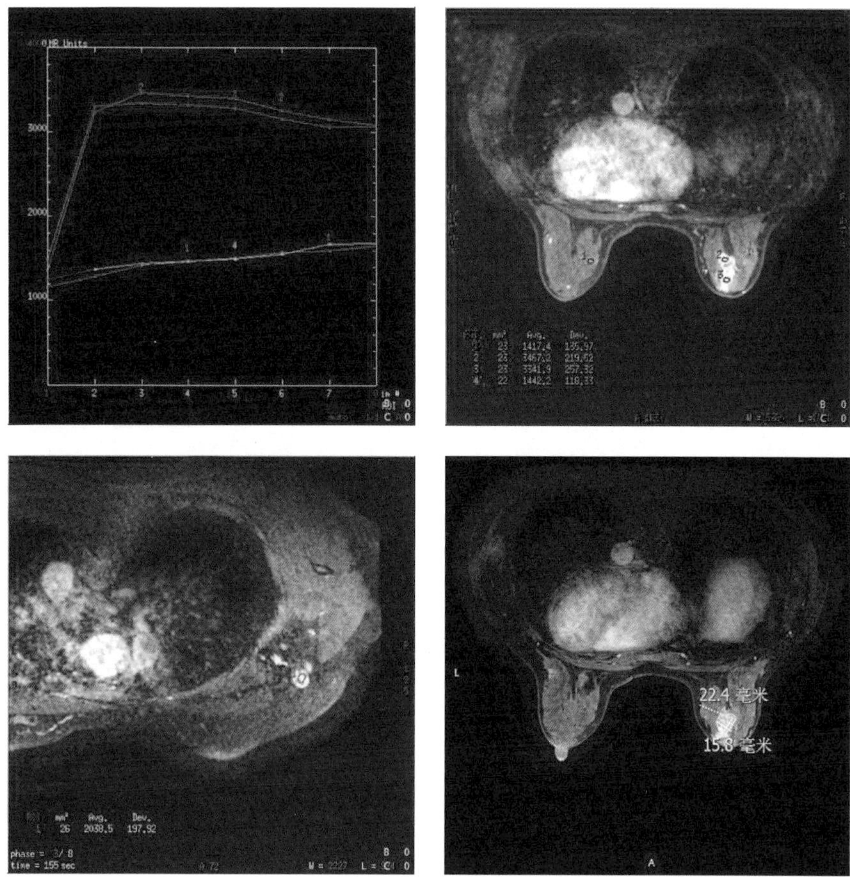

MRI 诊断：①右乳中央区异常信号影，大小约 15.8 mm×22.4 mm，右侧腋窝淋巴结肿大，考虑占位性病变，乳腺癌并腋窝转移可能，（BI-RADS 4C 类）；②左侧乳腺增生症（BI-RADS 2 类）。

图 7－2　乳腺 MRI

西他赛）160 mg（100.13 mg/m^2）、q3w，序贯 E（表柔比星）150 mg(93.88 mg/m^2）+C（环磷酰胺）1000 mg（625.78 mg/m^2）、q3w，H（曲妥珠单抗）114～228 mg（2～4 mg/kg），qw。治疗期间，每 2 个周期以超声心动图随访患者心脏功能，记录 LVEF 值。

1 个周期 TH 化疗后化疗疗效评价（RECIST 1.1），乳腺超声（图 7－3）：右乳 11 点钟方向低回声结节（BI-RADS 6 类），大小为 1.4 cm×0.9 cm×0.7 cm；右侧腋窝见一枚异常肿大淋巴结，大小

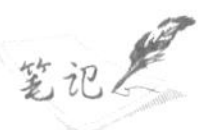

为2.2 cm×0.7 cm。1个周期TH方案化疗后，患者彩超下肿物及腋窝淋巴结明显缩小，疗效判定为PR。

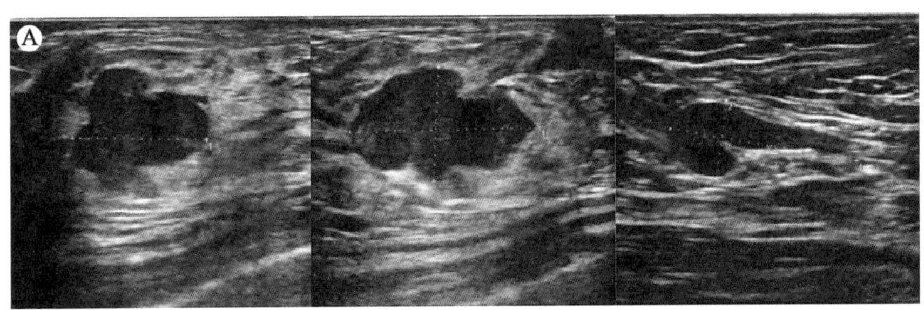
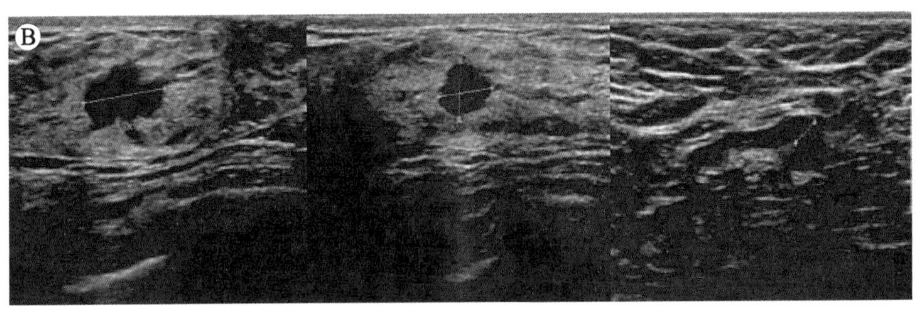

A. 基线；B. 1个周期TH化疗后。

图7－3　1个周期TH化疗后乳腺超声

2个周期TH化疗后化疗疗效评价（RECIST 1.1），乳腺超声（图7－4）：右乳11点钟方向低回声结节（BI-RADS 6类），大小为1.2 cm×0.7 cm×0.7 cm；右侧腋窝可见一枚异常肿大淋巴结，大小为1.6 cm×0.6 cm。

2个周期TH方案化疗后，患者彩超下肿物及腋窝淋巴结较第1个周期缩小，疗效判定为PR。

3个周期TH化疗后化疗疗效评价（RECIST 1.1），乳腺超声（图7－5）：右乳11点钟方向低回声结节（BI-RADS 6类），大小为1.0 cm×0.6 cm×0.5 cm；右侧腋窝可见一枚异常肿大淋巴结，大小为1.4 cm×0.5 cm。3个周期TH方案化疗后，患者彩超下肿物及腋窝淋巴结较第2个周期缩小，疗效判定为PR。

4个周期TH化疗后化疗疗效评价（RECIST 1.1），乳腺超声

笔记

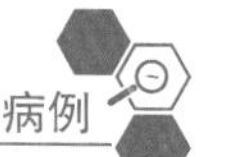

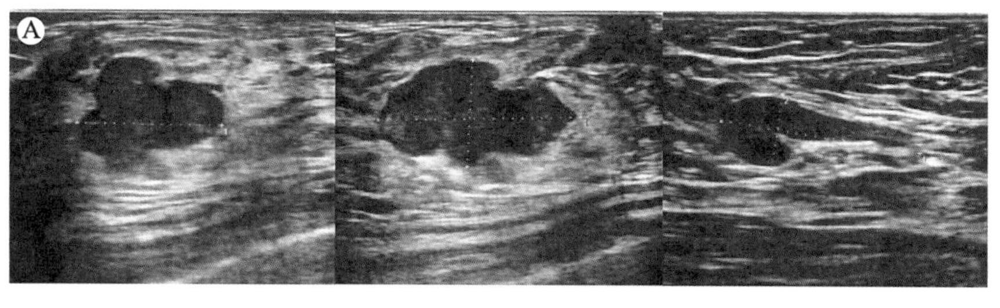

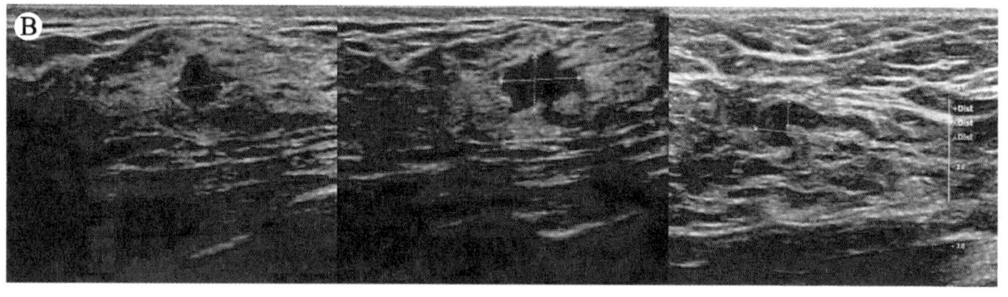

A. 基线；B. 2 个周期 TH 化疗后。

图 7 -4　2 个周期 TH 化疗后乳腺超声

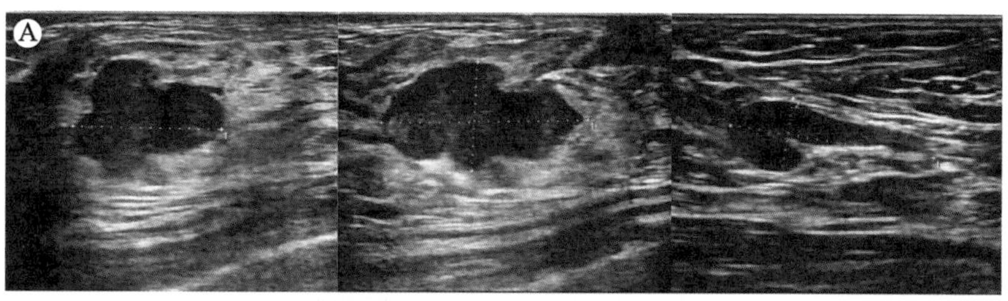

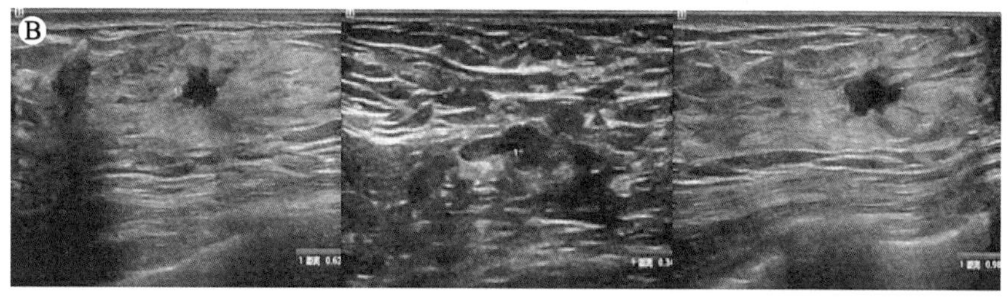

A. 基线；B. 3 个周期 TH 化疗后。

图 7 -5　3 个周期 TH 化疗后乳腺超声

（图 7 -6）：右乳 11 点钟方向低回声结节（BI-RADS 6 类），大小为 0.8 cm×0.6 cm×0.5 cm；双侧腋窝未见异常肿大淋巴结。4 个周期 TH 方案化疗后，患者彩超下肿物较第 3 个周期缩小，腋窝淋巴结消失，疗效判定为 PR。

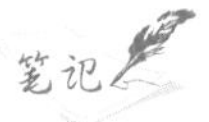

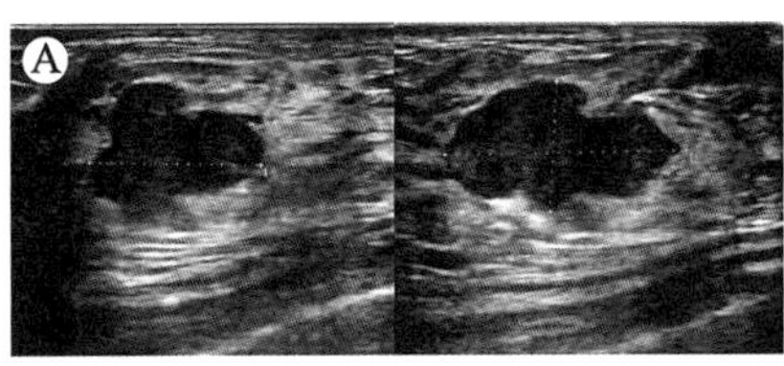
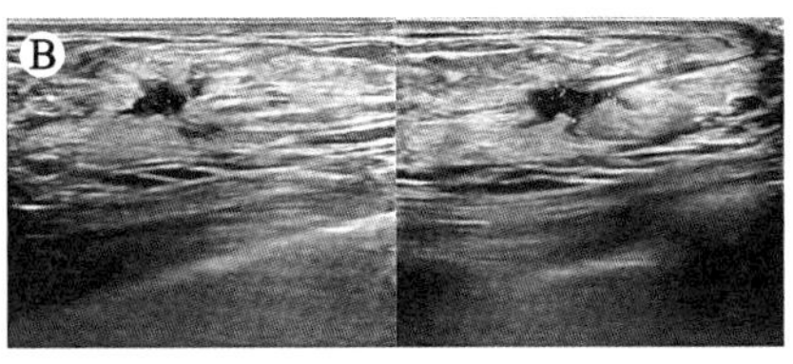

A. 基线；B. 4 个周期 TH 化疗后。

图 7-6　4 个周期 TH 化疗后乳腺超声

2 个周期 ECH 化疗后化疗疗效评价（RECIST 1.1），乳腺超声（图 7-7）：行“超声引导下标志物植入术”，右乳 11 点钟方向低回声结节（BI-RADS 6 类），大小为 0.8 cm×0.5 cm×0.5 cm；双侧腋窝未见异常肿大淋巴结。2 个周期 ECH 方案化疗后，患者彩超下肿物较前缩小，腋窝淋巴结消失，疗效判定为 PR。

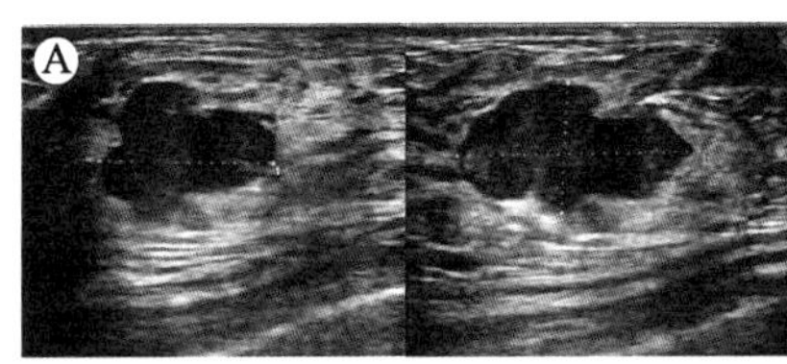
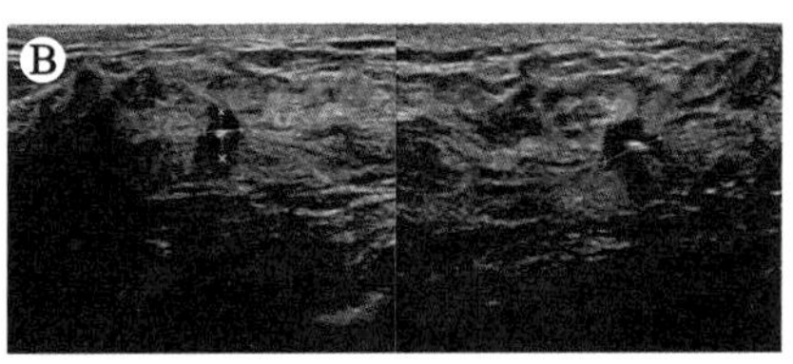

A. 基线；B. 2 个周期 ECH 化疗后。

图 7-7　2 个周期 ECH 化疗后乳腺超声

4 个周期 ECH 化疗后化疗疗效评价（RECIST 1.1），乳腺超声（图 7-8）：右乳 11 点钟方向低回声结节（BI-RADS 6 类），大小为 0.6 cm×0.4 cm×0.4 cm；双侧腋窝未见异常肿大淋巴结。4 个周期 ECH 方案化疗后，患者彩超下肿物较前缩小，腋窝淋巴结消失，疗效判定为 PR。

2 个周期 TH 化疗后化疗疗效评价（RECIST 1.1），乳腺 MRI（图 7-9）：右乳癌化疗后改变，大小为 5.5 mm×3.8 mm，对比前片（2017 年 7 月 28 日）肿块明显缩小；左侧乳腺增生症（BI-RADS 2 类）。2 个周期 TH 方案化疗后，患者 MRI 下右乳腺肿物及同侧淋巴结肿明显缩小，疗效评价为 PR。

笔记

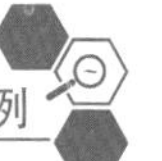

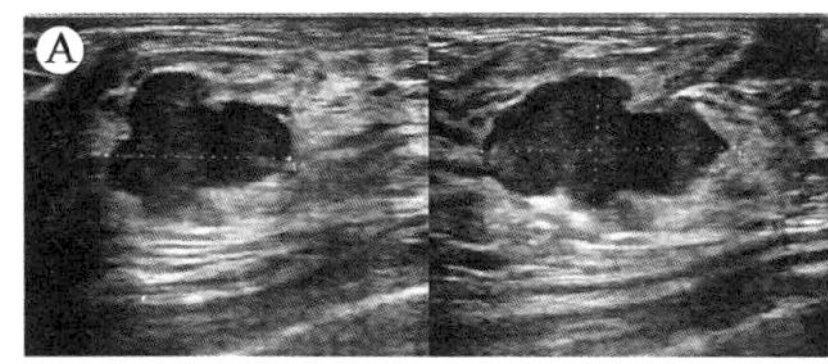
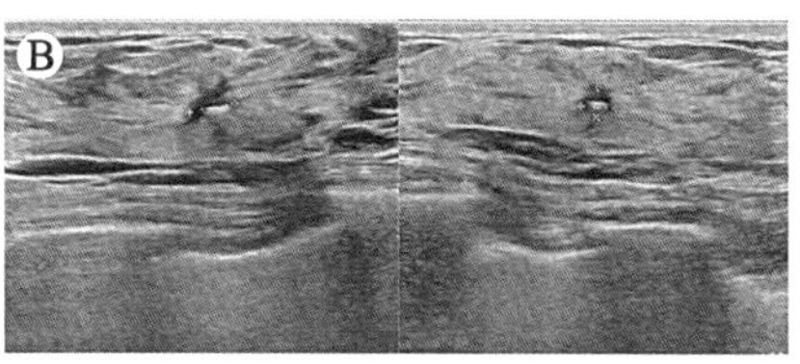

A. 基线；B. 4 个周期 ECH 化疗后。

图 7－8　4 个周期 ECH 化疗后乳腺超声

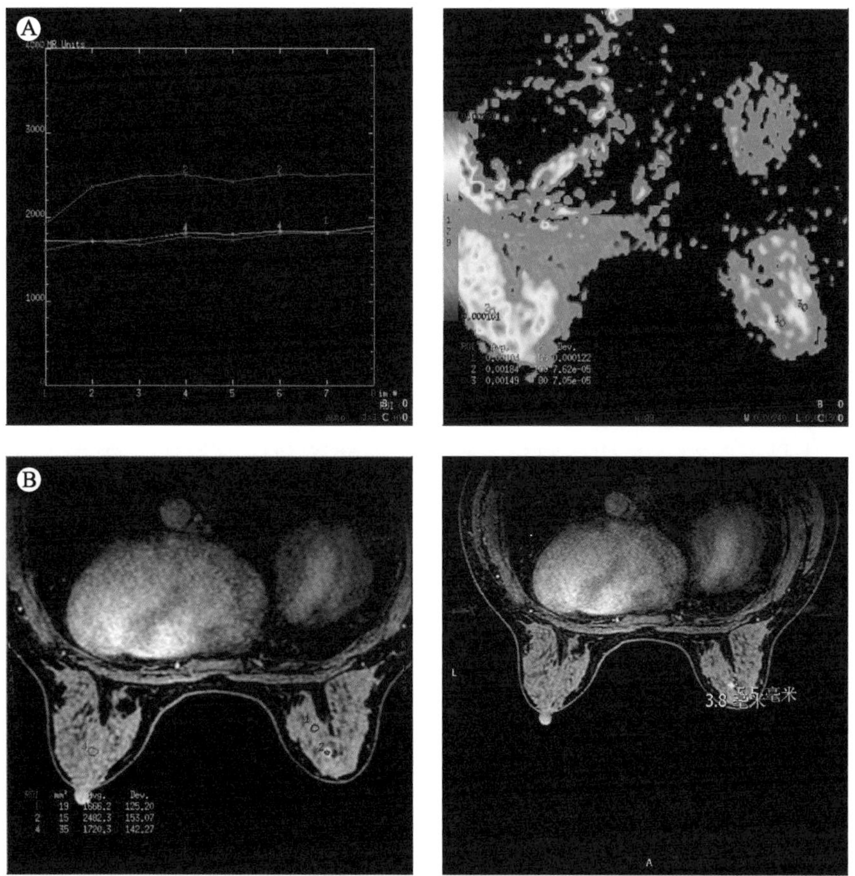

A. 基线；B. 2 个周期 TH 化疗后。

图 7－9　2 个周期 TH 化疗后乳腺 MRI

至此，患者完成 8 个周期“TH-ECH”方案术前新辅助化疗，术前行“超声引导下导丝定位”，患者于 2018 年 2 月 28 日行“右乳癌保乳切除＋右前哨淋巴结活检＋右腋窝淋巴结清扫术”，

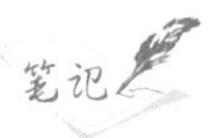
笔记

手术顺利。

术中X线检查：将导丝释放末端周围腺体切除送术中X线摄片，可见标志物位于标本中间，后以长度不等的丝线标记各切缘后，送术中冰冻（图7－10）。

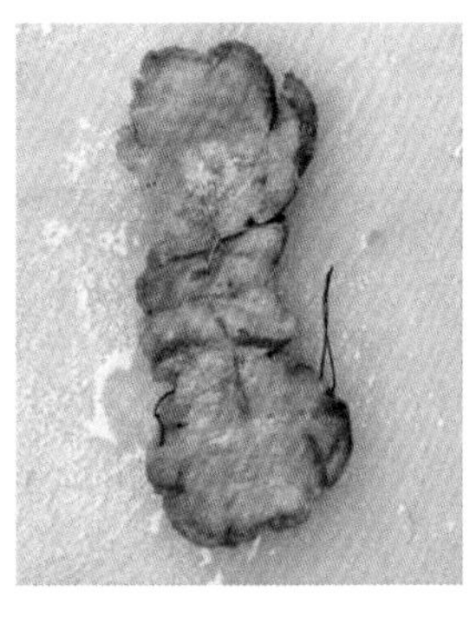
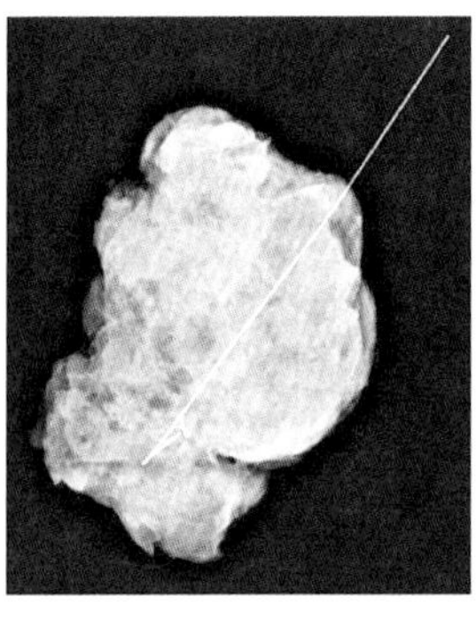
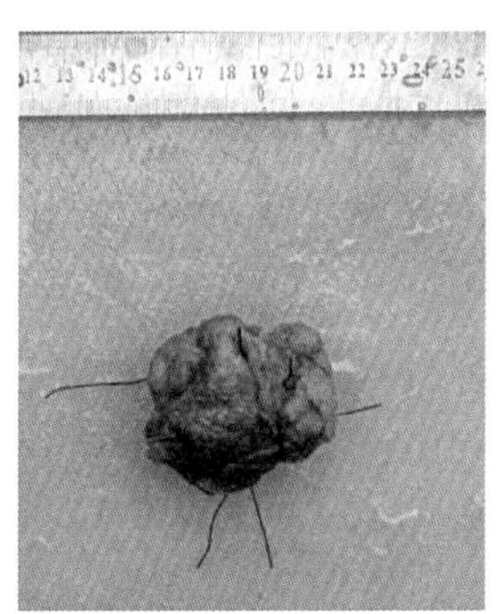

左为切除标本，中为标本X线，右为冰冻标本。

图7－10 切除标本

术中快速病理回报：前哨淋巴结（2/4）见转移癌组织，各切缘未见癌组织，扩切残腔后，切缘采取残腔刮切取材法（锁骨，脐侧，胸骨，腋窝侧壁、底壁），继而行腋窝淋巴结清扫术。

术后常规病理如图7－11、图7－12。

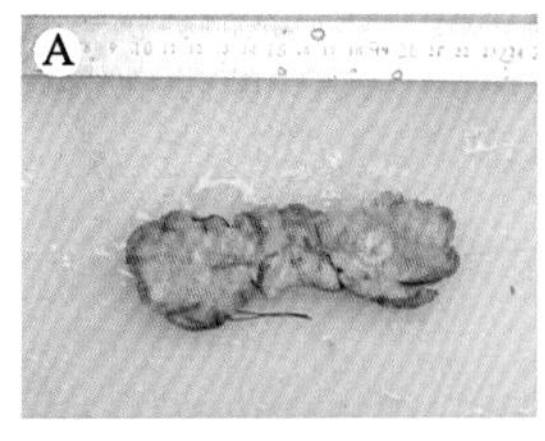
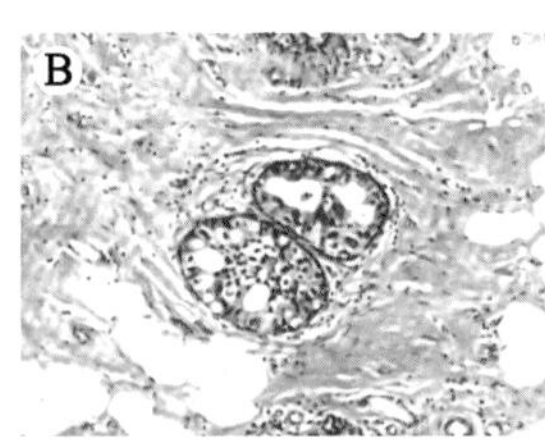
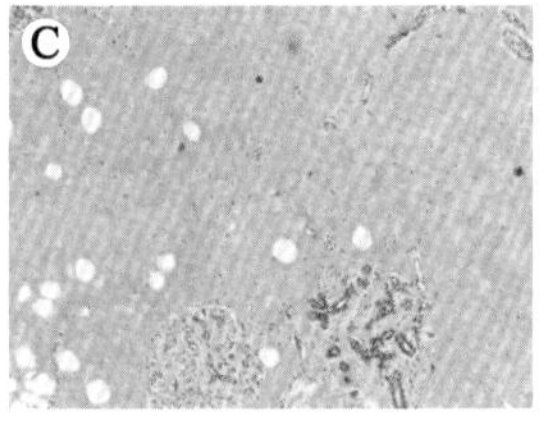

A. 大体标本描述：送检带有皮肤的乳腺组织6.2 cm×5.3 cm×2.4 cm，上带缝线数根，另有一穿刺导丝，切面灰白黄质韧；B. 残留少量导管内癌，癌细胞嗜酸性、空泡状改变，间质玻璃样改变；C. 根据新辅助化疗病理评估MP系统，评估为G5（原肿瘤瘤床部位已无浸润癌细胞，但可能存在导管原位癌）。

图7－11 术后病理

PTNM分期：ypTisN1M0。

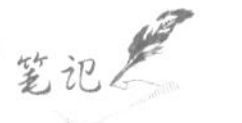

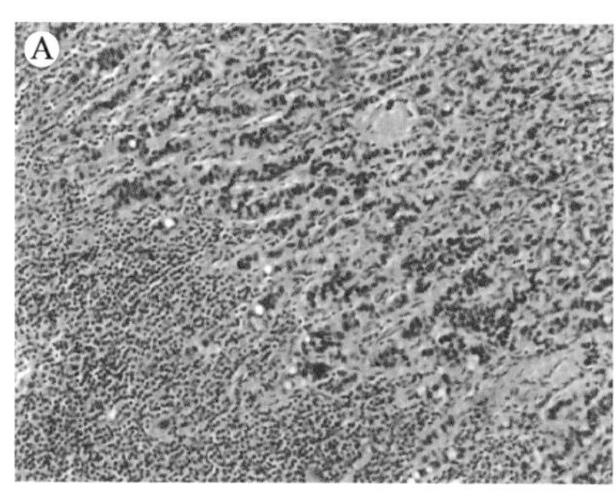
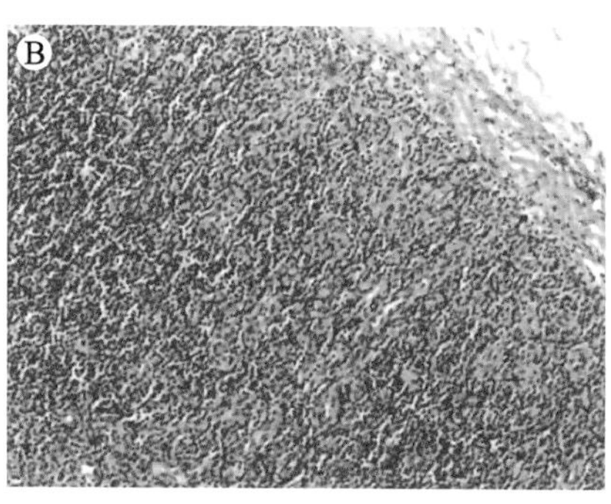

A. 前哨淋巴结（2/4）见转移癌组织；B. 清扫淋巴结共 18 枚，未见转移癌细胞及化疗后改变。

图 7－12　术后病理

【后续治疗】

患者术后进一步完善放疗（全乳房照射：50 Gy/2 Gy/25 f，结束后瘤床加量照射 10 Gy/2 Gy/5 f）、靶向治疗（曲妥珠单抗总疗程满 1 年，q3w）、内分泌治疗（OFS＋来曲唑），目前患者持续内分泌治疗并定期随访，基本情况良好，复查未见明显 PD 征象。

病例分析

患者为 Luminal B HER2 阳性型乳腺癌，顺利完成 8 个周期“TH-ECH”方案化疗，新辅助化疗疗效判定为 pPR。患者在接受新辅助化疗的过程中，曾出现Ⅱ～Ⅲ度骨髓抑制及轻度肝功能损伤，给予升白及保肝等对症治疗后恢复正常，序贯“ECH”方案时患者出现恶心、呕吐症状，辅以止吐、护胃药物后症状明显减轻，整个化疗过程相对平稳，化疗不良反应可耐受。

患者心脏功能基准水平正常，化疗和靶向治疗期间，每 2 个周期以超声心动图随访患者心脏功能，LVEF 降低＜10%，且 LVEF 值＞53%，均无异常。

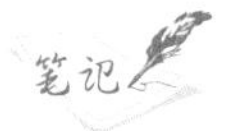

专家点评

该病例是1例激素受体阳性、HER2阳性型乳腺癌，初始诊断为右乳浸润性癌，cT2N1M0 ⅡB期，患者有保乳意愿但肿瘤距离乳头过近，因此，新辅助治疗主要目的是降期保乳，选择方案为"TH-ECH"，8个周期后行保乳手术，术后病理评价pPR，术后予辅助放疗及曲妥珠单抗辅助治疗，内分泌治疗选择OFS + AI。

对于本例患者，术前评估肿瘤2.4 cm，腋窝淋巴结阳性，分子特征为激素受体阳性、HER2阳性型，按指南推荐策略，无论是内分泌治疗获益更多还是靶向治疗获益更多，该患者新辅助治疗方案中抗HER2治疗必不可少，虽然在NeoSphere研究中曲妥珠单抗和帕妥珠单抗联合多西他赛能提高总人群的bpCR率达到45.8%，但药物的不可及性依然限制了一部分患者新辅助化疗方案的选择。本例新辅助化疗方案中靶向药物联合的化疗方案是蒽环序贯紫杉，最终病理结局为non-pCR，亦提示肿瘤负荷较大的HER2阳性乳腺癌患者选择曲妥珠单抗、帕妥珠单抗双靶治疗可能是更好的选择，未完全病理缓解及腋窝淋巴结阳性提示该例患者术后辅助治疗需要强化，由于T-DM1不可及，强化方案可以从帕妥珠单抗或小分子TKI药物中来选择。结合Exte NET研究，小分子TKI对于激素受体阳性、HER2阳性亚型也是可选择的。同样，内分泌治疗强化对该患者也至关重要。

新辅助治疗是HER2阳性乳腺癌全程治疗设计的重要一环，目前的临床研究除了重视强化新辅助的双靶向治疗策略，也在探索如何做新辅助化疗的减法，但由于HER2异质性、激素受体阳性及肿瘤分期分型等因素的影响，目前仍把紫杉类药物作为新辅助治疗的

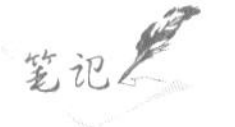

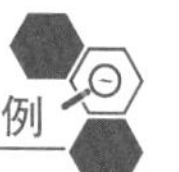

化疗基石。优化紫杉类药物联合靶向药物的选择及疗程，做好新辅助治疗阶段的准确评估，为个体化精准治疗提供方向。

参考文献

1. 李健斌，江泽飞．2019 年 CSCO BC 指南更新要点解读．中国肿瘤外科杂志，2019，11（3）：155－160.
2. GIANNI L，PIENKOWSKI T，IM Y H，et al. Efficacy and safety of neoadjuvant pertuzumab and trastuzumab in women with locally advanced，inflammatory，or early HER2-positive breast cancer（NeoSphere）：a randomised multicentre，open-label，phase 2 trial. Lancet Oncol，2012，13（1）：25－32.
3. CHAN A，DELALOGE S，HOLMES F A，et al. Neratinib after trastuzumab-based adjuvant therapy in patients with HER2-positive breast cancer（ExteNET）：a multicentre，randomised，double-blind，placebo-controlled，phase 3 trial. Lancet Oncol，2016，17（3）：367－377.

（梁栋）

病例 8　三阳浸润性微乳头状乳腺癌病例

病历摘要

【病史】

患者，女性，42 岁。主因“右乳肿块 3 年，增大 1 个月”入院。患者 3 年前自觉右乳腺肿块，随经期变化，自诉无红肿、疼痛等不适，未行特殊检查，自行口服及外敷中药治疗；近 1 个月来自

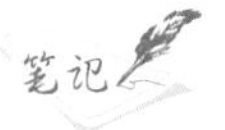

觉肿块进行性增大伴胀痛加重，无发热等不适，未行特殊治疗，患者为进一步治疗于我院就诊，门诊以“乳腺肿块”收入院。

否认高血压、心脏疾病病史，否认肝炎、结核病史，否认药物过敏史，无恶性肿瘤家族史。10 年前行痔疮手术，否认吸烟、饮酒史。结婚年龄 22 岁，初潮年龄 15 岁，月经正常。

【专科查体】

一般检查：T 36.5 ℃，P 70 次/分，R 18 次/分，BP 120/73 mmHg，一般情况良好，心肺腹体检未见异常，脊柱、四肢检查阴性。专科查体（图 8－1）：右乳稍大于左乳，右乳皮肤张力较高，皮温稍高，以外上象限显著，8～11 点钟方向可扪及一大小约 5 cm×4 cm 的肿块，质硬，活动度欠佳，边界不清；右侧腋窝可触及多枚肿大淋巴结，质硬，活动可；左乳及左腋窝未触及异常；双侧颈部、锁骨上未触及明显肿大淋巴结。

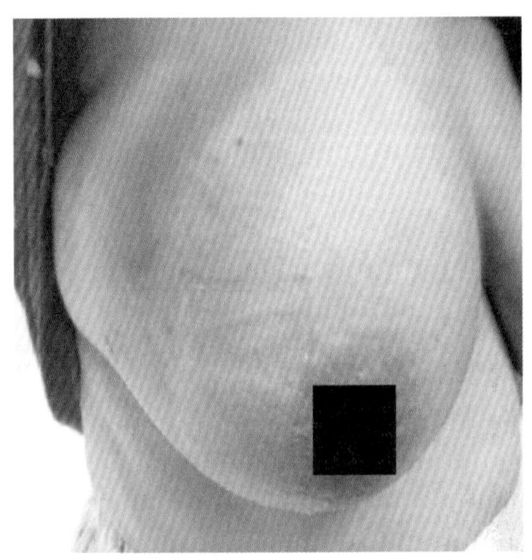

图 8－1　查体

【辅助检查】

乳腺彩超：右侧乳腺多发低回声包块伴钙化（BI-RADS 4C 类），左侧乳腺多发低—无回声结节（BI-RADS 3 类）；右侧腋

笔记

窝淋巴结肿大并异型（部分伴钙化斑），左侧腋窝淋巴结回声（图8－2）。

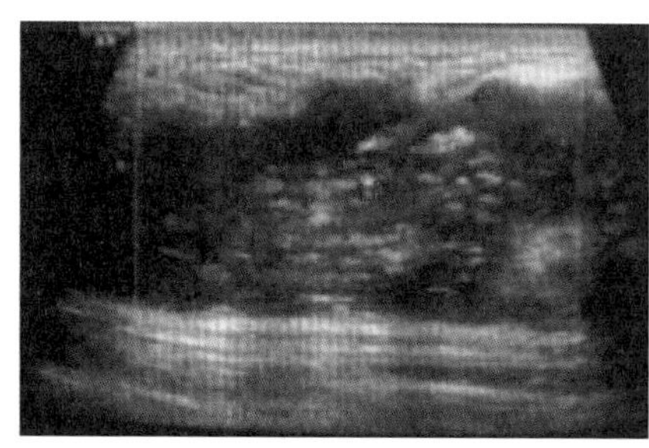
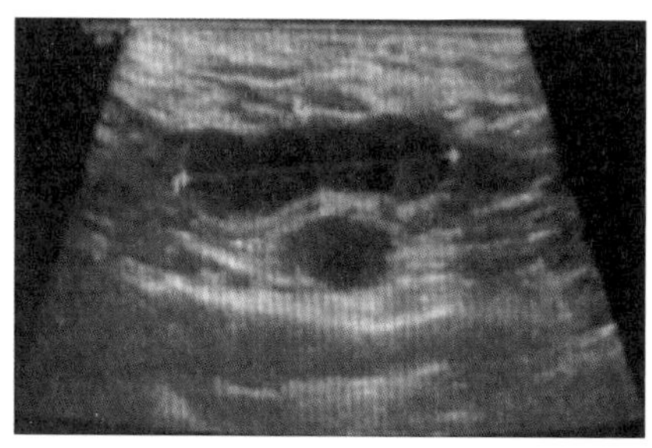

右乳外上象限范围约4.5 cm×2.1 cm低回声区，边界不清，内可见多个大小不等强回声光斑及液性暗区；左乳可见多个无回声区，最大12点钟方向约0.9 cm×0.4 cm；右可见多个大小不等淋巴结回声，形态失常，皮髓质分界不清，部分可见强回声光斑，其中一大小约2.3 cm×0.5 cm；左腋窝未见形态异形淋巴结。

图8－2　乳腺彩超

乳腺钼靶：右乳外上象限见高密度影，边界不清，可见段状分布细分枝状钙化灶，右侧腋窝见淋巴结影，BI-RADS 5类（图8－3）。

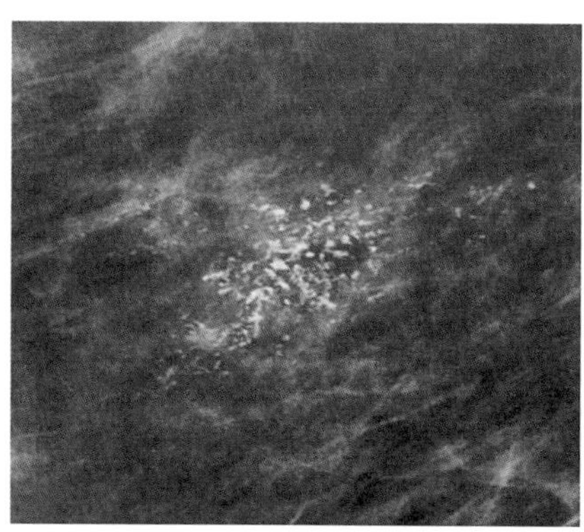

图8－3　乳腺钼靶

进一步完善其他各项检查，肿瘤标志物、肺部和全腹部CT、头颅MRI平扫及全身骨扫描等未见异常。

完善检查后在局麻下行右乳腺肿块及右腋窝淋巴结穿刺活检术。病检结果：右侧乳腺浸润性癌，80%为浸润性微乳头状癌，另

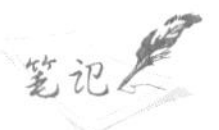

外见粉刺型高级别导管原位癌(5%)；免疫组化：ER(30%+)，PR(10%+)，HER2(3+)，Ki-67(约40%+)；右腋窝淋巴结见癌转移（图8-4）。

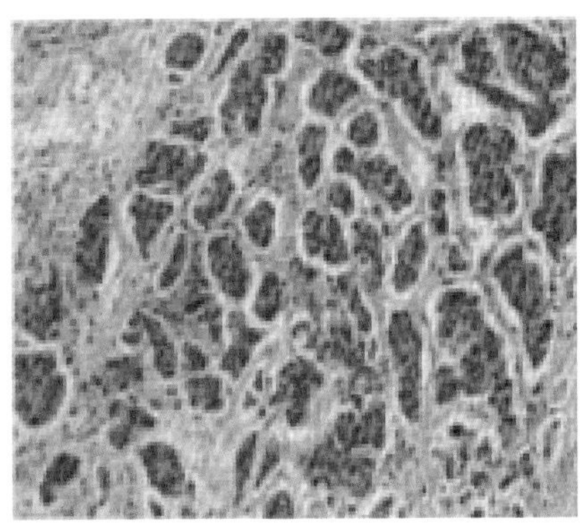
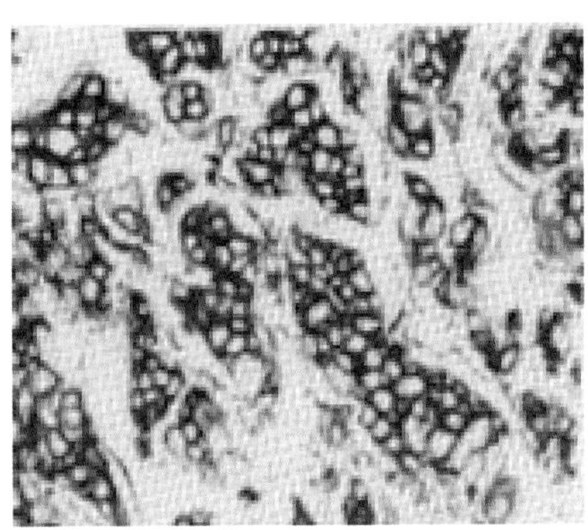

图8-4　病理结果

【诊断】

右乳浸润性微乳头状癌(cT2N2M0，HER2阳性，Luminal B型)。

【治疗】

拟定先行新辅助治疗，后手术治疗，治疗方案选用EC-TH。

第一阶段治疗：EC方案化疗3个周期。排除化疗禁忌后，行EC方案化疗。

疗效评价：EC方案第1个周期化疗后，乳腺超声示肿块2.6 cm×1.3 cm；腋窝超声示淋巴结1.0 cm×0.6 cm；体检：肿块变软，缩小。EC方案第2个周期化疗后，乳腺超声示肿块2.7 cm×1.5 cm；腋窝超声示淋巴结1.2 cm×0.8 cm；体检：肿块继续变软，缩小。EC方案第3个周期化疗后，乳腺超声示肿块4.0 cm×1.5 cm；腋窝超声示淋巴结2.1 cm×1.2 cm；体检：肿块增大。

第二阶段治疗：与患者沟通病情，更改治疗方案，选择TCbH方案。TCbH方案治疗2个周期。

疗效评价：TCbH方案第1个周期后，乳腺超声示肿块2.8 cm×

笔记

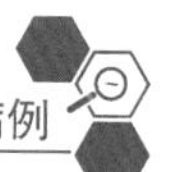

1.6 cm；腋窝超声示淋巴结 1.4 cm×0.5 cm；体检：肿块缩小。TCbH 方案第 2 个周期后，超声示肿块 3.8 cm×2.4 cm；腋窝超声：右腋窝淋巴结 4.2 cm×1.2 cm，左腋窝（对侧）出现异形淋巴结，大小 1.8 cm×1.0 cm；体检：肿块增大。

治疗期间，患者多次出现重度骨髓抑制，电解质紊乱，强烈抵制此方案。

第三阶段治疗：再次进行病情评估，肿瘤标志物、肺部及全腹部 CT 等未见异常。再次穿刺活检结果显示右乳腺浸润性癌，浸润性微乳头状癌成分(10%)。化疗后反应评估：MP 分级 1 级。免疫组化：ER(约 40%+)，PR(约 10%+)，HER2(3+)，Ki-67(约 10%+)。双侧腋窝穿刺：考虑癌转移。与患者及家属沟通病情，建议再次更换治疗方案，拟订方案为白蛋白紫杉醇+赫赛汀+卡培他滨+吡咯替尼（此时上市）。

疗效评价：更改方案第一次治疗后，超声示肿块 3.2 cm×2.0 cm；超声：右腋窝淋巴结 3.0 cm×1.0 cm；左腋窝出现异形淋巴结，大小 1.3 cm×1.0 cm；体检：肿块明显缩小，乳腺肿胀明显缓解。患者自诉服用吡咯替尼 1 周后，右乳肿胀及肿块明显缩小。患者出现Ⅲ度腹泻，电解质紊乱，自诉因难以耐受方案，以及考虑到经费问题，要求调整方案。

调整方案为：白蛋白紫杉醇+吡咯替尼。

治疗 3 个周期后疗效评价：超声示肿块 2.6 cm×1.5 cm；双侧腋窝超声均恢复正常，未见异型；体检：双乳未触及明显肿块，双侧腋窝未触及肿大淋巴结。

第四阶段治疗：与患者及家属沟通后，拟行手术治疗。

术前再次进行病情评估，肿瘤标志物、肺部及全腹部 CT 等未见异常（图 8-5、图 8-6）。

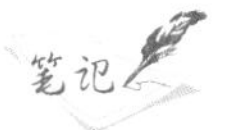

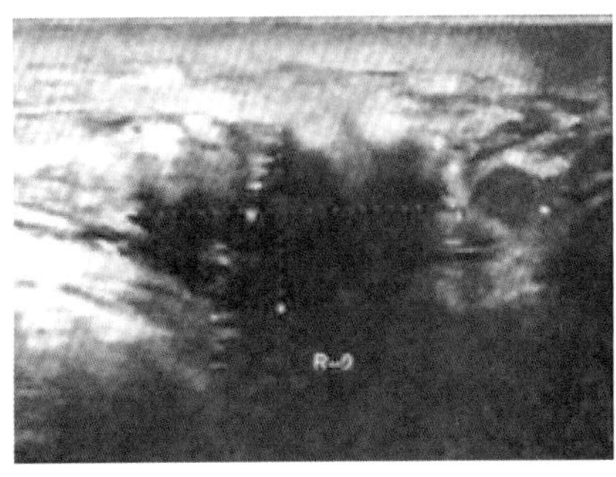
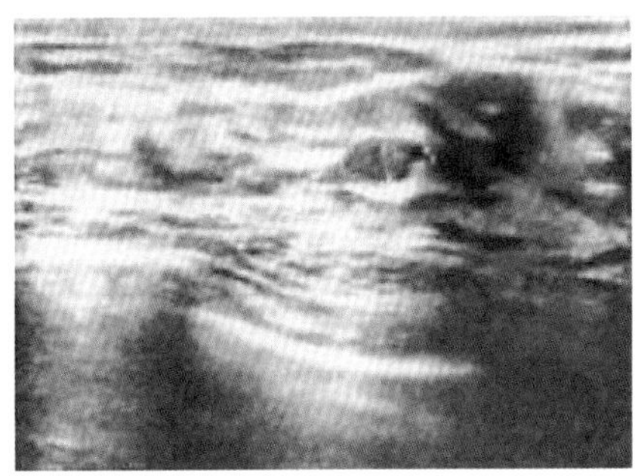

图 8－5　右乳肿块大小 2.6 cm×1.5 cm

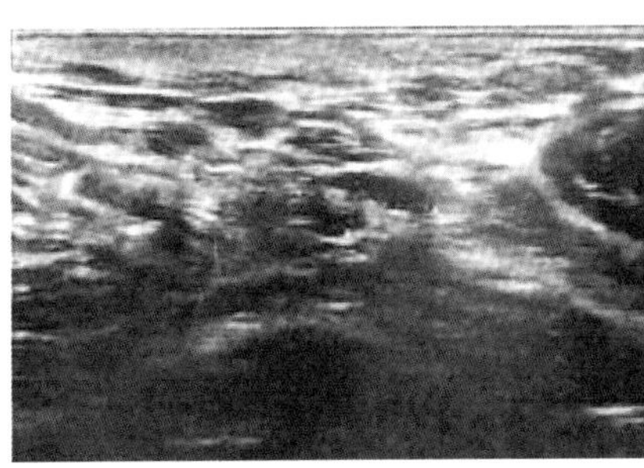
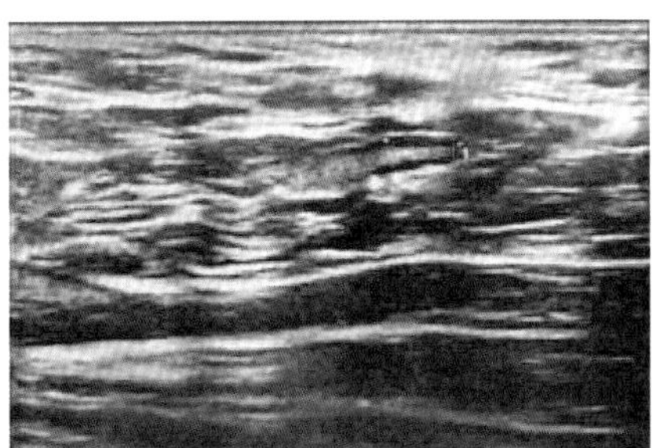

图 8－6　双侧淋巴结结构均恢复正常

乳腺 MRI 结果提示右乳多发结节；左乳多发结节，未强化，考虑良性可能性大。

手术方式：左乳肿块微创旋切活检＋左腋窝穿刺＋右乳癌改良根治术。术后病检：左乳纤维腺瘤，左腋窝淋巴结未见癌细胞。右乳腺浸润性癌（浸润性微乳头状癌，直径 2 mm）；另见高级别导管原位癌；未见脉管及神经侵犯。化疗后评估：肿瘤组织减少介于 30%～90%，间质明显纤维化，灶性淋巴细胞、泡沫细胞浸润及钙化，MP 分级 3 级；ER（约 70%＋），PR（约 60%＋），HER2（3＋），Ki-67（20%＋）；右腋窝淋巴结（2/16）见癌转移。

后续治疗：患者完善进一步常规术后辅助放疗（胸壁＋锁骨上下区域），并行吡咯替尼＋卵巢去势＋他莫昔芬（AI）维持治疗。疗效满意，目前随访近 2 年，患者各项情况平稳，未见复发。

笔记

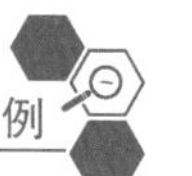

病例分析

患者为局部晚期三阳性 HER2 乳腺癌，病理类型表现为浸润性微乳头状癌，首选新辅助方案进行治疗。新辅助治疗方案“一波三折”，首先用 EC 方案 3 个周期后病情进展；之后换用 TCb + 赫赛汀治疗 1 个周期有效，但第二个疗程病情进展；再次进行疾病评估，患者出现对侧腋窝淋巴结转移，为晚期乳腺癌；行方案调整，化疗方案改为白蛋白紫杉醇加卡培他滨，同时使用新上市的吡咯替尼联合赫赛汀双靶治疗，病情快速控制；后因患者耐受性及经济原因，调整为用白蛋白紫杉醇 + 吡咯替尼控制病情，为手术创造时机。

患者顺利进行手术治疗，术后病检肿块残留病灶 2 mm，淋巴结 2 枚转移，达到比较低的肿瘤负荷；术后给予放疗，同时维持吡咯替尼加卵巢功能抑制剂和他莫昔芬治疗，患者病情稳定。

专家点评

该病例是 1 例病理类型比较特殊的三阳性乳腺癌，病理类型为浸润性微乳头状癌，初诊为局部晚期乳腺癌，原发灶较大（患者病灶至少大于 4 cm），淋巴结阳性，HER2 阳性，符合 CSCO BC 指南推荐的行新辅助治疗人群的要求。在治疗过程中，通过方案的优化调整，最终找到敏感方案，取得了良好疗效。

回顾该患者治疗过程，给我们如下提示与思考。

（1）靶向治疗在患者治疗过程中具有主要作用，靶向药物也是最终疾病得以控制的主要敏感药物，因此，该患者在初始方案

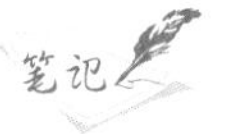

中，如果把靶向治疗提前，能否达到一个好的治疗效果？但是在后续治疗中发现患者对赫赛汀原发性耐药，未能很好地控制病情；如果初始治疗为“妥妥”双靶治疗，能否控制病情也不得而知。

（2）对于病理类型为浸润性微乳头状癌，在初始新辅助治疗方案无效的情况下，考虑及时手术以达到根治的目的。

（3）小分子 TKI 抑制剂对于原发性赫赛汀耐药患者具有显著优势，在晚期 HER2 阳性，特别是赫赛汀耐药患者中显著提高了患者的生存率；但是目前与吡咯替尼联用的最佳化疗方案还需要不断探索。本例患者，难以耐受吡咯替尼加赫赛汀双药化疗联合。如果在初始方案中，蒽环类药物联合吡咯替尼能否快速控制病情，也值得思考。

（4）关于该患者 TKI 抑制剂的使用时长问题，目前也有待探索。就目前我国国情来说，有相当一部分患者因为经济原因不能按照标准剂量和疗程给药，此病例也存在类似问题；能否在病情控制一段时间（如 2 年或者 3 年）后调整 TKI 剂量，或改为卡培他滨节拍治疗，有待更多循证依据。

（5）如果患者病情进展，我们该如何选择方案。

参考文献

1. GIANNI L, PIENKOWSKI T, IM Y H, et al. 5-year analysis of neoadjuvant pertuzumab and trastuzumab in patients with locally advanced, inflammatory, or early-stage HER2-positive breast cancer (Neo Sphere): a multicentre, open-label, phase 2 randomised trial. Lancet Oncol, 2016, 17: 791 – 800.

2. YANG Y L, LIU B B, ZHANG X, et al. Invasive micropapillary carcinoma of the breast: an update. Arch Pathol Lab Med, 2016, 140: 799 – 805.

3. LI X, YANG C, WAN H, et al. Discovery and development of pyrotinib: a novel

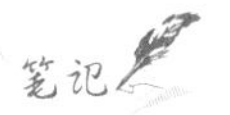

irreversible EGFR/HER2 dual tyrosine kinase inhibitor with favorable safety profiles for the treatment of breast cancer. Eur J Pharm Sci, 2017, 110: 51-61.

4. LI Q, GUAN X, CHEN S, et al. Safety, efficacy and biomarker analysis of pyrotinib in combination with capecitabine in HER2-positive metastatic breast cancer patients: a phase I clinical trial. Clin Cancer Res, 2019.

（陈创）

病例9　三阳性乳腺癌新辅助化疗后病理完全缓解病例

病历摘要

【病史】

患者，女性，37 岁，2018 年 12 月以“体检发现右乳肿物 3 天”为主诉入院。绝经前，孕 2 产 1，剖宫产 1 子，母乳喂养 2 个月，既往体健，否认家族史。

【入院查体】

右乳 11 点钟方向距乳头 1.0 cm 处触及质硬肿物 1 枚，大小约 2.0 cm×1.5 cm，右侧腋窝触及肿大淋巴结 1 枚，大小约 2.0 cm×1.0 cm。

【辅助检查】

2018 年 12 月乳腺彩超示右乳 11 点钟方向距乳头 1.5 cm 处见

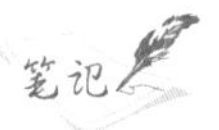

肿物一枚，大小约 2.2 cm × 2.1 cm × 1.0 cm，BI-RADS 5 类；右腋窝一枚肿大淋巴结（2.0 cm × 1.0 cm），考虑转移（图 9－1）。

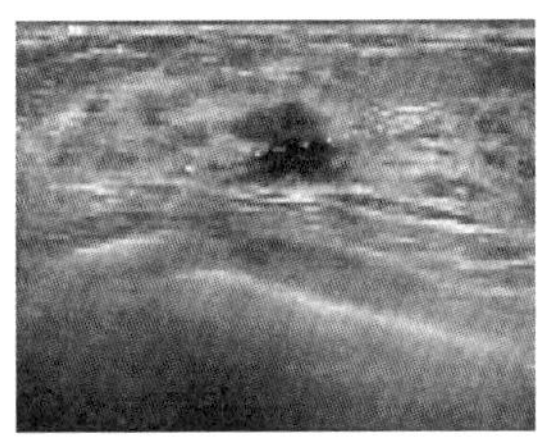
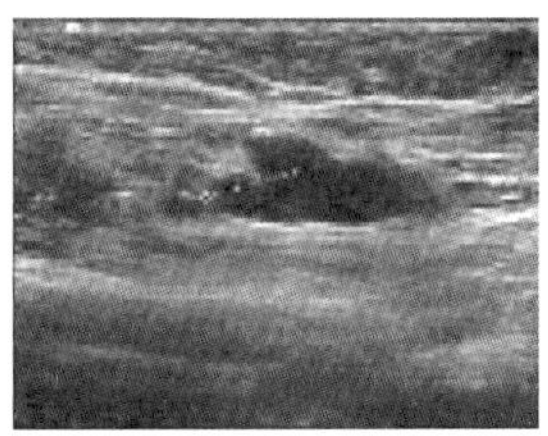
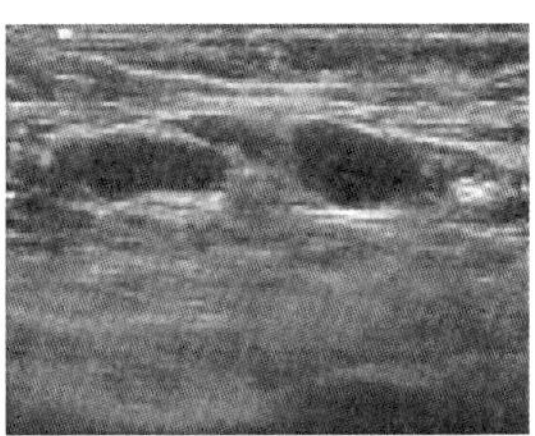

图 9－1　乳腺三维彩超基线

2018 年 12 月乳腺钼靶示右乳肿物伴钙化，BI-RADDS 5 类，右腋窝肿大淋巴结（图 9－2）。

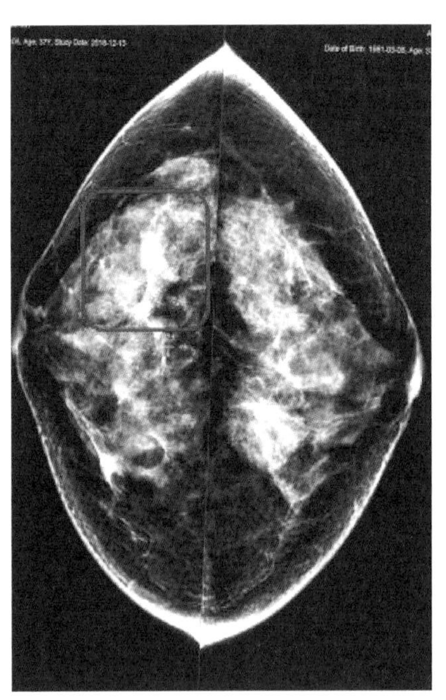
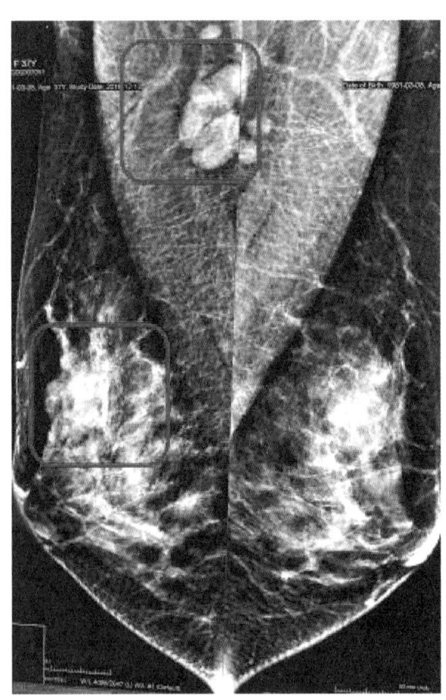

图 9－2　钼靶基线

2018 年 12 月乳腺增强 MRI 示右乳 2 点钟方向见一肿物，大小 20 mm × 18 mm，BI-RADS 5 类；右腋窝见多发淋巴结，较大者约 20 mm × 17 mm，考虑转移可能大（图 9－3）。

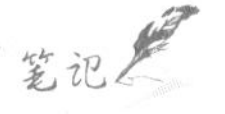

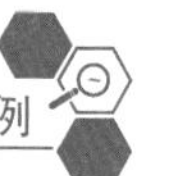

入院行右乳肿物及右腋窝淋巴结穿刺活检术，穿刺病理示（右乳肿物）腺癌，ER(90% 强 +)，PR(70% 中等强度至强 +)，HER2 (2 +)，Ki-67(30% +)，FISH：阳性（扩增）；（右腋窝淋巴结）可见腺癌转移（图 9 - 4）。

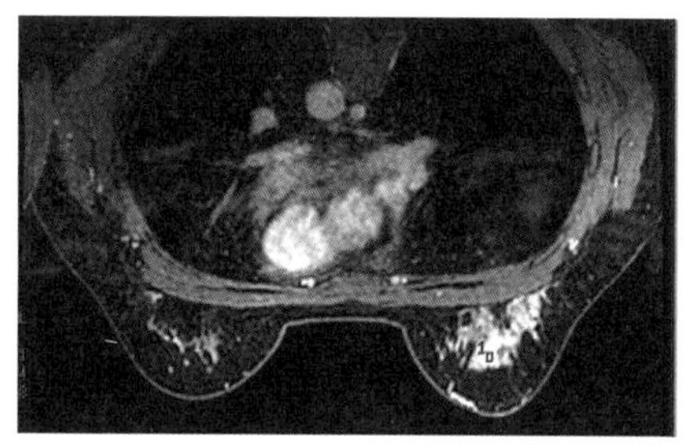

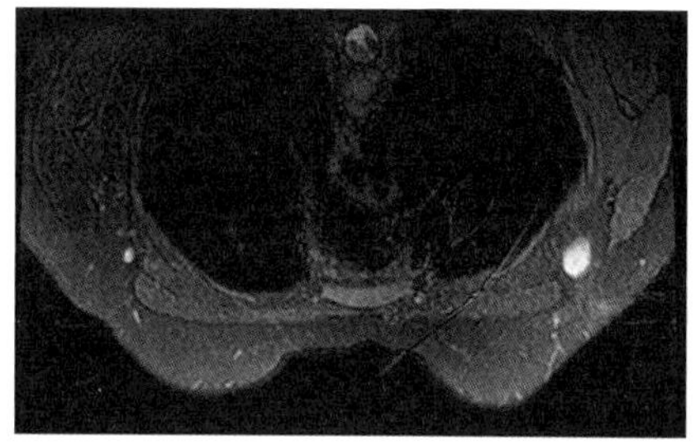

图 9 - 3　MRI 基线

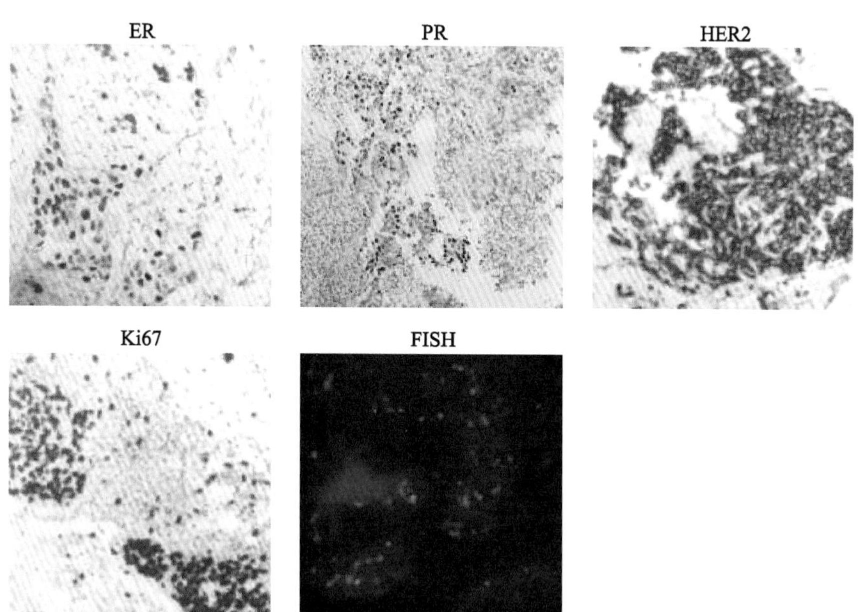

图 9 - 4　乳腺肿物穿刺免疫组化及 FISH 检测结果

双颈部淋巴结、胸部平扫 CT、颅脑平扫 CT 及全身骨显像未见异常。

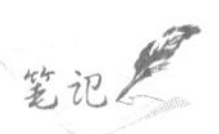

【治疗】

第一治疗阶段：2018 年 12 月始拟行 4EC-4TH 方案新辅助化疗。

2 个周期 EC（表柔比星 140 mg，环磷酰胺 1.0 g，q21d）后评估疗效，乳腺彩超示肿物大小为 2.9 cm × 0.8 cm × 1.6 cm，腋窝淋巴结大小为 2.0 cm × 0.7 cm；乳腺增强 MRI 示肿物大小为 16 mm × 15 mm，腋窝淋巴结大小为 13 mm × 8 mm。

HR 阳性、HER2 阳性、cT2N2M0 的年轻乳腺癌患者，依据指南，建议行新辅助治疗，计划行 4 × EC-4 × TH 方案。2 个周期 EC 方案后，临床评效为 PR（彩超示 PD，MRI 示 PR）。

第二治疗阶段：建议患者继续行 EC 方案，但患者及家属强烈要求先行靶向治疗方案。遂第 3 个周期始更改方案为 TCbH（白蛋白紫杉醇 125 mg/m^2，d1、d8；卡铂 AUC5；赫赛汀），TCbH 方案 1 个周期后乳腺三维彩超示肿物大小 2.7 cm × 1.2 cm × 0.7 cm，腋窝淋巴结大小 2.1 cm × 0.8 cm。建议患者若经济条件允许，可尝试双靶方案。遂第 4 个周期始行 TCbHL（白蛋白结合型紫杉醇 400 mg，卡铂 760 mg，赫赛汀 6 mg/kg，拉帕替尼 1250 mg，qd）。服用拉帕替尼期间，患者腹泻严重，饮食差，于 2019 年 4 月暂停拉帕替尼治疗，总共服用 18 天。第 4 个周期新辅助化疗后乳腺彩超示肿物大小 2.5 cm × 1.0 cm × 0.5 cm，双侧腋窝未见异常肿大淋巴结；乳腺增强 MRI 结果显示肿物大小 13 mm × 11 mm，腋窝淋巴结大小 9 mm × 8 mm。第 5 个周期患者继续行 TCbH 新辅助化疗，第 5 个周期后乳腺彩超结果显示肿物大小 2.4 cm × 0.7 cm × 1.3 cm，双侧腋窝未见异常肿大淋巴结。第 6 个周期 TCbH 方案后乳腺彩超结果显示肿物大小 2.4 cm × 1.0 cm × 0.5 cm，双侧腋窝未见异常肿大淋巴结。乳腺增强 MRI 结果显示肿物大小 11 mm × 9 mm，腋窝淋巴结大小 9 mm × 8 mm（表 9 - 1、表 9 - 2）。

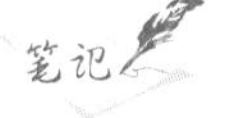

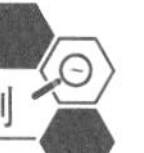

表 9－1　新辅助治疗期间三维彩超疗效评价汇总

三维彩超评效			
	基线	第一次后	第二次后
右乳房病灶	2.2 cm×2.1 cm×1.0 cm	3.1 cm×2.0 cm×0.9 cm	2.9 cm×1.6 cm×0.8 cm
右液窝 LN	2.1 cm×1.0 cm	2.2 cm×0.9 cm	2.2 cm×0.7 cm
	第三次后	第四次后	第五次后
右乳房病灶	2.7 cm×1.2 cm×0.7 cm	2.5 cm×1.0 cm×0.5 cm	2.4 cm×1.3 cm×0.7 cm
右液窝 LN	2.1 cm×0.8 cm	未见	未见
	第六次后		
右乳房病灶	2.4 cm×0.5 cm×1.0 cm		
右液窝 LN	未见		

表 9－2　新辅助治疗期间增强 MRI 疗效评价汇总

增强核磁评效			
基线	第二次 NAC 后	第四次后	第六次后
2.2 cm×1.8 cm	1.6 cm×1.5 cm	1.3 cm×1.1 cm	1.1 cm×0.9 cm
2.1 cm×1.7 cm	1.3 cm×0.8 cm	0.9 cm×0.8 cm	0.8 cm×0.5 cm

第三治疗阶段：患者进行了 EC×2-TCbH×1-TCbHL×1-TCbH×2 总共 6 个周期的新辅助治疗后，疗效评价为 PR。于 2019 年 5 月行右侧保留乳头乳晕复合体的全腺体切除＋右侧腋窝淋巴结清扫＋扩张期植入术、左侧保留乳头乳晕复合体的预防性全腺体切除＋Ⅰ期假体植入术。术后病理：右乳腺体纤维囊性乳腺病，未见癌组织残留，右腋窝淋巴结未见癌转移（0/21）；左乳腺体符合纤维囊性乳腺病。

术后患者已行右侧胸壁及腋窝放疗，目前正在进行赫赛汀靶向治疗及内分泌治疗（OFS＋来曲唑）。术前及术后 9 周比较见图 9－5，MRI 变化见图 9－6 至图 9－8。

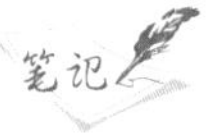

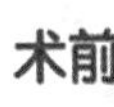

术前

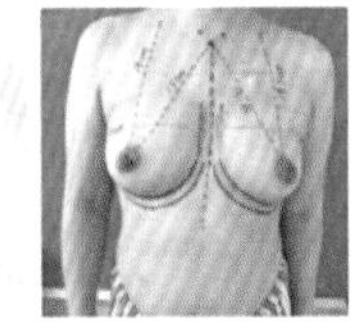
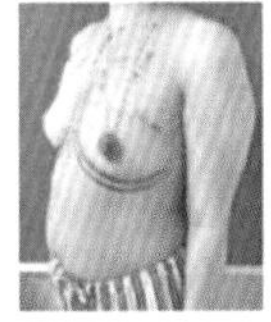
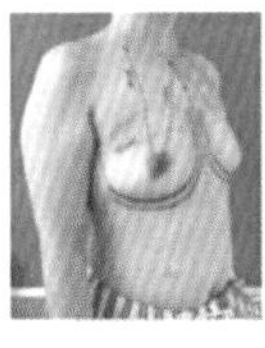
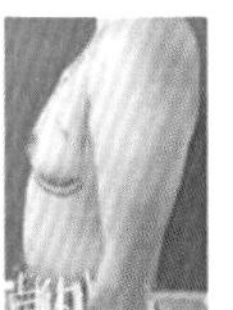
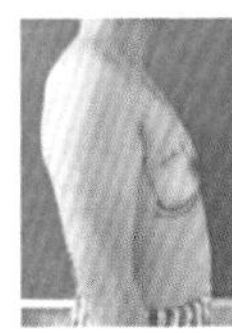

术后9周

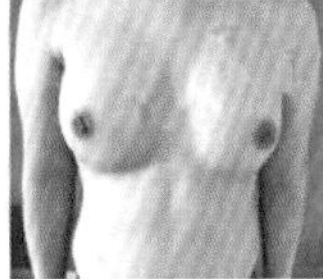
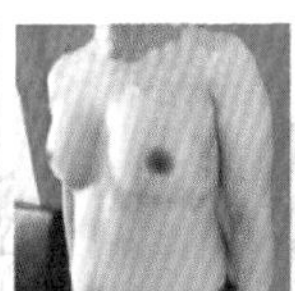
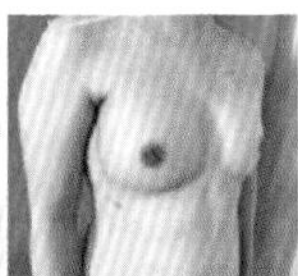
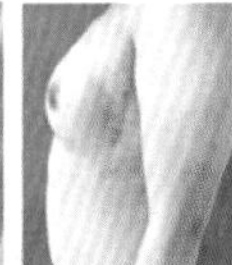
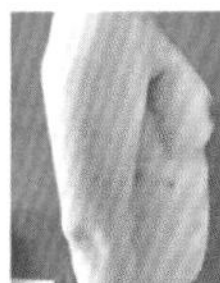

图 9－5　双侧乳房重建术（术前及术后 9 周比较）

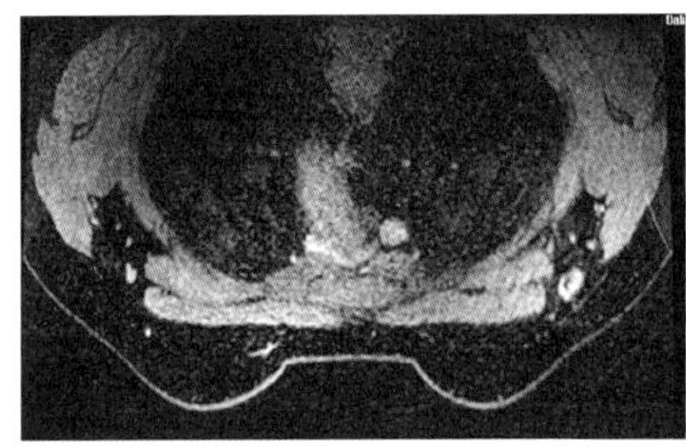
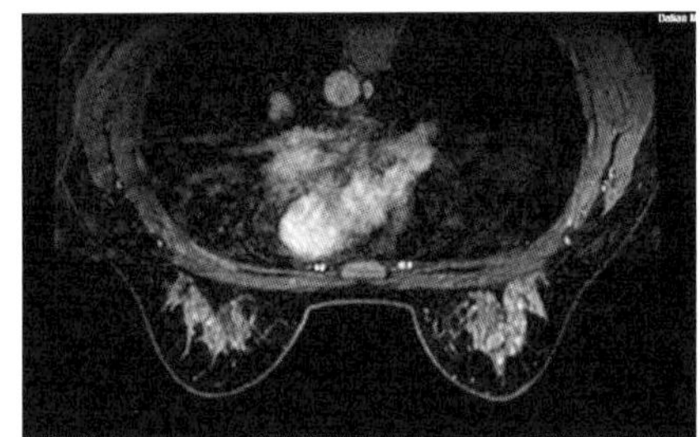

图 9－6　MRI 第二次新辅助治疗后

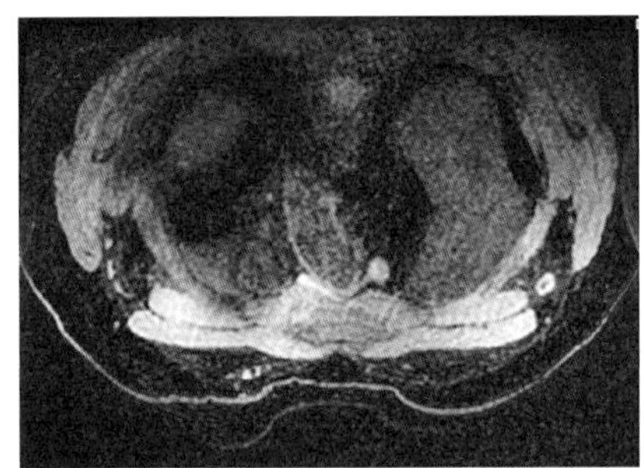
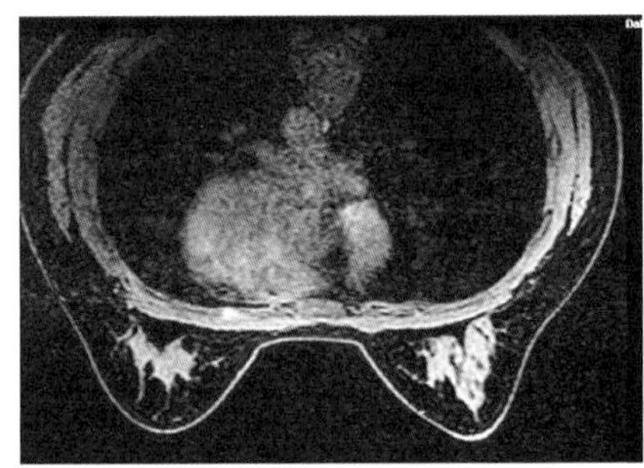

图 9－7　MRI 第四次新辅助治疗后

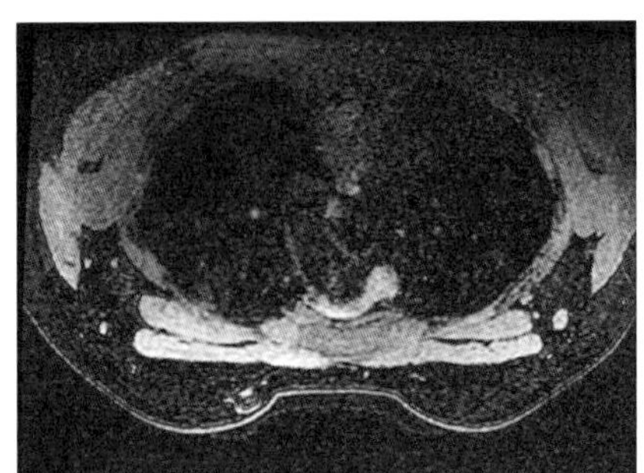
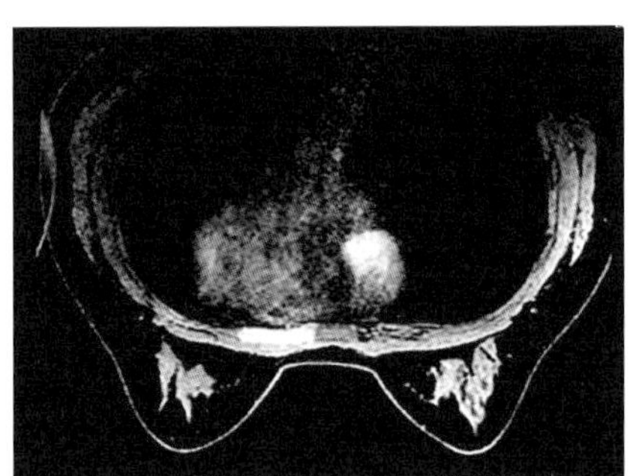

图 9－8　MRI 第六次新辅助治疗后

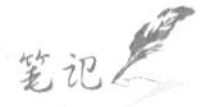

病例分析

该患者为HR阳性、HER阳性、cT2N2M0的年轻乳腺癌患者，依据指南行新辅助治疗，计划行4EC-4TH方案。2个周期EC方案后，临床评效为PR（彩超示PD，MRI示PR）。第3个周期始更改方案为TCbH，TCbH1个周期后尝试联合拉帕替尼的双靶方案TCbHL。因腹泻问题暂停拉帕替尼（总共服用18天），继续TCbH方案2个周期。患者进行了EC×2-TCbH×1-TCbHL×1-TCbH×2总共6个周期的新辅助治疗后，疗效评价为PR。于2019年5月行右侧保留乳头乳晕复合体的全腺体切除+右侧腋窝淋巴结清扫+扩张期植入术、左侧保留乳头乳晕复合体的预防性全腺体切除术+Ⅰ期假体植入术。术后病理：右乳腺体纤维囊性乳腺病，未见癌组织残留，右腋窝淋巴结未见癌转移（0/21）；左乳腺体符合纤维囊性乳腺病。术后患者已行右侧胸壁及腋窝放疗，目前正在进行赫赛汀靶向治疗及内分泌治疗（OFS+来曲唑）。

专家点评

本病例为HER2阳性伴淋巴结转移的早期年轻乳腺癌。NCCN指南及国内权威指南都建议行含曲妥珠单抗的新辅助治疗。可选方案：A(E)C-TH、TCbH、THP。最终选择了4EC-4TH。进行2个周期EC后出现三维彩超与MRI疗效评价矛盾，但MRI可以明确看到腋窝淋巴结呈缩小改变。应按照初始计划继续行EC方案。改行靶向治疗甚至短期双靶治疗后三维彩超对乳腺病灶缩小的评价依然不明确，但通过MRI可以看到乳腺及腋窝淋巴结病灶都持续缩小。总

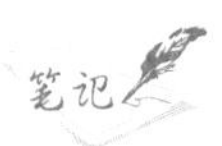

共6个周期的新辅助治疗后疗效评价为PR，根治术后病理显示pCR（乳腺及腋窝淋巴结均pCR）。对于此例患者，我们需要考虑以下几个关键问题。

（1）是否进行新辅助治疗？从新辅助治疗的目的出发，该患者年轻且初始证明腋窝存在转移淋巴结，但除乳房及腋窝淋巴结外并无其他部位存在可疑转移病灶，外科评价为：可手术，无保乳意愿。但患者为伴有淋巴结转移肿瘤大于2 cm的HER2阳性乳腺癌，无论是美国NCCN 2019版指南还是中国抗癌协会指南及CSCO乳腺癌诊疗指南，均推荐行含有曲妥珠单抗的新辅助化疗。AC-TH或TCbH均可作为新辅助治疗的推荐方案，当然，NeoSphere研究结果证实曲妥珠单抗、帕妥珠单抗联合多西他赛可进一步提高pCR率，且目前帕妥珠单抗在国内新辅助治疗领域也已获批上市，也可选择THP方案。该患者通过新辅助治疗最终达到了pCR，从新辅助治疗中获益。若该患术后未达pCR，根据KATHERINE研究，术前使用曲妥珠单抗未达pCR者，术后辅助治疗改用T-DM1可以进一步改善预后。

（2）新辅助治疗期间疗效评价。所有进入到新辅助治疗流程的患者都应接受基线和每周期的疗效评价，包括每周期的彩超检查和每2个周期一次的MRI检查，不管对于SD还是PD，是否需调整治疗方案、是否更换新辅助治疗方案还是直接手术等问题，各大指南意见不统一，但“效不更方”是目前业内专家可以达到的共识。对于新辅助治疗效果的评价，乳腺增强MRI在所有影像学方法中依然是最敏感的，但笔者认为对于PD或疗效评价不确定的患者也可尝试行再一次的穿刺活检，对后续治疗决策的制定起到非常重要的参考价值。

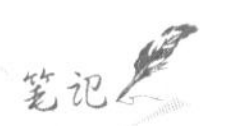

（3）年轻患者新辅助治疗后术式的选择。乳房的有无对于患者

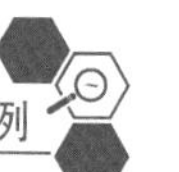

生活质量及康复自信的建立都非常重要，对于年轻患者，更是如此。尽管全国范围的横断面调查显示开展乳房重建的医院并不是很多且与国外差距很大，但近几年来，医生和患者对乳房重建术的接受度和实行性已大有提高。另一方面，目前的数据显示健侧乳房的预防性切除对远期生存获益不大，但的确可以预防对侧乳房的第二原发性乳腺癌，且可以最大限度地实现双侧乳房的对称性等美容效果。此例患者年轻，预后良好，综合经济及社会家庭因素等考虑行乳房重建术是合理的选择。

参考文献

1. WILLIAM J G, BENJAMIN O A, JAME A, et al. Breast Cancer, Version 3.2020, NCCN Clinical Practice Guidelines in Oncology. J Natl Compr Canc Netw, 2020 18 (4): 452 - 478.

2. GIANNI L, PIENKOWSKI T, IM Y H, et al. 5-year analysis of neoadjuvant pertuzumab and trastuzumab in patients with locally advanced, inflammatory, or early-stage HER2-positive breast cancer (NeoSphere): a multicentre, open-label, phase 2 randomised trial. The Lancet Oncology, 2016, 17 (6): 791 - 800.

3. VON MINCKWITZ G, HUANG C S, MANO M S, et al. Trastuzumab emtansine for residual invasive HER2-positive breast cancer. N Engl J Med, 2019, 380 (7): 617 - 628.

4. SCHAEFGEN B, MATI M, SINN H P, et al. Can routine imaging after neoadjuvant Chemotherapy in breast cancer predict pathologic complete response? Ann Surg Oncol, 2016, 23: 789 - 795.

5. Liew A C, Peh K K, Tan B S, et al. Evaluation of chemotherapy-induced toxicity and health-related quality of life amongst early-stage breast cancer patients receiving Chinese herbal medicine in Malaysia. Support Care Cancer, 2019, 27 (12): 4515 - 4524.

6. SPEAR S L, SCHWARZ K A, VENTURI M L, et al. Prophylactic mastectomy and

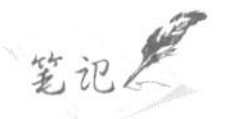

reconstruction: clinical outcomes and patient satisfaction. Plast Reconstr Surg, 2008, 122 (1): 1-9.

7. 唐欣, 张艳君, 李捷, 等. 双侧乳腺切除加假体植入一期乳房重建治疗青年早期乳腺癌患者. 中华乳腺病杂志 (电子版), 2012, 6 (1): 16-23.

(范丽娟　周天阳　王嘉)

病例 10　HER2 阳性乳腺癌内乳前哨淋巴结活检病例

病历摘要

(一) 外院治疗阶段

【病史】

患者，女性，37 岁，汉族，已婚。身高 162 cm，体重 66 kg，体表面积 1.68 m^2。患者于 2017 年 12 月发现左乳内上象限肿物，大小约 1.0 cm×1.0 cm，无疼痛发热，无乳头溢液。于 2018 年 4 月 15 日在当地妇幼保健院行超声检查示左乳低回声团（大小约 2.4 cm×1.5 cm; BI-RADS 4 类），未治疗。患者于 2018 年 4 月 23 日来我院就诊。

无高血压、冠心病、糖尿病、高血脂病史，否认肝炎病史，否认结核病史，否认伤寒病史。否认外伤史，无输血史。无药物过敏史。无家族性遗传病史及肿瘤病史。

【专科查体】

笔记

双乳外形正常，乳头无内陷。左乳内上象限距乳头约 2 cm 处

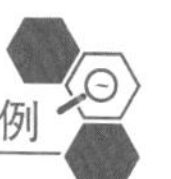

扪及一大小约 2.5 cm × 2.0 cm 的肿物，质硬，无压痛，边界不清，活动度尚可。右乳、双侧腋窝及锁骨上下未触及明显肿物。

【辅助检查】

超声检查：左乳 10 点钟方向距乳头 3 cm 处腺体层内见一 2.5 cm × 1.6 cm 低回声肿物，边界不清晰，形态不规则，内部可见斑点样强回声。诊断：左侧乳腺低回声结节（BI-RADS 4B 类），见图 10－1。钼靶检查：双乳呈多量腺体型，左乳腺内上象限可见多发细小多形性密集钙化阴影，大小不一，密度不等，局部未见明显占位征象。余双侧腋窝未见明显肿大淋巴结影。诊断：左乳钙化灶（BI-RADS 4C 类）；双乳增生性改变（图 10－2）。MRI 检查：左乳内上象限可见等 T_1 等 T_2 异常信号结节灶，边缘毛糙，最大截面约 1.1 cm × 0.9 cm，压脂像为高或略低信号，DWI 为略高或低信号，增强扫描可见明显不均匀强化，动态增强曲线呈平台型或流出型，病灶周围腺体紊乱且可见类结节灶。双侧腋窝可见多个小淋巴结影，大者短径 0.5 cm。诊断：左乳内上占位（BI-RADS 4C 类），见图 10－3。CT 等影像学检查未见远处转移。

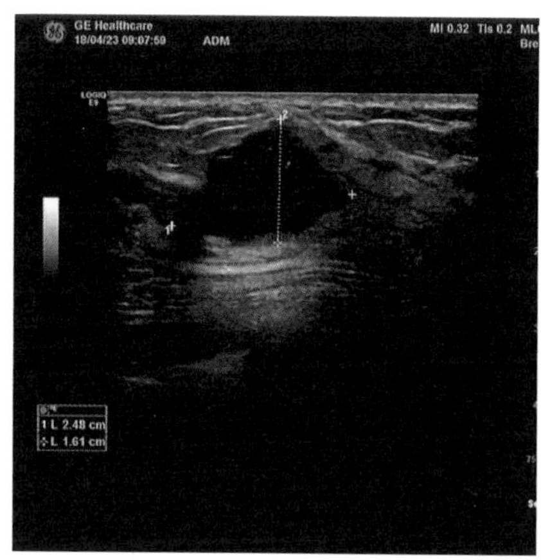

图 10－1　乳腺原发灶超声图像

笔记

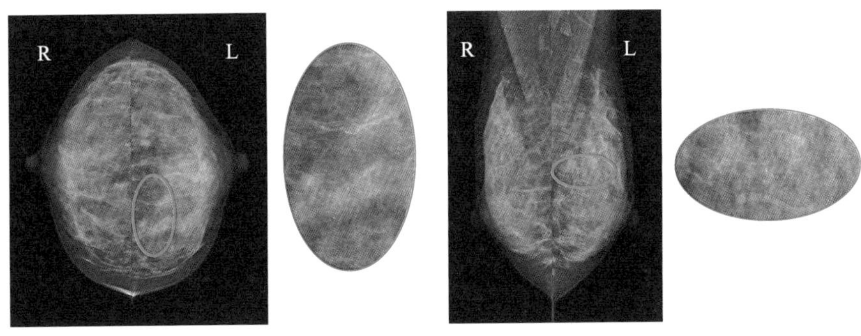

图 10－2　双侧乳腺钼靶图像

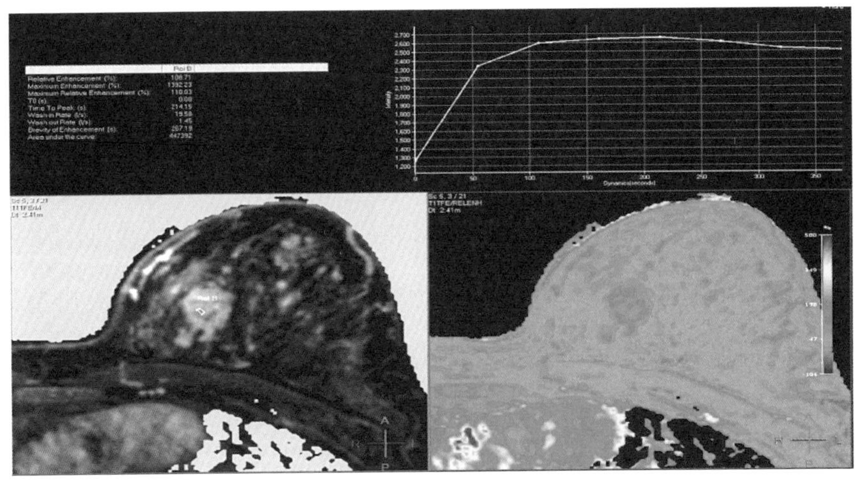

图 10－3　乳腺 MRI 图像

左乳肿物穿刺活检病理检查：左乳穿刺活检浸润性癌。免疫组化 ER(－)，PR(－)，HER2 阳性(评分 3＋)，Ki-67(50%＋)。

【诊断】

左侧乳腺癌（cT2N0M0，Ⅱb 期）。

【治疗】

2018 年 4 月 27 日给予 GnRHa 卵巢功能保护。

患者要求先行手术治疗，于 2018 年 4 月 27 日在全麻下行左乳保留乳头乳晕的皮下腺体切除＋假体重建＋左腋窝及内乳前哨淋巴结活检术（图 10－4、图 10－5）。

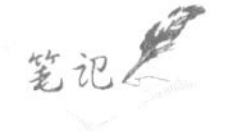

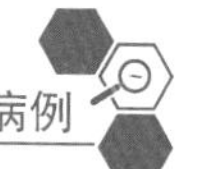

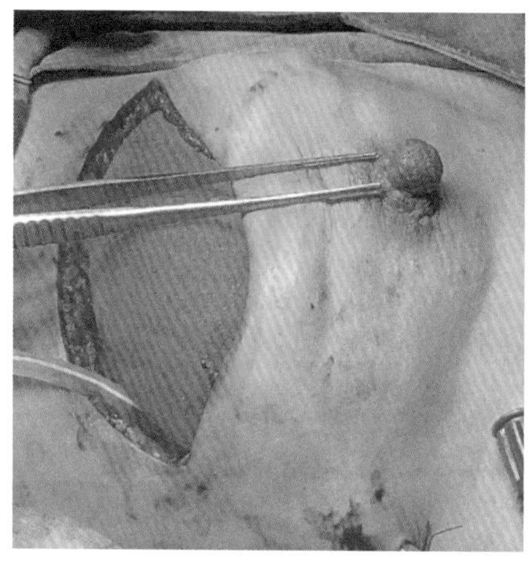
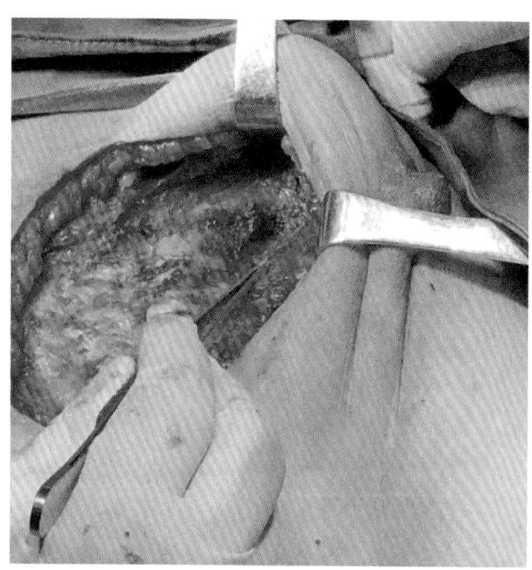

图 10－4　假体重建及内乳前哨淋巴结活检手术

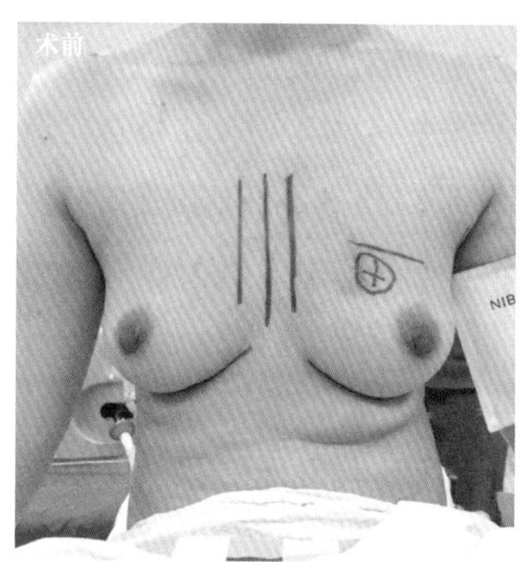

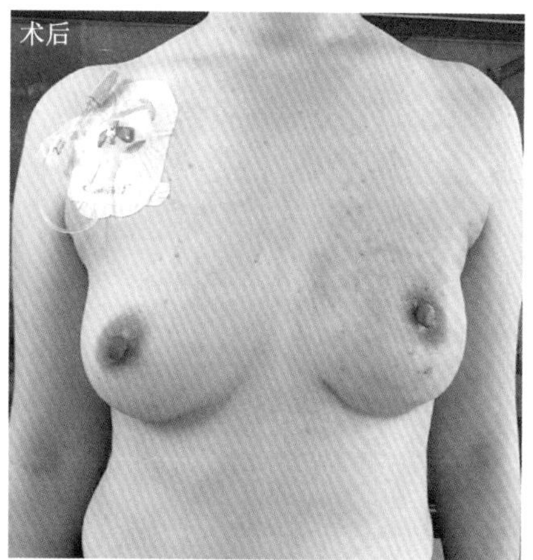

图 10－5　手术前后乳房外形对比

（二）辅助治疗阶段

术后病理：左乳腺浸润性导管癌Ⅲ级（1.7 cm×1.3 cm×1.2 cm）。乳头后组织未见癌。区域淋巴结状态：腋窝前哨1A、1B、2A、2B（0/1、0/1、0/1、0/1），腋窝前哨周围组织（0/1），内乳前哨（1/1）。免疫组化：ER（－），PR（－），HER2 阳性（评分3＋），Ki-67（40%＋）。

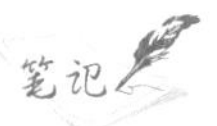

【诊断】

左侧乳腺癌术后（$pT1cN1b_{sn}M0$，ⅡA 期）。

【治疗】

辅助治疗：2018 年 5 月 15 日开始给予患者 4EC-4TH 方案辅助化疗，表柔比星（160 mg，d1）+ 环磷酰胺（1000 mg，d1，q21d）4 个周期序贯，多西他赛（160 mg，d1，q21d）4 个周期。化疗期间给予聚乙二醇化重组人粒细胞刺激因子预防/治疗骨髓抑制。自化疗第 5 个周期开始，多西他赛联合应用曲妥珠单抗治疗［396 mg，d1（首次 528 mg），q21d］，治疗时间 1 年。

放射治疗：化疗后开始放射治疗，勾画左侧胸壁、1～3 肋间内乳淋巴引流区为 CTV，外扩 5 mm 得到 PTV，勾画左侧锁骨上区为 CTV1，外扩 5 mm 得到 PTV1，处方剂量为 2 Gy/次，照射 25 次。强调放疗计划：脊髓最大受照剂量为 2651.8 cGy，心脏平均受照剂量为 1152.4 cGy，左肺平均受照剂量为 1880.8 cGy，双肺 V20 为 36%。

病例分析

（一）外院治疗阶段问题解析

临床Ⅱ～Ⅲ期的 HER2 阳性乳腺癌患者，新辅助治疗可作为其初始治疗方案。临床分期和分子分型是考量是否行新辅助治疗的重要因素，但对于可手术乳腺癌，也应与患者充分沟通，尊重患者意愿。

患者为年轻女性，计划后续接受化疗，如果没有有效的保护措施，会有相当一部分患者无法恢复卵巢功能。因此应尽早给予

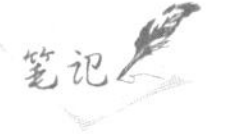

GnRHa 卵巢功能保护。这是 1 例年轻乳腺癌患者，且患者对生活质量要求较高，手术方式应首先考虑保乳手术，体格检查、超声和 MRI 似乎也提示保乳可行，但钼靶显示左乳内上多发密集钙化，且钙化范围较大。因此，单纯的保乳手术显然是无法同时满足安全性和外形美观的要求，经与患者沟通，选择保留乳头乳晕的皮下腺体切除联合假体重建术。乳腺癌内乳前哨淋巴结活检术可以用微创的方式评估患者内乳淋巴结转移状况，进一步明确淋巴分期，并影响后续治疗决策。尤其该患者肿瘤位于内上象限，内乳淋巴结转移风险相对较高。

（二）辅助治疗阶段问题解析

患者为年轻乳腺癌患者，术后病理分期 $pT1cN1b_{sn}M0$，ⅡA 期，组织学分期Ⅲ级，且分子分型是 HER2 阳性型，复发风险高，化疗方案推荐含蒽环和紫杉类方案。另外，患者接受化疗方案为中性粒细胞减少伴发热高危风险，建议进行 G-CSF 的一级预防。患者激素受体阴性且内乳淋巴结 1 枚转移，参考 APHINITY 研究结果，推荐曲妥珠单抗 + 帕妥珠单抗双靶向联合的抗 HER2 治疗。但由于此时尚未获批上市，故该患者仍采用曲妥珠单抗单靶向治疗。

《NCCN 乳腺癌临床实践指南（2019. v1）》推荐腋窝淋巴结≥4 枚阳性的患者进行内乳区放疗（Ⅰ类证据），腋窝淋巴结 1 ~ 3 枚阳性的患者强烈考虑行内乳区放疗（ⅡA 类证据），同时指出对于活检证实的内乳淋巴结转移，应行内乳区放疗。尽管该患者腋窝淋巴结阴性，但内乳前哨淋巴结活检证实内乳淋巴结转移，有高复发风险，同时未行内乳淋巴引流区清扫，因此应行胸壁及淋巴引流区域放疗。但内乳淋巴引流区照射会增加肺脏和心脏损伤的发生率，需与患者讲明利弊。

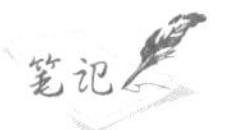

专家点评

数据表明，中国女性诊断乳腺癌的平均年龄为45～55岁，较西方女性年轻。我国40岁以下的年轻乳腺癌患者占15.2%，而美国仅占5.6%，所以我们更应关注年轻乳腺癌患者的诊断和治疗。本病例是激素受体阴性、HER2阳性的年轻乳腺癌患者，考虑到分子亚型、组织学分级等危险因素，以及年轻患者对于外形、生育和生活质量更高的要求，在制定治疗策略时应多方面考量。化疗时若无有效的保护措施，会有相当一部分绝经前患者无法恢复卵巢功能，这一比例随着年龄的增加而增高。化疗导致的闭经对于年轻乳腺癌患者而言，不论是在生理、心理，还是生育方面，都是一个不容忽视的问题。PROMISE和POEMS等研究表明了化疗前使用GnRHa对于卵巢功能保护的有效性和必要性。因此，推荐对计划接受化疗的年轻乳腺癌患者及早应用卵巢功能保护。

内乳淋巴结和腋窝淋巴结同为乳腺癌淋巴引流的“第一站”，是淋巴分期和治疗决策的重要依据。目前，我们对于腋窝淋巴结的处理已经接近个体化的水平，但一直忽视了内乳淋巴结的诊断和治疗。DBCG-IMN、EORTC 22922/10925、MA 20等多项临床研究显示出内乳区放疗使患者生存获益，但是，仅仅依靠转移风险［ALN阳性和（或）中央/内侧肿瘤］来确定内乳区放疗的指征很可能会导致治疗过度/不足，考虑到其心脏毒性，个体化的选择可能从辅助放疗中获益对患者是十分重要的。内乳前哨淋巴结活检技术可以微创评估内乳淋巴结转移状况，完善乳腺癌区域淋巴分期并尽可能指导精准的内乳区放疗策略，使内乳前哨淋巴结阳性患者准确接

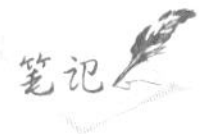

受、阴性患者有效避免内乳区放疗。因此，我们推荐在乳腺癌患者中［尤其是腋窝淋巴结阳性和（或）内侧肿瘤］常规开展内乳前哨淋巴结活检。

本例患者如进行新辅助治疗也许会是另外一种选择。2019 年 St. Gallen 专家共识关于“临床Ⅱ－Ⅲ期 TNBC 和 HER2 阳性乳腺癌，新辅助治疗是否是其优选方案”的投票中，98% 的专家赞同。对于此类高侵袭性亚型患者，新辅助治疗获得 pCR 可预示预后良好，而经过新辅助平台筛选后，对于未达 pCR 的患者进行辅助升阶梯治疗，无论是 HER2 阳性乳腺癌的 KATHERINE 模式还是 TNBC 的 CREATE-X 模式，都取得了良好的预后结果。所以，对于这两类患者，依据新辅助治疗反应调整辅助治疗策略，可取得生存获益。

参考文献

1. LEE H B, HAN W. Unique features of young age breast cancer and its management. Journalof Breast Cancer, 2014, 17 (4): 301－307.

2. MATTEO L, LUCA B, ANDREA M, et al. During adjuvant breast cancer chemotherapy and long-term ovarian function, pregnancies, and disease-free survival: a randomized clinical trial. JAMA, 2015, 314 (24): 2632－2640.

3. QIU P F, CONG B B, ZHAO R R, et al. Internal mammary sentinel lymph node biopsy with modified injection technique: high visualization rate and accurate staging. Medicine, 2015, 94 (41): e1790.

4. CONG B B, QIU P F, WANG Y S. Internal mammary sentinel lymph node biopsy: minimally invasive staging and tailored internal mammary radiotherapy. Ann Surg Oncol, 2014, 21 (7): 2119－2121.

5. QIU P F, ZHAO R R, WANG W, et al. Internal mammary sentinel lymph node biopsy inclinically axillary lymph node-positive breastcancer: diagnosis and

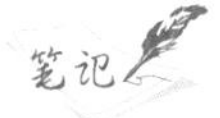

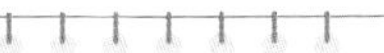
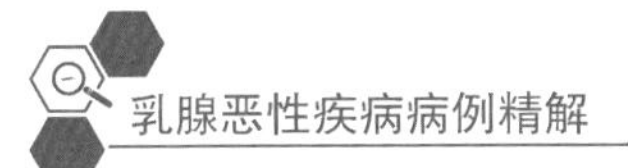

implications for patient management. Ann Surg Oncol, 2019, 27 (2): 384 – 385.

6. MINCKWITZ G V, PROCTER M, AZAMBUJA E D, et al. Adjuvant pertuzumab and trastuzumab in early HER2-positive breast cancer. N Engl J Med, 2017, 377 (2): 122 – 131.

7. POORTMANS P M, COLLETTE S, KIRKOVE C, et al. Internal mammary and medial supraclavicular irradiation in breast cancer. N Engl J Med, 2015, 373 (4): 317 – 327.

8. WHELAN T J, OLIVOTTO I A, PARULEKAR W R, et al. Regional nodal irradiation in early-stage breast cancer. N Engl J Med, 2015, 373 (4): 307 – 316.

（邱鹏飞）

病例 11　乳腺癌合并原发性肺癌及肺结节病病例

病历摘要

【病史】

患者，女性，38 岁。2018 年 12 月以“体检发现左乳肿物半年”为主诉入院。

绝经前，孕 1 产 0，既往体健，否认家族史。

【入院查体】

左乳 2 点钟方向可触及一质硬区域，范围约 3.0 cm × 3.0 cm，形态不规则，边界不清，表面欠光滑，活动度欠佳。

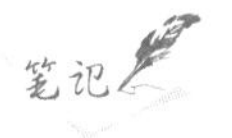

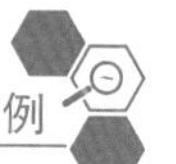

【辅助检查】

乳腺三维彩超：左乳 2～3 点钟方向距乳头 2 cm 可见一低回声，大小约 2.5 cm×1.9 cm×2.5 cm（BI-RADS 5 类），双腋窝未见肿大淋巴结。颈部淋巴结彩超：双颈部肿大淋巴结。乳腺增强 MRI：左乳外上象限结节，大小约 20 mm×16 mm×14 mm，BI-RADS 4C 类；双乳多发小结节，BI-RADS 3 类；双侧腋窝多发小淋巴结。胸部平扫 CT：双肺多发小结节，考虑转移可能性大；左肺上叶及右肺下叶肺气囊、纵隔及双肺门肿大淋巴结，淋巴结转移可能性大，淋巴瘤不除外；双侧腋窝多发小淋巴结。胸部增强 CT（薄扫）：双肺多发小结节，考虑转移可能性大；左肺上叶及右肺下叶肺气囊、纵隔及双肺门肿大淋巴结，淋巴结转移可能；双侧腋窝多发小淋巴结；甲状腺体积增大伴密度不均匀。ECT 结果：第 5 腰椎左缘点状核素分布增强，退行性改变可能性大。PET-CT：左侧乳腺结节，考虑左侧乳腺癌；双肺多发结节，考虑双肺转移；纵隔及双肺门多枚大小不等淋巴结，首先考虑转移，结节病不除外；腹膜后多枚淋巴结、右盆壁小淋巴结，转移可能性大；腰骶椎交界处左侧退行性变（图 11－1～图 11－9）。

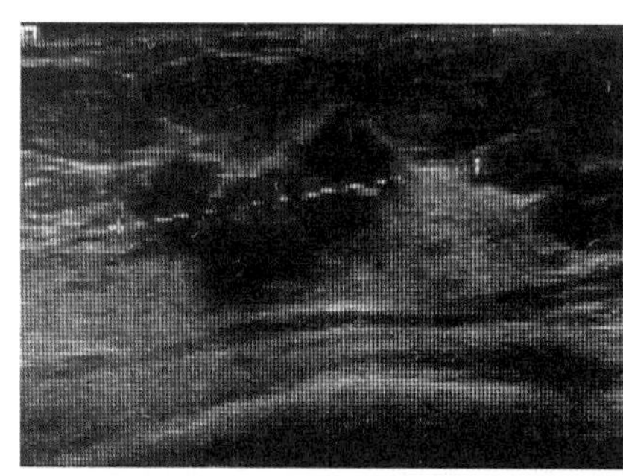

图 11－1　乳腺三维彩超基线

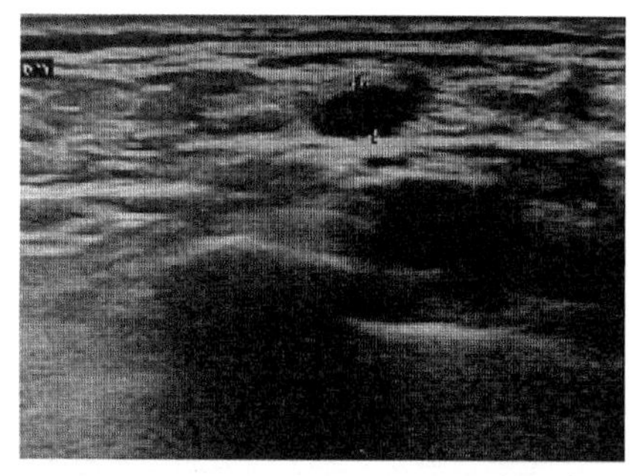

图 11－2　颈部淋巴结超声基线

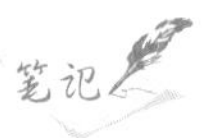

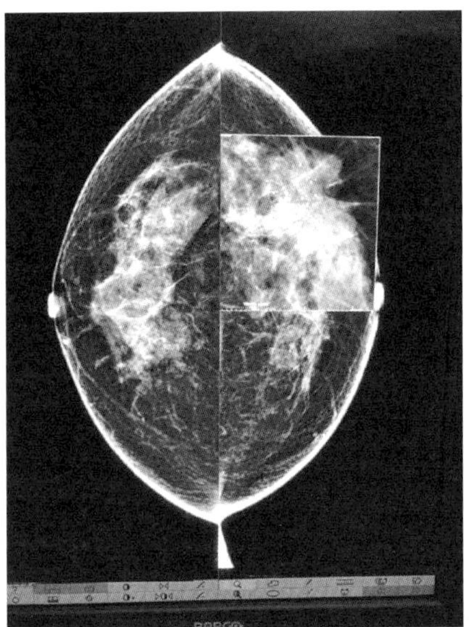

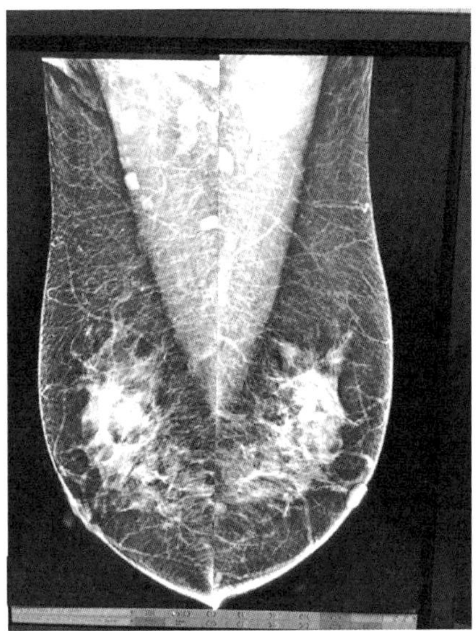

图 11－3　乳腺钼靶

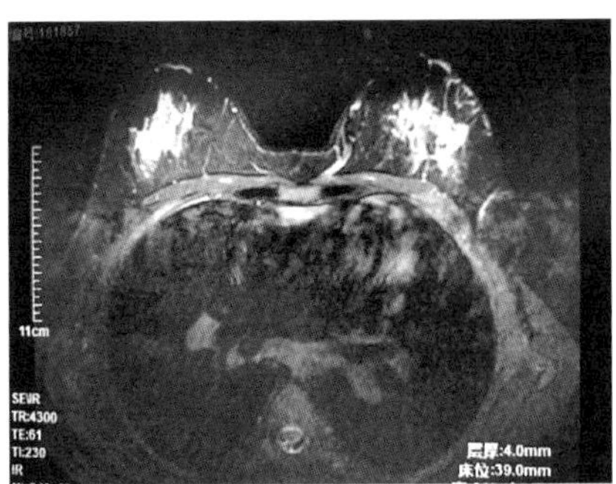

图 11－4　乳腺 MRI

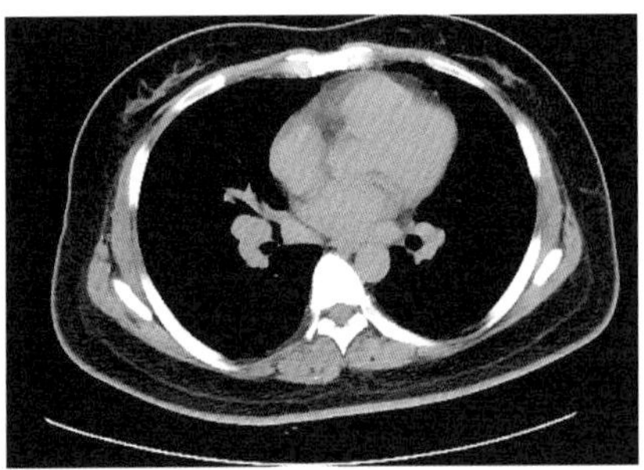

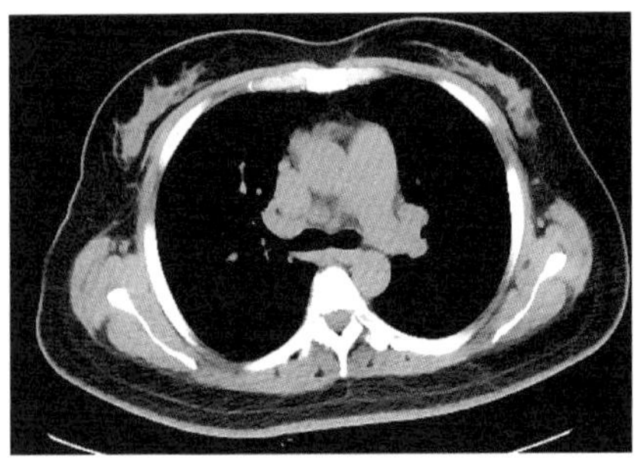

图 11－5　双肺门淋巴结对称性肿大

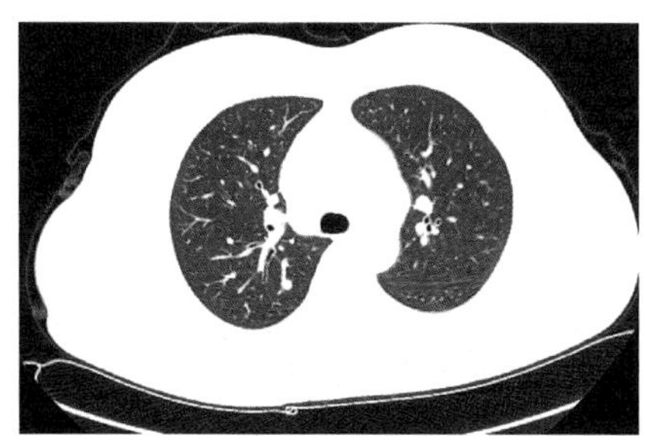

图 11 -6　右肺上叶结节

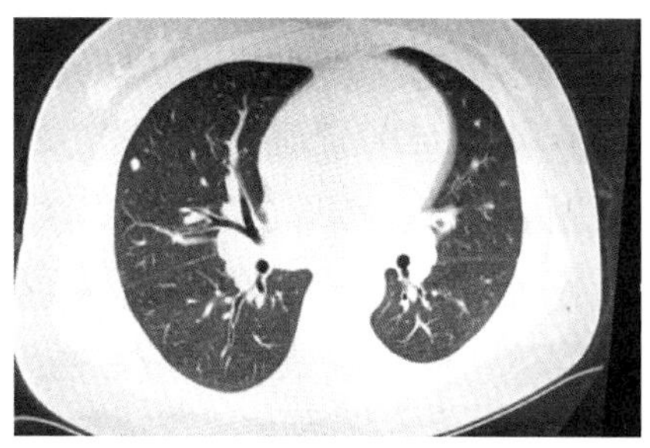

图 11 -7　右肺中叶结节

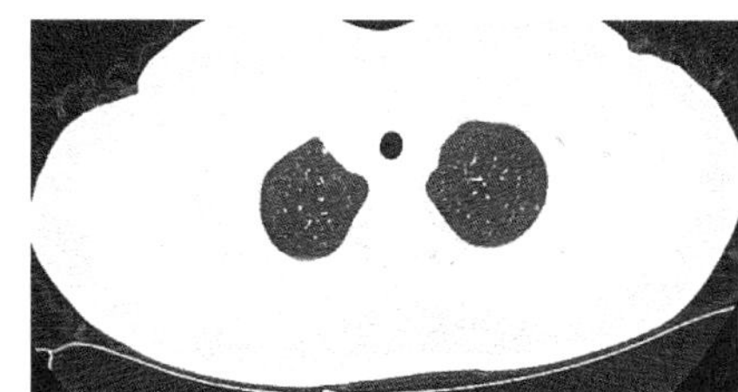

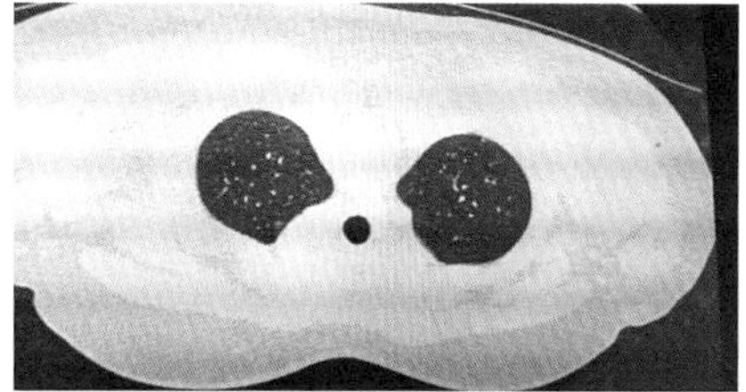

图 11 -8　左肺上叶结节

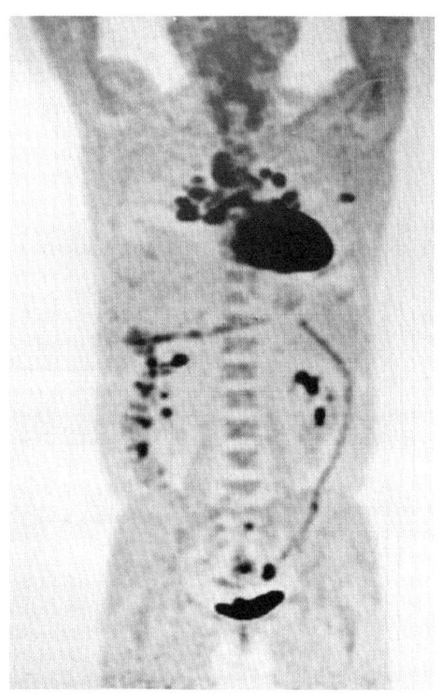

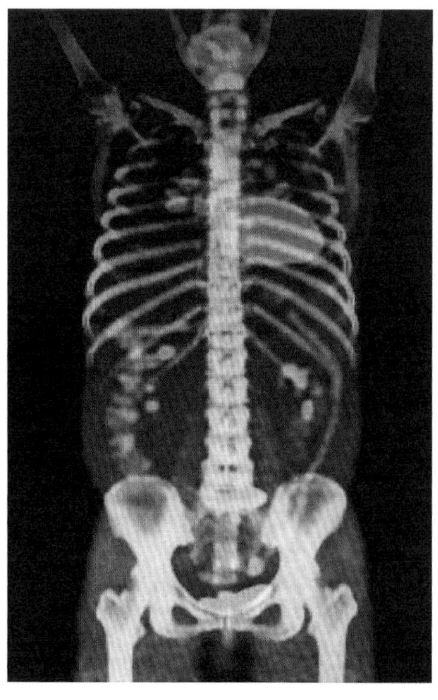

图 11 -9　PEC-CT 全身核素浓聚情况

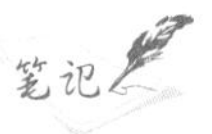

2018 年 12 月 18 日行左乳肿物穿刺活检术，穿刺病理：左乳非特殊型浸润性乳腺癌 2 级，可见少量高级别导管原位癌 ER(90% 强 +)，PR(90% 强 +)，HER2(2 +)，Ki-67(40% +)。FISH：阴性（无扩增）。2018 年 12 月 20 日行左颈部淋巴结穿刺活检，病理回报：(左颈淋巴结穿刺标本）送检淋巴组织及纤维脂肪组织，未见转移癌，未见肉芽肿性病变（图 11 - 10 ~ 图 11 - 13)。

【诊断】

早期原发性乳腺癌，pT2N1M0，Luminal B 型（HR + HER -)。

【治疗】

2019 年 1 月 2 日于胸外科行胸腔镜右肺中叶楔形切除 + 右肺上叶楔形切除 + 纵隔淋巴结采样 + 壁层胸膜活检术。术后病理：右肺下叶结节一处直径 0. 5 cm 为肉芽肿性病变，未见干酪样坏死，另一处可见直径 0. 2 cm 腺癌，呈腺管状浸润性生长，病变范围较小，结合免疫组化染色结果考虑为肺原发微小浸润性腺癌。第 4 组淋巴结内可见肉芽肿性病变，未见干酪样坏死，不除外结节病、结核病等肉芽肿性病变。

2019 年 1 月 28 日于我科行左乳保留乳头乳晕的全腺体切除 + 前哨淋巴结标记 + 探查 + 腋窝淋巴结清扫 + Ⅰ期假体植入术，术后病理：左乳非特殊型浸润性乳腺癌 2 级，可见脉管内癌栓，未见神经侵犯。左腋窝淋巴结可见癌转移（2/32)。免疫组化：ER(85% 中等至强 +)，PR(90% 强 +)，HER2(2 +)，Ki- 67(30% +)，FISH：阴性（无扩增)。

术后行 4EC-4T 方案化疗，化疗完成后行 OFS + 来曲唑内分泌治疗至今。

笔记

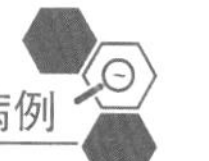

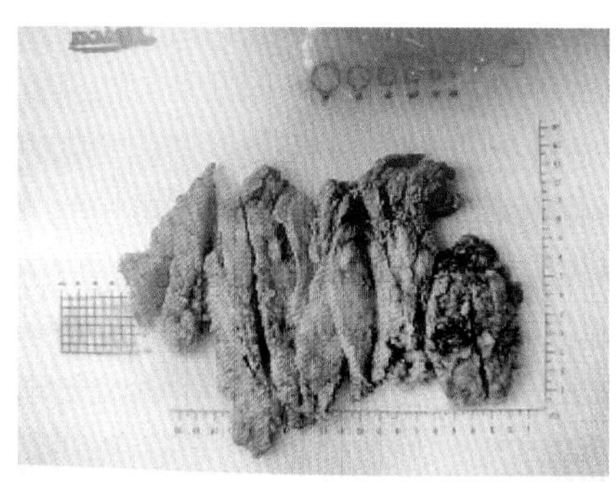

图 11－10　乳腺肿物大体标本

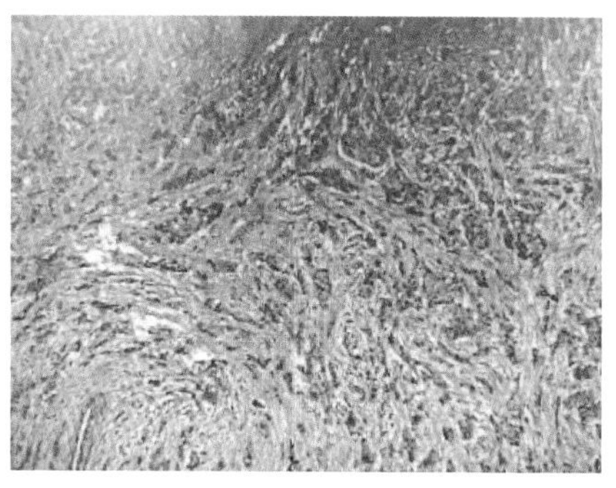

图 11－11　乳腺术后石蜡病理

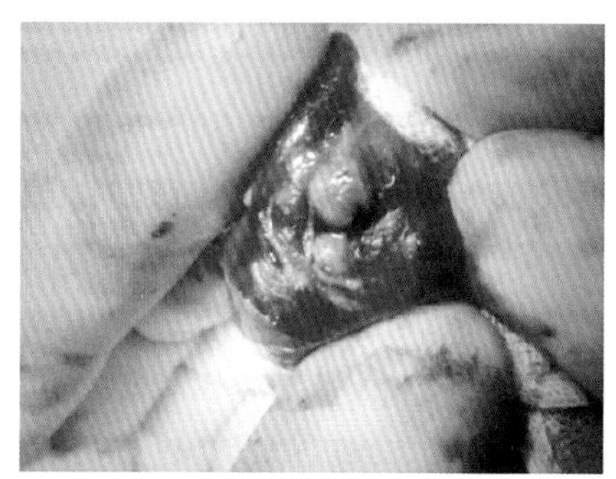

图 11－12　肺癌肉眼观

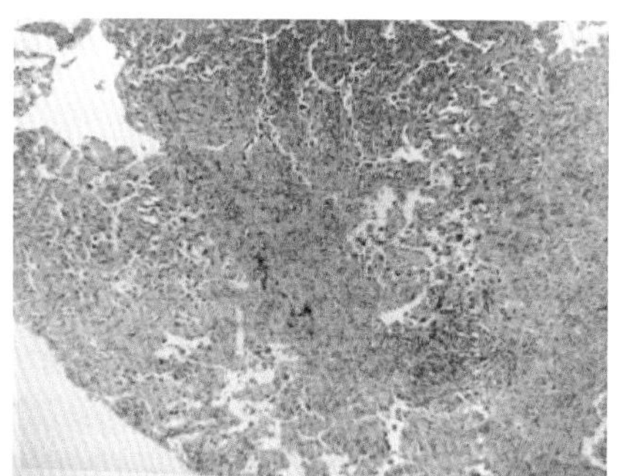

图 11－13　病理：肺微小浸润性腺癌

病例分析

该患者为 HR 阳性、HER 阴性、cT2N1M0 的年轻乳腺癌患者，入院胸部 CT 检查提示双肺转移、纵隔及肺门淋巴结转移，行 PET-CT 结果提示双肺转移，纵隔及肺门淋巴结首先考虑转移，结节病不除外；腹膜后及盆腔多发淋巴结，转移可能性大，为明确肺内病灶是否为乳腺癌转移，行病理活检证实为原发性肺腺癌及肺结节病。关于腹膜及盆腔多发淋巴结，根据病史考虑结节病周围淋巴结受累可能性大，而且腹膜及盆腔淋巴结非乳腺癌常见转移器官。综上排除乳腺癌远处转移可能后，行乳腺癌根治性手术治疗，术后依据指南行化疗及内分泌治疗。

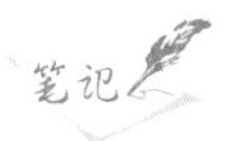

专家点评

本例患者为乳腺癌合并原发性肺癌及肺结节病，且术前 PET-CT 与术后病理结果有较大出入。对于此例患者，我们需要考虑以下几个关键问题。

（1）乳腺癌和肺癌之间的关系？乳腺癌患者伴发原发性肺癌的危险性较正常人明显增加，其可能与肺癌、乳腺癌的共同危险因素有关，包括基因、遗传、免疫、内分泌和环境因素等。乳腺癌肺转移在临床上较常见，对于乳腺癌患者的肺部结节，我们常首先考虑肺转移灶。有文献报道，乳腺癌中 23%～76% 的患者于临床、尸检时发现肺转移；而乳腺切除术后发现的肺部实性结节，40% 以上诊断为肺原发癌，提示这些肺部结节可能并非是通常认为的肺部转移。当乳腺癌患者发现肺部占位，临床医师往往首先想到的是肺转移，而忽略肺原发癌，常因没有及时进行必要的病理检查而延误诊断。有文献报道，乳腺癌患者出现的肺部结节，有 44% 被臆断为转移病灶而不进行病理检查。随着现代胸腔镜的开展与普及，临床上肺部占位的病例确诊率也会越来越高，获取病理结果是诊断金标准。及时准确地鉴别是原发癌还是转移癌，是临床合理治疗的基础。

（2）结节病和乳腺癌之间的关系及治疗原则？尽管国内外在结节病和恶性肿瘤之间做过很多研究，但是二者的关系并不明确。结节病是一种自身免疫性疾病，20～49 岁女性多发，常见于肺、纵隔或肺门淋巴结，偶尔出现于腋窝淋巴结。有研究表明结节病好发于有恶性肿瘤病史的患者，乳腺癌引起的免疫失调似乎是结节病发生的危险因素之一。乳腺癌伴发结节病患者，影像学鉴别困难，PET-

笔记

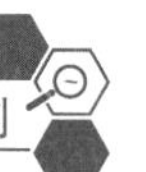

CT 是肿瘤疾病最先进、最精确的诊断工具之一，但是肉芽肿性疾病患者 SUV 最大值与恶性疾病患者相似，结节病属于肉芽肿类疾病，因此 PET-CT 难以区分结节病和恶性肿瘤。临床上怀疑结节病的患者均需进行组织病理活检以确诊。

参考文献

1. 李红梅，李平. 多原发恶性肿瘤的病因和发病机制的探讨. 华西医学，2016，31（5）：991－995.
2. 王成锋，赵平，白晓枫，等. 乳腺癌合并多原发恶性肿瘤的临床特点. 中华医学杂志，2002，82（18）：1229－1231.
3. VOLLMER R T. Primary lung cancer *vs* Metastatic breast cancer：a probabilistic approach. Am J Clin Pathol，2009，132（3）：391－395.
4. KIROVA Y M，DE Rycke Y，GAMBOTTI L，et al. Second malignancies after breast cancer：the impact of different treatment modalities. Br J Cancer. 2008，98（5）：870－874.
5. TENNISA M，SINGHC B，HJERPEB A，et al. Pathological confirmation of primary lung cancer following breast cancer. Lung Cancer，2010，69（1）：40－45.
6. HUNT B M，VALLIERES E，BUDUHAN G，et al. Sarcoidosis as a benign cause of lymphadenopathy in cancer patients. Am J Surg. 2009，197（5）：629－632.
7. KARAM M，ROBERS-KLEIN S，SHET N，et al. Bilateral hilar foci on 18F-FDG PET scan in patients without lung cancer：variables associated with benign and malignant etiology. J Nucl Med. 2008，49（9）：1429－1436.

（王弥迦　王嘉）

笔记

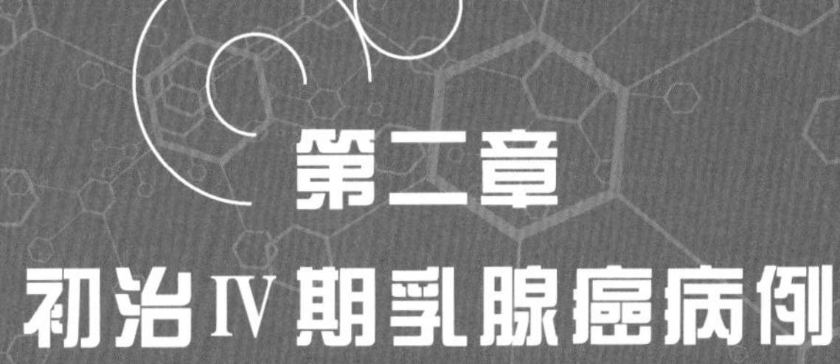

第二章 初治Ⅳ期乳腺癌病例

病例 12　HR 阳性初诊Ⅳ期乳腺癌治疗全程管理病例

病历摘要

（一）病史及治疗一

【病史】

患者，女性，47 岁，未绝经。2015 年 7 月以发现“左乳肿块 2 年”为主诉入院，2 年前患者体检行乳腺彩超检查提示：左乳腺结节，BI-RADS 4A 类，就诊于当地医院乳腺外科，建议随诊观察。

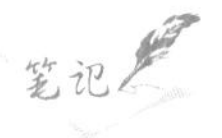

患者未按时复诊，近日自觉肿块较前增大，遂就诊于我院。

既往史及家族史无特殊。

【专科查体】

双乳对称，于左乳外下象限触及一枚 5.2 cm × 3.0 cm 大小肿块，形态不规则，边界不清楚，活动度差；左腋窝触及多枚肿大淋巴结，似有融合。

【辅助检查】

乳腺彩超：左侧乳腺外下象限腺体内见大小约 30.3 mm × 34.2 mm × 18.8 mm 不均质回声区，形态不规则，边界不清晰，内见多个细小强光点及丰富血流信号，测其中一条动脉，*RI*：0.77。左侧腋窝见大小约 14.3 mm × 8.1 mm × 4.9 mm 等低回声区，形态尚规则，边界尚清晰，内血运丰富。诊断：左侧乳腺不均质肿块（疑乳腺癌）。左侧腋窝淋巴结肿大。

乳腺钼靶（图 12－1）：左侧乳腺中央区近胸壁处可见肿块，

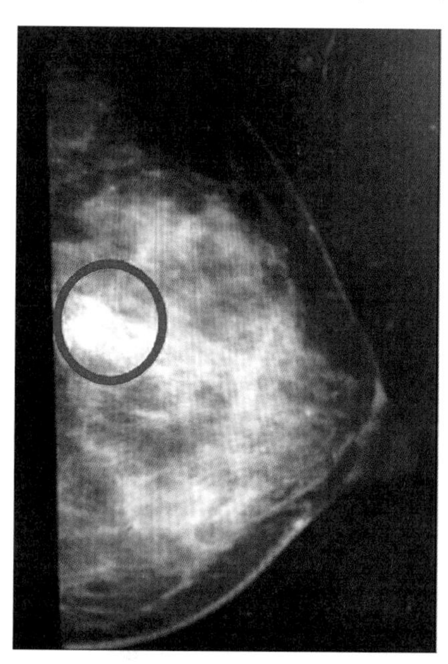

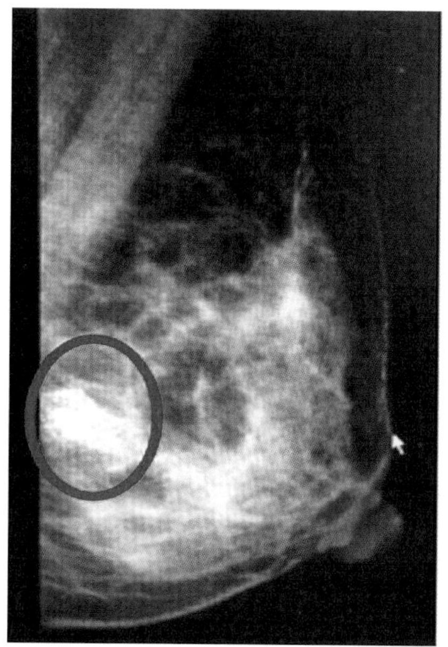

图 12－1　乳腺钼靶

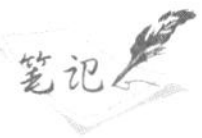

无确切边界，其内可见成簇钙化灶，范围约 52.8 mm×26.6 mm。诊断：左侧乳腺中央区近胸壁处肿块，BI-RADS 4C 类。

乳腺 MRI 提示左乳偏外下象限肿块，与皮肤距离约 4 mm，大小为 45 mm×24 mm×16 mm，形态不规则，边缘不光整，内部强化不均匀，ADC 值约 0.000 849 mm^2/s，TIC 曲线初始相呈中等强化，延迟期呈平台型。左侧腋窝见稍肿大淋巴结影。

诊断结论：①左乳肿块恶性可能性大，BI-RADS 5 类。②左侧腋窝淋巴结稍肿大。

骨扫描检查提示：全身骨骼显影清晰，胸骨、脊椎骨多处、右侧髋臼见异常放射性核素分布浓聚，余处骨未见异常放射性核素分布浓聚和稀疏，骨转移可能大。

胸腹部 CT：第 8 腰椎椎体及第 12 腰椎椎体右缘可见不规则低密度区，第 8 腰椎椎体周围软组织增厚；约第 4 胸椎椎体可见片状高密度影；右侧坐骨内见高密度结节影。结论：右侧坐骨、第 8 腰椎椎体、第 12 腰椎椎体及第 4 腰椎椎体改变，骨转移?

其余检查及肿瘤标志物未见异常。

2015 年 7 月 20 日于我院行左乳肿物及左腋窝淋巴结穿刺活检术。病理回报：左乳浸润性导管癌（Ⅲ级），ER（60%＋），PR（－），HER2（1～2＋），Ki-67（10%＋）。完善 FISH 检查：HER2 基因无扩增。

【诊断】

左乳腺癌（cT3N2M1，Ⅳ期）。

【治疗】

对于初诊Ⅳ期乳腺癌患者，首选全身治疗。该患者为初治，既往未接受过化疗，一线可选择蒽环、紫杉类为基础的药物，给予 TE 方案（多西他赛 120 mg，d1＋表柔比星 160 mg，d1，q21d）化

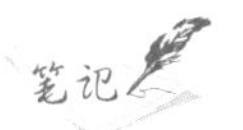

疗、唑来膦酸控制骨转移治疗。化疗期间给予聚乙二醇化重组人粒细胞刺激因子预防/治疗骨髓抑制。每2个周期评估疗效。

化疗期间患者出现骨髓抑制及肝功能异常，对症处理后耐受性可，完成6个周期化疗，原发灶无明显缩小、骨转移灶稳定，总体疗效达SD。

乳腺彩超：左侧乳腺外下象限腺体层内见大小约19.2 mm×12.4 mm×8.5 mm低回声区，形态欠规则，边界欠清晰，后方明显衰减，内见强回声光斑，未见明显血流信号。左侧腋窝见大小约14.6 mm×11.3 mm低回声区，形态尚规则，边界尚清晰，内未见明显血流信号。诊断：左侧乳腺实性肿块伴钙化。左侧腋窝肿大淋巴结。

乳腺MRI（图12-2、图12-3）：左乳偏外下象限肿块，与皮肤距离约4 mm，大小为42 mm×17 mm×15 mm，形态不规则，边缘不规整，内部强化不均匀，TIC曲线初始相呈中等强化，延迟期呈渐进型。左侧腋窝见稍大淋巴结影。本片与2015年7月对比，左侧乳腺肿块较前无明显变化。

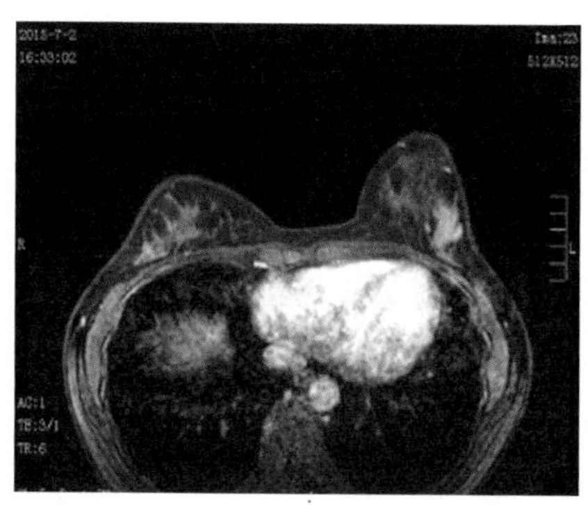

图12-2　基线

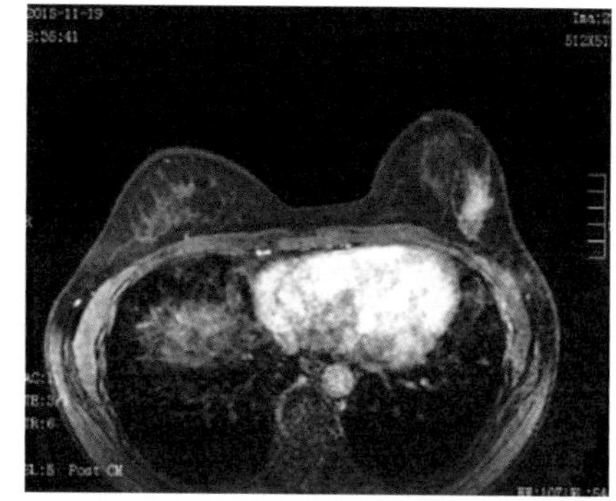

图12-3　新辅助化疗6个周期后

复查胸腹CT提示：与2015年7月相比，骨转移灶未见明显变化。经MDT会诊后，建议更换药物继续治疗。但患者及家属强烈

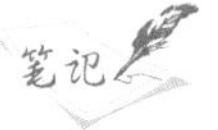

要求手术，遂于2015年11月23日在全麻下行左乳癌改良根治术，术后病理：左乳导管内癌为主的浸润性导管癌，化疗后改变G3级，LN（15/18），ER（30%+），PR（-），c-erbB-2（1+），Ki-67（约20%+）。术后给予放疗、诺雷德+阿那曲唑内分泌治疗、唑来膦酸控制骨转移治疗。

（二）病史及治疗二

2019年6月入院复查发现骨转移出现进展。

颈椎MRI平扫+增强：第7颈椎、第2胸椎椎体骨质破坏信号改变，呈长T_1短T_2改变。诊断：第7胸椎、第2胸椎椎体骨转移瘤可能性大。肋骨平扫+三维重建：胸廓组成骨多处骨质可见高密度影，大小不等，胸椎病灶较多、较大，多发骨转移瘤。腰椎MRI：胸腰椎及骶骨多发转移瘤。其余检查同前未见明显变化。

经MDT会诊后给予该患者哌柏西利（125 mg，qd1～d21）联合氟维司群（500 mg，qm）治疗。2019年10月再次入院复查，颈椎增强MRI：多发骨转移，与前片（2019年6月）对比，无明显改变（图12－4、图12－5）。胸椎增强MRI：多发骨转移，与前片（2019年6月）对比，无明显改变（图12－6、图12－7）。胸部CT、乳腺彩超、肝胆胰脾彩超均未见明显改变，肿瘤标志物正常，血常规检查部分白细胞降低，处理后病情平稳。

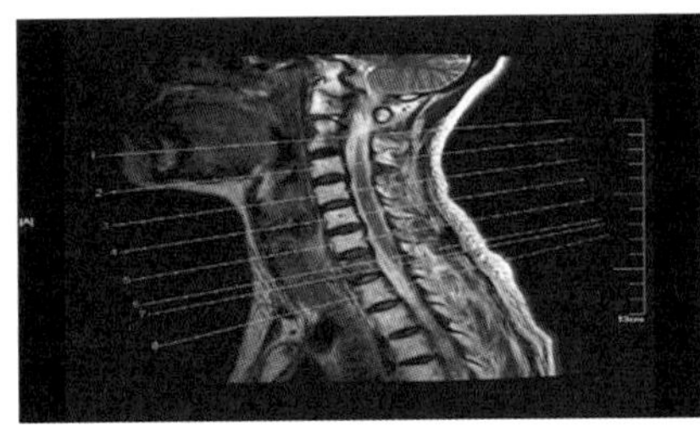

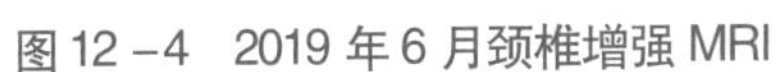

图12－4　2019年6月颈椎增强MRI

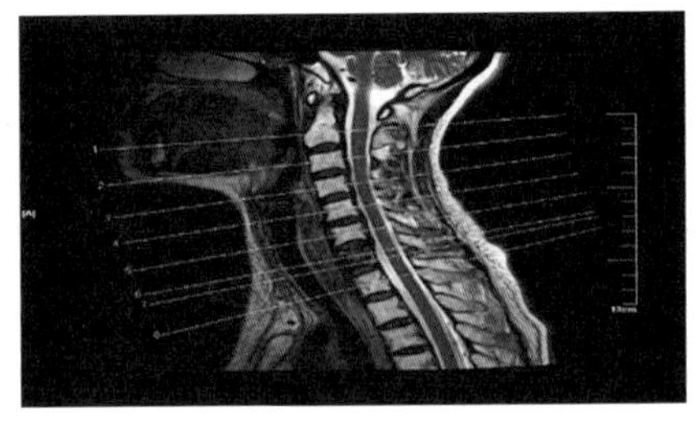

图12－5　2019年10月颈椎增强MRI

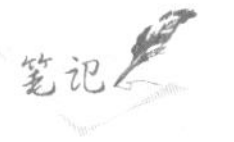

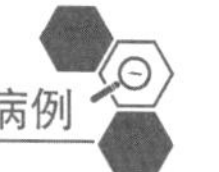

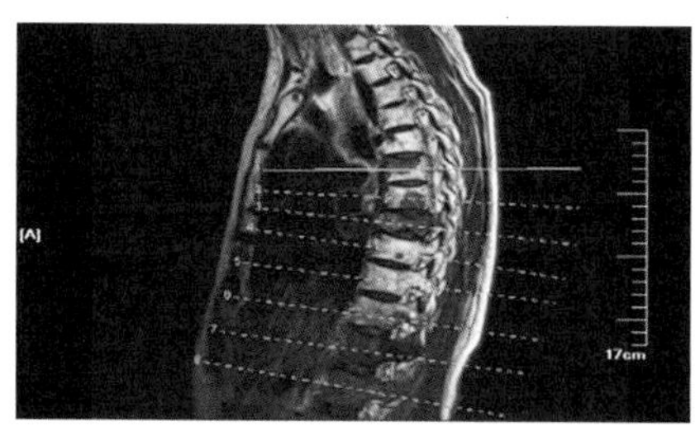

图 12－6　2019 年 6 月胸椎增强 MRI

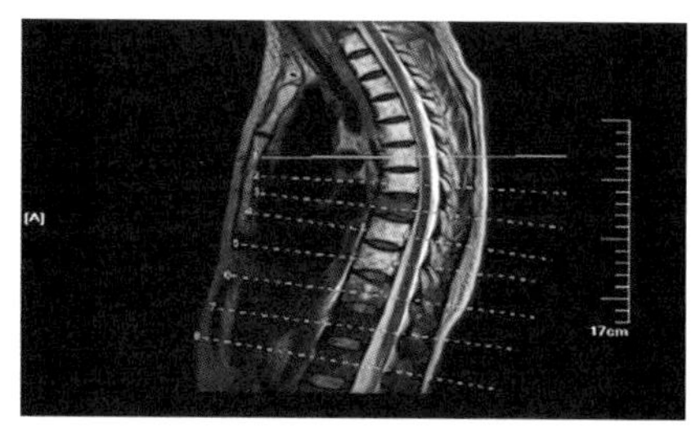

图 12－7　2019 年 10 月胸椎增强 MRI

病例分析

（一）治疗一问题解析

初诊Ⅳ期乳腺癌手术治疗与否，仍有一定争议，其治疗的意义取决于系统治疗的疗效。系统治疗效果不佳者，会出现局部破溃/出血/侵犯神经疼痛，导致局部没有行根治性手术的条件，手术治疗的目的是改善生活质量，则为姑息性手术。而系统治疗有效者，经过一段疾病稳定期，局部有行根治性手术的条件时，可行手术治疗以降低肿瘤负荷，巩固系统治疗疗效。《中国抗癌协会乳腺癌诊治指南与规范（2019 年版）》指出当全身药物治疗取得较好的疗效时，可考虑姑息性的局部治疗，以巩固全身治疗的效果。

双膦酸盐作为乳腺癌骨转移治疗的基本用药，即使全身 PD 也应继续应用，直至患者不能耐受。该患者原则上应继续全身治疗，但患者及家属意愿强烈，遂行局部根治手术，术后给予放疗以巩固局部疗效。该患者为绝经前，内分泌治疗给予卵巢去势 + 第三代芳香化酶抑制剂。

（二）治疗二问题解析

HR 阳性复发转移性乳腺癌内分泌治疗耐药后选择化疗还是内

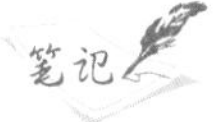

分泌治疗仍有一定争议，《NCCN 乳腺癌临床实践指南（2019. v1）》指出 ER 阳性和（或）PR 阳性的Ⅳ期或复发转移性患者适合初始内分泌治疗。对于无内脏转移或无症状内脏转移的肿瘤患者，可考虑内分泌治疗。内分泌药物选择需要根据既往对内分泌治疗的反应来决定，在辅助内分泌治疗过程中使用芳香化酶抑制剂病情进展的患者，可一线选择 CDK4/6 联合氟维司群治疗，MONALEESA-3 研究表明一线内分泌治疗失败者，CDK4/6 联合氟维司群较单用氟维司群相比能显著延长患者的无进展生存期（progression free survival，PFS）。

经 MDT 会诊后给予该患者哌柏西利（125 mg，qd1 ~ d21）联合氟维司群（500 mg，qm）治疗。

专家点评

该患者为中年绝经前女性，激素受体阳性、HER2 阴性、初诊Ⅳ期乳腺癌，伴骨和腋窝区域淋巴结转移。唑来膦酸抗骨溶解，经过 TAC 方案 6 个周期化疗后原发灶疗效 PR。手术治疗后行放疗、OFS + AI 内分泌治疗，口服阿那曲唑 32 个月后骨转移进展，制定了哌柏西利（125 mg，qd1 ~ 21）和氟维司群（500 mg，qm）联合治疗方案，3 个月后复查 SD。现对该患者原发肿瘤部位是否行手术治疗及辅助系统治疗方案进行探讨。

研究表明，6% ~ 10% 的乳腺癌患者在初诊时已有远处转移即为初诊Ⅳ期乳腺癌，对于Ⅳ期乳腺癌是否需要进行原发肿瘤手术，目前各临床指南依然没有明确推荐。多数回顾性分析表明，手术切除原发灶具有生存获益的价值，但前瞻性研究结论与之相悖。印度的 TATA 研究表明，系统治疗有效的转移性乳腺癌患者，原发灶手术

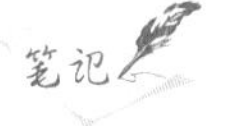

治疗并不能延长 OS，因此不应作为常规手段推荐。TBCRC013 研究亦表明，对于首诊Ⅳ期的乳腺癌患者，不论肿瘤的分子分型如何（根据 ER/HER2 状态），原发灶手术并不影响患者的 OS。MF07－01 研究表明，手术切除原发灶对比仅接受系统治疗组，能够显著提高患者的中位生存时间（46 个月 *vs* 37 个月）；且亚组分析显示在单纯骨转移患者中，手术可延长 14 个月的生存期（56 个月 *vs* 42 个月；*HR*：0.67，95% *CI*：0.43～1.07，*P*＝0.09）。但该研究设计未经系统治疗即进行局部手术，与总体理念不符。所以，Ⅳ期乳腺癌患者的手术价值及时机仍值得探讨。

目前 CDK4/6 抑制剂已成为激素受体阳性晚期乳腺癌内分泌治疗的明星药物，成绩斐然。进行了以 MONALEESA 系列为代表的多项临床研究。其中 MONALEESA-3 研究针对一线内分泌治疗失败的患者，二线采用 ribociclib 联合氟维司群治疗，患者的 PFS 能达到接近 20 个月，相较于 PALOMA-3 和 MONARCH-2 研究，PFS 结果更为突出。极大地改善了患者生存期和生活质量，本病例患者一线 AI 治疗失败后给予哌柏西利联合氟维司群的治疗是完全正确的选择。

参考文献

1. SLAMON D, EIERMANN W, ROBERT N, et al. Adjuvant trastuzumab in HER2-positive breast cancer. N Engl J Med, 2011, 365（14）：1273－1283.

2. 中国医师协会精准治疗委员会乳腺癌专业委员会，中华医学会肿瘤学分会乳腺肿瘤学组，中国抗癌协会乳腺癌专业委员会．中国乳腺癌患者 *BRCA1/2* 基因检测与临床应用专家共识（2018 年版）．中国癌症杂志，2018，28（10）：787－798.

3. 中国抗癌协会乳腺癌专业委员会．中国晚期乳腺癌临床诊疗专家共识（2018 版）．中华肿瘤杂志，2018，40（9）：703－713.

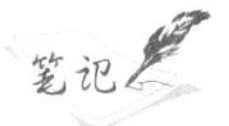

4. FASCHING P A, JERUSALEM G, PIVOT X, et al. MONALEESA-3: A phase Ⅲ study of Ribociclib (LEE011) with Fulvestrant for the treatment of hormone receptor-positive, human epidermal growth factor receptor 2-negative advanced breast cancer in postmenopausal women who have received no or only one line of prior endocrine therapy. Cancer Research, 2016.
5. SLEDGE G W, TOI M, NEVEN P, et al. MONARCH 2: abemaciclib in combination with fulvestrant in women with HR +/HER2-advanced breast cancer who had progressed while receiving endocrine therapy. J Clin Oncol, 2017, 35 (25): 2875 – 2884.
6. BADWE R, HAWALDAR R, NAIR N, et al. Locoregional treatment versus no treatment of the primary tumour in Metastatic breast cancer: an open-label randomised controlled trial. Lancet Oncol, 2015, 16 (13): 1380 – 1388.
7. KING T A, LYMAN J P, GONEN M, et al. Abstract P2 – 18 – 09: TBCRC 013: A prospective analysis of the role of surgery in stage IV breast cancer. Cancer Research, 2013, 73 (24Supplement): P2 – 18 – 09.
8. SORAN A, OZMEN V, OZBAS S, et al. Randomized Trial Comparing Resection of Primary Tumor with No Surgery in Stage IV Breast Cancer at Presentation: Protocol MF07 – 01. Ann Surg Oncol, 2018, 25 (11): 3141 – 3149.
9. VERMA S, DEMICHELE A M, LOI S, et al. Abstract P4 – 13 – 03: Updated safety from a double-blind phase 3 trial (PALOMA-3) of fulvestrant with placebo or with palbociclib in pre-and postmenopausal women with hormone receptor-positive, HER2-negative Metastatic breast cancer that progressed on prior endocrine therapy. Cancer Research, 2016, 76 (4 Supplement): P4 – 13 – 03.

（商木岩）

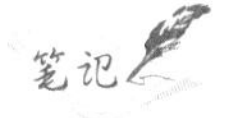

病例 13　初诊Ⅳ期 HER2 阳性伴肺寡转移手术病例

病历摘要

【病史】

患者，女性，54 岁，未绝经。以“确诊左乳癌伴肺转移 1 年半，乳腺术后 10 月余，肺叶切除术后 7 月余”为主诉入院。患者于 1 半年前（2018 年 3 月）触及左乳肿物伴疼痛，未经诊治。后因肿物逐渐增大，就诊于我院乳腺外科。

【辅助检查】

行乳腺超声检查（2018 年 5 月 22 日）提示左乳腺外上象限实质占位性病变可能大，大小 6.60 cm×4.28 cm×7.10 cm（BI-RADS 5 类），左侧腋窝淋巴结肿大（4 级）；右乳腺 12 点钟方向及 5 点钟方向实质占位性病变不除外，大小分别为 3.11 cm×1.88 cm、2.55 cm×2.01 cm（BI-RADS 4B 类）。乳腺钼靶检查提示左乳外上象限团片状密度增高影，边界欠清，范围约 55 mm×47 mm，左乳皮肤增厚，左侧腋窝可见肿大淋巴结。乳腺 MRI 检查提示左乳外上象限多发肿块，大小约 2.2 cm×2.6 cm×2.0 cm（BI-RADS 5 类），右乳多发强化结节（BI-RADS 4A 类），见图 13－1。肺增强 CT（2018 年 5 月 24 日）示右肺结节，双肺小结节，转移待除外（图 13－2）。进一步完善全身 PET-CT 检查（2018 年 5 月 25 日），提示

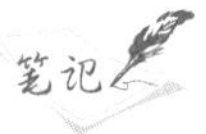

左侧乳腺多发软组织结节影，最大SUV 20.0，考虑为恶性病变；左侧腋窝、胸肌下方淋巴结影，部分肿大，最大SUV 17.1，考虑为恶性病变转移；右肺中叶两处结节影，代谢增高，最大SUV 11.8，恶性病变转移不除外（图13－3）。2018年5月28日行左乳肿物及左腋窝淋巴结穿刺活检术，穿刺病理：左乳肿物浸润性导管癌（3级），左腋窝淋巴结转移癌。免疫组化：ER(－)，PR(约5%弱+)，HER2(3+)，Ki-67(约60%+)，见图13－4。FISH检测示*HER2*基因成簇信号，HER2阳性。

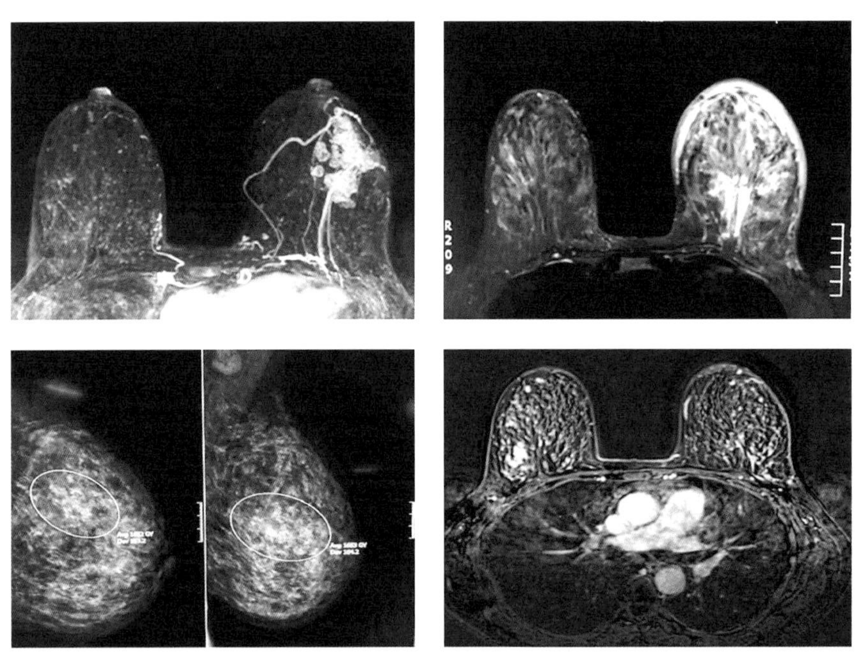

图13－1　乳腺MRI

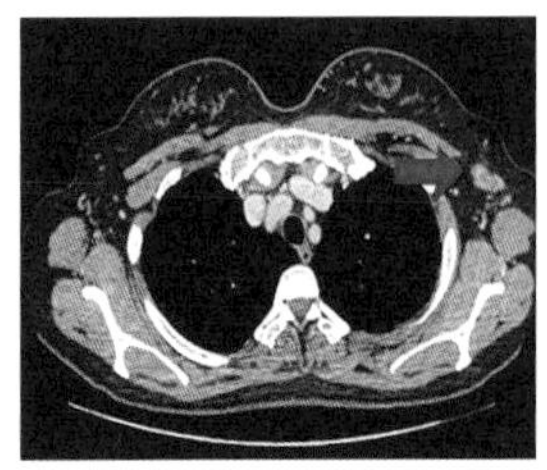

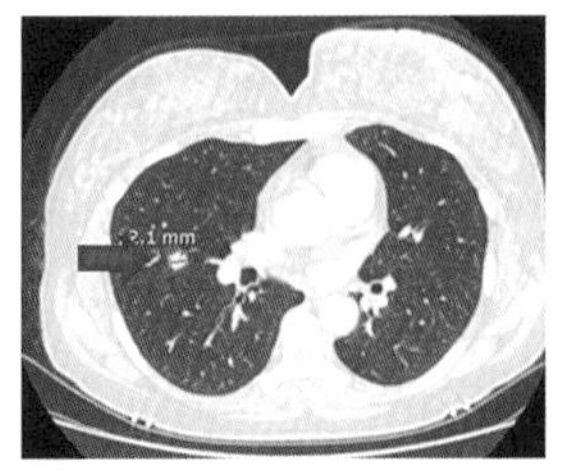

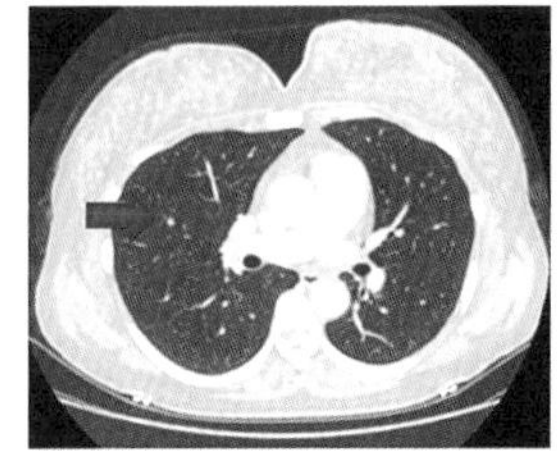

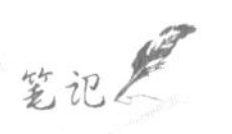

图13－2　左腋窝肿大淋巴结及右肺占位性病灶（CT影像）

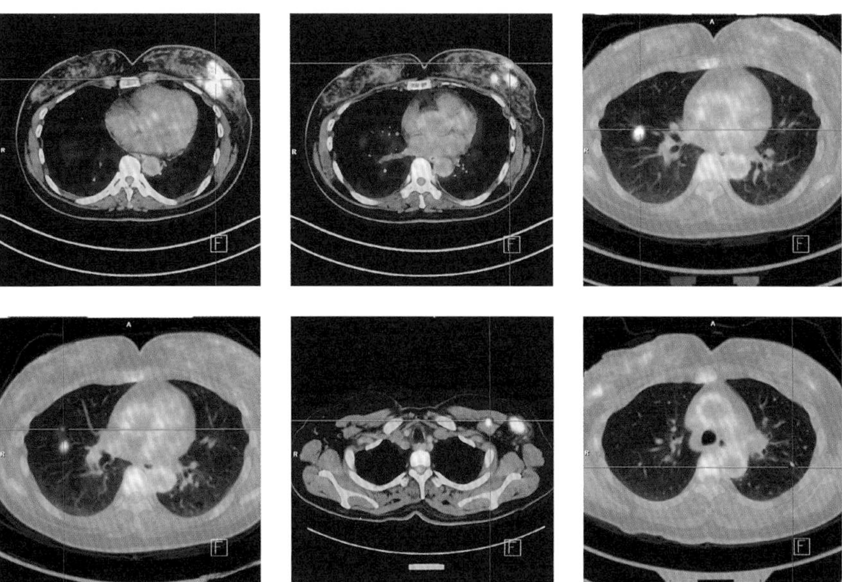

图 13-3 全身 PET-CT

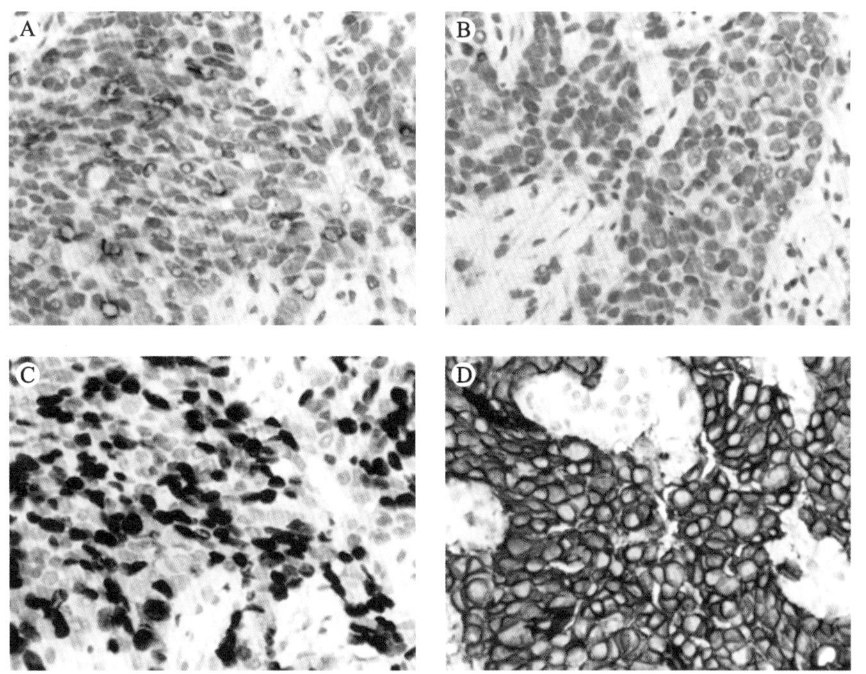

A. ER(-); B. PR(约5%,弱); C. Ki-67(约60%); D. HER2(3)。

图 13-4 乳腺肿物穿刺免疫组化结果

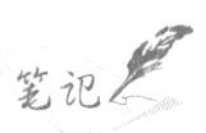

【诊断】

左乳腺恶性肿瘤（cT4N3M1，Ⅳ期，肺转移）。

【治疗】

该患者为初始Ⅳ期乳腺癌、肺转移，于2018年6月5日行一线TH方案治疗，具体用药为曲妥珠单抗［520 mg（首次），390 mg（第2个周期始）］，多西他赛（140 mg，d1），共治疗8个周期。2个周期后评效为SD，4、6、8个周期评效为PR，见图13－5。化疗期间曾出现Ⅲ度粒细胞缺乏伴发热、Ⅰ度乏力、Ⅱ度腹泻、Ⅱ度脱发、Ⅰ度心悸、Ⅰ度口腔黏膜炎，对症治疗后好转。经多学科讨论后，考虑患者肺内病灶为寡转移，化疗后有效，经与患者及家属充分交代后，行乳腺原发灶手术治疗。2018年11月26日于我院乳腺外科行左乳腺癌改良根治＋右乳全乳房切除术，术中见肿物大小3.5 cm×3.0 cm×2.5 cm，术后病理为左乳浸润性导管癌Ⅱ级，Miller-Payne分级2级，免疫组化结果为ER（－），PR（－），c-erbB-2（3＋），Ki-67（约60%＋），淋巴结（1/17）枚转移。术后继续应用曲妥珠单抗（赫赛汀）维持治疗。

术后3个月复查胸部CT（2019年1月14日）发现右肺中叶叶间胸膜下结节影较前有增大，2019年1月14日开始给予二线卡培他滨联合吡咯替尼治疗，具体用药为第1个周期卡培他滨1000 mg/m^2，bid，d1～d14，吡咯替尼400 mg每日一次，口服。治疗后因Ⅲ度腹泻，将卡培他滨减量至625 mg/m^2，bid，d1～d14，吡咯替尼减量至320 mg每日一次，口服，共治疗4个周期。2、4个周期评效为PR（图13－6）。2019年3月15日于外院行单孔胸腔镜下右肺中叶切除、肺门纵隔淋巴结采样术，术中见肿物大小1.0 cm×0.5 cm，

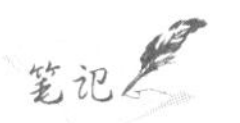

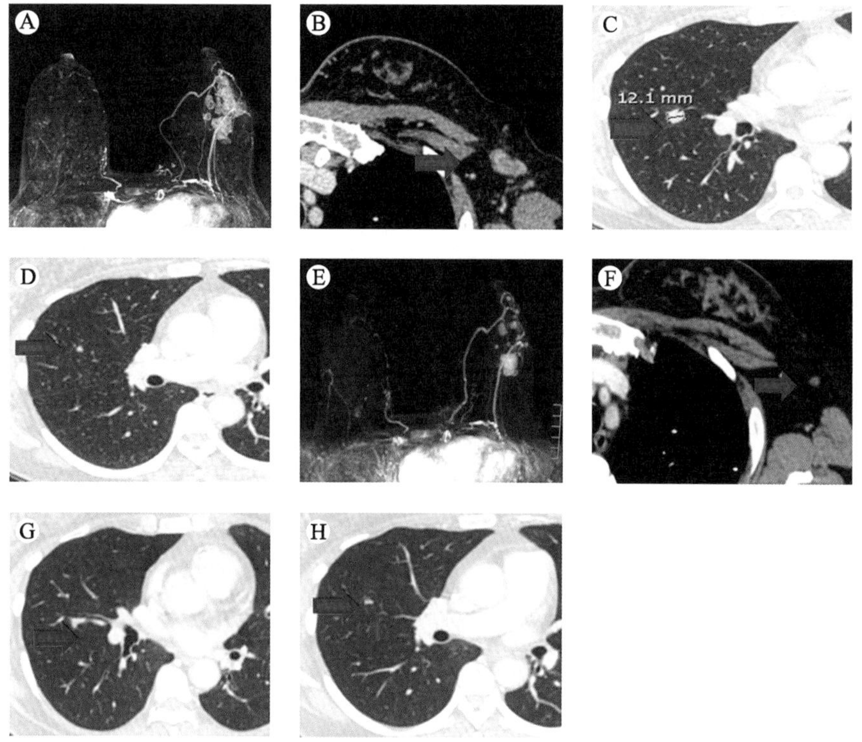

A＋B＋C＋D. 一线治疗前基线；E＋F＋G＋H. 一线 TH 方案化疗后评效为 PR。

图 13－5　一线 TH 方案治疗后疾病 PR
（乳腺 MRI＋胸部 CT 影像）

术后病理为纤维间质中见少量异形细胞巢，结合病史及免疫组化符合乳腺癌转移化疗后改变，淋巴结未见转移癌（0/15）。免疫组化结果为：①SMA（＋），H-Cal（－），CD34 肺泡壁（＋），CK（－）；②ER（2%＋），PR（－），c-erbB-2（3＋），Ki-67（50%＋），CK（＋），CK7（＋），TTF1（－），GATA-3（＋），GCDFP-15 局灶（＋），CK5/6（－），Syn（－），P63（－）。术后继续口服卡培他滨联合吡咯替尼维持治疗。2019 年 5 月 30 日至 2019 年 7 月 4 日行左侧胸壁及锁骨上放疗 25 次。随访至今，无复发转移。

笔记

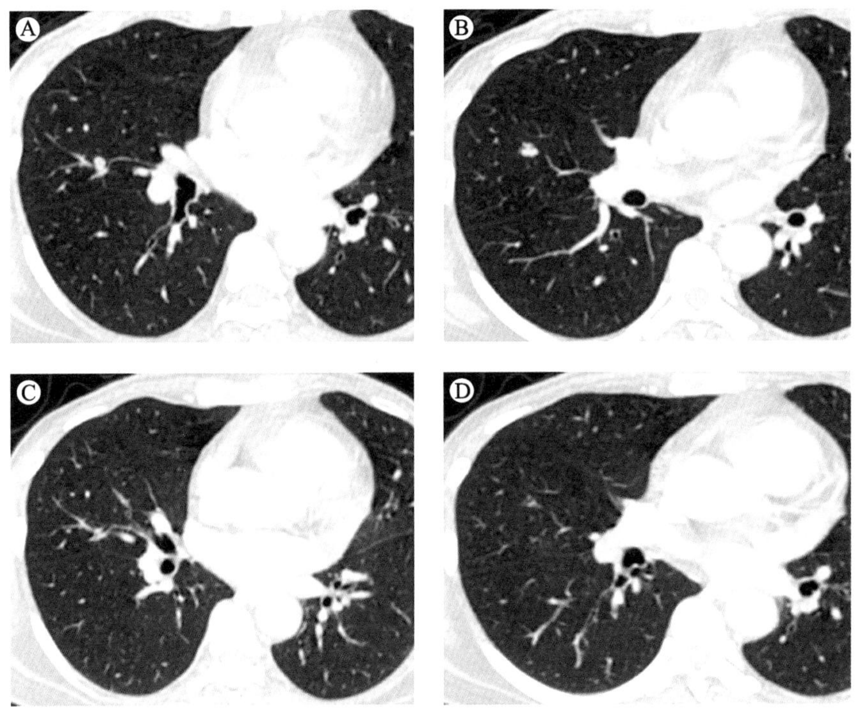

A + B. 二线治疗前 CT 发现右肺中叶叶间胸膜下结节影较前有增大；C + D. 二线治疗 4 周期评效为 PR。

图 13 -6　二线吡咯替尼联合卡培他滨治疗后
肺内病灶 PR（CT 影像）

病例分析

该患者为 54 岁女性，未绝经，初诊Ⅳ期 HR 阴性、HER2 阳性乳腺癌。初始乳腺局部分期较晚，同时伴有无症状肺内寡转移。一线曲妥珠单抗联合化疗治疗有效，进行乳腺病灶手术，术后继续应用曲妥珠单抗维持治疗期间，肺内病灶增大，PD。二线换用吡咯替尼联合卡培他滨治疗后，肺内病灶 PR，行肺内转移病灶切除，患者获得较长 DFS。

笔记

诊疗思路：初诊Ⅳ期乳腺癌是不可治愈疾病，治疗目的是为了提高患者生活质量和延长患者生存期。本例患者为初始Ⅳ期HR阴性、HER2阳性乳腺癌，晚期乳腺癌诊疗指南指出，早期抗HER2治疗是HER2阳性转移性乳腺癌患者获益的关键。H0648G和M77001研究结果表明，紫杉类药物联合曲妥珠单抗治疗能够显著提高患者的PFS和OS，确立了曲妥珠单抗联合紫杉类药物在晚期HER2乳腺癌中一线标准治疗的地位。本例患者一线接受TH方案治疗后，乳房原发灶和肺内转移灶均缩小，总体疗效为PR，下一步面临着在系统治疗的基础上是否选择局部手术治疗的问题。

初诊Ⅳ期乳腺癌原发灶是否进行手术和如何确定最佳局部治疗时机，目前仍存在争议。多项回顾性分析表明原发灶手术切除能给患者带来生存获益，但两项前瞻性研究TATA、TBCR013却得到不同结果。目前大部分专家认为对于具有良好预后特征，如肿瘤负荷小、激素受体阳性、单纯骨转移的患者，在全身治疗有效且维持较长PD时间的前提下，更能从原发灶手术中获益。虽然HER2阳性属于高侵袭性亚型，局部手术价值颇具争议，但该患者对于抗HER2治疗长期有效且没有危及生命的内脏转移，经过多学科会诊后，考虑目前有手术获益的可能，与患者及家属充分沟通并交代手术的风险及获益后，患者及其家属要求进行局部手术治疗。

术后患者继续用曲妥珠单抗维持治疗，但在维持治疗期间出现肺内转移病灶增大，评价疗效为PD，考虑为曲妥珠单抗耐药。CSCO BC指南建议，HER2阳性晚期乳腺癌曲妥珠单抗治疗后病情仍进展者，优先考虑更换抗HER2靶向药物。故二线给予吡咯替尼联合卡培他滨治疗，肺内病灶明显缩小，是否对肺内寡转移灶进行局部治疗，成为又一个难题。

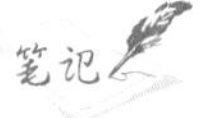

对于乳腺癌寡转移灶，局部治疗的时机和价值尚不明确，晚期乳腺癌专家共识建议在全身治疗有效的前提下进行局部处理。回顾性分析表明，对于乳腺癌术后肺转移、HR 阳性、无病生存时间长（>36 个月）、转移结节局限于单个肺叶（≤3 个）且能完整切除（R0）的患者，行肺转移结节手术可能获得长期疾病控制和生存。本例患者存在无症状肺内寡转移，二线抗 HER2 联合化疗，肺内转移病灶明显缩小，且未来存在再次耐药致病情进展的风险，经 MDT 会诊后，患者接受了肺内寡转移灶手术，并获得了较长的 DFS。

专家点评

曲妥珠单抗联合化疗是 HER2 阳性晚期乳腺癌的一线标准治疗，曲妥珠单抗治疗失败后吡咯替尼联合卡培他滨成为耐药后的治疗选择。虽然，目前 HER2 阳性初始Ⅳ期乳腺癌原发灶和寡转移灶局部治疗的价值和时机尚存争议，但临床应依据肿瘤负荷、PD 时间、生活质量、患者意愿等因素个体化决策。本例患者从积极的局部治疗中获得了较长的 DFS，但不可因此盲目扩大局部治疗的适应人群。

参考文献

1. TAN Y N, LI X F, CHENH Y, et al. Hormone receptor status may impact the survival benefit of surgery in stage iv breast cancer: a population-based study. Oncotarget, 2016, 7 (43): 70991 - 71000.

2. HARRIS E, BARRY M, KELLM R. Meta-analysis to determine if surgical resection of the primary tumour in the setting of stage IV breast cancer impacts on survival. Ann Surg Oncol, 2013, 20 (9): 2828 - 2834.

笔记

3. BADW E, RAJENDR A, HAWALDE R, et al. Locoregional treatment versus no treatment of the primary tumour in Metastatic breast cancer: an open-label randomised controlled trial. Lancet Oncol, 2015, 16 (13): 1380 - 1388.

4. 中国抗癌协会乳腺癌专业委员会. 中国晚期乳腺癌临床诊疗专家共识（2018版）. 中华肿瘤杂志, 2018, 40 (9): 703 - 713.

（徐璐）

病例 14　初诊Ⅳ期乳腺癌病例

病历摘要

（一）病史及治疗一

【病史】

患者，女性，63 岁，已绝经，孕 2 产 2。因“发现左乳肿物 2 个月”入院。患者于 2018 年 7 月 4 日因发现左乳肿物，大小约 3.0 cm × 2.5 cm，未经任何检查及治疗入院。

患者既往体健，否认乳腺癌家族史。

【专科查体】

双乳对称，左乳外侧 3 点钟方向距乳头约 3.0 cm 处可触及一大小约 3.0 cm × 2.5 cm 的肿物，质硬，边界不清，活动度差，与皮肤、胸壁无粘连，左腋窝未触及肿大淋巴结，右乳、右腋窝及双侧锁骨上未触及异常。

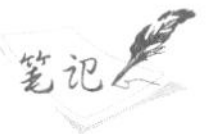

【辅助检查】

超声回报（图 14－1）：左乳可见大小约 2.1 cm×1.4 cm 低回声结节，边界不清，形态不规则，内可见点状强回声，CDFI：可见血流信号。双侧腋窝未见肿大淋巴结。乳腺钼靶（图 14－2）：左乳外侧象限占位性病变，BI-RADS 4B 类。乳腺 MRI（图 14－3）：左侧乳腺外下象限占位，考虑乳腺癌，BI-RADS 5 类。双肺 CT（图 14－4）：两肺多发转移瘤，肝脏可见斑片状密度减低影。腹部 CT：肝左叶斑片状密度减低影。

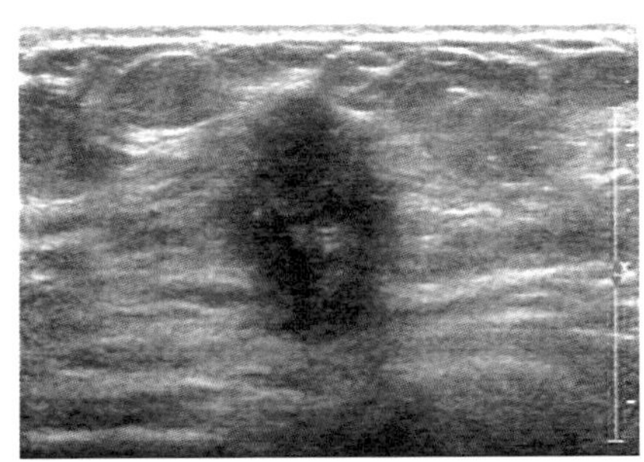

图 14－1　乳腺超声

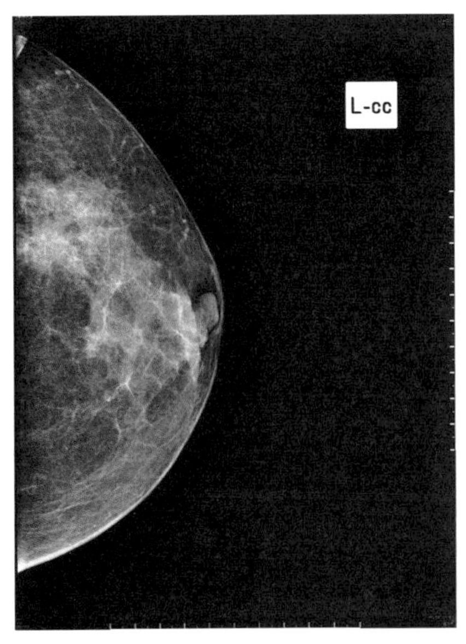

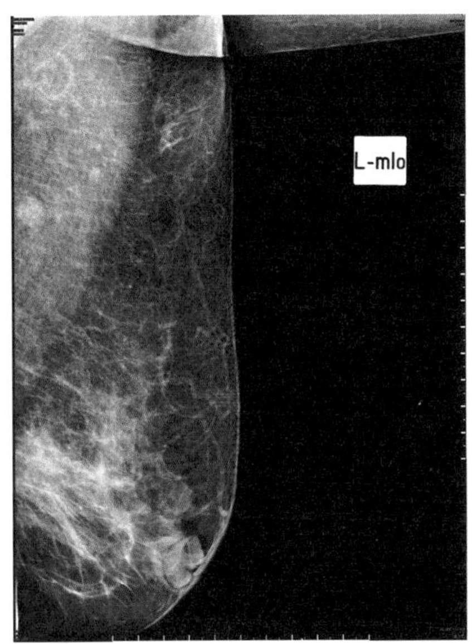

图 14－2　乳腺钼靶

笔记

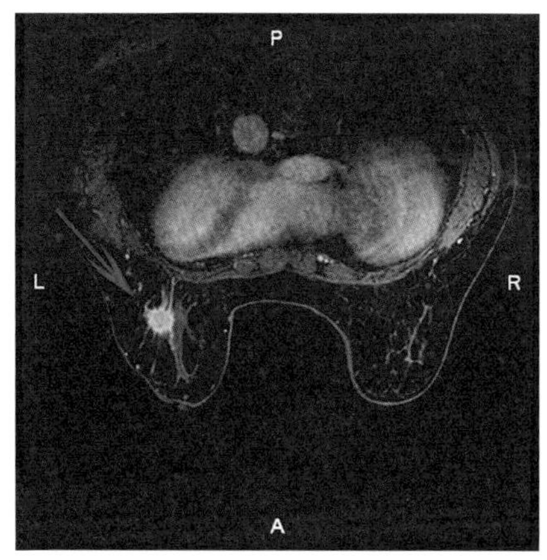

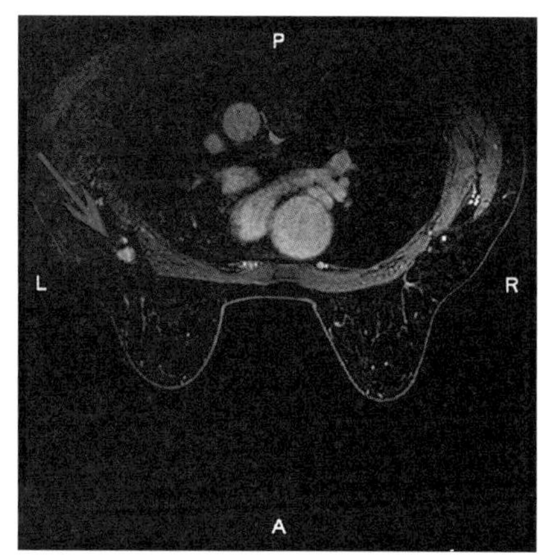

图 14－3 乳腺 MRI

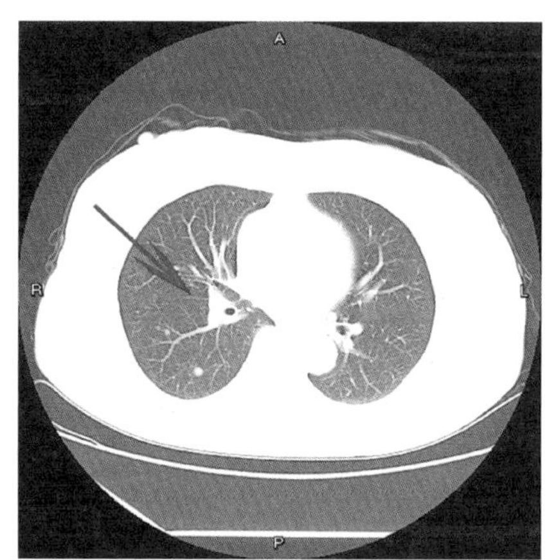

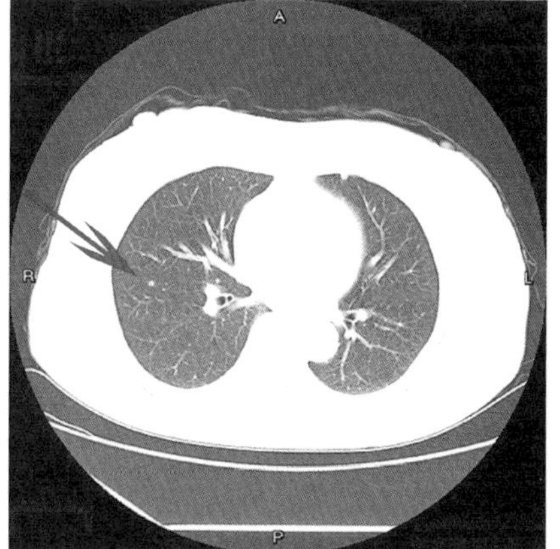

图 14－4 双肺 CT

乳腺肿物空芯针穿刺病理（图 14－5）：左乳腺浸润性癌。免疫组化：ER（1%＋），PR（－），HER2（3＋），Ki-67（45%＋），EGFR（＋），VEGF（弱＋），P53（15%＋），Topo Ⅱα（30%＋）。左侧乳腺癌（T2N1M1）Ⅳ期，肺转移瘤，肝转移？

【诊断】

左乳癌Ⅳ期 Luminal B 型（HER2 阳性型）。

【治疗】

患者明确为Ⅳ期乳腺癌，需首先给予全身系统治疗，给予患者

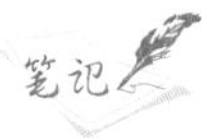

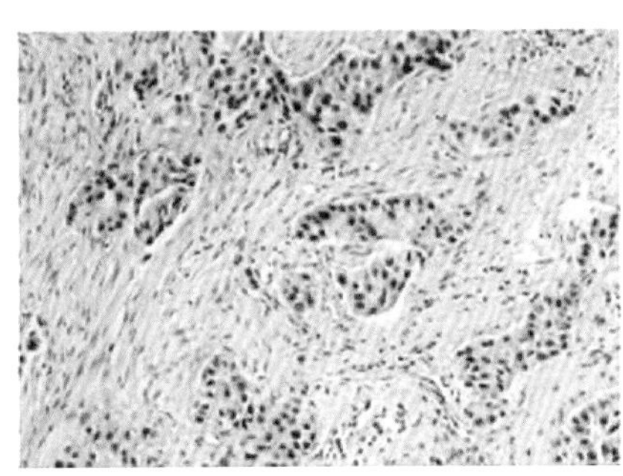
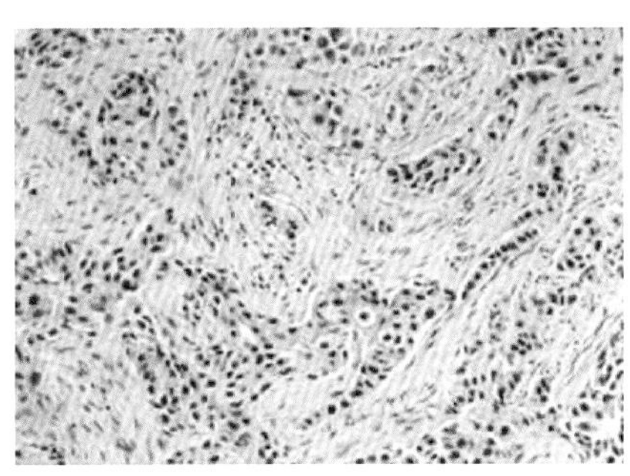

图 14－5　病理结果

Nab-paclitaxel + XH 方案化疗（Nab-P 125 mg/m^2，d1、d8；卡培他滨 950 mg/m^2，bid，d1～d14；曲妥珠单抗（H）初始 8 mg/m^2 首次→6 mg/m^2，q21d），并每 2 个周期定期监测疗效。

（二）病史及治疗二

经过 1 个周期的化疗，患者乳腺肿物较前缩小，双肺转移瘤较前变小变淡，肝脏转移灶较前变小，总体疗效评价 PR，患者对化疗耐受性良好，化疗过程中血液学毒性 1～2 级，给予升白治疗后缓解，无明显周围神经毒性及手足综合征表现。遂继续给予 Nab-paclitaxel + XH 方案化疗共 8 个周期。每 2 个周期影像学检查评估解救治疗疗效。8 个周期解救治疗乳腺病灶消失，评价疗效为 pCR，肝脏及双肺病灶评价疗效为 PR，整体疗效 PR。

【专科查体】

双乳对称，左乳外侧 3 点钟方向可触及腺体组织质韧，未触及明显肿物，左腋窝未触及肿大淋巴结，右乳、右腋窝及双侧锁骨上未触及异常。

【辅助检查】

化疗 1 个周期后复查结果如下。乳腺超声（图 14－6）：左侧乳腺可见大小约 1.72 cm × 1.15 cm 低回声结节，边界不清，形态不规则，内可见散在强回声光点，CDFI：可见少许血流信号，双侧腋

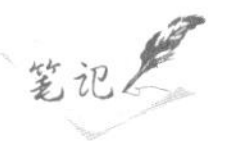

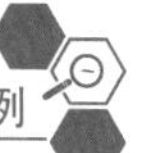

窝未见明显肿大淋巴结回声。提示：左侧乳腺低回声结节，BI-RADS 6 类。双肺 CT 回报（图 14－7）：两肺多发转移瘤，较前变小变淡。肝脏 CT（图 14－8）：肝脏可见斑片状密度减低影，较前变小。

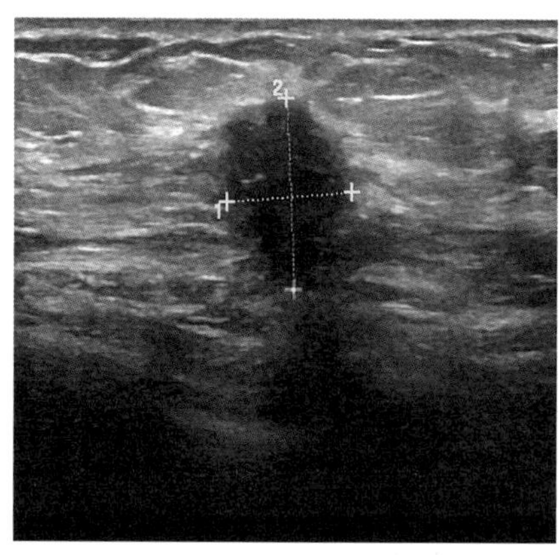

图 14－6 乳腺超声

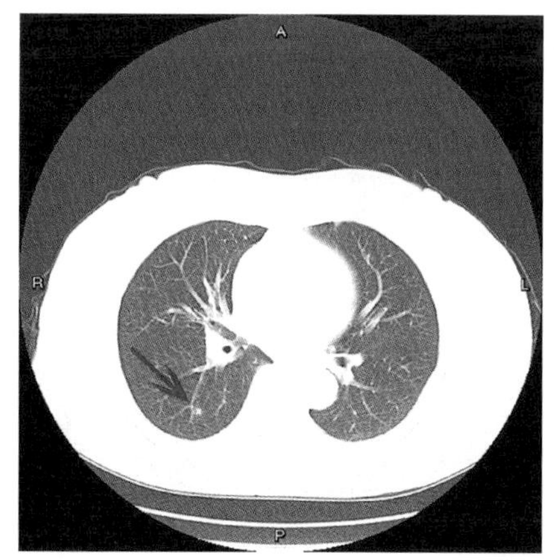

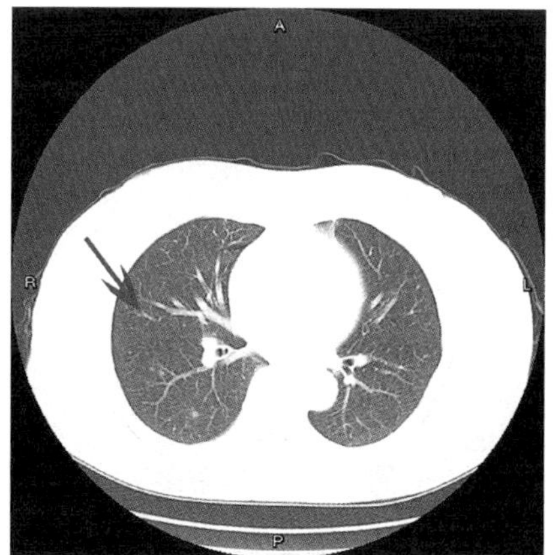

图 14－7 双肺 CT

2018 年 10 月 15 日化疗 4 个周期后，复查结果如下。乳腺超声（图 14－9）：左侧乳腺可见大小约 1.22 cm×0.75 cm 低回声实性占位，边界尚清，外形欠规则，内可见点状强回声，CDFI：可见少许血流信号，考虑：左乳低回声实性占位，BI-RADS 6 类。双肺 CT

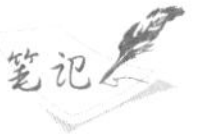

（图 14－10）：两肺少许转移瘤，较前数量减少，体积缩小。肝脏CT（图 14－11）：肝左叶结节样略低密度结节，大致同前。

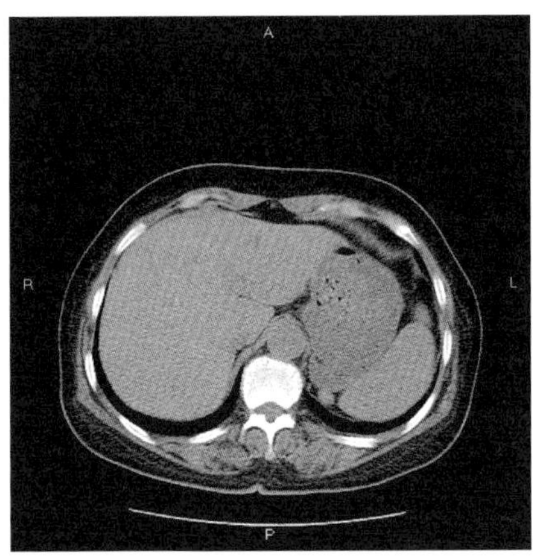

图 14－8　肝脏 CT

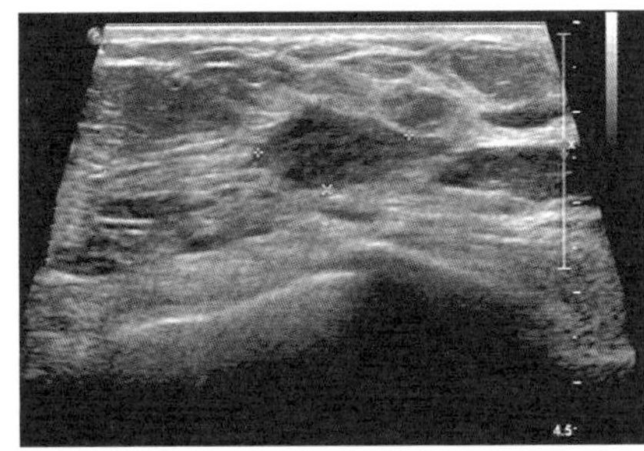

图 14－9　乳腺超声

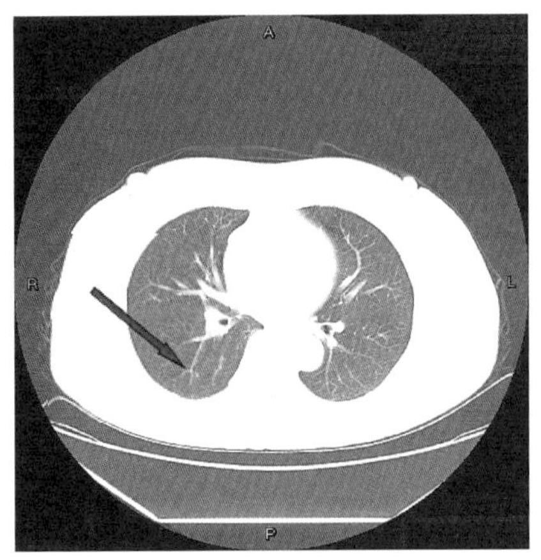

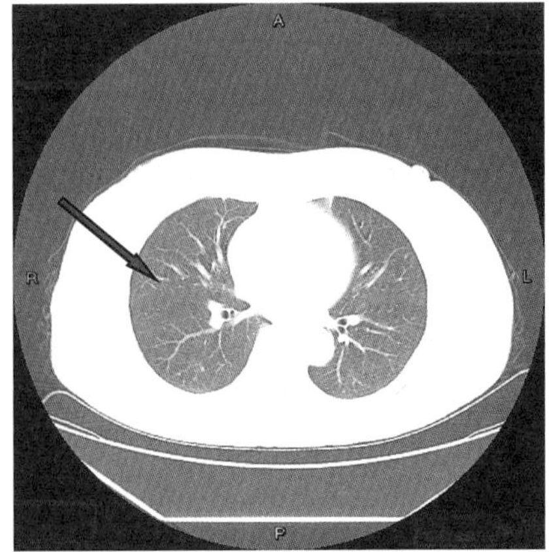

图 14－10　双肺 CT

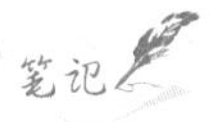

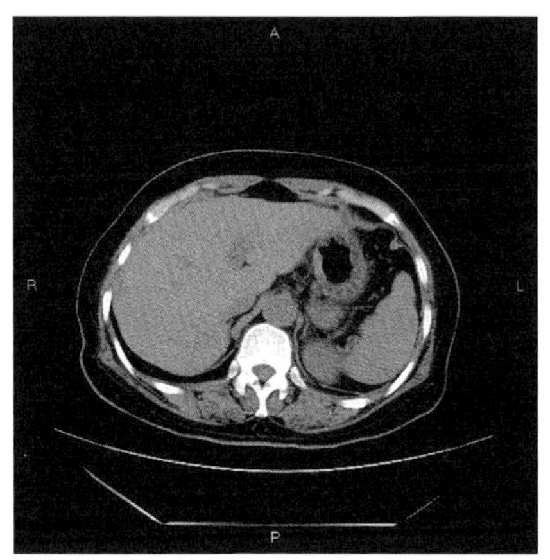

图 14－11　肝脏 CT

2018 年 12 月 17 日化疗 8 个周期后复查结果如下。乳腺超声（图 14－12）：左侧乳腺标记处可见大小约 2.6 cm×0.9 cm 不均质回声团块，边界欠清，外形欠规则，内可见点状强回声，双侧腋窝未见异常肿大淋巴结。双肺 CT（图 14－13）：两肺多发微结节。肝脏 CT（图 14－14）：肝左叶结节样略低密度结节，大致同前。

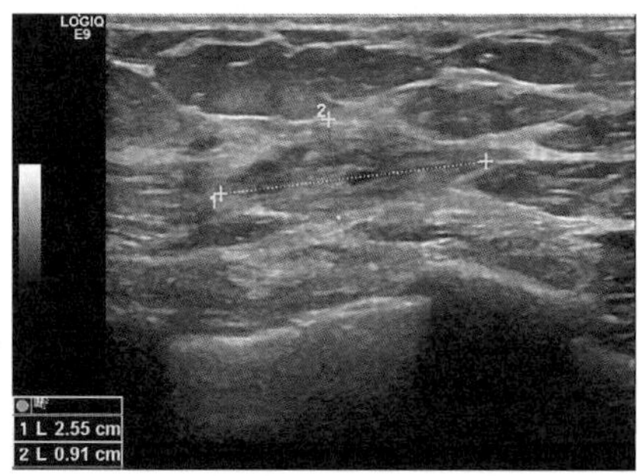

图 14－12　乳腺超声

【治疗】

继续给予 XH 方案维持治疗。

（三）病史及治疗三

经过 XH 方案维持治疗半年，每 2 个周期影像学评估维持治疗疗效，病情控制稳定，乳腺病灶维持在 cCR，肝脏及双肺病灶保持

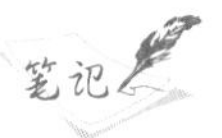

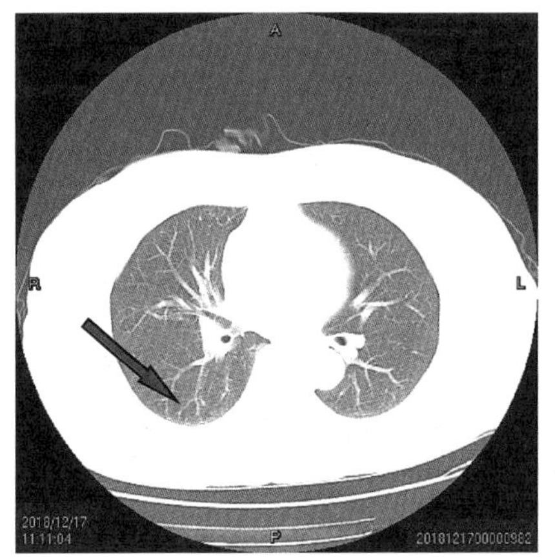

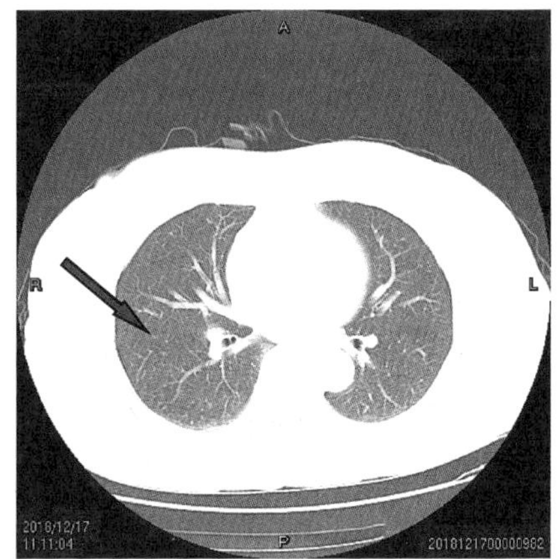

图 14－13　双肺 CT

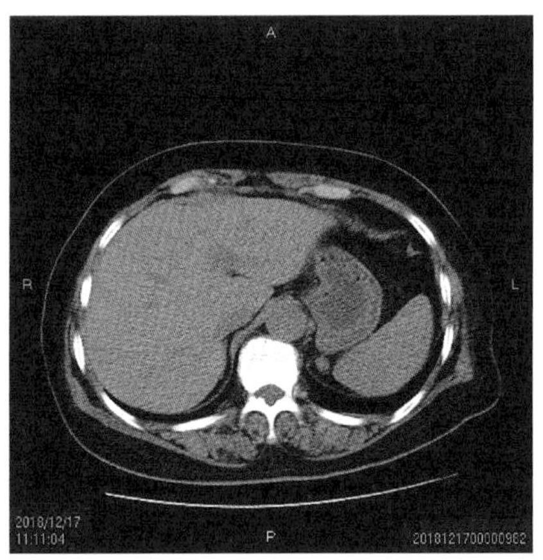

图 14－14　肝脏 CT

在稳定状态，患者耐受性良好，无手足综合征等表现，血液学毒性 1 级，给予升白治疗后缓解。

【查体】

双乳对称，双侧乳腺未触及明显肿物，无腺体质韧区域，双侧腋窝及双侧锁骨上未触及明显肿大淋巴结。

【辅助检查】

2019 年 2 月 12 日复查结果如下。乳腺超声（图 14－15）：左侧乳腺可见大小约 2.1 cm×0.7 cm 不均质回声团块，边界不清，外

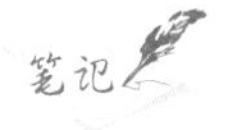

形欠规则，CDFI：周边可见血流信号，考虑：左乳不均质回声团块，BI-RADS 6 类。双肺 CT（图 14－16）：双肺散在微结节，变化不大。肝脏 CT（图 14－17）：肝左叶可见结节状稍低密度影。

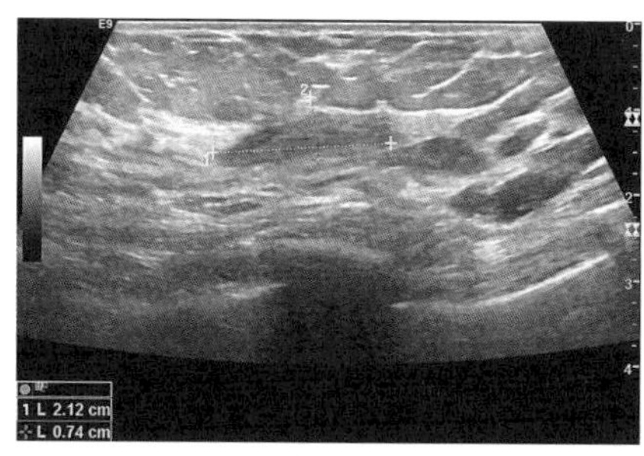

图 14－15　乳腺超声

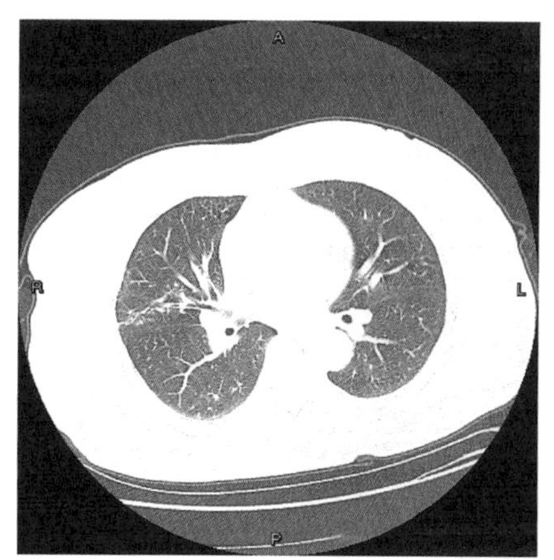

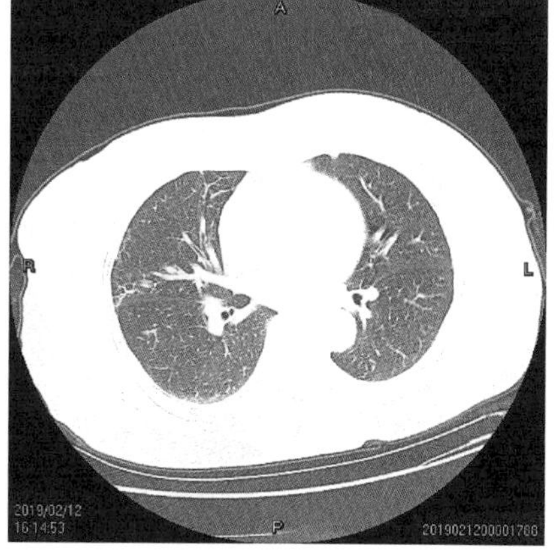

图 14－16　双肺 CT

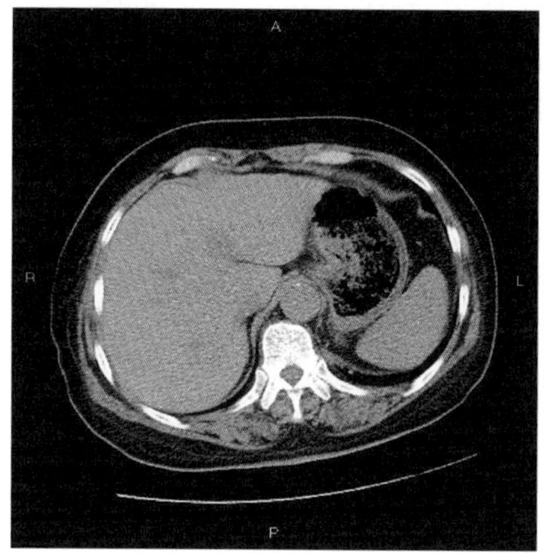

图 14－17　肝脏 CT

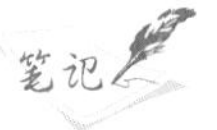

2019 年 4 月 20 日复查结果如下。双肺 CT（图 14－18）：双肺散在微结节，较前变化不大。肝脏 CT（图 14－19）：肝左叶可见结节状稍低密度影，较前未见明显变化。

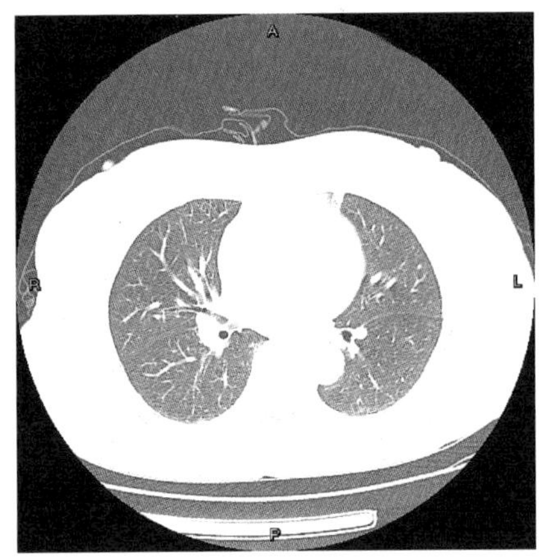

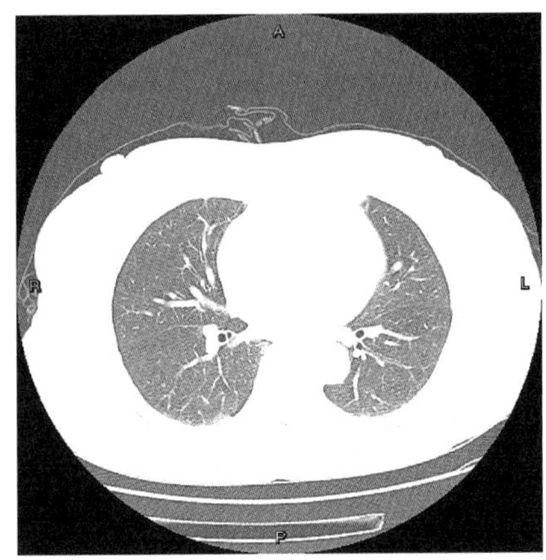

图 14－18　双肺 CT

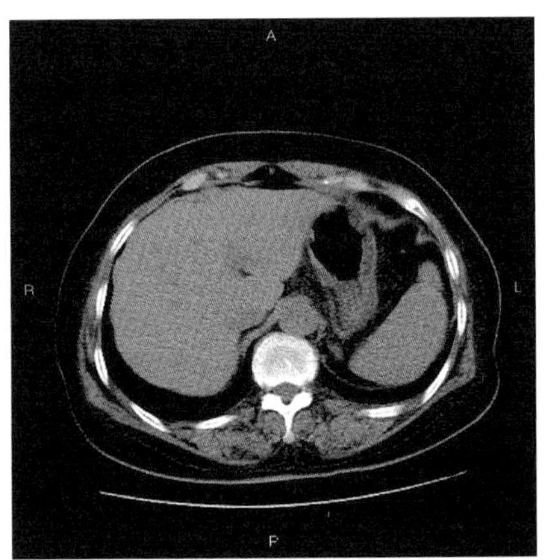

图 14－19　肝脏 CT

2019 年 6 月 3 日复查结果如下。双肺 CT（图 14－20）：双肺上叶散在微结节，较前变化不大。肝脏 CT（图 14－21）：肝左叶可见结节状稍低密度影，较前未见明显变化。乳腺超声（图 14－22）：左侧乳腺可见大小约 1.7 cm × 0.8 cm 低回声团，边界不清，外形不规则，CDFI：周边可见少量血流信号，BI-RADS 6 类。

笔记

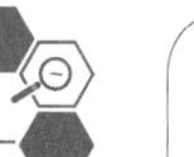

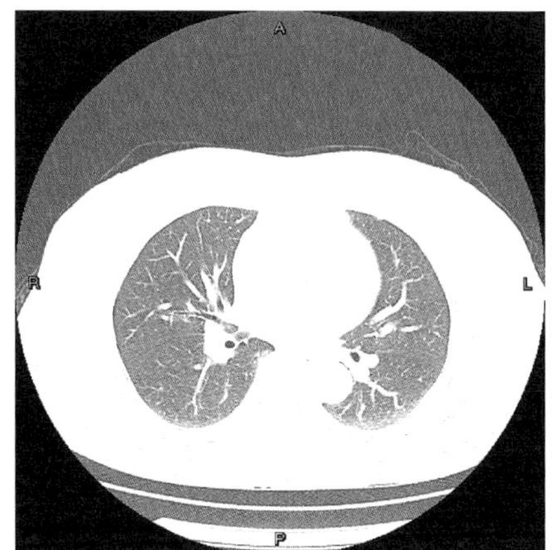

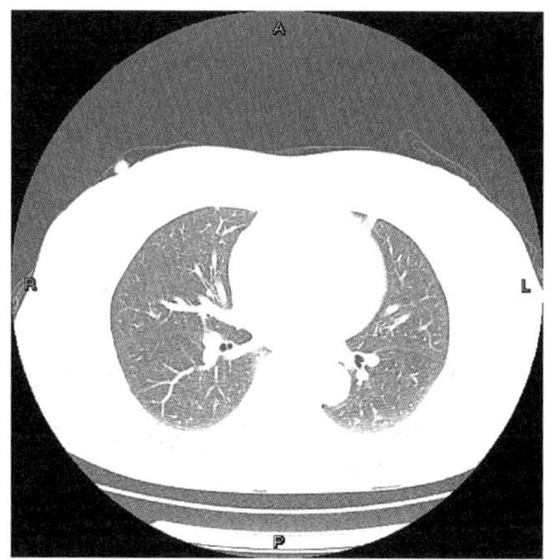

图 14－20 双肺 CT

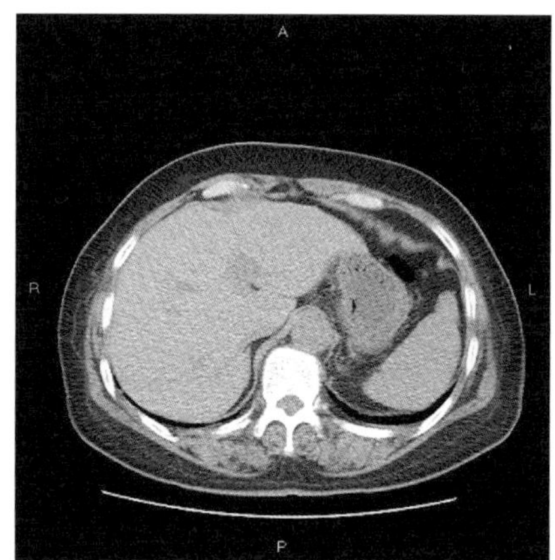

图 14－21 肝脏 CT

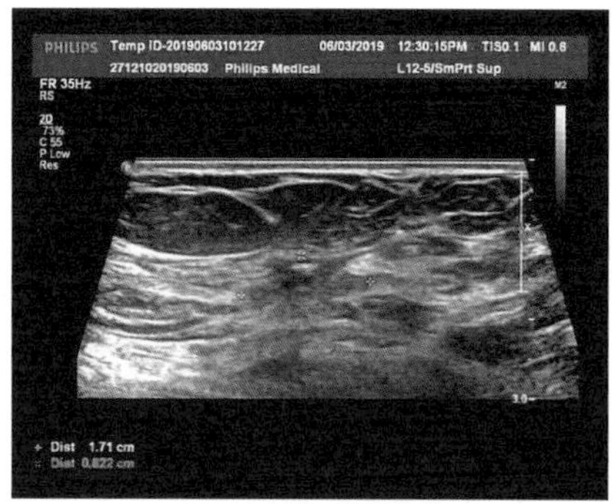

图 14－22 乳腺超声

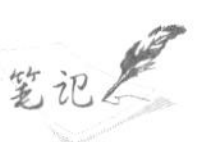
笔记

病例分析

（一）治疗一问题解析

结合患者病史、查体、影像学检查、乳腺肿物空芯针穿刺病理及免疫组化结果，明确诊断为：左乳癌Ⅳ期 Luminal B 型（HER2 阳性型）。需接受全身系统治疗。依据 CHAT 临床研究中 TXH（多西他赛 + 卡培他滨 + 曲妥珠单抗）方案中位 TTP 及 PFS 均明显优于 TH（多西他赛 + 曲妥珠单抗）方案，具有统计学差异，同时 2018 版 CSCOⅠ级推荐也为 TXH（多西他赛 + 卡培他滨 + 曲妥珠单抗）(1A)；依据发表在 2009 年 *JCO* 上关于"Significantly Longer Progression-Free Survival With nab-Paclitaxel Compared With Docetaxel As First-Line Therapy for Metastatic Breast Cancer"文章中提示：在晚期乳腺癌治疗中，白蛋白结合型紫杉醇 150 mg/m^2，weekly 方案 PFS 优于多西他赛 100 mg/m^2，q3w 方案，基于以上循证医学证据，给予 Nab-paclitaxel + XH 方案化疗（Nab-P 125 mg/m^2，d1、d8；卡培他滨 950 mg/m^2，bid，d1 ~ d14；H 初始 8 mg/m^2 → 6 mg/m^2，q21d），并定期监测疗效。

（二）治疗二问题解析

至 2018 年 12 月 25 日，Nab-PXH 化疗已完成 8 个周期。乳腺、双肺及肝脏病灶均已明显缩小，乳腺病灶查体触诊为阴性，乳腺超声提示的不均质回声团块考虑为肿瘤退缩后的印记，并非真正的肿物，乳腺 MRI 可以更好地显示乳腺肿物化疗后的退缩模式，但考虑到患者的治疗目的是全身多病灶的控制，并非乳房肿物的 pCR，因此未做乳腺 MRI 检查。双肺及肝脏病灶 CT 影像提示：两肺多发微

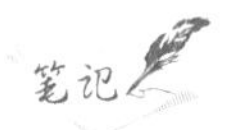

结节，肝脏左叶结节样略低密度结节。全身治疗控制满意，依据一项发表在 *Clinical Breast Cancer* 上的一项Ⅲ期临床研究证实：XT后 X 维持比单药 T 维持组 OS 有改善趋势（18.3 个月 *vs* 15.3 个月，$P=0.2$），且紫杉类药物后续联用卡培他滨组，其 OS 显著长于接受其他任何化疗方案（$P=0.046$）。因此，涉及该患者后续治疗则继续给予了 XH 方案维持治疗。

（三）治疗三问题解析

至 2019 年 6 月 3 日，XH 维持治疗已完成 7 个周期，疾病病情稳定期为半年，乳腺病灶临床查体 cCR，肝脏及双肺病灶影像学提示病情稳定且接近 cCR。依据基础研究理念提示：切除原发病灶可阻断循环肿瘤细胞向原发灶归巢，打破恶性循环，同时切除原发病灶可激活抗肿瘤免疫反应，杀伤播散肿瘤细胞。来自土耳其的一项Ⅲ期临床研究（MF07－01 研究）提示：手术＋系统治疗组较单纯系统治疗组的 5 年生存率由 24.4% 提高至 41.6%。反观印度的 TATA 临床研究，虽然是一个阴性的结果，但是深入分析该研究的入组人群及系统治疗的强度、疗效，也可以看到一些端倪。在该研究纳入的患者中，仅接受了以 CA/EF 方案为主的化疗，接受紫杉类药物化疗比例仅为手术组的 4%，非手术组的 5%；HER2 阳性型患者接受抗靶向治疗的比例手术组仅为 2%、非手术组为 0，而土耳其的 MF07－01 临床研究中 100% 的患者接受了蒽环类及紫杉类药物的治疗，所有的 HER2 阳性患者均接受了抗靶向治疗。可见，无论任何亚组人群，局部手术治疗的获益需要以标准化、强化的全身综合治疗为先决条件，并且在全身系统治疗充分且疗效确切的情况下，局部手术治疗是可以为患者带来生存获益的，同时也会提高局控率。而本例患者恰恰是接受了充分的全身治疗，且疗效确切。

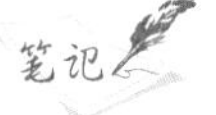

患者有明显手术意愿，遂于 2019 年 6 月 11 日行左侧乳腺切

除+腋窝淋巴结清扫术，术后石蜡病理回报（图 14 －23）：（左）乳腺增生病，部分间质纤维组织增生，经反复取材未见明显癌细胞残留。取自标本乳头及深切线未见癌。取自标本腋窝淋巴结未见转移癌（0/11）。另送胸肌间淋巴结，纤维脂肪结缔组织未见癌。

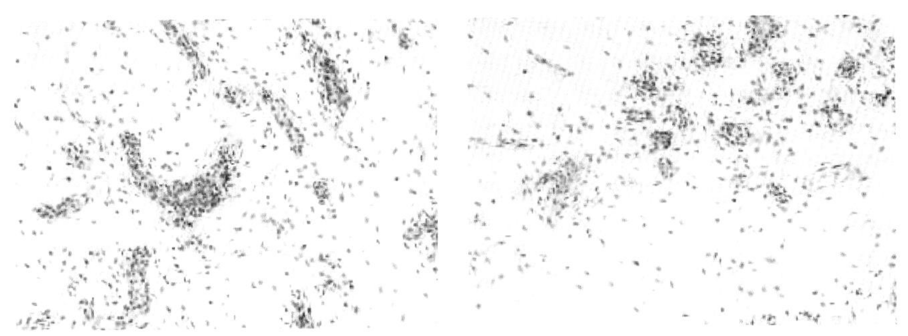

图 14 －23　术后石蜡病理

后续继续给予 XH（卡培他滨+曲妥珠单抗）维持治疗至今，影像学检查及各项指标均稳定。

专家点评

首诊Ⅳ期乳腺癌占乳腺癌比例为 4%～6%，肝、肺、骨及脑转移等远隔转移部位所占比例见表 14 －1，该例患者为初诊Ⅳ期乳腺癌并发肝、肺实质转移，中位生存期较短，且分子分型为 Luminal B 型（HER2 阳性型），依据 CHAT 临床研究中 TXH（多西他赛+卡培他滨+曲妥珠单抗）方案中位 TTP（月）为 18.6 个月，明显优于 TH（多西他赛+曲妥珠单抗）13.6 个月，中位 PFS 分别为 17.9 个月、12.8 个月，具有统计学差异，*P* 分别为 0.033 和 0.045；同时 2018 版 CSCO Ⅰ级推荐也为 TXH（多西他赛+卡培他滨+曲妥珠单抗）(1A)；依据 2009 年发表在 *JCO* 上关于“Significantly Longer Progression-Free Survival With nab-Paclitaxel Compared With

笔记

Docetaxel As First-Line Therapy for Metastatic Breast Cancer”文章中提示：在晚期乳腺癌中白蛋白结合型紫杉醇 150 mg/m^2，weekly 方案作为一线治疗疗效优于多西他赛 100 mg/m^2，q3w 方案（PFS 为 14.6 个月 *vs* 7.8 个月），基于以上循证医学证据，该患者采用 Nab-paclitaxel + XH 方案化疗（Nab-P 125 mg/m^2，d1、d8；卡培他滨 950 mg/m^2，bid，d1 ~ d14；曲妥珠单抗（H）初始 8 mg/m^2→6 mg/m^2，q21d），疗效确切，证据充分。解救化疗完成 8 个周期时评估乳腺、双肺及肝脏病灶均已明显缩小，乳腺病灶查体触诊为阴性，达到 cCR。双肺及肝脏病灶 CT 影像提示：两肺多发微结节，肝脏左叶结节样略低密度结节。全身治疗控制满意，依据一项发表在 Clinical Breast Cancer 上的一项Ⅲ期临床研究（Survival Benefit with Capecitabine/Docetaxel Versus Docetaxel Alone：Analysis of Therapy in a Randomized Phase Ⅲ Trial）证实：XT 后 X 维持比单药 T 维持组 OS 有改善趋势（18.3 个月 *vs* 15.3 个月，P = 0.2），且紫杉类药物后续联用卡培他滨组，其 OS 显著长于接受其他任何化疗方案（P = 0.046）。基于以上研究，该患者后续的治疗继续给予了 XH 方案维持治疗。

表 14 - 1　肝、肺、骨及脑转移等远隔转移部位所占比例

部位	晚期乳腺癌的比例治疗	中位生存
骨	59% ~ 73%	2 + 年
软组织	19% ~ 30%	3 + 年
肺实质	62% ~ 71%	6 ~ 12 个月
胸膜	46% ~ 51%	2 年
肝	35% ~ 65%	4 个月
脑	16% ~ 30%	1 ~ 4 个月

待维持治疗半年之后，乳房、双肺及肝脏病灶仍为稳定状态，全身系统治疗控制疗效满意，依照土耳其的一项Ⅲ期临床研究（MF07 - 01 研究）提示：在纳入的 312 例患者中，手术 + 系统治疗

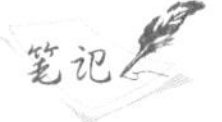

组（138 例）较单纯系统治疗组（136 例）的 5 年生存率由 24.4%（95% *CI*：16.9%～32.6%）提高至 41.6%（95% *CI*：32.4%～50.5%），手术治疗不仅可以改善整体患者生存率，而且可以改善局部控制率。印度的 TATA 临床研究，虽然是一个阴性的结果，但是深入分析发现：该研究的入组人群整体系统治疗方案偏弱，存在系统治疗不足的弊端。在该研究纳入的 716 例患者中，仅接受了以 CA/EF 方案为主的化疗，接受紫杉类药物化疗比例仅为手术组的 4%，非手术组的 5%；HER2 阳性型患者接受抗靶向治疗的比例手术组仅为 2%、非手术组为 0，而土耳其的 MF07－01 临床研究中 100% 的患者接受了蒽环类及紫杉类药物的治疗，所有的 HER2 阳性患者均接受了抗靶向治疗。恰恰是系统治疗充分且疗效确切的 MF07－01 临床研究入组人群中，手术治疗起到了改善生存的目的。可见，局部手术治疗的获益需要以标准化、强化的全身综合治疗为先决条件，在全身系统治疗控制满意的基础上，局部手术治疗是可以为患者带来生存及局部控制方面获益的。

此例患者虽为多脏器转移，但全身系统治疗充分，疗效控制满意，在维持治疗满半年，XH 方案维持治疗疗效仍满意的前提下为患者行乳房原发病灶的切除，从术后石蜡病理来看，患者乳房病灶控制达到 pCR。可以预见，肝脏及双肺病灶也会取得很好的疗效。患者目前 XH 方案维持治疗已满 1 年，且全身检查提示病情稳定在一个满意的状态，患者对维持治疗的耐受性良好，适时可考虑停用卡培他滨，单用曲妥珠单抗维持治疗。

参考文献

1. WARDLEY A M, PIVOT X, MORALES-VASQUEZ F, et al. Randomized phase Ⅱ trial of first-line trastuzumab plus docetaxel and capecitabine compared with trastuzumab plus docetaxel in HER2-positive metastatic breast cancer. Journal of

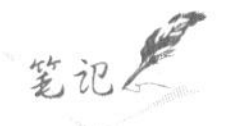

Clinical Oncology, 2010, 28 (6): 976 - 983.

2. GRADISHAR W J, KRASNOJON D, CHEPOROV S, et al. Significantly longer progression-free survival with nab-paclitaxel compared with Docetaxel as first-line therapy for Metastatic breast cancer. J Clin Oncol, 2016, 27 (22): 3611 - 3619.

3. DAVID M, SVETISLAVA V, VLADIMI R, et al. Survival benefit with capecitabine/docetaxel versus docetaxel alone: analysis of therapy in a randomized phase Ⅲ trial. Clinical Breast Cancer, 2004, 5 (4), 273 - 278.

4. ATILLA S, VAHIT O, SERDAR O, et al. Randomized trial comparing resection of primary tumor with no surgery in stage IV breast cancer at presentation: protocol MF07 - 01. Ann Surg Oncol, 2018, 25 (11): 3141 - 3149.

5. BADW E, RAJENDR A, HAWLDA R, et al. Locoregional treatment versus no treatment of the primary tumour in metastatic breast cancer: an open-label randomised controlled trial. Lancet Oncology, 2015, 16 (13): 1380 - 1388.

（张迎舟）

病例 15　三阳性晚期乳腺癌病例

病历摘要

【病史】

患者，女性，42 岁，未绝经，月经规律。2017 年 12 月 3 日，因发现右乳肿块 3 个月就诊。既往体健，2002 年行剖宫产手术，余无特殊。

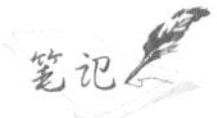

【专科查体】

两侧乳房发育良好，基本对称，右侧乳房外下象限局部皮肤有凹陷。挤压乳头及附近腺体，双侧乳头无溢液；于右侧乳房外下象限区约6点钟方位可扪及1个肿物，6 cm×6 cm，乳头后下方质硬，边界不清，活动度差，表面不光滑，左侧乳房未扪及肿物；双腋窝双锁骨上未扪及肿物。

【辅助检查】

2017年11月25日行乳腺彩超：右乳低回声区并沙砾样钙化，BI-RADS 4C类，右乳实质性结节，BI-RADS 3类。乳腺钼靶（图15－1）：①右乳外下象限片状不对称高密度影及多发泥沙样钙化灶，52 mm×52 mm大小，BI-RADS 4C类。②右乳内上象限多个颗粒状钙化灶，BI-RADS 4A类。③左乳外上象限边缘模糊的团片状不对称影，BIRADS 3类；乳腺增生？④左乳内上象限密度增高结节影，BI-RADS 4A类。⑤双侧腋窝副乳。腹部CT（图15－2）：肝内多发占位，较大者位于肝右后叶上段，大小约1.9 cm×1.7 cm，

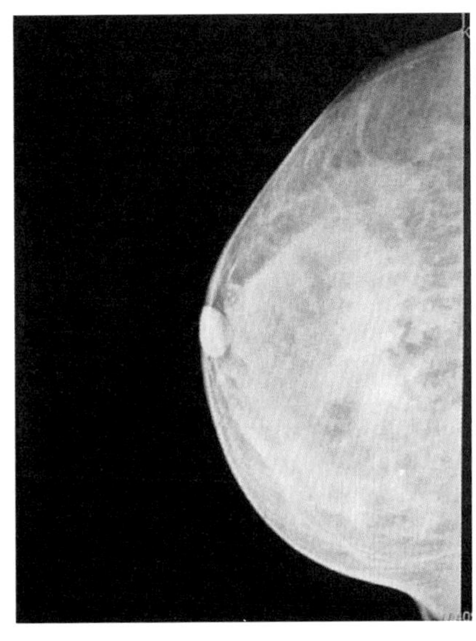

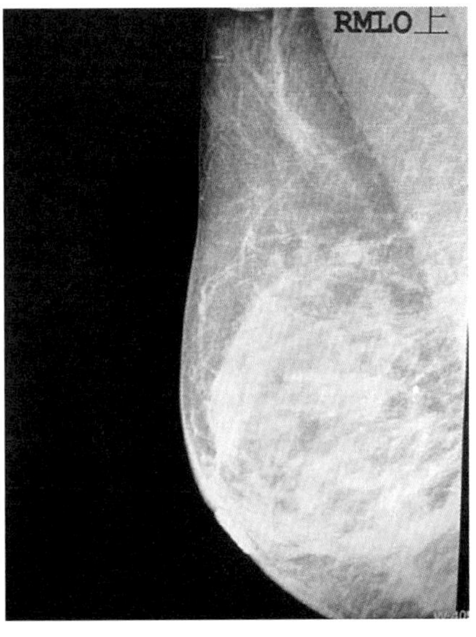

图15－1　乳腺钼靶检查右乳下象限片状不对称高密度影

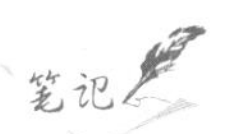

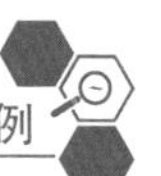

结合临床病史，考虑转移可能性大。2017 年 11 月 24 日 PET-CT 检查发现右乳外下象限软组织增厚，考虑乳腺癌。肝内多发低密度结节影，考虑肝转移癌。乙状结肠壁稍增厚，建议行肠镜检查。2017 年 11 月 29 日，胃镜检查发现胃溃疡，性质待定，非萎缩性胃炎。2017 年 11 月 24 日结肠镜发现结肠慢性炎症。CEA 为 8.28 ng/mL。

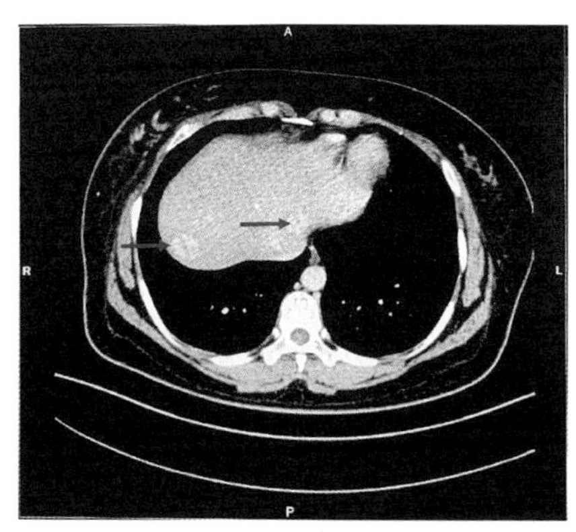

图 15－2 腹部 CT，图中箭头为肝转移结节灶位置

2017 年 12 月 5 日行右乳肿块穿刺活检，病理结果：见少量癌组织，部分为非特殊类型浸润性癌，倾向Ⅱ级，少数导管内癌。免疫组化结果：Ki-67（约 10% +），ER（约 5% +），PR（约 5% +），HER2（3 +）。

【诊断】

（1）右乳浸润性乳腺癌Ⅳ期，伴肝转移（HER2 阳性型）。

（2）胆囊炎、胆囊结石。

【治疗】

2017 年 12 月 7 日至 2018 年 5 月 5 日行 EC（表柔比星 + 环磷酰胺）方案化疗 1 个周期→ DC（多柔比星 + 环磷酰胺）方案化疗 3 个周期→ PH（紫杉醇酯质体 + 曲妥珠单抗）治疗 4 个周期，共计治疗 8 个周期。2018 年 5 月 8 日行卡培他滨 + 曲妥珠单抗维持治

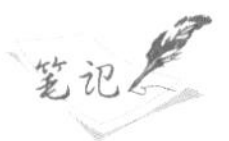

疗 3 个月。复查乳腺彩超：①右乳低回声区，11 mm × 8 mm 大小，BI-RADS 6 类；②双乳实质性结节（左乳多发），BI-RADS 3 类；③右乳多发囊性结节，BI-RADS 2 类。PET-CT 检查：乳腺癌肝转移化疗后，右乳内下象限近乳头区小结节，代谢与正常乳腺组织相近，肝实质内未见明显代谢异常增高灶，提示“乳腺癌肝转移化疗后”肿瘤及转移瘤活性受抑制（活性目前基本消失）；右乳内上象限钙化灶；右乳外侧平乳头水平结节代谢无异常，多为偏良性病变。肝脾 MRI：右乳癌肝转移。患者复查，与之前结果片对比：原肝内多发结节现未见确切显示。一线化疗过程中的疗效变化见图 15 – 3。

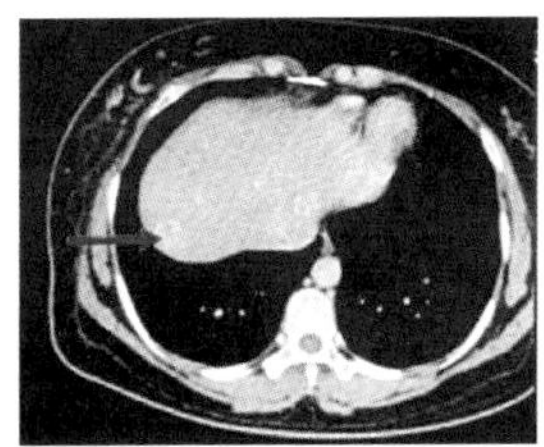
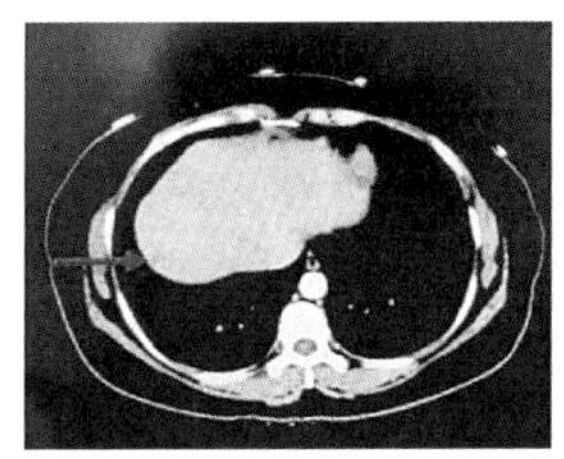
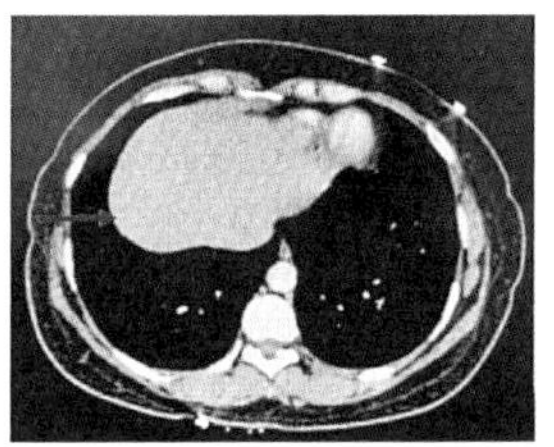

图 15 – 3　一线化疗过程中的疗效变化

2018 年 9 月 7 日行右乳癌姑息性切除手术。术后病理评估为 pCR，乳腺组织及腋窝淋巴结（0/7）均未见癌细胞。患者术后继续给予卡培他滨 + 曲妥珠单抗维持治疗至今。2019 年 2 月 20 日，乳腺彩超：①左乳多发实质性结节，BI-RADS 3 类；②右侧腋窝至右侧胸壁皮下局限性积液。乳腺钼靶：①右乳外上象限肿块灶，BI-RADS 3 类；②左乳内上象限密度增高影，BI-RADS 4A 类。肝脾 MRI：右乳癌肝转移。患者复查，与之前结果对比：肝内未见明显异常强化灶。现规律复查，未见明显新发转移或进展征象。

笔记

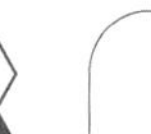

病例分析

HER2阳性乳腺癌高度依赖HER2蛋白通路生长，因此抗HER2治疗的应用有望取得非常好的疗效。而在HER2阳性乳腺癌中有50%的患者为HR阳性。目前HR阳性、HER2阳性型晚期乳腺癌治疗方案尚无统一标准，此类患者的治疗方案强调个体化治疗。通过化疗、靶向治疗、内分泌治疗等多种模式综合治疗，给激素受体阳性、HER2阳性乳腺癌患者带来更长久的生存获益。

患者为绝经前女性，月经规律。2017年11月发现右乳肿物，伴肝转移。免疫组化结果：Ki-67（约10%+），ER（约5%+），PR（约5%+），HER2（3+）。诊断为右乳浸润性乳腺癌，伴肝转移，HER2阳性型。2017年12月至2018年5月接受EC×1个周期+DC×3个周期+PH×4个周期方案治疗后，继续给予卡培他滨+曲妥珠单抗维持治疗3个月。影像学复查后，患者原发病灶取得CR。2018年9月行右乳癌姑息性切除手术，术后病理评估原发灶和淋巴结达到pCR。术后继续给予卡培他滨和曲妥珠单抗维持治疗至今，规律复查，未见明显新发转移或进展征象。

图15－4～图15－9为患者病变组织切片病理。

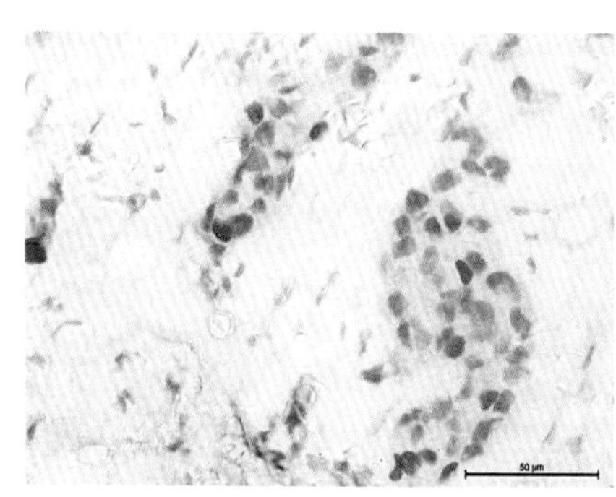

图15－4　病理结果ER

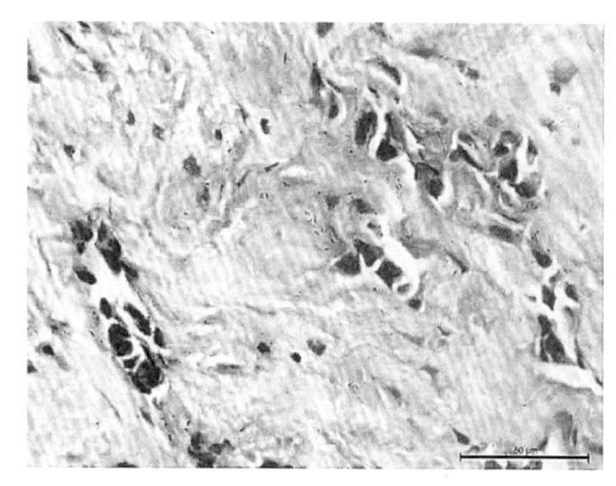

图15－5　病理结果HE

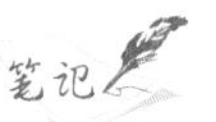

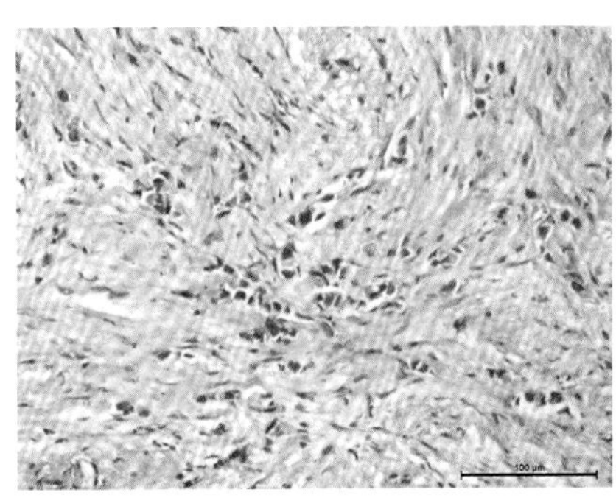
图 15－6　病理结果 HE01

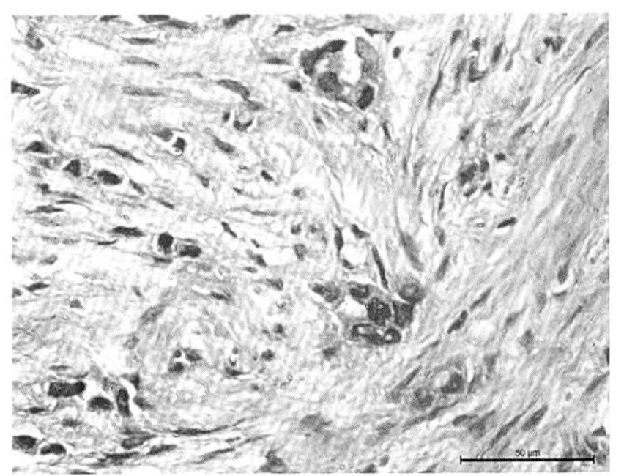
图 15－7　病理结果 HE02

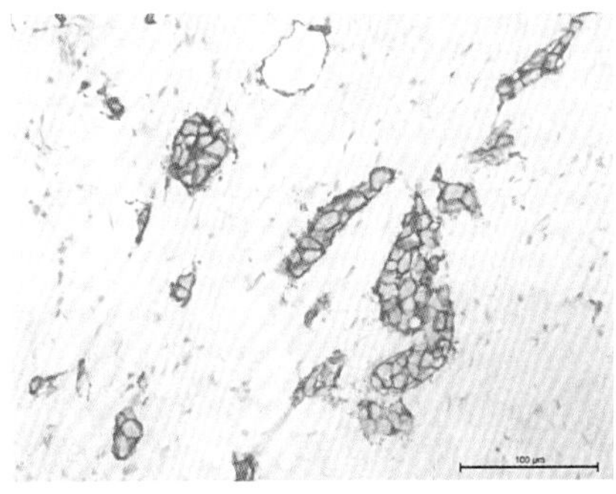
图 15－8　病理结果 HER2

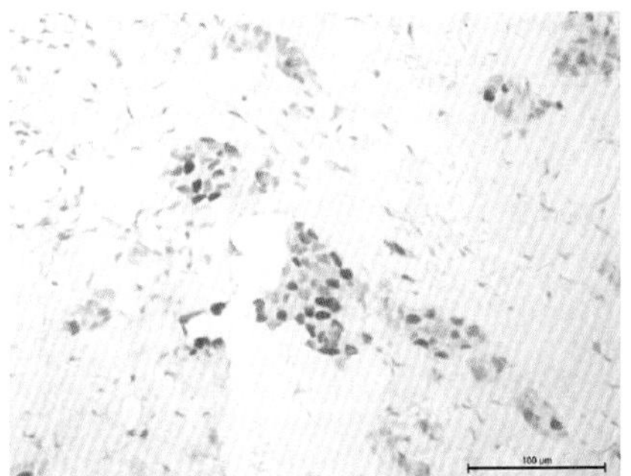
图 15－9　病理结果 PR

专家点评

患者为绝经前女性，月经规律。首诊即为Ⅳ期，合并肝脏转移。免疫组化检测显示患者为 HER2 阳性、HR 阳性的三阳性乳腺癌，但 ER/PR 均为低表达。根据《中国临床肿瘤学会（CSCO）乳腺癌诊疗指南（2019 年版）》推荐，在对这类患者进行治疗决策时，有以下几点需要注意。

（1）HER2 阳性、HR 阳性的复发转移性乳腺癌，优先考虑曲妥珠单抗联合化疗。

CSCO 乳腺癌诊疗指南指出，对于 HER2 阳性、HR 阳性的复发转移性乳腺癌，优先考虑曲妥珠单抗联合化疗。这例患者为首诊Ⅳ

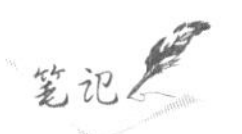

期，既往未接受过曲妥珠单抗治疗，因此以曲妥珠单抗为基础联合化疗的方案是这部分患者晚期一线治疗标准方案。目前，已经有多项研究证实了曲妥珠单抗用于 HER2 阳性晚期乳腺癌一线治疗的地位。H0648G 研究最早评估了曲妥珠单抗联合 AC 或紫杉醇一线治疗 HER2 阳性转移性乳腺癌的疗效。结果显示对于 HER2 阳性的患者，曲妥珠单抗方案能显著延长生存期达 9 个月。后续的 M77001、US Oncology、CHAT、HERNATA 研究也进一步证实了曲妥珠单抗一线治疗的地位。目前，国际指南推荐，HER2 阳性晚期乳腺癌标准一线治疗为帕妥珠单抗、曲妥珠单抗双靶向联合多西他赛；帕妥珠单抗也已经在国内上市，因此，对于部分 HER2 阳性晚期乳腺癌，可考虑一线帕妥珠单抗联合曲妥珠单抗双靶方案。这一推荐主要是基于 CLEOPATRA 研究，根据今年 ASCO 大会上的最新研究发现，随访 99 个月的结果显示帕妥珠单抗 + 曲妥珠单抗 + 紫杉醇对比曲妥珠单抗 + 紫杉醇仍具有显著的生存获益，中位 OS 分别为 57.1 个月和 40.8 个月（绝对差值 16.3 个月；*HR*：0.69，95% *CI*：0.58 ~ 0.82）；两组的 8 年 OS 率分别达到 37% 和 23% 。

对于 HER2 阳性、HR 阳性复发转移性乳腺癌治疗，目前也进行了抗 HER2 治疗联合内分泌治疗的相关研究探索，如 TAnDEM 研究和 EGF30008 研究，但目前抗 HER2 治疗联合内分泌治疗主要的适应人群尚未有明确规定。PERTAIN 研究是一项随机、开放、双臂、多中心临床试验，共计 258 例 HER2 阳性、HR 阳性局部晚期或转移性乳腺癌患者入组，既往未接受全身治疗（除了内分泌治疗），随机 1∶1 接受曲帕双靶 + AI 或曲妥珠单抗 + AI 治疗，主要研究终点是 PFS。结果显示曲帕双靶 + AI 较曲妥珠单抗 + AI 一线治疗能够降低复发风险 35% ，两组中位 PFS 分别为 18.89 个月和 15.80 个月（*HR*：0.65；95% *CI*：48% ~ 89% ；*P* = 0.007）。上述患

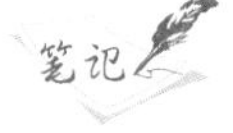

者合并肝脏转移，在初始治疗时，仅采用单纯化疗方案，后续采用紫杉类联合曲妥珠单抗治疗的模式，肿瘤持续退缩。目前患者仍在治疗过程中，临床医生应该和患者进行充分沟通，说明持续抗 HER2 治疗的重要性，鼓励患者坚持曲妥珠单抗治疗，直至病情进展或不良反应不能耐受。关于是否停用化疗改为内分泌治疗联合抗 HER2 靶向治疗，要根据既往内分泌治疗的效果、肿瘤免疫组化结果及患者耐受性综合考量。至于选择换用卡培他滨联合曲妥珠单抗这一治疗方式只是具体临床工作中的一种选择，缺乏循证医学证据支持。

（2）是否进行姑息性切除？

一些回顾性研究提示，对于Ⅳ期乳腺癌患者，切除原发灶可以改善患者的预后，但这些研究纳入的患者具有很大的异质性。前瞻性的随机研究结果仍充满争议，有些研究提示原发灶切除并不能给患者带来生存获益。不同研究结果不一致，可能是因为未充分考虑系统性治疗的变化。目前关于转移性乳腺癌能否从局部治疗中获益，尚无定论，后续仍需要进行更多研究，包括对不同亚型患者进行相关分析。在具体的临床实践中，对于转移性乳腺癌是否进行手术或其他局部治疗，应该进行多学科综合讨论，结合患者个人意愿进行决策。

参考文献

1. SLAMON D J, LEYLAND-JONES B, SHAK S, et al. Use of chemotherapy plus a monoclonal antibody against HER2 for Metastatic breast cancer that overexpresses HER2. N Engl J Med, 2001, 344 (11): 783 – 792.

2. SWAIN S M, MILES D, KIM S B, et al. Pertuzumab, trastuzumab, and docetaxel for HER2-positive Metastatic breast cancer (CLEOPATRA): end-of-study results from a double-blind, randomised, placebo-controlled, phase 3 study. Lancet Oncol, 2020, 21 (4): 519 – 530.

3. KAUFMAN B, MACKEY J R, CLEMENS M R, et al. Trastuzumab plus anastrozole

笔记

versus anastrozole alone for the treatment of postmenopausal women with human epidermal growth factor receptor 2-positive, hormone receptor-positive Metastatic breast cancer: results from the randomized phase Ⅲ TAnDEM study. J Clin Oncol, 2009, 27 (33): 5529 – 5537.

4. JOHNSTON S, PIPPEN J J, PIVOT X, et al. Lapatinib combined with letrozole versus letrozole and placebo as first-line therapy for postmenopausal hormone receptor-positive Metastatic breast cancer. J Clin Oncol, 2009, 27 (33): 5538 – 5546.

5. RIMAWI M, FERRERO J M, HABA-RORDIGUEZ J D L, et al. First-Line trastuzumab plus an aromatase inhibitor, with or without pertuzumab, in human epidermal growth factor receptor 2-positive and hormone receptor-positive Metastatic or locally advanced breast cancer (PERTAIN): arandomized, open-label phase Ⅱ trial. J Clin Oncol, 2018, 36: 2826 – 2835.

（李雪菲　黄隽）

病例 16　HR 阳性、HER2 阴性老年晚期乳腺癌病例

病历摘要

（一）病史及治疗一

【病史】

患者，女性，77 岁。因“发现左乳包块 3 年，伴皮肤破溃 1 个月”于 2017 年 4 月 2 日首诊入院。

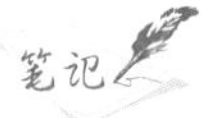

既往史：冠心病、高血压、房颤病史 10⁺年，口服“坎地沙坦酯分散片、铝镁匹林片、瑞舒伐他汀钙、苯磺酸左旋氨氯地平片、阿司匹林”治疗。血压控制可（波动于 125～140/75～90 mmHg），心率波动于 80～138 次/分，偶感胸闷、心悸。3 个月前有左乳外敷中药史。

个人史、家族史：无特殊。

【专科查体】

左乳头内陷、偏斜，左乳外上及部分上象限可扪及一大小约 8.0 cm×7.5 cm 包块，局部皮肤破溃，左侧腋窝可扪及一大小约 3.0 cm×3.0 cm 肿大淋巴结，多个融合，活动度差，边界不清（图 16－1）。右乳及右腋窝未扪及异常。双锁骨上未扪及肿大淋巴结。

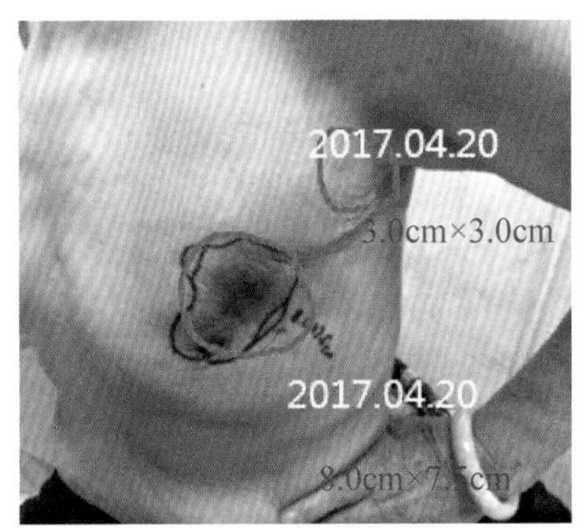

图 16－1　左乳病灶

【辅助检查】

乳腺 B 超（图 16－2、图 16－3）：左乳外上象限实性占位，大小 56 mm×51 mm，BI-RADS 5 类，左侧腋窝多个肿大融合淋巴结，大小 26 mm×14 mm。

2017 年 4 月 27 日乳腺钼靶（图 16－4、图 16－5）：左乳外上肿物考虑乳腺癌，BI-RADS 5 类。

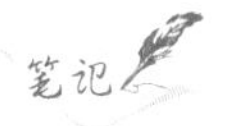

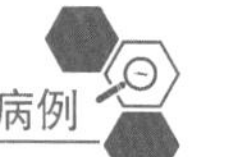

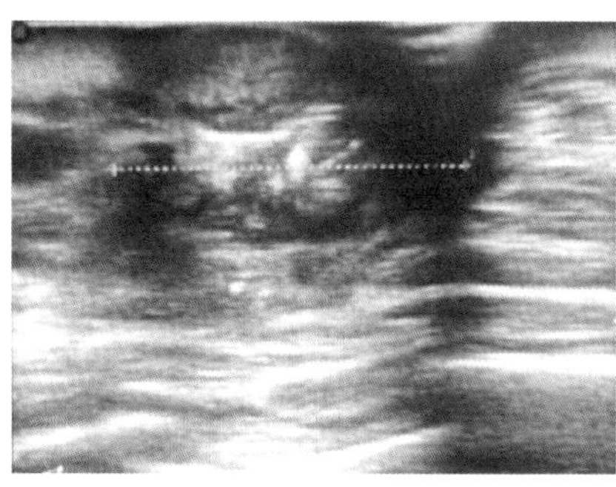
图 16－2 B 超左乳病灶

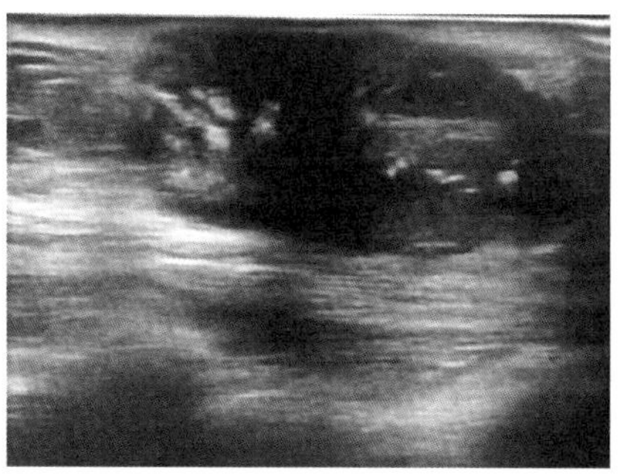
图 16－3 左腋窝肿大淋巴结

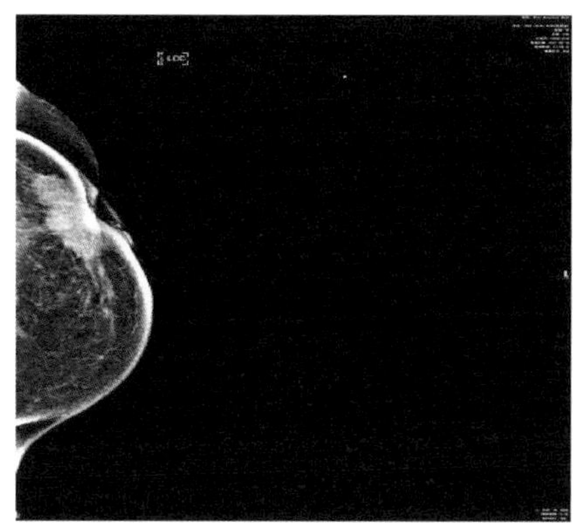
图 16－4 左乳钼靶 CC 位

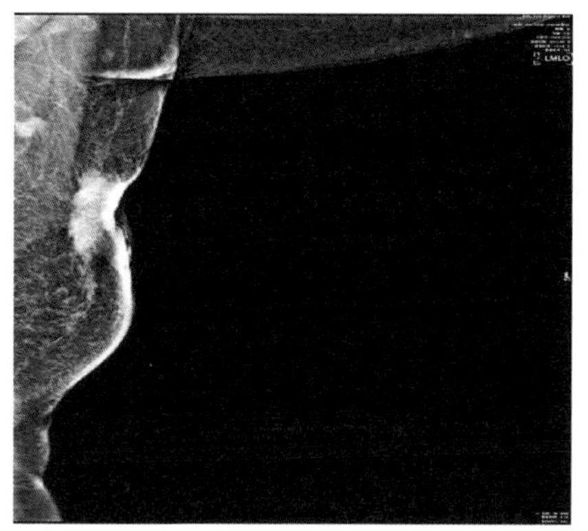
图 16－5 左乳钼靶 MLO 位

心电图：①房颤心率；②左前分支传导阻滞；③完全性左束支传导阻滞。心脏 B 超：左心系统及右心房增大。右侧冠状动脉瓣钙化伴反流。三尖瓣可探及中—大量反流信号。二尖瓣房侧少－中量反流信号。EF：59%。上腹部 B 超：未见占位。肺功能：小气道重度功能低下，FEV1/FVC 68%。骨密度：T 值－2.72。血液系统、肿瘤标志物：CEA、CA125、CA153、CA199、AFP 均正常。PET-CT：①左乳外上象限乳腺癌；②右肺下叶代谢增高结节，考虑转移；③左侧腋窝多发淋巴结，部分肿大，考虑转移。胸部 CT（图 16－6）：右肺下叶结节，0.7 cm×0.7 cm，考虑转移。

笔记

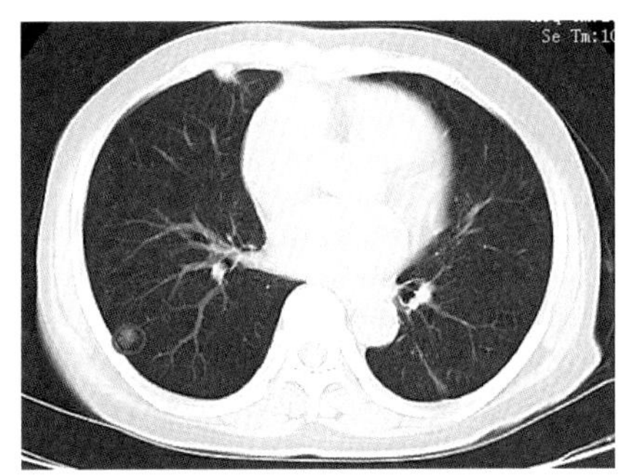

图 16－6　胸部 CT

患者拒绝行肺部结节活检。行左乳病灶穿刺活检，病理结果：（左乳包块）乳腺浸润性导管癌，组织学分级Ⅱ级（3＋2＋1＝6 分）。癌组织免疫组化：ER（强，80%），PR（中，40%），HER2（－），Ki-67（40%）。（左腋窝淋巴结细针穿刺）找到恶性肿瘤细胞。

【诊断】

（1）左乳浸润性导管癌（cT4N2M1，Ⅳ期，Luminal B 型，HER2 阴性）。

（2）肺转移。

（3）冠心病、房颤心律。

（4）原发性高血压。

【治疗】

根据 2017 年 CSCO 乳腺癌指南：HR 阳性的绝经后患者晚期一线行内分泌治疗，初始内分泌治疗的基本策略为第 3 代 AI，可选氟维司群。结合当时药物的可及性和医保政策，以及患者的经济承受能力，选用阿那曲唑进行内分泌治疗，肺部结节定期复查。

患者定期复查：疗效评估 PR，无不良事件，患者耐受性好。复查结果如下（图 16－7～图 16－14）。

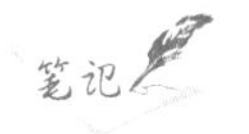

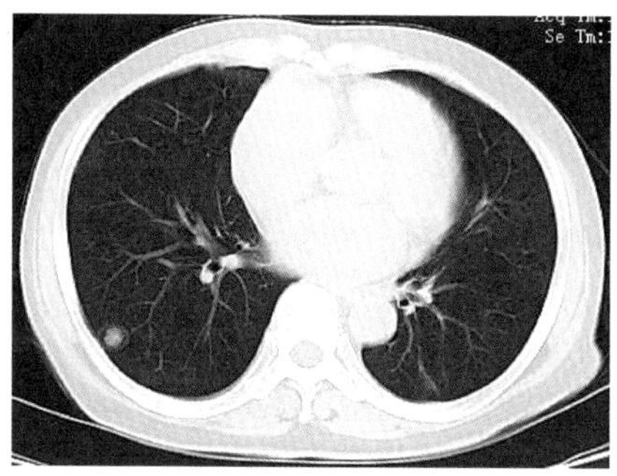
右肺下叶结节（0.72 cm×0.70 cm）。
图 16－7　胸部 CT
（2017 年 7 月 22 日）

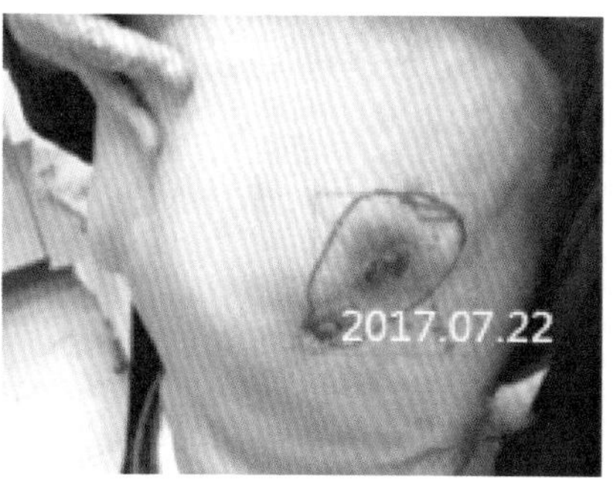

图 16－8　左乳病灶
（7.5 cm×5.0 cm）

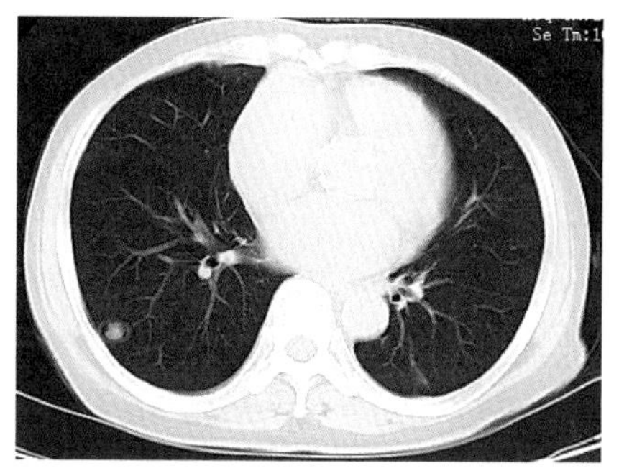
右肺下叶结节，0.72 cm×0.7 cm。
图 16－9　胸部 CT
（2017 年 10 月 10 日）

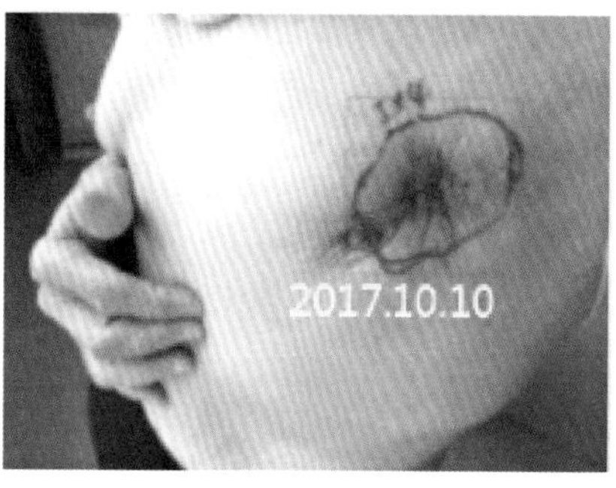

图 16－10　左乳病灶
（5 cm×4 cm）

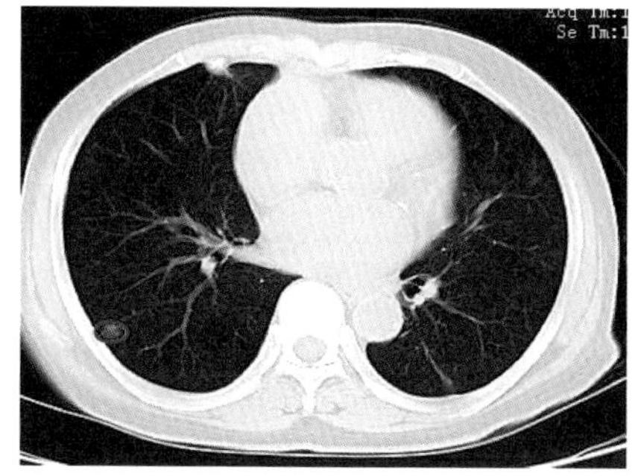
右肺下叶结节（0.7 cm×0.7 cm）。
图 16－11　胸部 CT
（2018 年 4 月 29 日）

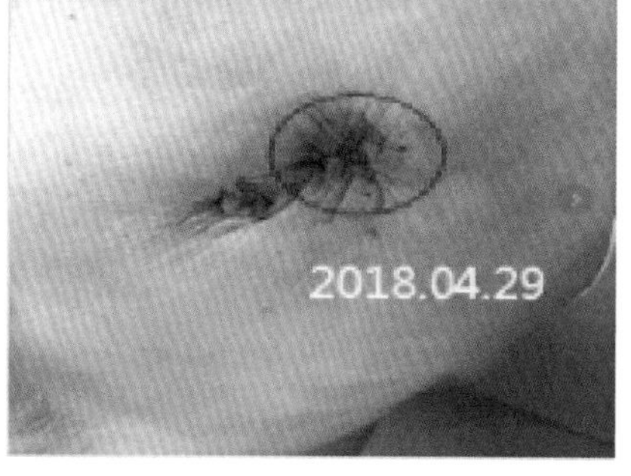

图 16－12　左乳病灶
（3.5 cm×3.0 cm）

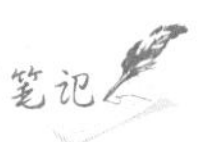
笔记

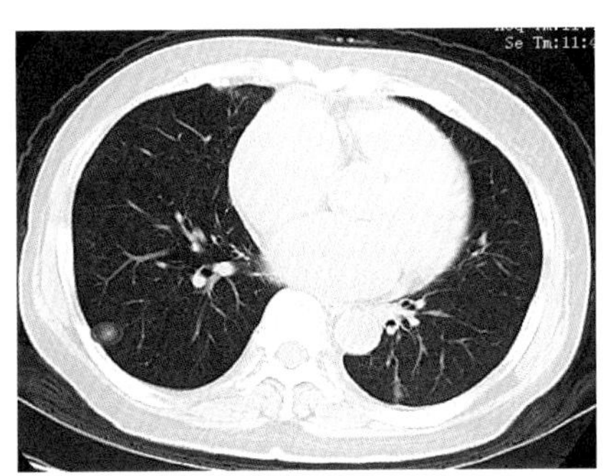

右肺下叶结节（0.73 cm×0.7 cm）。
图 16－13　胸部 CT
（2018 年 10 月 27 日）

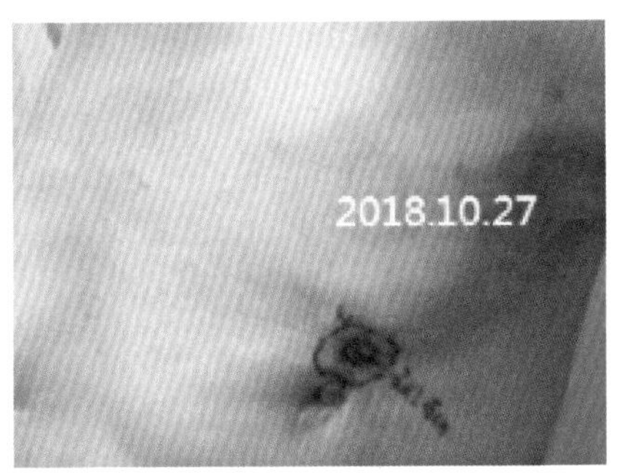

图 16－14　左乳病灶
（3.0 cm×2.5 cm）

（二）病史及治疗二

2019 年 6 月，PD。病灶大小：3.0 cm×2.5 cm→4.5 cm×4.5 cm；腋窝淋巴结：1.5 cm×1.0 cm→2 cm×2 cm；肺部结节：0.73 cm×0.7 cm→1.1 cm×1.0 cm。

与患者沟通后拒绝行 PET-CT 检查。

2019 年 6 月 12 日再次穿刺活检：（左乳包块）乳腺浸润性导管癌，组织学分级Ⅱ级（3+2+1=6 分）。免疫组化：ER（强，80%～90%），PR（弱，30%），HER2（－），Ki-67（40%）。

根据 2019 版 CSCO 指南：HR 阳性的绝经后患者晚期内分泌治疗，AI 治疗失败氟维司群作为Ⅰ级推荐（2A），氟维司群+CDK4/6（1A）抑制剂作为Ⅱ级推荐。结合该患者高龄、合并严重内科疾病、患者意愿等因素，选择氟维司群 500 mg 肌内注射（第 1 日、第 15 日、第 29 日，之后每月 1 次）。复查结果见图 16－15 至图 16－20。患者复查原发病灶及转移灶评估见表 16－1。

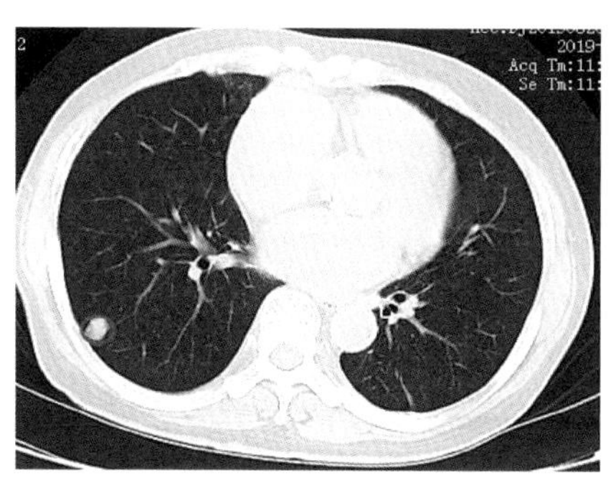

右肺下叶结节（1.1 cm×1.0 cm）。

图 16－15　胸部 CT

（2019 年 6 月 3 日）

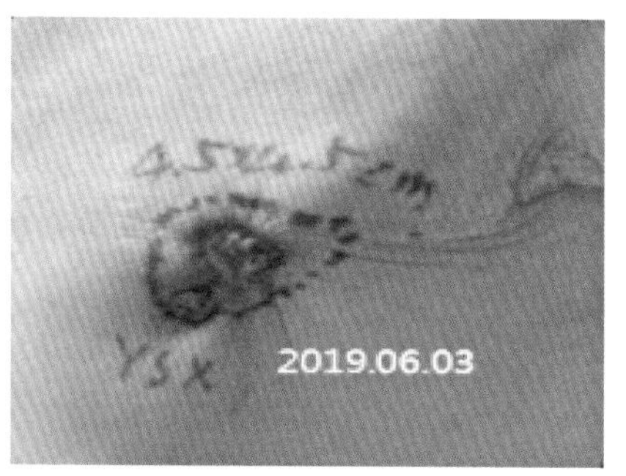

图 16－16　左乳病灶

（4.5 cm×4.5 cm）

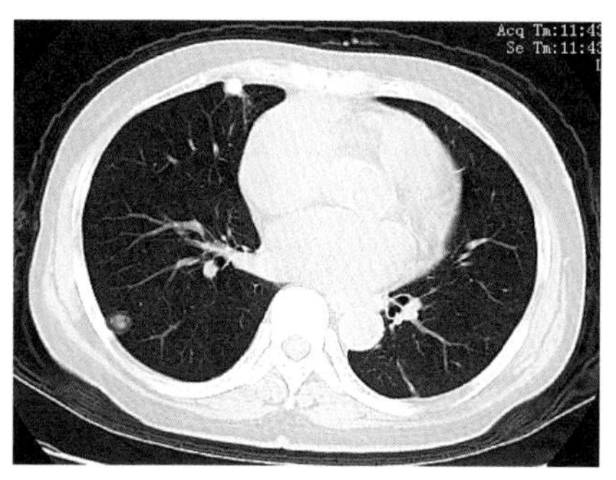

右肺下叶结节（0.8 cm×0.7 cm）。

图 16－17　胸部 CT

（2019 年 9 月 2 日）

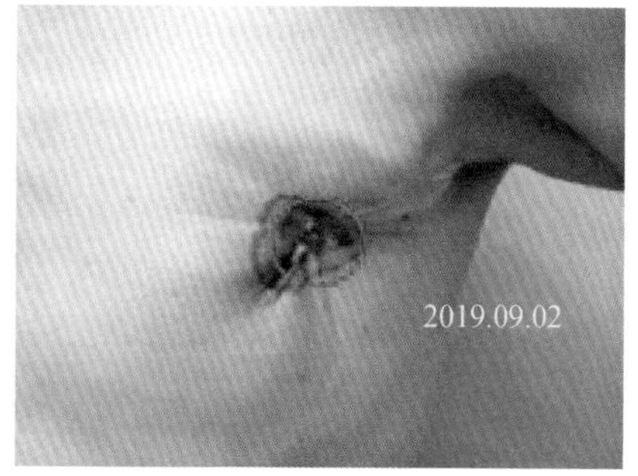

图 16－18　左乳病灶

（4.0 cm×4.0 cm）

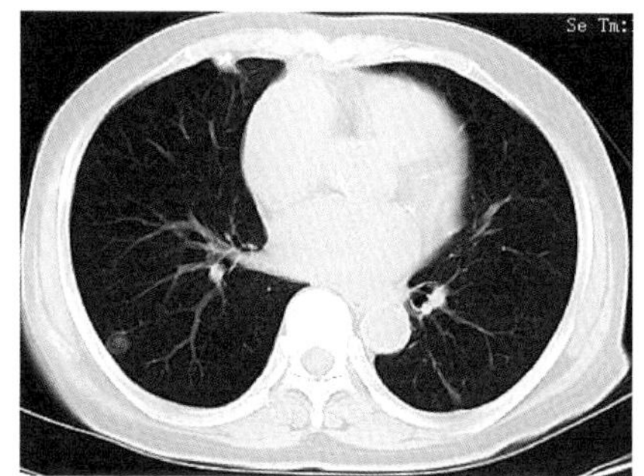

肺下叶结节（0.6 cm×0.6 cm）。

图 16－19　胸部 CT

（2019 年 12 月 2 日）

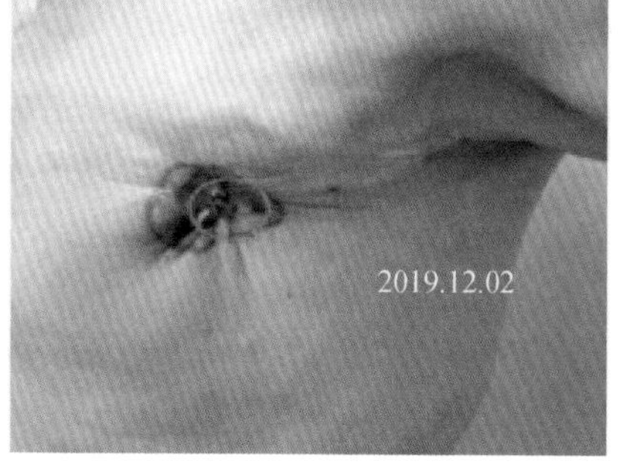

图 16－20　左乳病灶

（3.5 cm×3.5 cm）

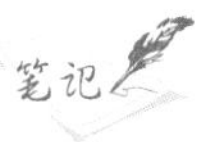

表 16－1　患者复查原发病灶及转移灶评估

时间	体查	B 超	腋窝淋巴结	肺部结节	治疗
2017 年 4 月 20 日	8.0 cm×7.5 cm	5.6 cm×5.1 cm	3 cm×3 cm	0.7 cm×0.7 cm	
2017 年 7 月 22 日	7.5 cm×5.0 cm	5.0 cm×4.5 cm	3.0 cm×2.5 cm	0.72 cm×0.7 cm	
2017 年 10 月 10 日	5 cm×4 cm	4 cm×3 cm	2.5 cm×2.0 cm	0.72 cm×0.7 cm	AI（阿那曲唑 1 mg）
2018 年 4 月 29 日	3.5 cm×3.0 cm	3 cm×2 cm	2.0 cm×1.5 cm	0.7 cm×0.7 cm	
2018 年 10 月 27 日	3.0 cm×2.5 cm	2 cm×2 cm	1.5 cm×1.0 cm	0.73 cm×0.7 cm	
2019 年 6 月 3 日	4.5 cm×4.5 cm	3 cm×3 cm	2 cm×2 cm	1.1 cm×1.0 cm	
2019 年 9 月 2 日	4 cm×4 cm	2.5 cm×2.5 cm	2.0 cm×1.5 cm	0.8 cm×0.7 cm	氟维司群 500 mg
2019 年 12 月 2 日	3.5 cm×3.5 cm	2.5 cm×2.0 cm	1.5 cm×1.0 cm	0.6 cm×0.6 cm	

笔记

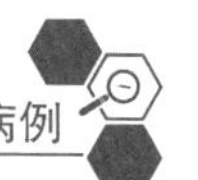

病例分析

（一）治疗一问题解析（晚期一线）

该患者病例特点：①老年初治晚期乳腺癌；②HR 阳性、HER2 阴性；③无内脏危象；④ECOG 评分为 2 分；⑤合并严重内科疾病。我们大家都知道，晚期乳腺癌是不可治愈的，5 年生存率仅 20%，中位总生存时间为 2～3 年，其治疗的主要目标是：延长 OS，延缓 PD，延长治疗获益时间，减轻症状，改善或保持生活质量。内分泌治疗可作为 HR 阳性晚期乳腺癌患者的标准一线治疗方法，毒性较小的内分泌治疗优于细胞毒药物治疗。本例患者为老年初治晚期，ER、PR 高表达，是激素受体依赖型肿瘤，此类患者对内分泌治疗敏感、应选择毒性较小的治疗手段，该患者合并严重内科疾病，并拒绝肺部结节活检及手术切除，应首选内分泌治疗。

第 3 代 AI 阿那曲唑的北美试验、TARGET 试验结果证实在晚期乳腺癌的一线内分泌治疗中，阿那曲唑较 TAM 将 PD 时间由 6 个月延长至 10.7 个月。其后，来曲唑（PO25 试验）和依西美坦（IES031 及 027 研究）用于晚期乳腺癌一线内分泌治疗的临床试验结果亦证实了两者在 PD 时间、客观缓解率方面较 TAM 的优越性。FEM-INT-01 则提示来曲唑相比阿那曲唑在中位进展时间和 OS 上无差别。第 3 代 AI 在绝经后、HR 阳性晚期乳腺癌患者一线内分泌治疗中的地位由此确立，且选用哪一种都是可以的。此外，Ⅲ期的 FALCON 研究证实了晚期未经内分泌治疗的患者使用氟维司群较使用第三代 AI 延长了无 PD 时间，差异具有统计学意义。因此，晚期一线内分泌治疗也可以选择氟维司群。

诊疗思路：对于晚期乳腺癌的一线内分泌治疗，对于 HR 阳

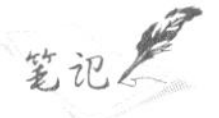

性、HER2 阴性的转移性乳腺癌（MBC），病变局限在乳腺、骨和软组织及无症状、肿瘤负荷不大的内脏转移患者，优选内分泌治疗。绝经后晚期乳腺癌患者未经内分泌治疗一线首选 AI，氟维司群也为可选方案。结合当时药物的可及性和医保政策，以及患者的经济承受能力，选用阿那曲唑内分泌治疗，肺部结节定期复查。

（二）治疗二问题解析（晚期二线）

本例患者在经历 AI 作为晚期一线乳腺癌内分泌治疗达 26 个月后病程出现进展，即 PFS 为 26 个月，患者的治疗何去何从？首先患者 HR 高表达、HER2 阴性，应继续沿着内分泌治疗主线进行，晚期一线内分泌治疗≥6 个月出现 PD，属于继发性耐药。患者进入晚期二线内分泌治疗，根据现有的研究结果，AI 治疗失败的晚期乳腺癌患者，可以选择以下内分泌治疗方案：①氟维司群 500 mg。从药物作用机制来讲，氟维司群可以成为 AI 治疗失败后的选择，Global CONFIRM 研究和 China CONFIRM 研究均证实氟维司群 500 mg 疗效优于 250 mg，证实了氟维司群 500 mg 用于 AI 治疗失败患者的临床优势（PFS：5.8 个月 *vs* 2.9 个月，*HR*：0.65）。②依西美坦联合依维莫司。三期临床研究 BOLERO-2 的结果证实，在非甾体类 AI 治疗失败后使用依西美坦联合依维莫司可明显改善患者的 PFS。③内分泌治疗联合 CDK4/6 抑制剂。对于接受内分泌治疗（AI 或 TAM）后进展，包括正在辅助治疗或辅助治疗后 12 个月内进展或晚期乳腺癌内分泌治疗过程中进展的患者，内分泌药物联合靶向药物成为新的治疗选择。PALOMA1 研究表明来曲唑联合 CDK4/6 抑制剂 Palbociclib 的效果明显优于单用来曲唑，明显延长了 PFS，从而使 Palbociclib 作为关键性研究获批上市。PALOMA3 研究结果表明，Palbociclib 联合氟维司群较单用氟维司群可改善 PFS（9.2 个月 *vs* 3.8 个月，*HR*：0.422），耐受性良好，证实 Palbociclib 联合氟维

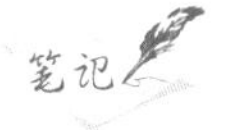

司群是乳腺癌内分泌治疗后进展的有效治疗选择。④其他内分泌药物。当AI成为绝经后乳腺癌术后辅助内分泌的标准治疗药物后，复发转移后内分泌治疗还可以选择TAM或孕激素（甲羟孕酮或甲地孕酮）。尽管目前没有相关的临床随机对照研究，但在临床实践中，我们在接受越来越多新的循证医学数据的同时，还要以大数据的思维，回顾不同时期得出的研究结果，结合患者病情和医疗保险情况，合理选择治疗方案。

诊疗思路：对于既往内分泌治疗有效的患者（至进展时间TTP＞6个月），后续内分泌治疗仍然可以控制肿瘤，PD后可以换用不同作用机制的其他内分泌药物治疗。目前对一线内分泌治疗进展后的MBC，应考虑患者既往使用的内分泌药物种类和时间，内分泌治疗耐药后换用内分泌药物或加上靶向药物，应根据病情，权衡治疗可能取得的疗效和药物的不良反应、药物的可获得性及患者的意愿决定治疗的选择。根据2019版CSCO指南：HR阳性的绝经后患者晚期内分泌治疗，AI治疗失败后氟维司群作为Ⅰ级推荐（2A），氟维司群＋CDK4/6（1A）抑制剂作为Ⅱ级推荐。结合该患者高龄、合并严重内科疾病、患者意愿等因素，选择氟维司群500 mg治疗。

专家点评

晚期乳腺癌可否考虑姑息性手术降低肿瘤负荷和改善生活质量呢？

2013年的一项荟萃分析显示，Ⅳ期乳腺癌原发灶切除能明显延长患者的OS。但由于这项研究纳入的是回顾性分析，缺乏前瞻性随机对照临床试验、存在选择偏倚且不能较好地控制潜在混杂因

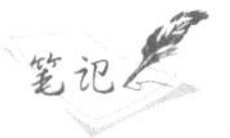

素，因此研究结论证据等级不足，缺乏对临床实践的指导价值。

印度的 TATA 研究是首个针对Ⅳ期乳癌原发灶手术的前瞻性、随机、对照的临床试验，旨在探索对于一线化疗获得缓解的Ⅳ期乳腺癌及原发灶切除手术对生存获益的影响。该研究发表在 2015 年 *Lancet Oncology* 上。Badwe 团队将达到客观缓解的 350 例患者随机分为手术治疗组（*n* =173）和非手术治疗组（*n* =177），中位随访时间为 23 个月，两组中位 OS 无明显差异（19.2 个月 *vs* 20.5 个月），提示手术不能带来生存改善。但是，这项临床试验存在一些局限性：第一，由于确诊时间较晚，大多数患者确诊时已出现临床症状；第二，31% 的患者为 HER2 阳性，然而由于经济条件限制，仅有 15% 接受靶向治疗，而没有 1 例进行局部治疗组；第三，仅有部分患者接受了以紫杉醇为基础的化疗。这些因素导致两组中位 OS 仅有 20 个月左右，均低于发达国家水平。

而对于接受标准化疗和靶向治疗的患者，手术对总体预后的影响如何呢？

土耳其研究者开展的 MF07 –01 是另一项评估原发灶手术对初治Ⅳ期乳腺癌总生存影响的前瞻性、随机、对照的研究，试验设计方面一组先局部手术再序贯系统治疗，另一组仅接受系统治疗。在可评价的 274 例患者中，结果显示手术序贯化疗组患者的 OS 得到显著延长（*HR*：0.66，*P* =0.005）。亚组分析显示孤立骨转移、年龄 <55 岁、ER/PR 阳性及 HER2 阴性患者具有显著生存获益。这项研究显示出Ⅳ期乳腺癌局部手术切除的治疗价值，同时应充分考虑转移灶部位及肿瘤负荷等因素。

目前，对于Ⅳ期乳腺癌原发灶手术，临床指南依然缺乏明确的推荐和指引。NCCN 乳腺癌指南推荐晚期乳腺癌姑息手术仅适用于缓解局部症状，如皮肤溃烂、出血、疼痛等，然而对于无并发症风

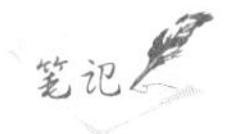

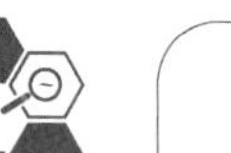

险的乳腺局部肿物切除，则需要更多的随机对照临床研究证据，以评估可能的获益和风险。ESMO 乳腺癌指南认为，寡转移患者对系统治疗较为敏感，能获得 CR 和较长的生存期。针对这部分患者的局部/区域处理倾向于以根治为目的，可进行局部治疗，专家投票支持率为 91%（39/43 人）。在《中国晚期乳腺癌临床诊疗专家共识（2016）》中，对于初治Ⅳ期乳腺癌患者切除原发病灶能否获益尚有争论，部分患者可以考虑姑息性手术。综上，对于初诊Ⅳ期乳腺癌，能否从原发灶手术中获益，如何选择可能获益的人群，手术的具体方式和时间均无定论，最终结果有待前瞻性临床试验证实。Ⅳ期乳腺癌原发灶手术仍然是当前临床研究的热点，根据现有研究结果和我们的荟萃分析，经选择的Ⅳ期乳腺癌患者能够从手术切除中获益，非选择人群则不能。未来还需要进一步探索局部手术在Ⅳ期乳腺癌原发灶治疗中的价值，研究方向应该聚焦到如何确定局部手术获益人群、最佳手术时机和手术方式等，从而精准指导Ⅳ期乳腺癌个体化治疗。

晚期乳腺癌的治疗是一个复杂的过程。治疗方案需要参考治疗指南及规范，并考虑患者病情发展规律，结合患者体质状况、现有治疗手段、患者及家属意愿，甚至当地医保政策、患者经济状况等多方面因素谨慎制定。激素受体阳性晚期乳腺癌是一种慢性疾病，患者的生存时间相对较长，临床获益较大。各大指南均建议，对于 HR 阳性、HER2 阴性、无内脏危象、无症状或症状较轻的患者首选内分泌治疗（即便存在内脏转移或内分泌抵抗的可能）。该病例在治疗选择策略上紧紧围绕内分泌治疗主线，参照指南和规范，循证医学证据充分，在给患者带来临床获益和生存获益的同时也减少了患者的痛苦，提高了患者的生活质量，是 1 例成功的晚期乳腺癌内分泌治疗病例。

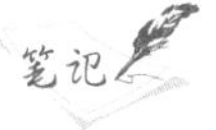

参考文献

1. 李惠平，RUGO H S，张瑾，等．首届中国进展期乳腺癌共识指南（草案）．癌症进展，2013，11（6）：500－505.

2. 李惠平，季加孚，侯宽永，等．芳香化酶抑制剂治疗晚期乳腺癌的临来研究．北京大学学报（医学版），2007，39（2）：193－196.

3. 刘芊，王涛，江泽飞，等．药物性卵巢去势联合阿那曲唑治疗绝经前转移性乳腺癌患者的临床研究．肿瘤研究与临床，2012，24（6）：392－394.

4. 江泽飞，邵志敏，徐兵河．人表皮生长因子受体 2 阳性乳腺癌临床诊疗专家共识．中华肿瘤杂志，2010，32（2）：158－160.

5. 宋三泰．晚期乳腺癌如何选择内外科治疗．医学与哲学，2014，35（8）：10－15.

6. 徐兵河，江泽飞，胡夕春．中国晚期乳腺癌临床诊疗专家共识 2016．中华医学杂志，2016，96（22）：1719－1727.

7. 中国抗癌协会乳腺癌专业委员会．中国抗癌协会乳腺癌诊治指南与规范（2017 年版）．中国癌症杂志，2017，27（9）：20－84.

8. 佟仲生．乳腺肿瘤内科手册．天津：天津科技翻译出版社，2017.

9. 江泽飞，王晓迪．乳腺癌内分泌治疗十个热点问题的思考．中华外科杂志，2015，53（12）：895－900.

10. BURRIS H A，LEBRUN F，RUGO H S，et al. Health-related quality of life of patients with advanced breast cancer treated with everolimus plusexemestane versus placebo plus exemestane in the phase 3，randomized，controlled，BOLERO-2 trial. Cancer，2013，119（10）：1908－1915.

11. DI L A，JERUSALEM G，PETRUZELKA L，et al. Results of the CONFIRM phase Ⅲ trial comparingfulvestrant 250 mg with fulvestrant 500 mg in postmenopausal women with estrogen receptor-positive advancedbreast cancer. J Clin Oncol，2010，28（30）：4594－4600.

12. LEOD A，JERUSALEM G. PETTRUZELKA L，et al. Final overall survival：fulvestrant 500 mg *vs* 250 mg in the randomized CONFIRM trial. J Natl Cancer Inst，2014，106（1）：337－341.

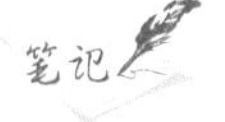

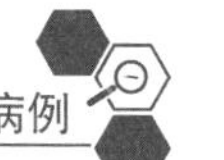

13. FERLA Y J, SHINH R. BRAY F, et al. GLOBOCAN 2008 v1. 2, Cancer Incidence and Mortality Woridide: lARC Caner Base N0. 10 [Internet]. LyOn, France; International Agency for Research on Cancer: Evenolinus plus exemestane as first-line therapy in HR +, HER2-advanced breast cancer in BOLERO-2 final progression-fiee surival anatyis. Adv Ther, 2013, 30 (10): 870 - 884.

14. MASSARWEH S. ROMOND E, BLACK E P, et al. A phase ll study of combined fulvestrant andeverolimus in patients with Metastatic estrogen roccptor (ER)-positive breast cancer after aromatase inhibitor (Al) failure. Breast Cancer Res Treat, 2014, 143 (2): 325 - 332.

15. JOHNSTON S R, KILBURN L S, ELLIS P, et al. Fulvestrant plus anastrozole or placebo versus excemestane alone after progression on non-steroidal aromatase inhibitors in postmezopausal patients with hormone-receptor-positivelocally advanced or Metastatic breast cancer (SoFEA): acomposite, multicentre, phase 3 randomisedtrial. Lancet Oncol, 2013, 14 (10): 989 - 998.

16. KAUFMAN B, SHAPIRA-FROMMOR R, SCHMULTZLER R K, et al. Olaparib monotherapy in paticnis withadvanced cancer and a germline *BRCA1/2* mutation. J Clin Oncol, 2015, 33 (3): 244 - 250.

17. KENNECKE H, YERUSHALMI R, WOODS R, et al. Metastatic behavior of breast cancer subtypes. J Clin Oncol, 2010, 28 (20): 3271 - 3277.

18. MILES D W, CHAN A, DIRIX L Y, et al. Phase Ⅲ study ofbevacizumab plus docetaxel compared with pleccto plus docetaxel for the first line treamment of human epidermal growth factor receptor 2-negative Metastatic breast cancer. J Clin Oncol, 2010, 28 (20): 3239 - 3247.

（周富林　刘蜀）

笔记

病例17　HR阳性、HER2阴性晚期乳腺癌治疗病例

病历摘要

（一）病史及治疗一

患者，女性，51岁，绝经前。以“发现左乳肿物3年余，增大破溃1年，确诊乳腺癌1个月”为主诉入院。患者于3年前发现左乳肿物，直径约4 cm，1年前开始出现肿物增大，逐渐破溃、渗出。1个月前就诊于我院门诊，行左乳肿物穿刺活检，病理回报：（左）乳腺穿刺活检标本：小块乳腺组织，可见浸润性癌，部分呈浸润性微乳头状癌及黏液癌；免疫组化结果：ER（50% ++），PR（10% ++），HER2（1+），Ki-67（30%+）；（左腋下淋巴结）细针穿刺涂片：可见多量呈小团状排列的核大、深染、异形细胞。考虑为肿瘤细胞。

患者既往体健，否认乳腺癌家族史，母亲患肺癌。

入院查体：左乳肿物范围约15 cm×10 cm，表面皮肤破溃，可见渗出，左侧乳头受侵缺如。周围皮肤可见多发质硬结节，直径1 cm左右，表面无破溃。左侧腋窝可触及多个肿大淋巴结，质硬，活动度欠佳，部分融合。右侧乳房未触及明显肿物，右侧腋窝及双侧锁骨上淋巴结无肿大。

辅助检查：

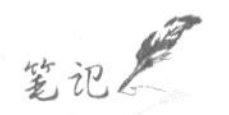

乳腺增强MRI（图17-1）提示左乳癌，范围约11.8 cm×

6.2 cm×6.7 cm，侵及胸壁肌层，大片状皮肤受侵。右乳腺体紊乱，皮肤增厚，胸大肌异常信号，恶性不除外。双侧腋窝多发肿大淋巴结，大者大小约1.8 cm×1.3 cm。

PET-CT（图17－2）提示左侧乳腺癌伴淋巴结、肺（大者约1.5 cm×0.9 cm）及骨骼转移（胸骨、脊柱、肋骨及骨盆等部位），局部胸壁及腹壁受侵，双侧胸膜转移瘤。

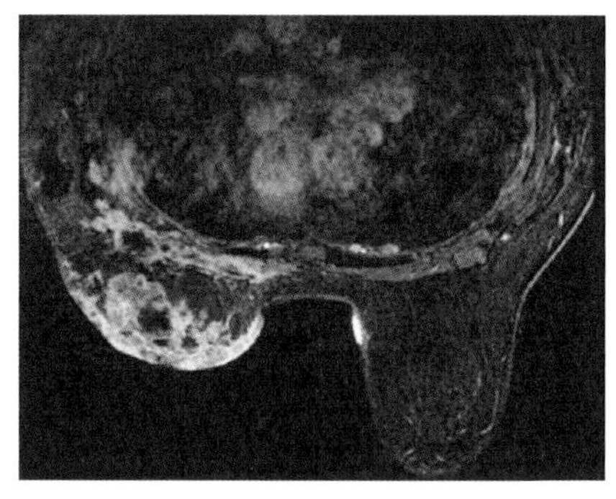

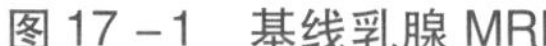

图17－1　基线乳腺MRI

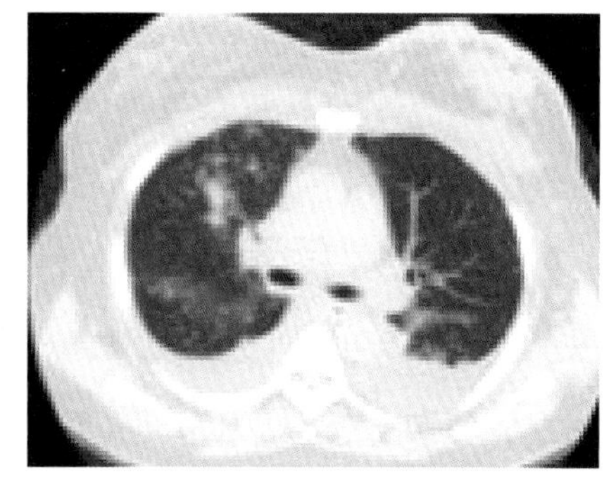

图17－2　基线胸部PET-CT

肿瘤标志物：

CA153：210.50 U/mL↑，CA125：497.90 U/mL↑，CEA：7.74 ng/mL↑

患者血常规、肝功能、肾功能未见明显异常。

全身其他部位检查未见明显异常。

给予患者TE方案解救治疗：多西他赛150 mg（75 mg/m^2），d1＋表柔比星150 mg（75 mg/m^2），d1，21天1个周期。另给予唑来膦酸4 mg 28天一次。每2个周期影像学检查评估解救化疗疗效。

（二）病史及治疗二

6个周期解救化疗后患者左乳肿物较前缩小，表面破溃面积缩小，肺部转移瘤无显著变化，总体疗效评价为PR。患者对化疗耐受良好，化疗过程中出现1～2度血液学毒性，给予升白治疗后缓

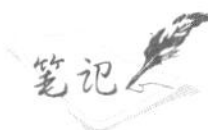

解，无明显神经毒性。遂继续行第7、第8个周期TE方案化疗，局部肿瘤缩小不明显，破溃面积进一步缩小，肺部病灶无明显变化。8个周期TE方案解救化疗整体评价PR。

查体：左乳肿物范围约10 cm×6 cm，表面皮肤破溃范围较前缩小，未见明显渗出，左侧乳头受侵缺如。周围皮肤可见多发质硬结节，较前数量减少，直径约0.5 cm，表面无破溃。左侧腋窝可触及多个肿大淋巴结，质硬，活动度欠佳，无融合。右侧乳房未及明显肿物，右侧腋窝及双侧锁骨上淋巴结无肿大。

辅助检查：

乳腺增强MRI（图17－3）：左乳皮肤受侵，局部侵犯胸大肌可能，病灶较前范围缩小并病灶减少。右乳腺体紊乱，皮肤增厚，胸大肌区域索条影。双侧腋窝多发肿大淋巴结，较前减少缩小。

胸部CT（图17－4）平扫：左乳乳腺癌表现，其内软组织影范围较前缩小，右乳皮肤增厚较前好转。双肺多发转移及胸膜转移较前变化不显著；胸椎多发骨转移，较前变化不显著。

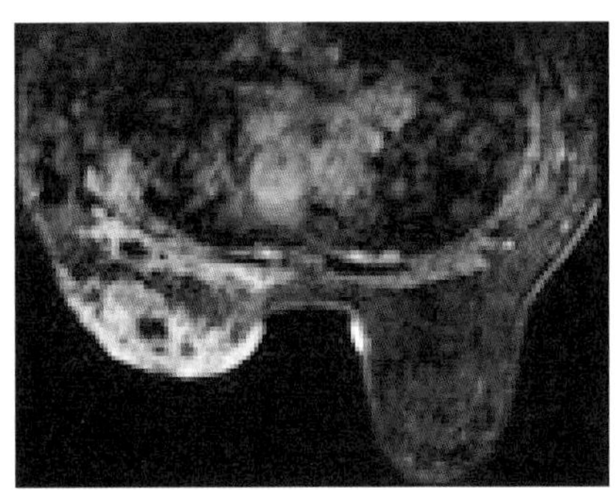
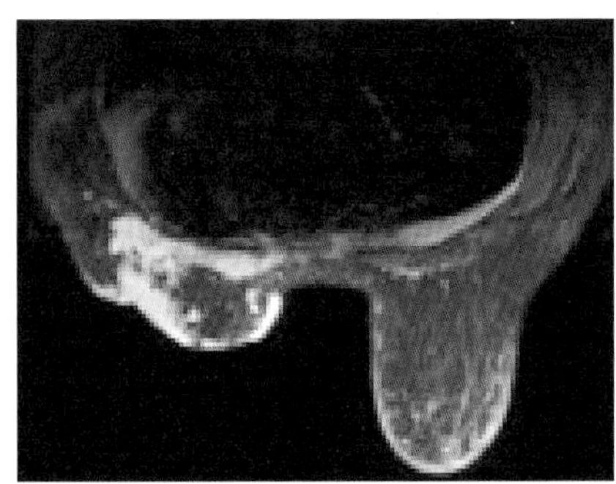

化疗前和8个周期化疗后。

图17－3　基线乳腺MRI

肿瘤标志物：CA153：69.36 U/mL↑，CA125：290.7 U/mL↑，CEA：2.18 ng/mL

笔记

考虑到患者局部病灶仍然瘤负荷较大，并且肺部病灶与原发肿

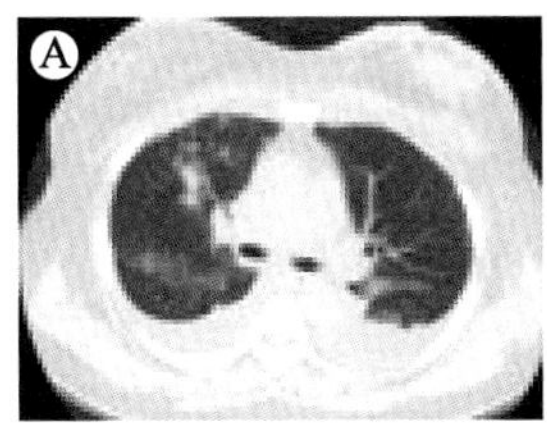
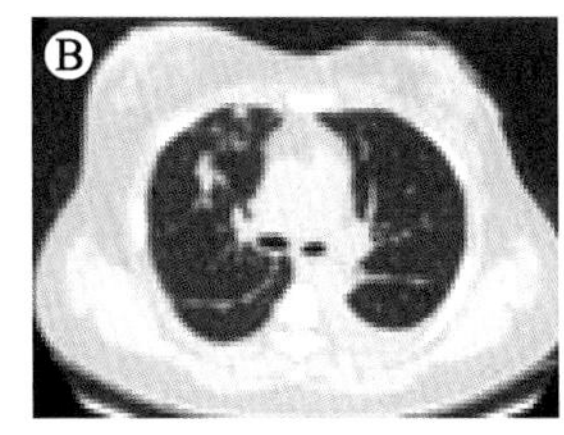
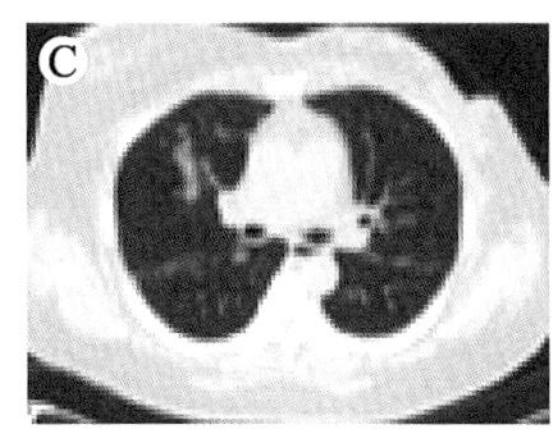

A. 化疗前；B. 4 个周期化疗后；C. 8 个周期化疗后。

图 17-4 基线胸部 CT

瘤对一线解救治疗的反应不完全相同，原发肿瘤经 TE 方案治疗后明显缩小，但肺部病灶疗效 SD。予患者卵巢功能抑制（戈舍瑞林 3.75 mg q28）+ 内分泌治疗（阿那曲唑 1 mg qd）+ 维持化疗（卡培他滨 1500 mg bid，d1 ~ d14，q21）+ 抗血管生成药物（甲磺酸阿帕替尼 850 mg，qd），同时继续给予唑来膦酸 4 mg 静脉输液 q28。

（三）病史及治疗

患者经戈舍瑞林 + 阿那曲唑 + 卡培他滨 + 阿帕替尼治疗 10 个月，期间每个月行体格检查，每个月复查胸部 CT 和肿瘤标志物，原发肿瘤持续缩小，破溃面积逐渐减小，10 个月后左乳破溃面基本愈合，肺部病灶较前明显减小。总体疗效评价 PR。不良反应主要表现为 3 度手足综合征。治疗 10 个月后由于手足综合征不耐受，停用卡培他滨。继续戈舍瑞林 + 阿那曲唑 + 阿帕替尼维持治疗，2 个月后出现干咳、喘憋症状。

查体：左乳肿物范围约 6 cm × 5 cm，原左乳皮肤破溃处已愈合，右侧乳腺未触及明显异常。双侧腋窝未触及肿大淋巴结。

辅助检查：

胸部 CT（图 17-5）：左乳乳腺癌，其内软组织影范围较前减少。左侧胸腔积液，较前明显增多。右肺及胸膜多发转移较前明显减小；多个胸椎及左侧多发肋骨、胸骨转移，较前变化不显著。

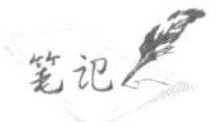

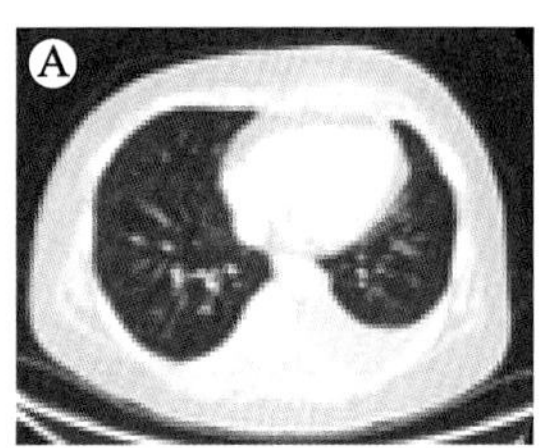
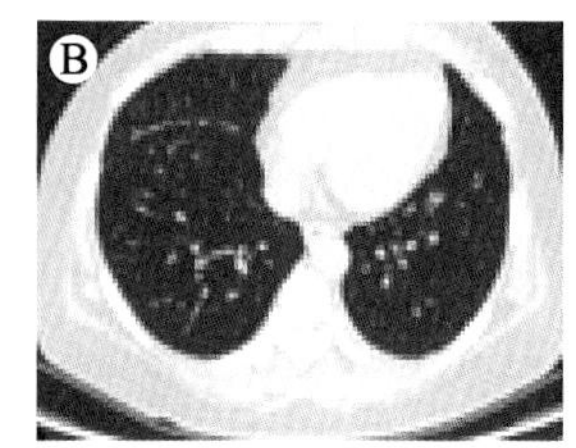
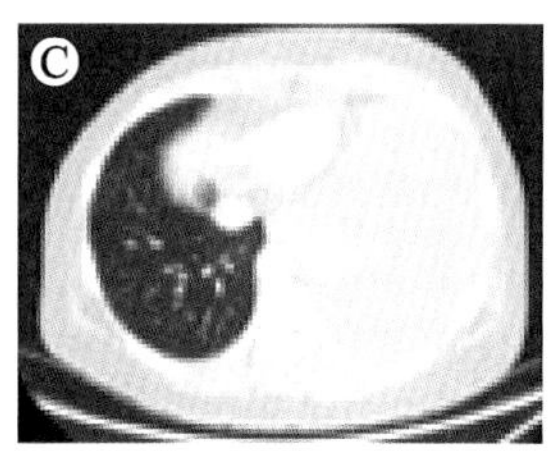

A. 维持治疗 6 个月后；B. 维持治疗 10 个月后；C. 停用卡培他滨 2 个月后。

图 17－5　胸部 CT

肿瘤标志物：CA153：175.1 U/mL ↑，CA125：109 U/mL ↑，CEA：4.33 ng/mL

胸水涂片：可见癌细胞。

WBC 1.9×10^9/L，中性粒细胞 0.5×10^9/L。

肝肾功能正常。

首先给予患者胸腔穿刺引流，改善喘憋症状。治疗方案改为卵巢功能抑制（戈舍瑞林 3.75 mg，q28）+ CDK4/6 抑制剂（Pabociclib 125 mg，qd，d1 ~ d21，q28）内分泌治疗（氟维司群 500 mg，q28）。目前 PFS 时间 18 个月，左乳肿瘤继续缩小，肺部病灶稳定，整体疗效评价 PR。

病例分析

（一）治疗一问题解析

患者为绝经前女性，HR 阳性 HER2 阴性晚期乳腺癌，分期 T4N2M1，Ⅳ期，既往未接受过任何抗肿瘤治疗。根据 NCCN 指南及 ABC4 指南，晚期乳腺癌患者以全身治疗为主，HR 阳性 HER2 阴性无症状内脏转移，首选内分泌治疗。但患者瘤负荷大，肿瘤近期增大明显，局部破溃严重，生活质量亟待改善，故首先选择化疗以期快速改善局部症状，控制远处转移病灶。由于患者为初始治

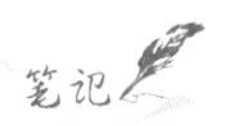

疗，蒽环类药物和紫杉醇类药物是乳腺癌化疗的首选药物，故制定一线解救化疗为蒽环联合紫杉醇类药物方案。

（二）治疗二问题解析

患者肿瘤为 HR 阳性，HER2 阴性，既往未经内分泌治疗，经 8 个周期 TE 方案解救化疗后，局部控制效果显著，但肺部病灶改善不明显，整体疗效 PR。后续治疗可选择内分泌治疗或化疗维持治疗。患者 51 岁，未绝经，不同意进行双侧卵巢切除术，内分泌治疗可考虑卵巢功能抑制基础上联合 AI 类药物或者联合氟维司群。维持化疗也是可选方案。既往研究证实，紫杉类药物解救化疗后卡培他滨维持治疗与其他化疗方案相比，可显著改善患者的 OS（$P=0.046$）。考虑到患者局部病灶仍然瘤负荷较大，并且肺部病灶与原发肿瘤对一线解救治疗的反应不完全相同，原发肿瘤经 TE 方案治疗后明显缩小，但肺部病灶疗效 SD。患者肿瘤为 HR 阳性，内分泌治疗获益可能性大。既往在新辅助治疗领域中有环磷酰胺节拍化疗联合来曲唑的疗效报道，总体有效率较单一治疗方案有显著提高；CBCSG-036 研究结果提示新辅助化疗联合 OFS + AI 临床缓解率显著优于单纯化疗（$P=0.019$）；复旦大学肿瘤医院也有报道晚期 Luminal 型乳腺癌患者中应用卡培他滨联合芳香化酶抑制剂，总体客观缓解率可达 64%。因此，制定卵巢功能抑制（戈舍瑞林 3.75 mg，q28）+ 内分泌治疗（阿那曲唑 1 mg，qd）+ 维持化疗（卡培他滨 1500 mg，bid，d1 ~ d14，q21）+ 抗血管生成药物（甲磺酸阿帕替尼 850 mg，qd），同时继续给予唑来膦酸 4 mg 静脉注射，q28。

（三）治疗三问题解析

患者采用内分泌治疗联合维持化疗获得了 10 个月的 PFS，乳腺原发肿瘤持续缩小，破溃面已愈合，肺部转移病灶接近 CR。停用卡培他滨维持化疗后 2 个月出现恶性胸腔积液，并出现严重喘憋症

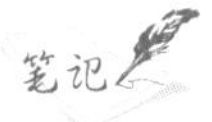

状。首先给予患者胸腔穿刺引流，改善喘憋症状。回顾患者既往两线解救治疗，内分泌治疗和化疗都有所获益。对于 HR 阳性 HER2 阴性晚期乳腺癌，大量 Meta 分析已经证实内分泌治疗可获得至少不劣于化疗的疗效。PALOMA3、MONALEESA7 等研究进一步证实了 CDK4/6 抑制剂联合内分泌治疗对于晚期 HR 阳性 HER2 阴性乳腺癌的疗效。经全科查房讨论后制定卵巢功能抑制（戈舍瑞林 3.75 mg，q28）+ CDK4/6 抑制剂（Pabociclib 125 mg，qd，d1 ~ d21，q28）内分泌治疗（氟维司群 500 mg，q28）方案治疗。目前 PFS 时间 5 个月，左乳肿瘤继续缩小，肺部病灶稳定，整体疗效评价 PR。

专家点评

该例患者为围绝经期的激素受体阳性 HER-2 阴性初治晚期乳腺癌患者，局部分期晚，肿瘤负荷大。予 8 个周期 TE 方案解救化疗，疗效 PR，后续 OFS + AI + 卡培他滨 + 阿帕替尼复合方案维持治疗，病情持续缓解。后由于不良反应不耐受，停用卡培他滨出现恶性胸水，更换解救内分泌治疗方案为戈舍瑞林联合 CDK4/6 抑制剂联合氟维司群后病情得到持续控制。

对于 HR 阳性 HER-2 阴性晚期乳腺癌的解救治疗原则，NCCN 指南，ABC 指南及国内 CSCO 指南都一致同意对于无症状的内脏转移或无内分泌治疗耐药证据的患者首选内分泌治疗。绝经前患者应用卵巢功能抑制（OFS）后治疗原则与绝经后患者相同。本例患者肿瘤负荷大，局部破溃明显，一线解救化疗取得了比较满意的效果。但是肺转移灶的缩小程度与原发肿瘤不同步，如有可能获得肺转移灶的病理结果会使治疗的依据更为充分。后线解救采用相对耐受性良好的口服化疗药物联合内分泌治疗并非常规治疗方案。化疗与内分泌治疗同期应

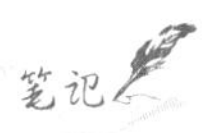

用的循证医学证据不多，SWOG8814（INT 0100）Ⅲ期临床研究中绝经后淋巴结阳性、ER 阳性的患者分为他莫昔芬辅助内分泌治疗、CAF 化疗同步他莫昔芬治疗和化疗续贯他莫昔芬治疗组，结果提示化疗序贯他莫昔芬组疗效优于化疗联合他莫昔芬组。基于这项研究，普遍观点认为内分泌治疗可能促进细胞周期停滞而使肿瘤对化疗不敏感。但随着临床研究的不断深入，和内分泌治疗药物种类的丰富，化疗同期联合内分泌治疗的证据也逐渐增多。TEXT 研究中患者化疗前即开始 OFS，与 SOFT 研究（化疗后进行 OFS）相比并未降低患者的无病生存期和总生存期，为 LHRH 类似物与化疗同期应用提供了证据。晚期乳腺癌治疗中复旦大学肿瘤医院也有 50 余例应用芳香化酶抑制剂联合卡培他滨治疗的报道，客观缓解率可达 64%。本例患者应用卡培他滨联合 OFS + 阿那曲唑，也取得了不错的治疗效果。延长生存、改善生活质量是晚期乳腺癌治疗的基本目标，治疗策略应遵循现有的循证医学证据，也要考虑患者的具体病情，有据可依，量身定做。

初治晚期的 HR 阳性患者内分泌治疗的可选择手段较为丰富，从雌激素受体拮抗剂（SERM）、芳香化酶抑制剂，到选择性雌激素受体调节剂（如氟维司群等）。CDK4/6 抑制剂的出现为传统内分泌治疗耐药的患者带来了更长的 PFS，推动 HR 阳性 HER2 阴性晚期乳腺癌进入了靶向联合治疗新时代。PALOMA、MONARCH 和 MONALEESA 等系列研究均提示，无论从一线还是二线、绝经前还是绝经后患者，都能从氟维司群联合 CDK4/6 抑制剂的联合治疗中获得 PFS 获益，中位 PFS 为 11.2 ~20.5 个月。MONARCH-2 研究显示 Abemaciclib 联合氟维司群可以改善患者 OS 达 9.4 个月（P = 0.013）。CDK4/6 抑制剂联合氟维司群治疗后耐药是今后晚期乳腺癌内分泌治疗的新方向，氟维司群联合 PIK3 抑制剂或 AKT 抑制剂方面的研究值得期待。

笔记

参考文献

1. 中国抗癌协会乳腺癌专业委员会. 中国晚期乳腺癌临床诊疗专家共识（2018版）. 中华肿瘤杂志，2018，40（9）：703－713.

2. 中国抗癌协会乳腺癌专业委员会. 中国抗癌协会乳腺癌诊治指南与规范（2017版）. 中国癌症杂志，2017，27（9）：695－760.

3. MILES D，VUKELJA S，MOISEYENKO V，et al. Survival benefit with capecitabine/docetaxel versus docetaxel alone：analysis of therapy in a randomizedphase Ⅲ trial. Clini Breast Cancer，2004，5（4）：273－278.

4. CRISTOFANILLI M，TURNER N C，BONDARENKO I，et al. Fulvestrant plus palbociclib versus fulvestrant plus placebo for treatment of hormone-receptor-positive，HER2-negative Metastatic breast cancer that progressed on previous endocrine therapy（PALOMA-3）：final analysis of the multicentre，double-blind，phase 3 randomised controlled trial. Lancet Oncol，2016，17：425－439.

（谢菲）

病例 18　三阳性年轻晚期乳腺癌病例

病历摘要

【病史】

患者，女性，37 岁。2016 年 11 月妊娠期发现乳房肿块，泌乳以后肿块缩小，未在意。

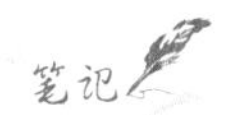

2018 年 6 月发现右侧乳腺肿块增大，约 6 cm 大小，并感腹胀，

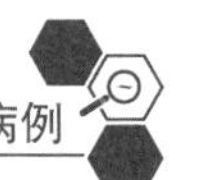

出现皮肤黄染。

无特殊既往史，未绝经。

【专科查体】

全身皮肤及巩膜黄染。右侧腋窝触及多个肿大淋巴结，大者直径约 2 cm，质韧，无触痛。右侧乳房触及 6 cm × 4 cm 肿块，质韧，活动度差，无压痛；左侧乳房未触及肿块。腹膨隆，腹壁静脉怒张，全腹无压痛及反跳痛，未扪及明显包块。移动性浊音阳性。肝及双肾区叩痛。肠鸣音正常，未闻及气过水声。

【辅助检查】

2018 年 7 月 15 日外院超声引导下右乳肿物穿刺活检病理示（右乳）乳腺浸润性导管癌。免疫组化：ER(80% ++)、PR(80% +++)、HER2(2 +)、Ki-67(20% +)、P53 散在(+)、p120 膜(+)、E-cad (+)，MLH1、MSH6、PMS2、MSH2 均正常表达。FISH 检测结果：HER2 阳性。淋巴结超声：右腋窝多发异常淋巴结。双侧乳腺超声：哺乳期乳腺癌，右乳实性占位，BI-RADS 4C 类。

肝功能常规：白蛋白 28 g/L、谷丙转氨酶 141 U/L、谷草转氨酶 221 U/L、总胆红素 147.6 μmol/L、直接胆红素 105.5 μmol/L、非结合胆红素 42.1 μmol/L。肿瘤标志物：癌胚抗原 373.8 ng/mL、血清 CA199 1000 U/mL、血清 CA153 300 U/mL、血清 CA125 793 U/mL。

2018 年 7 月 16 日外院 CT（图 18 – 1）：双肺多发结节，请结合临床；右侧乳腺占位，右侧腋窝增大淋巴结；肝内多发占位，转移瘤不除外，请结合临床；大量腹水；胸椎、腰椎及骶椎骨质密度减低，建议 ECT 检查。

【诊断】

右乳浸润性导管癌（Luminal B 型，HER2 阳性，cT3NxM1，Ⅳ期）。

肝转移，肺转移，骨转移，腹腔积液。

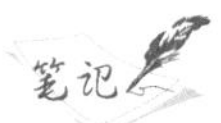

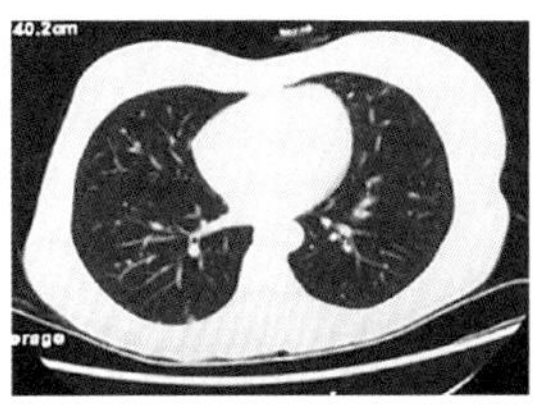
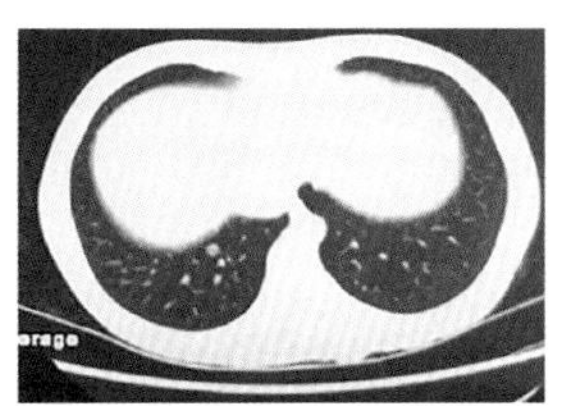
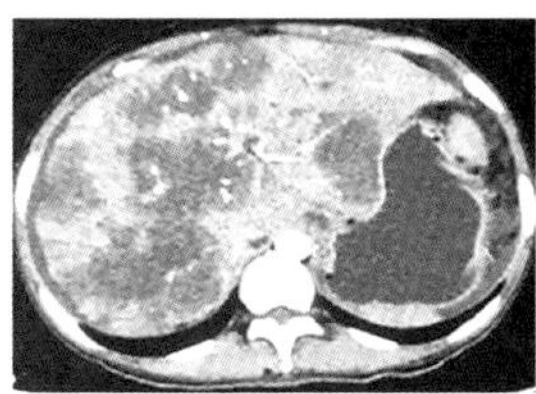

图 18－1　双肺转移灶、肝转移灶

【治疗】

2018 年 7 月 30 日行腹腔穿刺置管术放腹水减压。2018 年 8 月 1 日至 2019 年 2 月 25 日曲妥珠单抗首剂 8 mg/kg，后 6 mg/kg，q21d；戈舍瑞林 3.6 mg，ih，q21d；来曲唑 2.5 mg，po，qd；唑来膦酸 4 mg，q21d。同时予保肝、补蛋白、营养支持治疗。曲妥珠单抗治疗 1 个周期后肿块较前缩小，腹胀、黄疸减轻。期间于 2018 年 9 月 14 日、2018 年 10 月 29 日、2018 年 12 月 25 日复查 CT，评价 PR，无皮肤黏膜黄染，肝功能明显好转。肿瘤标志物持续下降。

CT 检查（2018 年 9 月 14 日）：①结合临床，右乳癌治疗后，右腋窝、纵隔、膈上、腹腔及腹膜后增大淋巴结；双肺转移；肝内低密度灶，请结合前片；骨转移。②脾大；腹腔少量积液；腹膜及网膜区略增厚。

CT 检查（2018 年 10 月 29 日）：①结合临床，右乳癌，较前好转；右腋窝、纵隔、膈上、腹腔及腹膜后增大淋巴结，较前部分好转，部分变化不著；双肺转移，部分略缩小，部分变化不著；肝内低密度灶，较前好转；骨转移，较前局部密度增高，考虑好转。②脾大；腹腔少量积液，较前减少；腹膜及网膜区略增厚，局部好转，局部略加重。

CT 检查（2018 年 12 月 25 日）：①结合临床，右乳癌，较前基本变化不著；右腋窝、纵隔、膈上、腹腔及腹膜后增大淋巴结，较前基本变化不著；双肺转移，基本变化不著；肝内低密度灶，变化不著；骨转移，变化不著。②脾大；腹腔少量积液，较前变化不著；腹膜及网膜区略增厚，变化不著。

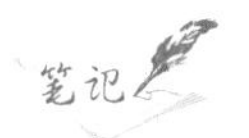

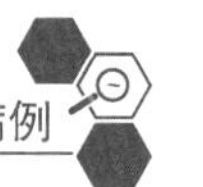

复查肝功（2019 年 2 月 25 日）：ALB 46.5 g/L、ALT 115.2 U/L、AST 85.3 U/L、TBIL 23.7 μmol/L、DBIL 7.4 μmol/L、IBIL 11.9 μmol/L。TM：CEA 58.43 ng/mL、CA125 67.53 U/mL、CA153 1016 U/mL。CT 检查（2019 年 2 月 28 日）提示右乳癌，较前（2018 年 12 月 25 日）局部略饱满，肝内低密度灶，部分略增大，部分变化不著；骨转移，大部分变化不著，部分略增大。腹腔少量积液，较前增多，且肿瘤标志物、转氨酶水平升高。与患者充分沟通后，患者要求换用化疗，于 2019 年 2 月 25 日至 2019 年 4 月 16 日予以患者曲妥珠单抗 6 mg/kg，q21d，紫杉醇酯质体 120 mg，d1、d8，q3w，化疗 2 个周期。

2019 年 4 月 16 日复查 CT 提示病情稳定，肿瘤标志物较前明显下降，但胆红素较前升高，患者拒绝继续静脉化疗，遂更换化疗方案为 NX 化疗 7 个周期，具体用药：长春瑞滨 80 mg，po，d1、d8；卡培他滨 1.5 gpo，bid，d1 ~ d14，q3w，同时予以患者保肝治疗。后患者分别于 2019 年 5 月 26 日、2019 年 6 月 24 日、2019 年 7 月 14 日、2019 年 8 月 7 日、2019 年 9 月 4 日、2019 年 10 月 7 日复查 CT 示病情稳定。考虑患者既往口服来曲唑疗效欠佳，予以戈舍瑞林 + 氟维司群 + 曲妥珠单抗维持治疗，并予以唑来膦酸抑制破骨细胞活性至今。

辅助检查如下：

CT 检查（2019 年 2 月 28 日）：①结合临床，右乳癌，较前（2018 年 12 月 25 日）局部略饱满，余变化不著；左乳类结节灶，请结合其他检查；右腋窝、纵隔、膈上、腹腔及腹膜后淋巴结，基本变化不著；双肺转移，部分缩小，部分变化不著；肝内低密度灶，部分略增大，部分变化不著；骨转移，大部分变化不著，部分略增大。②脾大；腹腔少量积液，较前增多；腹膜及网膜区略增厚，变化不著。

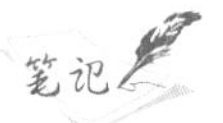

CT 检查（2019 年 4 月 16 日）：①结合临床，右乳癌，较前

（2019 年 2 月 27 日）强化降低，大小变化不著；左乳类结节灶，变化不著；右腋窝、纵隔、膈上、腹腔及腹膜后淋巴结，基本变化不著。②脾大；腹膜及网膜区略增厚，变化不著。

肝功能（2019 年 4 月 16 日）：总胆红素 25.1 μmol/L、直接胆红素 8.4 μmol/L、间接胆红素 16.7 μmol/L。

CT 检查（2019 年 10 月 7 日）：①结合临床，右乳癌治疗后，较前（2019 年 8 月 8 日）变化不著；左乳类结节灶，变化不著；右腋窝、纵隔、膈上、腹腔及腹膜后淋巴结，基本变化不著；双肺转移，变化不著；肝内低密度灶，变化不著；骨转移，变化不著。②肝囊肿。③脾大。④胆囊炎。⑤腹膜及网膜区略增厚，变化不著。

2018 年 9 月至 2019 年 2 月双肺、肝 CT 图像变化见图 18－2、图 18－3，肝功能变化趋势见图 18－4，肿瘤标志物变化趋势见图 18－5。

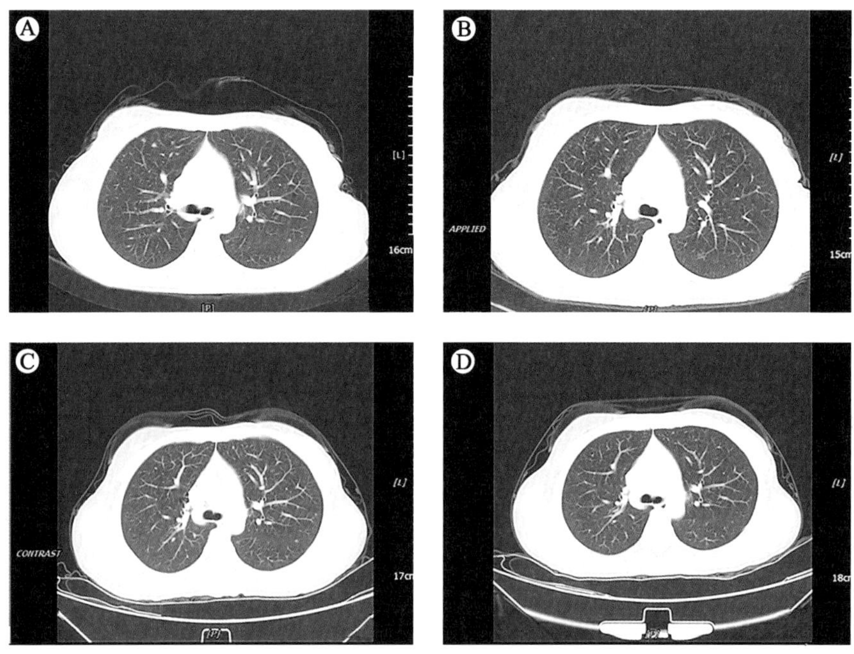

A. 2018 年 9 月 14 日胸部 CT 双肺转移图像；B. 2018 年 10 月 29 日胸部 CT 双肺转移图像；C. 2018 年 12 月 25 日胸部 CT 双肺转移图像；D. 2019 年 2 月 28 日胸部 CT 双肺转移图像。

图 18－2　双肺 CT 变化

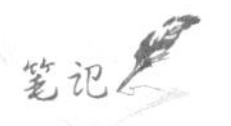

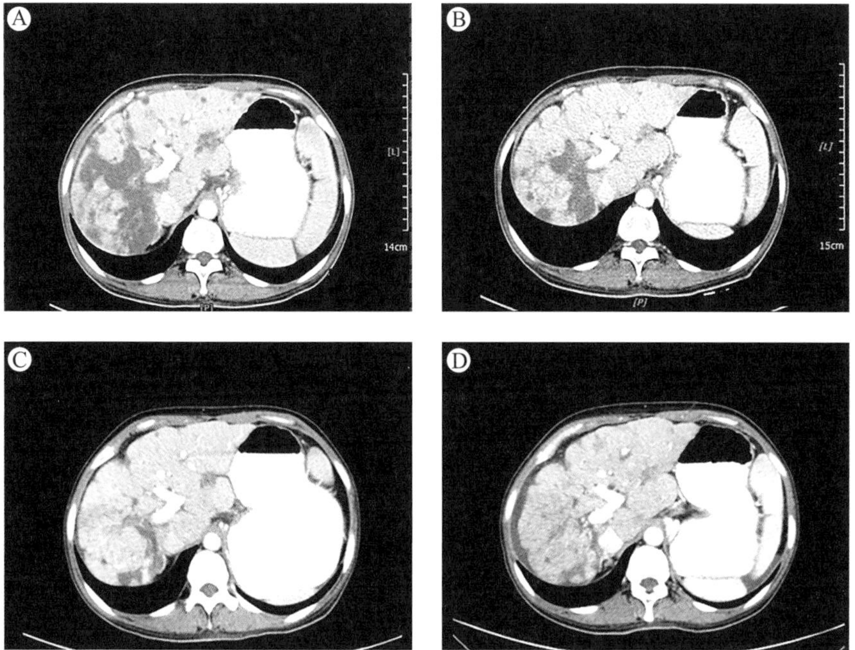

A. 2018 年 9 月 14 日肝脏 CT 肝转移图像；B. 2018 年 10 月 29 日肝脏 CT 肝转移图像；C. 2018 年 12 月 25 日肝脏 CT 肝转移图像；D. 2019 年 2 月 28 日肝脏 CT 肝转移图像。

图 18－3　肝脏 CT 变化

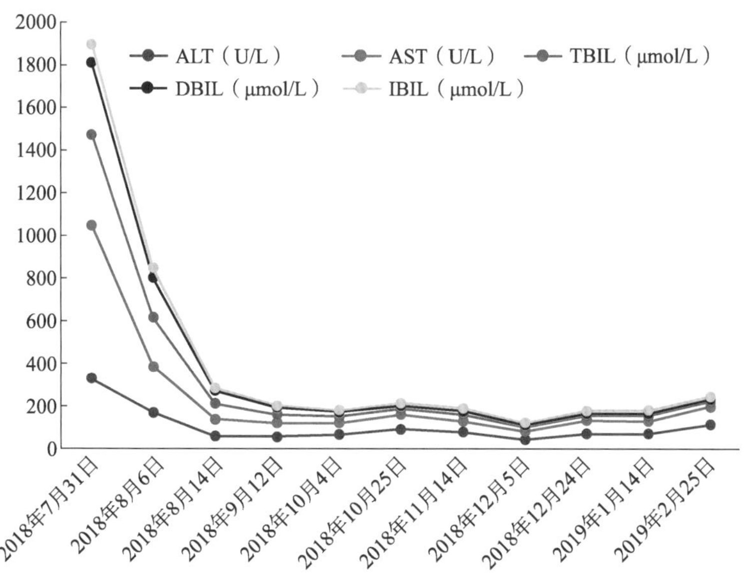

图 18－4　肝功能变化趋势

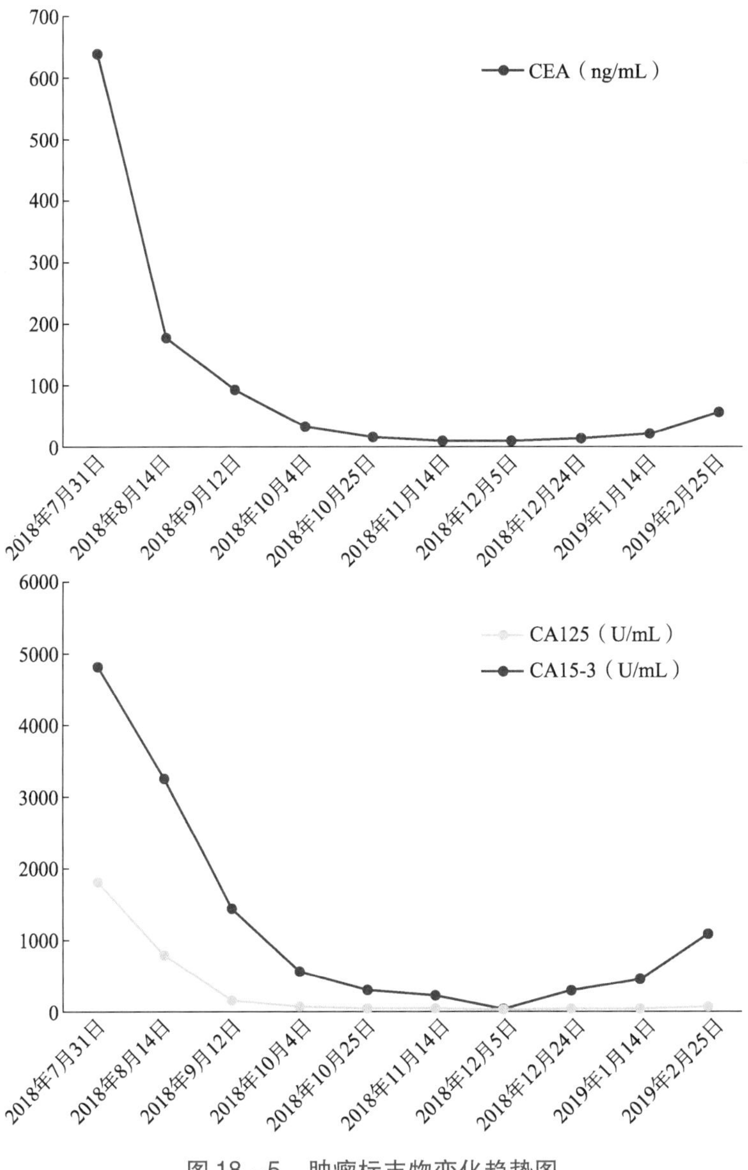

图 18－5　肿瘤标志物变化趋势图

病例分析

该患者为右乳腺浸润性导管癌（Luminal B 型，HER2 阳性型，cT3NxM1，Ⅳ期），有肝转移、肺转移、骨转移、腹腔积液。未经治疗的晚期乳腺癌患者，且伴有内脏危象，急需对症处理及全身治

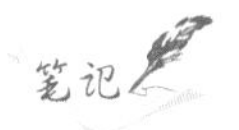

疗。考虑患者 HER2 阳性，予以曲妥珠单抗靶向治疗；因患者肝功能明显异常，考虑其不适合化疗，予以戈舍瑞林进行卵巢功能抑制，并同时予以来曲唑进行内分泌治疗；因骨转移，予以患者唑来膦酸保骨治疗；同时予以保肝、补蛋白、放腹水、营养支持治疗。病情持续好转，至 2019 年 2 月 28 日 CT 检查结果提示病灶有增大，腹水较前增多，肿瘤标志物、转氨酶水平较前升高。患者一线解救治疗半年后疾病有进展趋势，主治医师充分沟通后予以患者曲妥珠单抗靶向联合化疗。后患者规律复查 CT 示病情稳定。化疗后予患者戈舍瑞林 + 氟维司群 + 曲妥珠单抗维持治疗及唑来膦酸抑制破骨细胞活性至今。

专家点评

该患者为年轻的绝经前初治三阳性晚期乳腺癌，初诊即肝转移、肺转移、骨转移、腹腔积液，伴有肝功能异常。依据《中国晚期乳腺癌临床诊疗专家共识（2018 版）》，晚期乳腺癌的治疗选择应考虑 HR 和 HER2 的状态、既往治疗（疗效、毒性、耐受性等）、无病间期、肿瘤负荷（转移部位和数量）、年龄、一般状态、月经状况、并发症等因素。对于 HER2 阳性和 HR 阳性的晚期乳腺癌患者，优先考虑抗 HER2 治疗联合化疗。但该病例属于不适合化疗的情况，可以考虑抗 HER2 治疗联合芳香化酶抑制剂及药物去势治疗。该患者一线解救治疗时选择了曲妥珠单抗靶向治疗联合内分泌治疗的标准治疗方案，疾病得到了控制，生活质量获益明显。

本例患者出现进展时肝功轻度异常，可以耐受化疗，遂改用了靶向治疗联合化疗的方案，并根据治疗过程中肝功能的情况对化疗方案进行了调整，若条件允许可加用帕妥珠单抗。依据《中国晚期

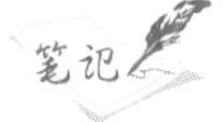

乳腺癌临床诊疗专家共识（2018 版）》，在靶向治疗方面，抗 HER2 治疗失败后的患者，持续抑制 HER2 通路可给患者带来生存获益，应继续抗 HER2 治疗。可继续选择曲妥珠单抗联合其他治疗，若条件允许加用帕妥珠单抗也是合理的选择。

维持治疗阶段可选择曲妥珠单抗联合内分泌治疗。内分泌选择上考虑了该例患者既往来曲唑疗效欠佳，依据 2019 版 CSCO 指南，对于 ER + AI 治疗失败的患者可考虑换用氟维司群，有条件者在此基础上可联合 CDK4/6 抑制剂。CDK4/6 抑制剂联合内分泌治疗有助于提高内分泌治疗的疗效和延缓内分泌耐药，给 HR 阳性、HER2 阴性晚期乳腺癌治疗模式带来了变革。2019 年 ESMO 会议上 monarcHER 研究提示 CDK4/6 抑制剂联合内分泌联合靶向治疗在 ER 阳性/HER2 阳性晚期乳腺癌后线治疗中较化疗联合靶向治疗可以延长 2.6 个月的 PFS（8.3 个月 *vs* 5.7 个月）。随着新的药物的出现，期待有更多临床研究的结果能改变三阳性乳腺癌的治疗格局。

循证背景：①TAnDEM 研究：将 HR、HER2 均阳性的绝经后乳腺癌患者随机分为阿那曲唑联合曲妥珠单抗和阿那曲唑单药组，结果显示联合组中位 PFS 为 4.8 个月，单药组为 2.4 个月，显示了内分泌治疗联合 HER2 靶向治疗的优势。②EGF30008 研究：拉帕替尼联合来曲唑对比来曲唑治疗绝经后患者，一线用至进展，PFS 得到显著改善（8.2 个月 *vs* 3.0 个月），但 OS 改善不明显。③eLEcTRA 研究：来曲唑联合曲妥珠单抗对比来曲唑单药治疗作为 HER2 阳性、激素受体阳性转移性乳腺癌患者的一线治疗，经评估，来曲唑联合曲妥珠单抗具有更高的疗效（PFS：14.1 个月 *vs* 3.3 个月）。

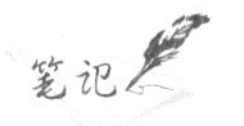

指南背景：2019 年 NCCN 指南中 HR 阳性、HER2 阳性的晚期

乳腺癌一线治疗方案选择：①曲妥珠单抗 + 帕妥珠单抗 + 多西他赛；②T-DM1 + 曲妥珠单抗 + 化疗；③内分泌联合或不联合抗 HER2 靶向治疗（绝经前患者加用卵巢功能抑制）；④其他抗 HER2 靶向治疗。2019 年 CSCO 指南：①HER2 阳性、激素受体阳性的复发转移乳腺癌，优先考虑曲妥珠单抗联合化疗。②部分不适合化疗或进展缓慢的患者如果考虑联合内分泌治疗，可在 HER2 靶向治疗的基础上联合芳香化酶抑制剂治疗。③对于 HER2 靶向治疗联合化疗达到疾病稳定的患者，化疗停止后可考虑使用 HER2 靶向治疗联合芳香化酶抑制剂维持治疗。2019 年 NCCN 指南：HR 阳性、HER2 阳性的晚期乳腺癌一线内分泌治疗进展后，可考虑更换另一线的内分泌治疗，也可行化疗联合抗 HER2 治疗直至 PD。2019 年 CSCO 指南：曲妥珠单抗治疗进展后，持续抑制 HER2 通路能够持续带来生存获益。因此一线曲妥珠单抗病情进展后，推荐二线继续使用抗 HER2 靶向治疗。

核心体会：针对这样一个比较特殊的具体病例，在缺乏针对性循证医学证据指导的情况下，我们在临床工作中需要在指南循证的原则基础上针对每个患者的情况进行个体化的处理，做到循证指导下的个体化治疗，才能使患者真正获益。

参考文献

1. WARDLEY A M, PIVOT X, MORALES-VASQUEZ F, et al. Randomized phase Ⅱ trial of first-line trastuzumab plus docetaxel and capecitabine compared with trastuzumab plus docetaxel in HER2-positive metastatic breast cancer. J Clin Oncol, 2010, 28 (6): 976 – 983.

2. RIMAWI M, FERRERO J M, POOL E C, et al. First-line trastuzumab plus an aromatase inhibitor, with or without pertuzumab, in human epidermal growth factor receptor 2-positive and hormone receptor-positive metastatic or locally advanced breast

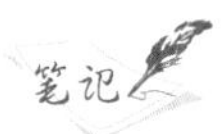

cancer (PERTAIN): a randomized, open-label phase Ⅱ trial. Journal of clinical oncology, 2018, 36 (28): 2826 – 2835.

3. HUOBER J, FASCHING P A, BARSOUM M, et al. Higher efficacy of letrozole in combination with trastuzumab compared to letrozole monotherapy as first-line treatment in patients with HER2-positive, hormone-receptor-positive metastatic breast cancer-results of the eLEcTRA trial. Breast, 2012, 21 (1): 27 – 33.

（迟亚静　李慧慧）

病例 19　绝经前 HR 阳性晚期乳腺癌病例

病历摘要

【病史】

患者，女性，38 岁，孕 2 产 1，未绝经。因发现颈淋巴结肿大半月于 2018 年 5 月 27 日就诊。无肿瘤家族史，个人史、既往史均无特殊。

【专科查体】

双乳头无溢液、偏斜及内陷，皮肤无凹陷及橘皮征，双乳未触及明显肿块；右腋窝可触及约 2 cm 大小淋巴结，活动，质硬；右锁骨上扪及一枚肿大淋巴结，约 1.5 cm 大小，光滑、中等硬度、边界清。

【辅助检查】

笔记

乳腺彩超：右乳 9 点钟方向异常回声伴钙化，5 mm × 9 mm

（BI-RADS 4A 类），右侧腋下组见少许淋巴结低回声区，较大约 7 mm × 21 mm；右侧腋中组、右侧腋上组见多枚淋巴结低回声区，较大约 10 mm × 17 mm；右锁骨上见少许淋巴结低回声区，较大约 7 mm × 14 mm。

MRI：①右乳头深面略偏下 6 点钟方向一结节，约 0.9 cm（BI-RADS 4A 类）；②右腋窝多个淋巴结。

颈部 CT：双侧颈部、右侧锁骨上区及右腋窝多发淋巴结，右侧锁骨上区及右腋窝部分稍肿大。右侧锁骨上区及右腋窝见多枚淋巴结影，较大者位于右腋窝，大小约 1.7 cm × 1.3 cm，部分强化欠均匀；余双侧颈部见多枚短径小于 1 cm 淋巴结，强化较均匀。

PET-CT 检查提示（2018 年 6 月 9 日）：①右侧乳腺深部（乳头上方层面）结节代谢增高，恶性肿瘤不能除外；②双侧颈部、上纵隔、右侧锁骨区、右侧腋窝淋巴结肿大伴代谢增高，最大者位于右侧腋窝，长径约 2 cm，考虑恶性肿瘤累及，见图 19 – 1。

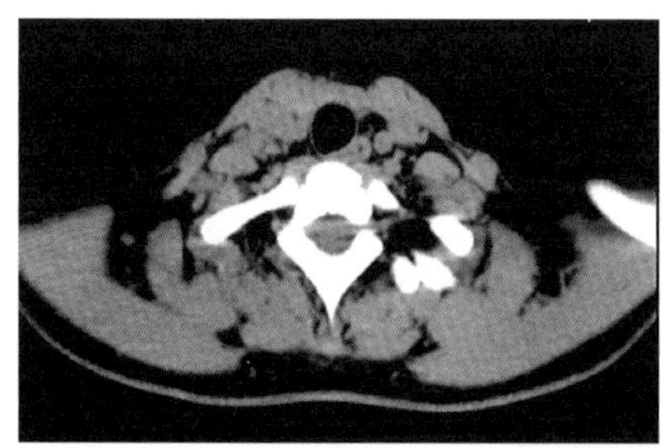
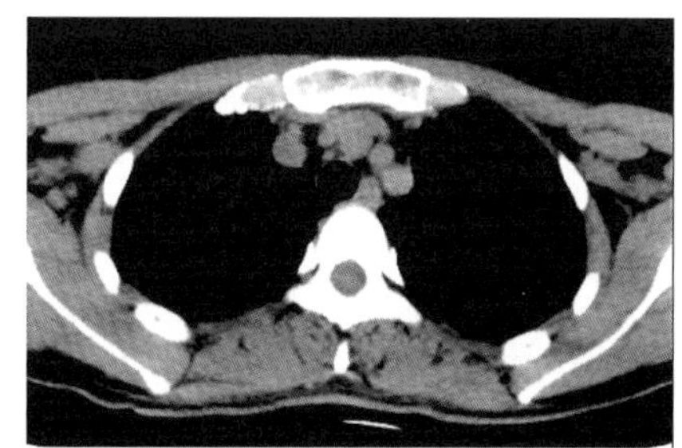
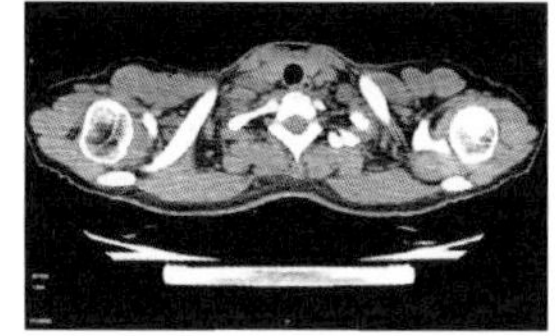
颈部淋巴结（10 mm×20 mm）
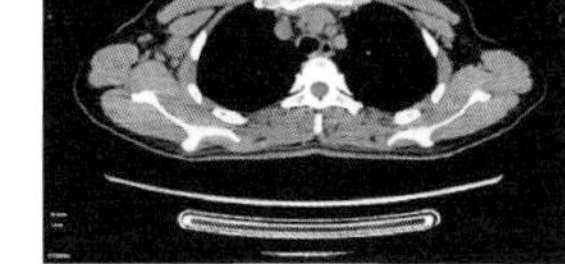
腋窝淋巴结（17 mm×20 mm）
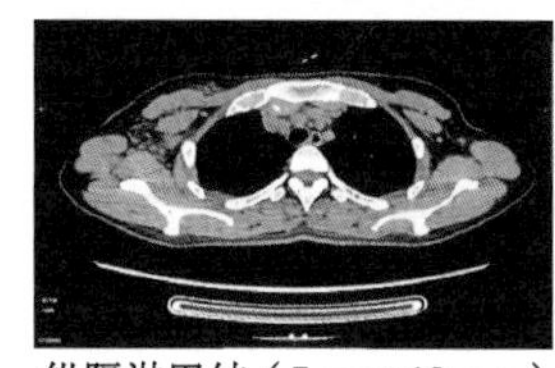
纵隔淋巴结（7 mm×13 mm）

图 19 – 1　PET-CT（2018 年 6 月 9 日）

彩超引导下行右锁骨上淋巴结穿刺（2018 年 6 月 10 日），病检

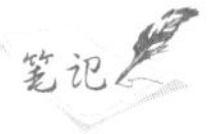

结果:(右锁骨上淋巴结穿刺活检)转移性腺癌,结合免疫标记建议查乳腺、妇科等部位。免疫组化结果:CK(++),TTF-1(-),Napsin A(-),P63(-),Ki-67(70%++),TG(-),Calcitonin(-),CK19(++),Galectin-3(+),CK7(-),CDX2(-),HMFG1(++),ER(80%++),PR(约10%+),HER2(+)。

局麻下行右乳肿物穿刺旋切活检切除术(2018年6月15日),病检结果:(右乳9点钟方向)浸润性癌,非特殊类型。免疫组化结果:ER(70%+),PR(-),HER2(-),P53(5%+),Ki-67(60%+),E-cadherin(+),CK5/6(-),P63(-),p120ctn胞膜(+),CK(+)。

【诊断】

右侧乳腺癌[cT1N3M1(颈部、纵隔淋巴结),Ⅳ期,Luminal B型]

【治疗】

2018年6月22日开始行AC方案×6个周期化疗(4个月)。乳腺彩超(2018年10月27日):右侧腋下组(含腋窝)见少许淋巴结低回声区,较大约5 mm×9 mm;右侧腋上组及右侧腋中组见少许淋巴结低回声区,较大者位于右侧腋上组,大小约3 mm×3 mm。PET-CT:双侧颈部锁骨区小淋巴结显示较前明显缩小,见图19-2。

疗效评估:PR。

2018年11月4日开始行哌柏西利+来曲唑+戈舍瑞林解救治疗持续至今(13个月)。

PET-CT(2019年11月7日):双侧颈部锁骨区小淋巴结显示较之2018年10月稍缩小,见图19-3。

疗效评估:PR。

笔记

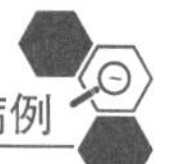

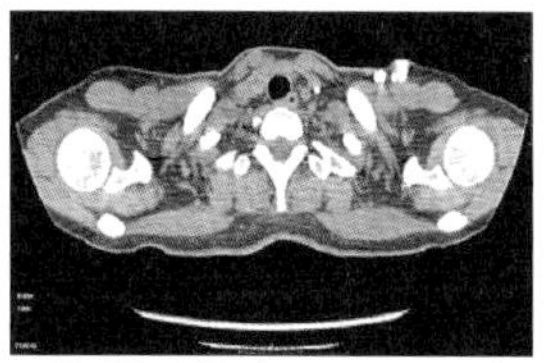
颈部淋巴结（7 mm×9 mm）

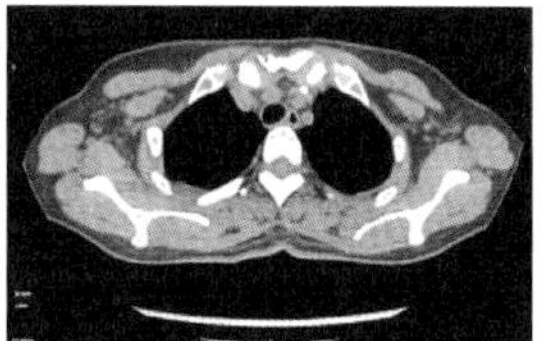
腋窝淋巴结（5 mm×7 mm）

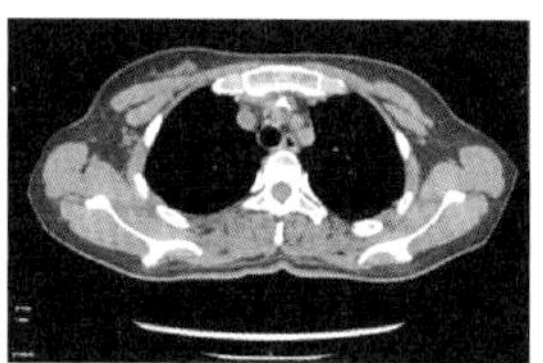
纵隔淋巴结（4 mm×6 mm）

图 19－2 PET-CT（2018 年 10 月）

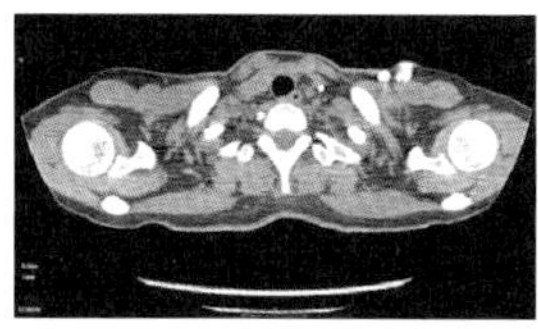
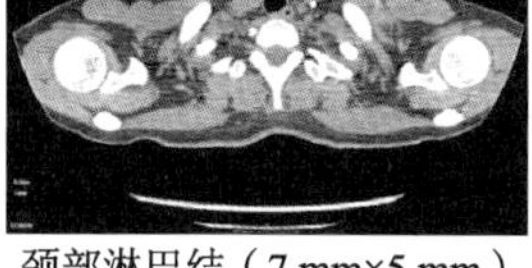
颈部淋巴结（7 mm×5 mm）

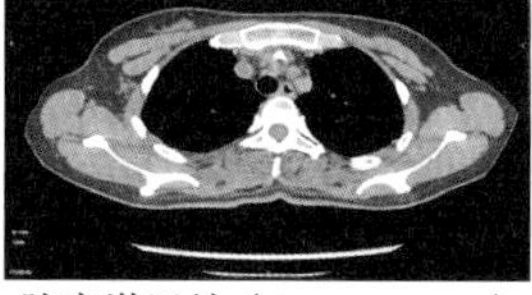
腋窝淋巴结（4 mm×4 mm）

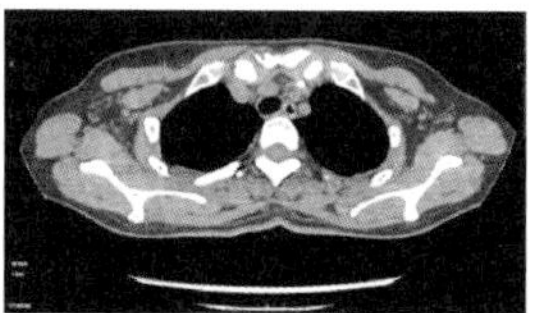
纵隔淋巴结（4 mm×5 mm）

图 19－3 PET-CT（2019 年 11 月 7 日）

患者解救治疗经过见表 19－1。

表 19－1 患者解救治疗经过

时间	治疗方案	疗效评估
2018 年 6 月 22 日至 2018 年 10 月 12 日	AC×6	PR
2018 年 11 月 4 日至今	哌柏西利＋来曲唑＋戈舍瑞林	PR

病例分析

激素受体阳性（hormone receptor positive，HR＋）的乳腺癌占乳腺癌总数 60%～70%，在晚期乳腺癌中也占有很大的比例。内分泌治疗是 HR 阳性、HER2 阴性晚期乳腺癌的一种有效治疗手段。既往对于 HR 阳性、HER2 阴性晚期乳腺癌患者，虽然有研究显示内分泌解救治疗的效果也不差，但临床上我们总是习惯于选择一线优选化疗，病情得到控制后再予内分泌治疗维持。近年来新的细胞

笔记

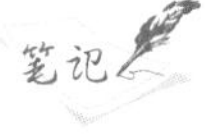

周期治疗药物 CDK4/6 抑制剂的出现，使这一治疗模式得以彻底改变，HR 阳性、HER2 阴性晚期乳腺癌的治疗已经进入靶向 + 内分泌治疗时代。本例绝经前 HR 阳性、HER2 阴性晚期乳腺癌患者在一线化疗后选择哌柏西利 + 来曲唑 + 戈舍瑞林维持治疗，取得了长时间的 PFS。

专家点评

CDK，全名是“周期蛋白依赖性激酶”(CDKs)，这是一类在细胞周期调控中起作用的蛋白激酶，是细胞周期调控中的重要因子。细胞周期依赖性激酶 4 和 6（CDK4/6）是人体细胞分裂增殖周期（G1 期、S 期、G2 期、M 期）的关键条件蛋白，在很多恶性肿瘤中，这两种激酶过度活跃，表现出显著活性。CDk4/6 通过与细胞周期蛋白 D（cyclin D）结合，可磷酸化视网膜细胞瘤基因（*Rb*），从而释放转录因子 E2F，促进细胞周期相关基因的转录，使细胞进入 S 期。CDK4/6 抑制剂则通过选择性抑制 CDK4/6 功能，阻止肿瘤细胞从 G1 期进展到 S 期。

目前研究发现，在激素受体（HR）阳性的乳腺癌中，CDK4/6 过度激活，在临床研究中发现 CDK4/6 和雌激素受体信号的双重抑制剂可以有效抑制此类乳腺癌细胞的生长。因此 CDK4/6 抑制剂联合内分泌治疗成为 Luminal 型乳腺癌的有效治疗手段。

MONALEESA-7 研究是一项全球、随机、双盲、安慰剂对照的Ⅲ期研究，对比了 Ribociclib 和安慰剂联合内分泌治疗用于绝经前或围绝经期 HR 阳性、HER2 阴性晚期乳腺癌的治疗效果。两组患者均接受戈舍瑞林治疗，并且同时接受非甾体类 AI（阿那曲唑或来曲唑）或他莫昔芬治疗，两组患者不允许交叉（图 19－4）。

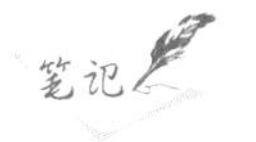

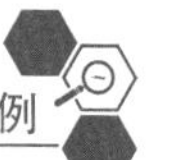

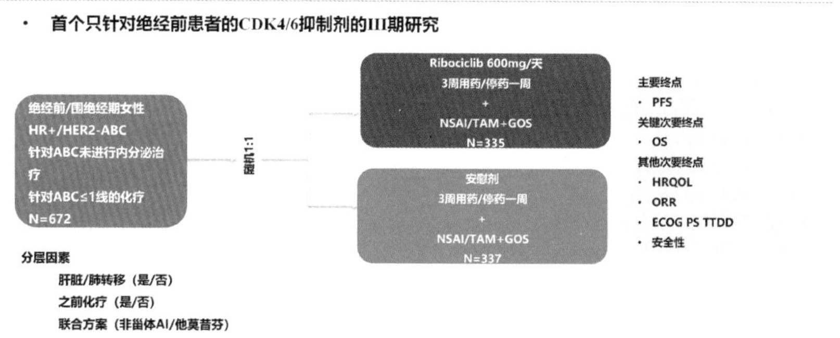

图 19－4　首个只针对绝经前患者的 CDK4/6 抑制剂的Ⅲ期研究

研究结果显示 Ribociclib 组对比安慰剂组，可以显著延长患者 OS，两组的中位 OS 分别为不可评估（NE）、40.9 个月；降低了 29% 的死亡风险（*HR*：0.71；95% *CI*：0.54～0.95；*P*＝0.009 73；见图 19－5A）。在 495 例接受 AI 治疗的患者中，Ribociclib 组和安慰剂组分别有 24.6%（61/248）和 32.4%（80/247）的患者死亡，预估 42 个月的 OS 率，两组分别为 69.7% 和 43.0%（*HR*：0.70；95% *CI*：0.50～0.98；见图 19－5B）。在 177 例接受他莫昔芬治疗的患者中，Ribociclib 组和安慰剂组分别有 25.3%（22/87）和 32.2%（29/90）的患者死亡，预估 42 个月的 OS 率，两组分别为 71.2% 和 54.5%（*HR*：0.79，95% *CI*：0.45～1.38；见图 19－5C）。

本例患者是年轻绝经前首发Ⅳ期乳腺癌。其治疗以全身治疗为主，手术治疗不作为首选方案。患者年轻，Ki-67 表达较高(60%)，而 CDK4/6 抑制剂尚未在中国上市，因此选择 AC 方案解救化疗，病灶缩小后予以 CDK4/6 抑制剂＋来曲唑＋戈舍瑞林靶向联合内分泌药物解救治疗，效果良好，目前 PFS 为 17 个月，也证明了该治疗方案的有效性。

MONALEESA-7 研究显示 Ribociclib＋内分泌治疗相比于单纯内

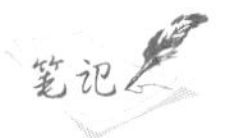

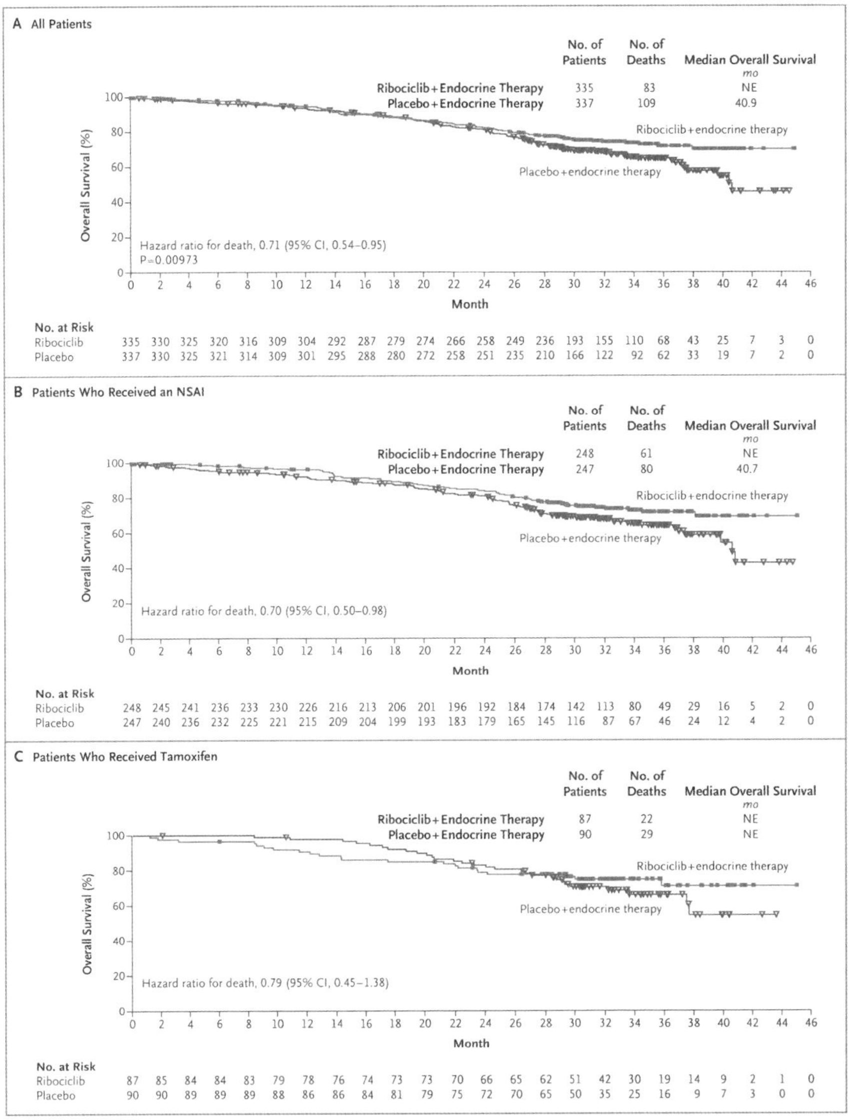

A All Patients

	No. of Patients	No. of Deaths	Median Overall Survival (mo)
Ribociclib+Endocrine Therapy	335	83	NE
Placebo+Endocrine Therapy	337	109	40.9

Ribociclib+endocrine therapy
Placebo+endocrine therapy
Hazard ratio for death, 0.71 (95% CI, 0.54–0.95)
P=0.00973
Overall Survival (%)
Month

No. at Risk	0	2	4	6	8	10	12	14	16	18	20	22	24	26	28	30	32	34	36	38	40	42	44	46
Ribociclib	335	330	325	320	316	309	304	292	287	279	274	266	258	249	236	193	155	110	68	43	25	7	3	0
Placebo	337	330	325	321	314	309	301	295	288	280	272	258	251	235	210	166	122	92	62	33	19	7	2	0

B Patients Who Received an NSAI

	No. of Patients	No. of Deaths	Median Overall Survival (mo)
Ribociclib+Endocrine Therapy	248	61	NE
Placebo+Endocrine Therapy	247	80	40.7

Ribociclib+endocrine therapy
Placebo+endocrine therapy
Hazard ratio for death, 0.70 (95% CI, 0.50–0.98)
Overall Survival (%)
Month

No. at Risk	0	2	4	6	8	10	12	14	16	18	20	22	24	26	28	30	32	34	36	38	40	42	44	46
Ribociclib	248	245	241	236	233	230	226	216	213	206	201	196	192	184	174	142	113	80	49	29	16	5	2	0
Placebo	247	240	236	232	225	221	215	209	204	199	193	183	179	165	145	116	87	67	46	24	12	4	2	0

C Patients Who Received Tamoxifen

	No. of Patients	No. of Deaths	Median Overall Survival (mo)
Ribociclib+Endocrine Therapy	87	22	NE
Placebo+Endocrine Therapy	90	29	NE

Ribociclib+endocrine therapy
Placebo+endocrine therapy
Hazard ratio for death, 0.79 (95% CI, 0.45–1.38)
Overall Survival (%)
Month

No. at Risk	0	2	4	6	8	10	12	14	16	18	20	22	24	26	28	30	32	34	36	38	40	42	44	46
Ribociclib	87	85	84	84	83	79	78	76	74	73	73	70	66	65	62	51	42	30	19	14	9	2	1	0
Placebo	90	90	89	89	89	88	86	86	84	81	79	75	72	70	65	50	35	25	16	9	7	3	0	0

图 19－5　Ribociclib 组与安慰剂组对比

分泌治疗，可以显著延长 HR 阳性、HER2 阴性晚期乳腺癌患者的 OS。本例患者是年轻绝经前乳腺癌，完全符合 MONALEESA-7 研究的入组条件，对于该类型患者完全可以先予以 CDK4/6 抑制剂联合内分泌药物进行解救治疗，而不必先进行解救化疗，再以靶向联合内分泌药物来维持治疗。

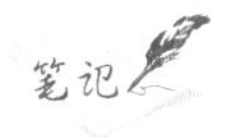

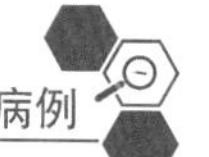

参考文献

1. TRIPATHY D, IM S A, COLLEONI M, et al. Ribociclib plus endocrine therapy for premenopausal women with hormone-receptorpositive, advanced breast cancer (MONALEESA-7): a randomized phase 3 trial. Lancet Oncol, 2018, 19 (7): 904 - 915.

2. IM S A, LU Y S, BARDIA A, et al. Overall survival with ribociclib plus endocrine therapy in breast cancer. N Engl J Med, 2019, 381 (4): 307 - 316.

（周鑫）

笔记

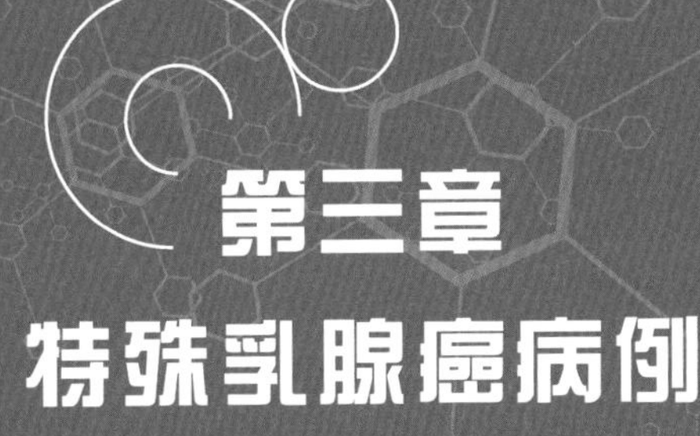

第三章 特殊乳腺癌病例

病例 20　妊娠期乳腺癌手术治疗病例

病历摘要

【病史】

患者，女性，36 岁。主因停经 31^{+3} 周，发现乳腺癌 9 周于入院。患者孕 22 周自行扪及双侧乳房肿物，乳腺彩超：左乳实性包块，BI-RADS 4 类。孕 23^{+1} 周于外院局麻下行活检手术，术后病理提示左乳乳腺浸润性癌，Ⅱ～Ⅲ级，癌块大小 3.0 cm × 2.0 cm × 1.8 cm，免疫组化示 ER（－），PR（－），HER2（－），Ki-67 局部

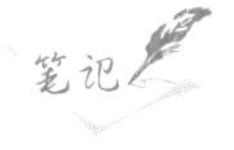

(70% +)。孕 25^{+3} 周在外院局麻下行左乳癌保乳 + 左腋窝前哨淋巴结切除术。术后病理提示 2 枚前哨淋巴结未见癌转移。(外切缘)石蜡深切后灶性高度可疑浸润性癌。上、下、内切缘均未见癌。病理会诊提示外切缘阳性，乳腺浸润性癌，免疫组化示 ER(-)，PR(-)，HER2(-)，Ki-67(90% +)。本次患者为进一步诊治，以"宫内妊娠 31^{+3} 周，左乳癌保乳术后"收入院。产科查体及相关辅助检查提示患者胎儿发育正常。

既往体健，无不良生活习惯及有害物质接触史。

家族史：否认乳腺相关疾病及肿瘤家族史。

【专科查体】

双乳基本对称，左乳内侧 7 ~ 9 点钟方向可见弧形手术切口，切口愈合情况可。乳房皮肤未见橘皮样改变。双侧乳头无凹陷、糜烂及溢液。双乳未触及肿块。双侧腋窝及双侧锁骨上未触及肿大淋巴结。

【辅助检查】

入院前辅助检查结果：

术前乳腺彩超（2019 年 8 月 26 日，外院）：左乳 7 ~ 9 点钟方向可见低回声包块，大小约 4.2 cm × 2.9 cm × 3.3 cm，边界尚清，形状不规则，可见多发分叶，内部回声不均匀，实性成分内可见丰富血流信号，探及动脉频谱（图 20 - 1）。

肿物切除术后病理及前哨淋巴结病理：（左乳腺肿物切除）浸润性导管癌Ⅱ ~ Ⅲ级，大小 3.0 cm × 2.0 cm × 1.8 cm，未见脉管癌栓；免疫组化示 ER(-)，PR(-)，HER2(-)，Ki-67 局部(70% +)。前哨淋巴结 2 枚未见癌转移（图 20 - 2）。保乳手术外切缘病理：（外切缘）石蜡深切后，灶性高度可疑浸润性癌（图 20 - 3）。

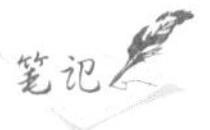

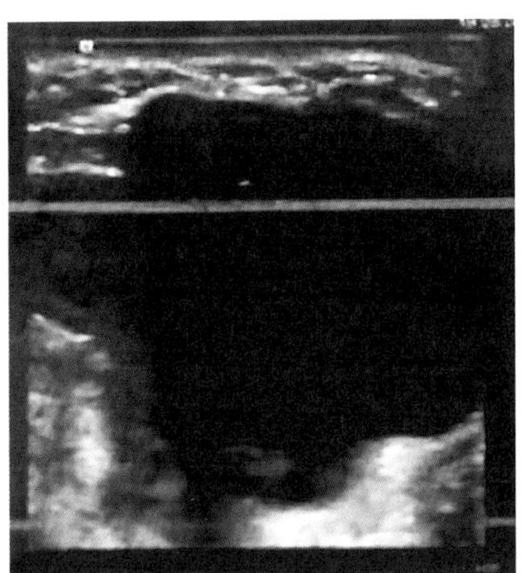
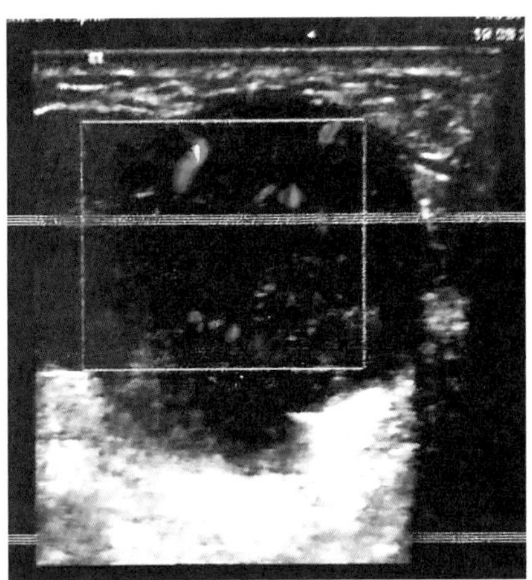

图 20－1　乳腺彩超（术前）

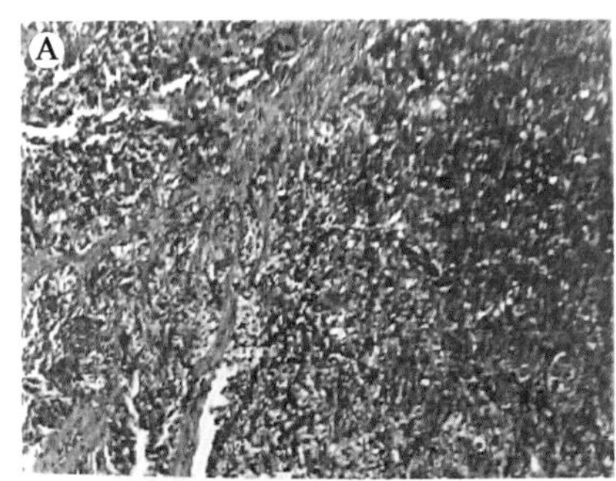

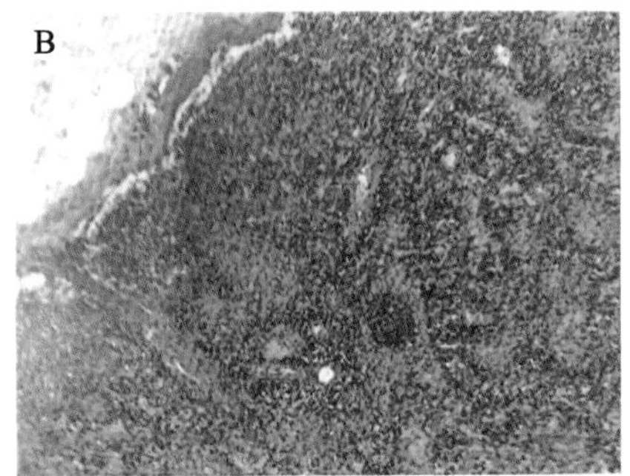

A. 左乳肿物，乳腺浸润性癌；B. 前哨淋巴结，未见癌转移。

图 20－2　术后病理

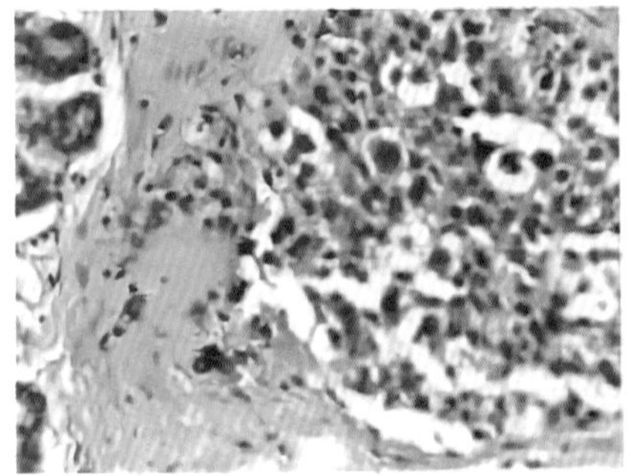

图 20－3　外切缘病理

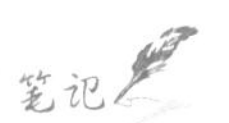

入院后辅助检查结果：

保乳术后乳腺彩超（2019 年 11 月 4 日，我院）：左乳癌切除术后，左乳切口后方可见结构紊乱，未见明确肿物。双侧腋窝淋巴结未见明显异常。结论：左乳癌切除术后，右乳未见明显异常（图 20－4）。

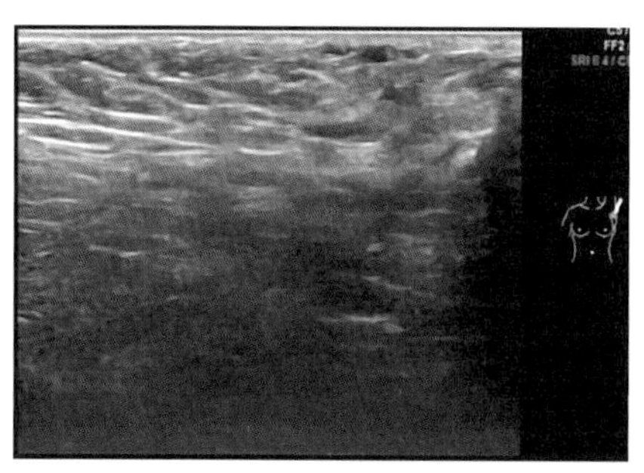
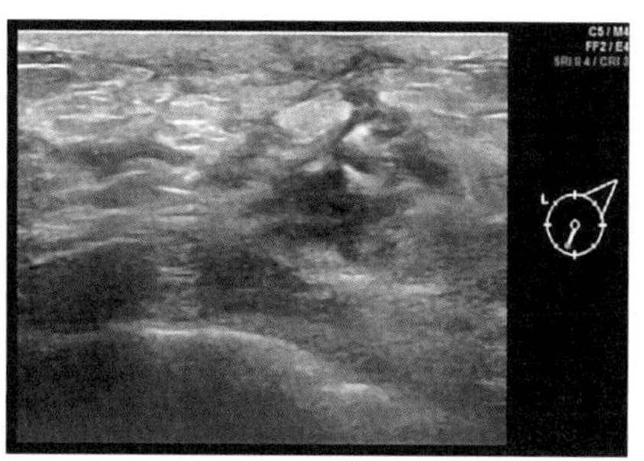

图 20－4　左侧乳房保乳术后乳腺彩超

保乳术后钼靶（2019 年 11 月 4 日，我院）：左乳癌保乳术后，左乳斜侧位（MLO 位）片状不对称稍高密度影，考虑术后改变；左乳内侧象限皮肤增厚，局部皮下脂肪未见确切显示，结合病史首先考虑术后改变。双乳增生可能，伴左乳钙化，BI-RADS 2 类（图 20－5）。

腹部彩超（2019 年 11 月 4 日，我院）：肝内 S2 段强回声，大小约 0.6 cm×0.5 cm，声影不明显，S7 段强回声，直径约 0.7 cm，考虑肝内钙化灶，余肝、胆、胰、脾、肾及输尿管形态正常，无转移征象。

【诊断】

1. 宫内妊娠 31^{+5}周，孕 1 产 0，头位。
2. 左乳腺浸润癌。

【治疗】

患者入院后完善乳腺彩超、钼靶评估患者乳房情况，考虑患者

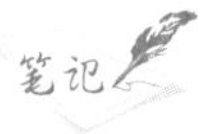

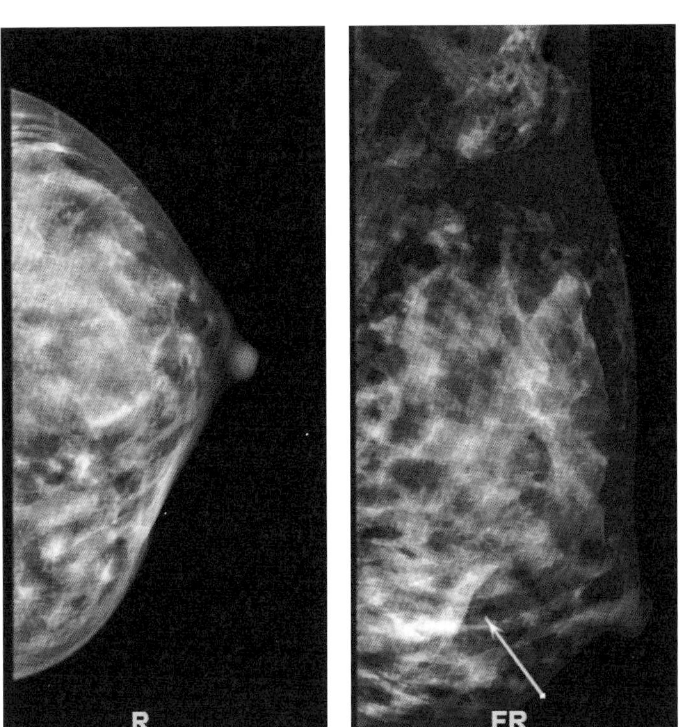

图 20－5　左侧保乳术后钼靶

为妊娠期女性，完善腹部 B 超评估患者一般状况。经院内会诊考虑患者左侧乳腺癌外院保乳术后，切缘阳性，具有手术再切除指征，无明确手术禁忌，可手术治疗。患者于孕 32 $^{+2}$周在全麻下行左侧乳房切除术。手术顺利，术后安返病房。

全切术后病理（2019 年 11 月 13 日，我院）：（左侧）乳腺全切标本：①乳腺浸润性癌，非特殊型，Ⅲ级（3＋3＋2），大小 2.5 cm × 2 cm ×1.7 cm。周围乳腺组织增生，呈妊娠期乳腺改变。四周及基底切缘未见癌。乳头未见癌。未见明确脉管内癌栓。②肿瘤后肌肉切除标本：肌肉及脂肪未见明确癌浸润。③免疫组化染色结果：AR（70%＋），ER（20% 弱＋），PR（－），c-erbB-2（0＋），CK5/6（局灶＋），P63（－），p120 膜（＋），TOPO Ⅱ（30%＋），E-cadherin（＋），EGFR（－），Ki-67（40%＋）。

笔记

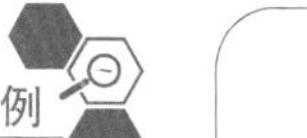

病例分析

患者为妊娠期乳腺癌患者，保乳手术后切缘不净，患者有手术机会，按照 NCCN 及 ESMO 指南患者应首选手术。故本次为患者行乳房全切术，手术顺利。因 ESMO 指南提出 34 周后患者有发动分娩的可能，故 34 周后或患者分娩 3 周前暂不进行化疗。本患者手术日期时孕 33^{+2}周，临近 34 周，拟于患者生产后行辅助化疗。具体终止妊娠时机应与妇产科一同评估。

指南及循证背景：妊娠期乳腺癌的诊疗相对复杂，但遵从指南及循证证据，并于多学科配合下可以为妊娠期乳腺癌患者保驾护航，使患者得到合理的诊治，确保母子平安。2015 年《最佳实践与研究：临床妇产科》(Best Practice & Resrarch Clinical Obstetricsand Gynaecology）讨论了妊娠期乳腺癌诊断和治疗相关的进程。乳腺癌的诊断过程与非妊娠期患者类似，但需避免应用乳腺增强 MRI 检查。在进行必要的全身评估后，患者的治疗基本与非妊娠期乳腺癌治疗方式相同。根据 2019 年第 3 版 NCCN 指南，对于妊娠期确诊乳腺癌且无远处转移证据的患者，应根据孕周决定进一步治疗。对于妊娠早期（妊娠前 3 个月）的患者，可考虑终止妊娠，若决定继续妊娠，由于妊娠早期对胎儿致畸风险高，化疗需在妊娠中期开始。对于妊娠中晚期的患者，理论上手术治疗和化疗应与非妊娠期乳腺癌治疗原则相同，但妊娠期内禁止接受放疗。对于妊娠期接受前哨淋巴结活检手术的患者，蓝染料禁用于妊娠期女性前哨淋巴结的显影，但使用放射性硫胶体示踪前哨淋巴结是安全的。妊娠期化疗若使用紫杉类，则建议使用单周方案。妊娠过程中禁用抗 HER2 及内分泌治疗。此外，ESMO 指出为防止患者分娩发动时处于骨髓

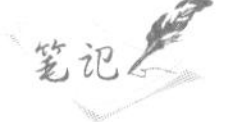

抑制状态，34 周后不做任何治疗，且推荐末次化疗与分娩应间隔 3 周。

专家点评

妊娠期乳腺癌是指发生于妊娠期和（或）哺乳期的乳腺癌，包括从妊娠开始至分娩后 1 年内新发生的乳腺癌。妊娠期妇女乳房致密导致乳腺癌诊断难度增高，故该类患者常常不能被及时诊治。有研究统计表明妊娠期乳腺癌在诊断时发生淋巴结转移率高达 60%，且分子分型大多较差，5 年生存率 < 30%。故对于妊娠期乳腺癌的早期诊断和合理干预格外重要。妊娠期乳腺癌诊断所需的辅助检查应同时考虑准确诊断疾病及保护胎儿安全两方面，乳房超声检查是最简单、无创、安全的检查方式。钼靶是有放射性的检查，但相关研究表明，妊娠期遮蔽腹盆部仅对双侧乳房各行 2 张钼靶检查对胎儿无明显影响，且对于妊娠期乳腺癌的诊断准确性可达 80%。乳腺 MRI 虽无射线，但由于增强 MRI 要注射造影剂，造影剂透过胎盘可能对胎儿不利，故应避免孕期接受该检查，但如迫切需要评估肿瘤大小、浸润程度、淋巴结转移情况，可考虑使用乳房 MRI 平扫。病理结果是确定患者肿瘤分型并决定进一步治疗的金标准，粗针穿刺活检对于妊娠期乳腺癌患者的确诊是必不可少且安全的。若患者转移风险高，必须进行全身评估时，为减少对胎儿的损伤可在遮盖腹部情况下行胸部平片、腹部超声及骨骼 MRI 平扫以对患者进行全身评估。

妊娠期乳腺癌的治疗与非妊娠期乳腺癌大体相同，对于有手术机会的患者，治疗手段仍是以手术为主。但是妊娠早期患者应避免行保乳术，因为对于妊娠早期接受保乳术的患者，放疗需推迟至分

笔记

娩后进行，患者可能因为放疗推迟导致诊疗不规范进而影响预后。妊娠期可接受前哨淋巴结活检及腋窝淋巴结清扫手术，但根据NCCN指南蓝染料可能对胎儿造成不利影响，故禁用于妊娠期患者前哨淋巴结显影，但可使用放射性硫胶体示踪前哨淋巴结。妊娠早期是胎儿生长发育的关键时期，易受到外界有害物质的影响而导致不良后果。故妊娠早期不推荐化疗。但对于妊娠中晚期的患者，有证据表明接受化疗不增加胎儿致畸率，这一点也在NCCN指南中得到认可。NCCN指南未推荐具体化疗方案，但其指出，妊娠期化疗若使用紫杉类，则建议使用单周方案。此外有文献指出，一般建议在妊娠33周停止化疗，使患者能够从骨髓抑制的状态中恢复，以免分娩时出现出血、感染等风险。妊娠过程中禁止使用抗HER2及内分泌治疗。根据NCCN指南，在患者能耐受治疗且胎儿状况好时，不考虑提前终止妊娠。胎儿情况不稳定时应参照妇产科意见适时终止妊娠。

参考文献

1. BECKER S. Breast cancer in pregnancy: a brief clinical review. Best Pract Res Clin Obstet Gynaecol, 2016, 33: 79 – 85.
2. CARDONICK E. Pregnancy-associated breast cancer: optimal treatment options. Int J Womens Health, 2014, 6: 935 – 943.
3. MAXWELLC V, AL-SEHLI H, PARRISH J, et al. Breast cancer in pregnancy: aretrospective cohort study. Gynecol Obstet Invest, 2019, 84 (1): 79 – 85.
4. 郭阳阳，谷元廷，王芳，等. 妊娠期乳腺癌的研究与诊治进展. 国际外科学杂志，2014，41（3）：158 – 161.
5. YANG W T, DRYDEN M J, GWYN K, et al. Imaging of breast cancer diagnosed and treated with chemotherapy during pregnancy. Radiology, 2006, 239 (1): 52 – 60.
6. PECCATORI F A, CODACCI-PISANELLI G, DEL G M, et al. Whole body MRI for systemic staging of breast cancer in pregnant women. Breast, 2017, 35: 177 – 181.

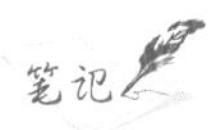

7. KANAL E, BARKOVICHA J, BELL C, et al. ACR guidance document for safe MR practices: 2007. AJR Am J Roentgenol, 2007, 188 (6): 1447 - 1474.

8. AMANT F, LOIBL S, NEVEN P, et al. Breast cancer in pregnancy. Lancet, 2012, 379 (9815): 570 - 579.

9. KUERER H M, GWYN K, AMES F C, et al. Conservative surgery and chemotherapy for breast carcinoma during pregnancy. Surgery, 2002, 131 (1): 108 - 110.

10. CARDONICK E, IACOBUCCCI A. Use of chemotherapy during human pregnancy. Lancet Oncol, 2004, 5 (5): 283 - 291.

11. TELLI M L, GRADIISHAR W J, WATDJ H. NCCN guidelines updates: breast cancer. J Natl Compr Canc Netw, 2019, 17 (5.5): 552 - 555.

（刘苗雨）

病例 21　HER2 阳性妊娠期乳腺癌治疗病例

病历摘要

（一）病史及治疗一

【病史】

患者，女性，27 岁。主因发现右乳肿物 3 天于 2017 年 6 月 29 日入院。患者入院 3 天前无意间发现右乳肿物，自诉如核桃大小，无其他阳性体征，来我院门诊，查体及双乳彩超考虑患者右乳肿物为恶性可能性大，遂收入院治疗。

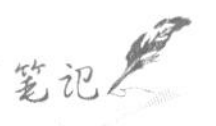

既往体健。月经状态：12 岁初潮，4～6/20～30 天，末次月经 2016 年 12 月 31 日。

婚姻及生育情况：25 岁结婚，头胎孕 26^{+3} 周。否认乳腺癌家族史。

【专科查体】

双乳基本对称，未见皮肤红肿及浅表静脉曲张，未见橘皮征及酒窝征，右乳外上象限距乳晕边缘 3 cm 处可触 5 cm×4 cm 肿物，质硬，边界不清，活动度较差，与皮肤粘连，与胸壁无粘连；右腋窝可触及直径约 2 cm 肿大淋巴结，质硬，活动度尚可。左乳未触及肿物，左腋窝及双锁骨上未触及肿大淋巴结。

【辅助检查】

双乳超声：右乳外上象限腺体层实性占位 BI-RADS 5 类，右腋窝多发淋巴结肿大，右乳内乳区（第 1、第 2 肋下）、右锁骨下多发淋巴结肿大，右锁骨上多发小淋巴结，见图 21－1 至图 21－5。

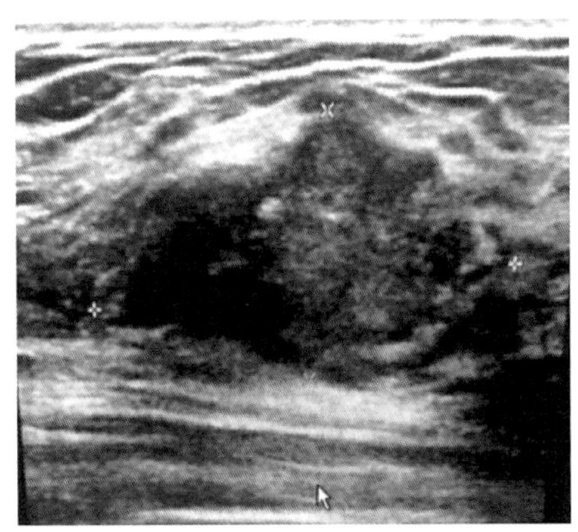

图 21－1　右乳肿物
(4.4 cm×3.8 cm×2.3 cm)

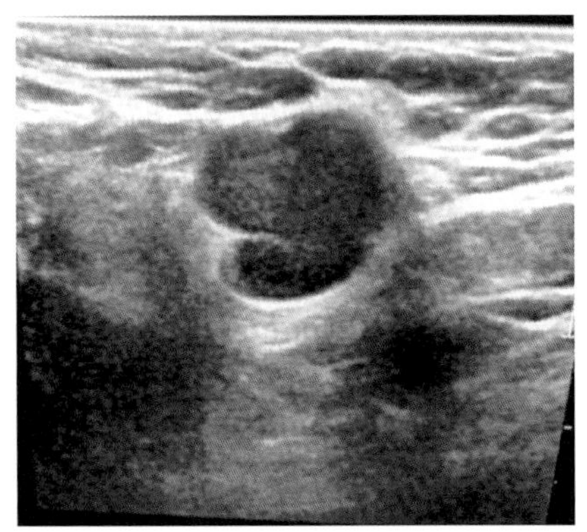

图 21－2　右腋窝淋巴结
(2.3 cm×1.3 cm)

穿刺活检病理：（右乳肿物）乳腺浸润癌，右腋窝、右锁骨上、右侧内乳区淋巴结可见癌转移。免疫组化：ER(0)，PR(0)，HER2(3＋)，Ki-67(20%＋)，P53(1%＋)，TOPOⅡ(20%＋)。

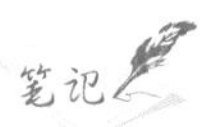

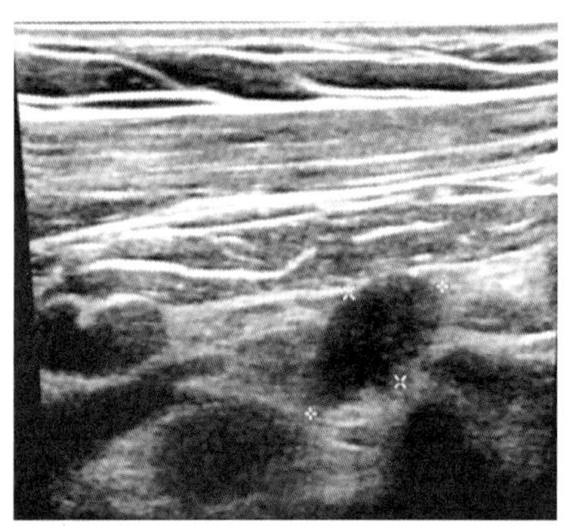
图 21－3　右锁骨下淋巴结
(1.7 cm×0.9 cm)

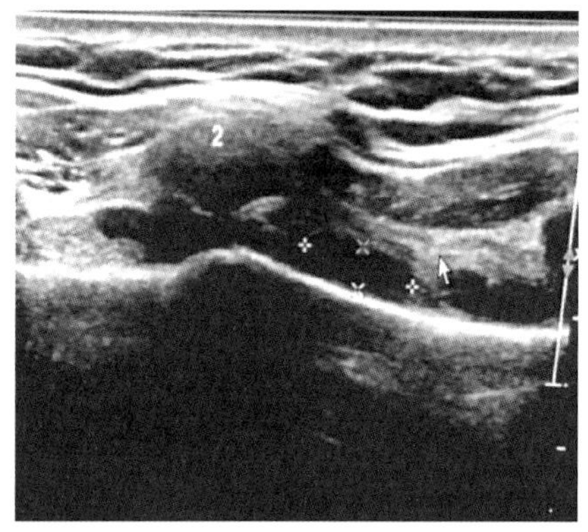
图 21－4　右内乳区淋巴结
(1.0 cm×0.3 cm)

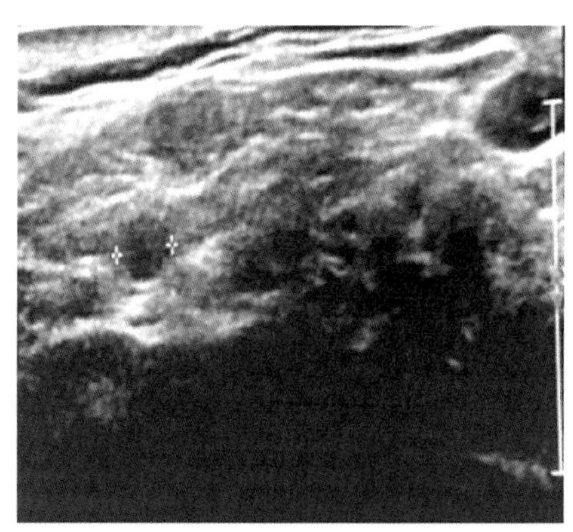
图 21－5　右锁骨上淋巴结（0.5 cm×0.3 cm）

全身评估：患者为妊娠期，与患者商议后行胸部 X 线检查，未行头部及胸部 CT 检查。

肝脏超声、胸片及心脏超声未见异常。

【诊断】

（1）右侧乳腺癌（T2N3M0，ⅢC 期，HER2 阳性型）。

（2）宫内孕 26^{+3} 单活胎。

【治疗】

制定患者新辅助治疗方案为 AC。

患者身高 168 cm，体重 77 kg，体表面积 1.91 m^2。

笔记

AC×4，q2w：吡柔比星 90 mg（47 mg/m²），环磷酰胺 1 g（523 mg/m²），时间 2017 年 7 月 5 日至 2017 年 8 月 18 日。

AC 方案 2 个周期末评估：双乳超声示右乳外上腺体层实性占位 BI-RADS 6 类，右腋窝多发淋巴结肿大。右乳内乳区、右锁骨下多发淋巴结肿大；右锁骨上多发小淋巴结。

查体并结合超声与上次检查未见明显变化（稍有缩小），见图 21－6 至图 21－10。

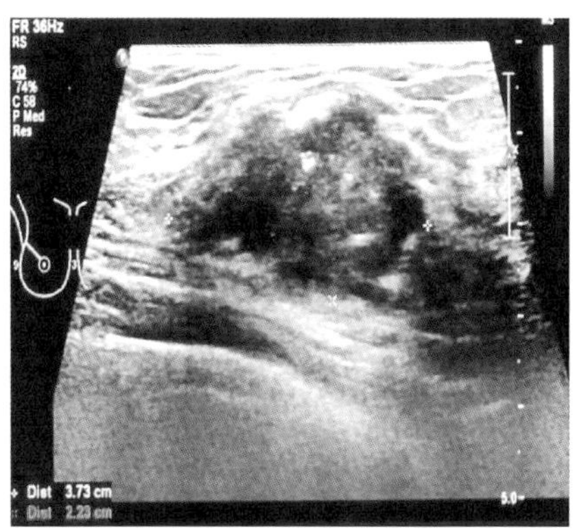

图 21－6　右乳肿物
（3.7 cm×3.2 cm×2.7 cm）

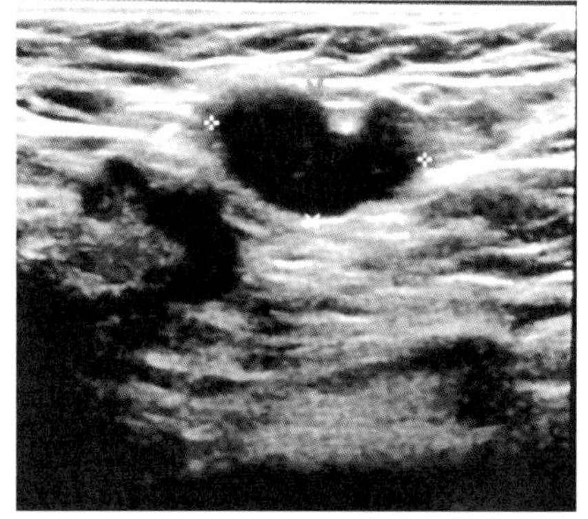

图 21－7　右腋窝淋巴结
（2.0 cm×1.3 cm）

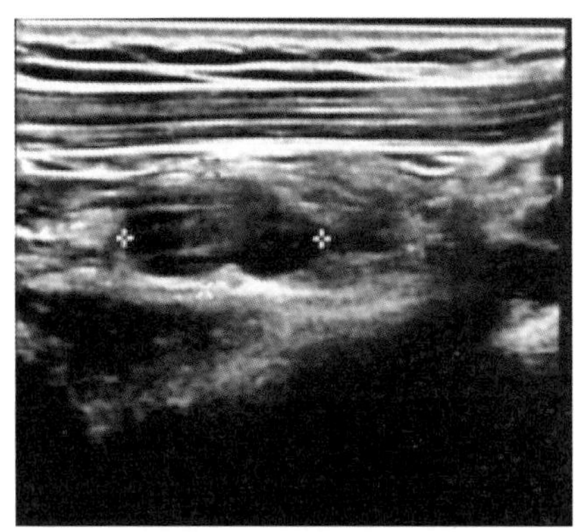

图 21－8　右锁骨下淋巴结
（1.8 cm×1.1 cm）

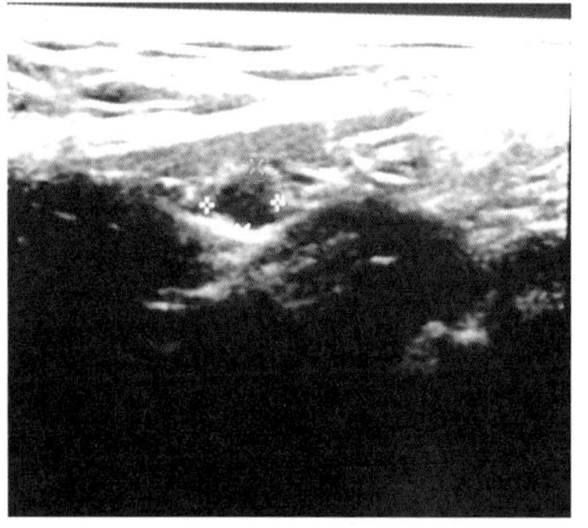

图 21－9　右侧内乳区淋巴结
（0.9 cm×0.3 cm）

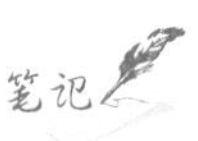
笔记

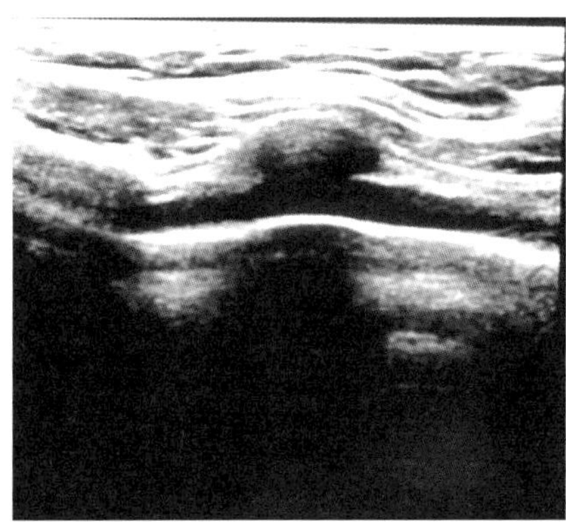

图 21－10　右锁骨上淋巴结（0.6 cm×0.6 cm）

（二）病史及治疗二

患者行 AC 方案 4 个周期化疗，化疗过程顺利，4 个周期新辅助治疗结束后 15 天，患者孕 36^{+2} 周第一胎，要求终止妊娠，产科会诊后诊断为：①孕 1 产 0，孕 36^{+2} 周头位无产兆。②右乳癌（yT2N3M0，ⅢC 期）。产科检查后胎儿发育正常，遂于 2017 年 8 月 30 日行子宫下段剖宫产术，娩出一活男婴，体重 2310 g，身长 42 cm。

患者产后 15 天再次入院治疗，行 4 个周期新辅助化疗后全身评估如下（图 21－11～图 21－16）。

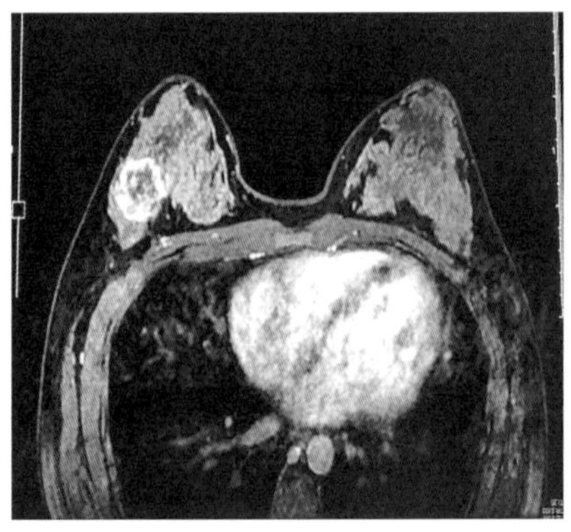

图 21－11　双乳 MRI

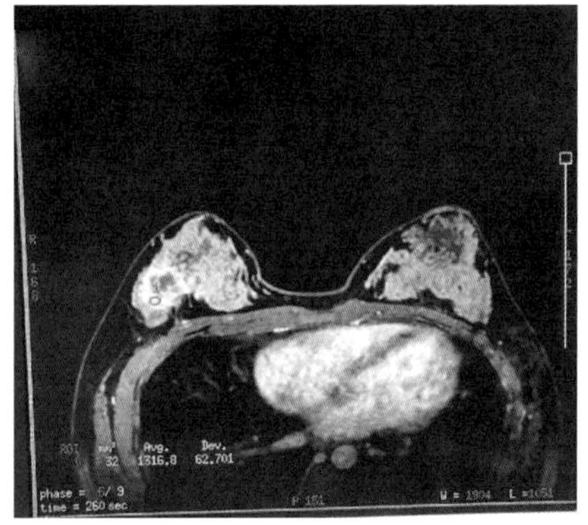

图 21－12　双乳 MRI

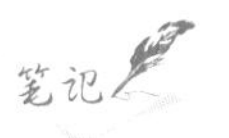

笔记

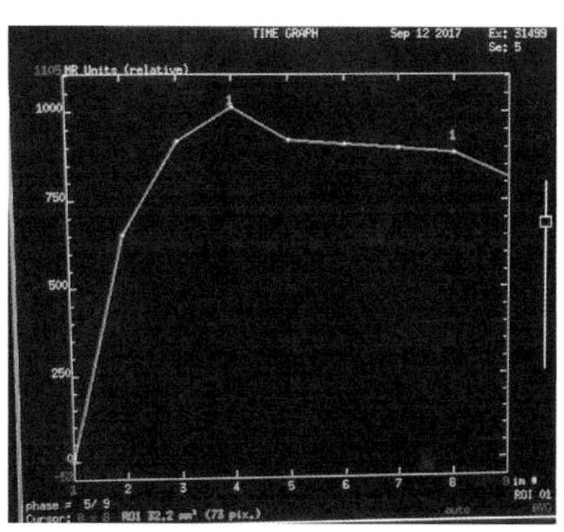

图 21－13 双乳 MRI 时间－信号强度曲线

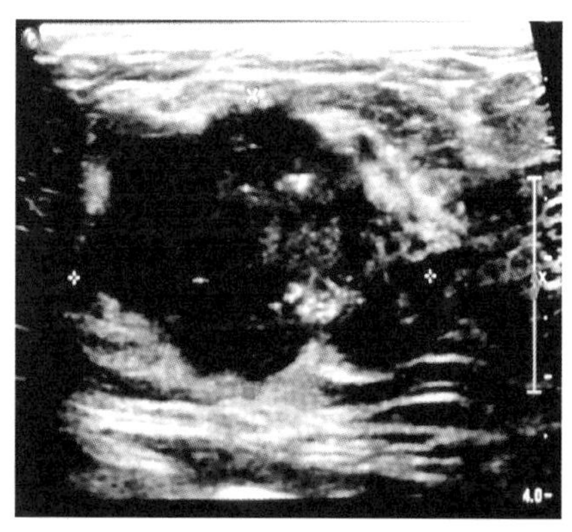

图 21－14 右乳肿物（4.8 cm×3.7 cm×2.5 cm）

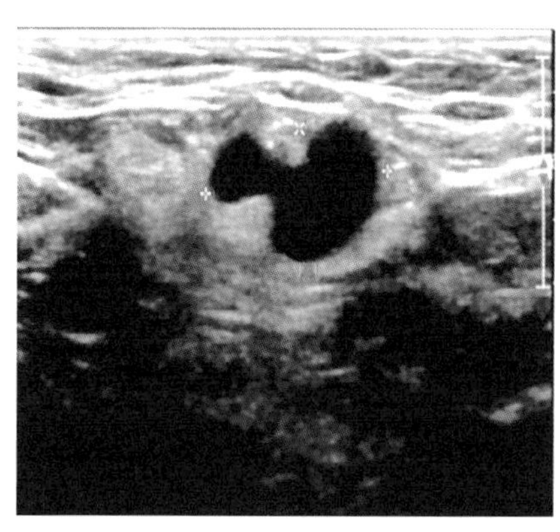

图 21－15 右腋窝淋巴结（1.7 cm×1.1 cm）

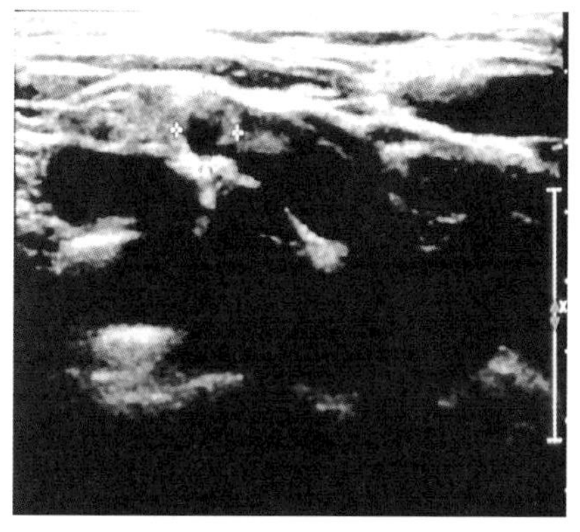

图 21－16 右锁骨上淋巴结（0.6 cm×0.6 cm）

双乳 MRI：右乳外上象限肿物（3.1 cm），BI-RADS 6 类，右侧腋窝淋巴结肿大（1.5 cm）。

双乳超声：右乳外上腺体层实性占位 BI-RADS 6 类（较上次增大），右腋窝多发淋巴结肿大，右乳内乳区、右锁骨下多发淋巴结肿大，右锁骨上多发小淋巴结。

头颅、胸部、上腹部 CT 及骨扫描：未见异常。

诊断：①右乳癌（T2N3M0，ⅢC 期）。②剖宫产术后。

现患者已结束妊娠，遂开始行含紫杉类及抗 HER2 靶向药物治疗，制定治疗方案为 TCH 方案 4 个周期，每 3 周 1 个周期：紫杉醇

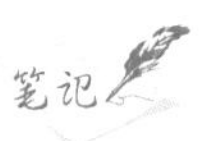

酯质体 300 mg（167 mg/m^2），洛铂 50 mg（28 mg/m^2），赫赛汀首剂 560 mg，之后 420 mg。

每 2 个周期 MRI 评估右乳肿物 1 次（图 21－17～图 21－19）。

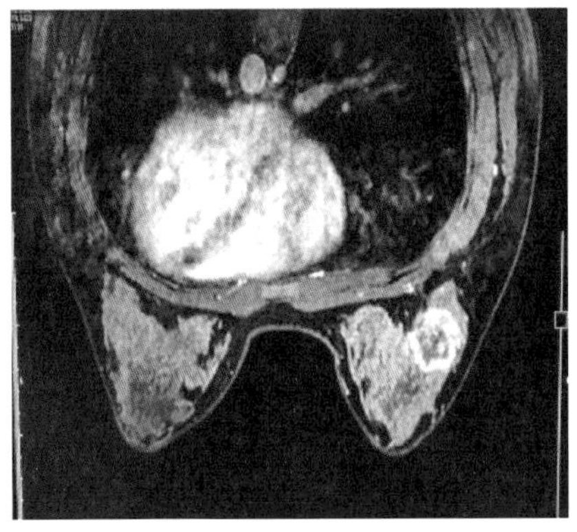

图 21－17　4 个周期末 MRI (3.1 cm)

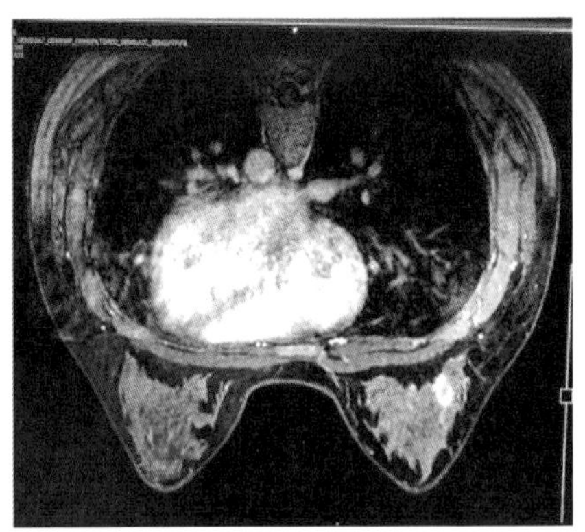

图 21－18　6 个周期末 MRI (1.5 cm)

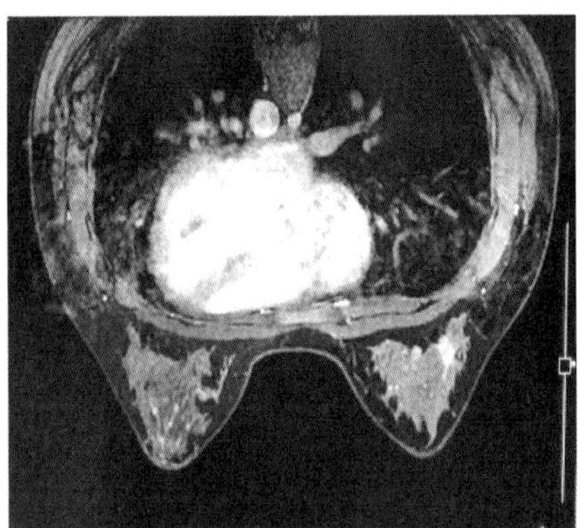

图 21－19　术前 MRI（1.3 cm）

超声评估肿物大小见表 21－1。

表 21－1　超声评估肿物大小（cm）

	右乳肿物	右侧腋下	右侧内乳	右锁骨下	右锁骨上
2017 年 6 月 28 日	4.4×3.8×2.3	2.3×1.3	1.0×0.3	1.7×0.9	0.5×0.3
2017 年 8 月 3 日	3.7×3.2×2.7	2.0×1.3	0.9×0.3	1.8×1.1	0.6×0.6

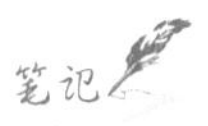

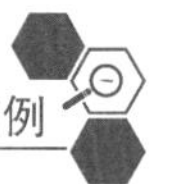

（续）

	右乳肿物	右侧腋下	右侧内乳	右锁骨下	右锁骨上
2017 年 9 月 13 日	4.8×3.7×2.5	1.7×1.1	0.8×0.2	1.7×1.0	0.6×0.6
2017 年 10 月 27 日	2.5×2.3×1.1	1.2×0.7	0.7×0.2	—	—
2017 年 12 月 1 日	1.4×1.0×1.5	0.8×0.4	0.7×0.2	—	—

患者于 2017 年 12 月 4 日行右乳癌改良扩大根治 + 右锁骨上淋巴结清扫术。

病理：乳腺组织 17 cm×15 cm×5 cm，梭形皮肤 11 cm×4 cm，距乳头 2 cm 上方可见一直径 1 cm 灰白质韧区，瘤床处可见少许乳腺浸润性导管癌（MP4 级），可见脉管瘤栓，未见明显神经受侵，底缘(－)，乳头(－)，临床送检肋软骨组织(－)，淋巴结：CK(＋)，第一水平（3/17），第二水平（0/1），第三水平（1/1），内乳区淋巴结（0/1），锁骨上淋巴结（2/6）；内乳区软组织，锁骨上软组织，肌间软组织均为(－)。

免疫组化：ER(40% 强＋)，PR(20% 强＋)，HER2(3＋)，Ki-67(30%＋)，P53(1%＋)，TOPOⅡ(1%＋)。

诊断：右乳癌（ypT1N3M0，ⅢC 期）。

辅助治疗：①化疗 TCH×2 q3w：紫杉醇酯质体 300 mg，d1（167 mg/m^2），洛铂 50 mg，d1（28 mg/m^2）；赫赛汀 420 mg，d1。②放疗：右侧胸壁、锁骨上下、内乳区（右侧胸壁＋右侧锁骨上下淋巴引流区放疗，处方计量为 46.8 Gy/26 次，内乳转移淋巴结化疗后瘤床放疗，处方剂量为 55.9 Gy/26 次）。③靶向治疗：赫赛汀 1 年。④内分泌治疗 OFS（戈舍瑞林 3.6 mg，28 天 1 次）＋AI（来曲唑 2.5 mg，1 次/日）。

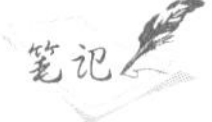

（三）病史及治疗三

患者主因间断头痛来门诊就诊，查头颅 MRI（2018 年 12 月 4 日）：两侧小脑多发转移瘤（较大者长径 3.5 cm），见图 21－20。

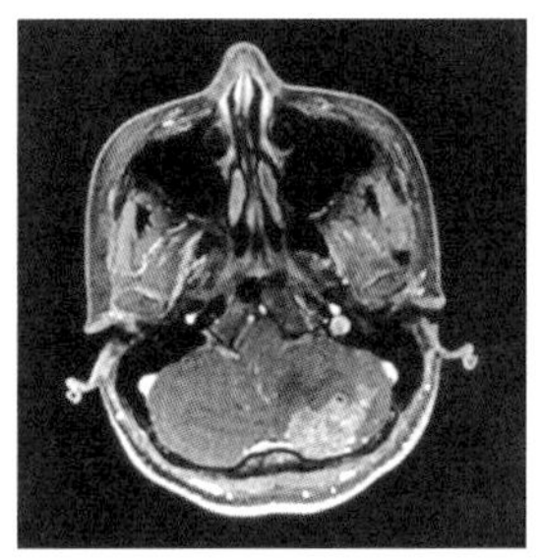
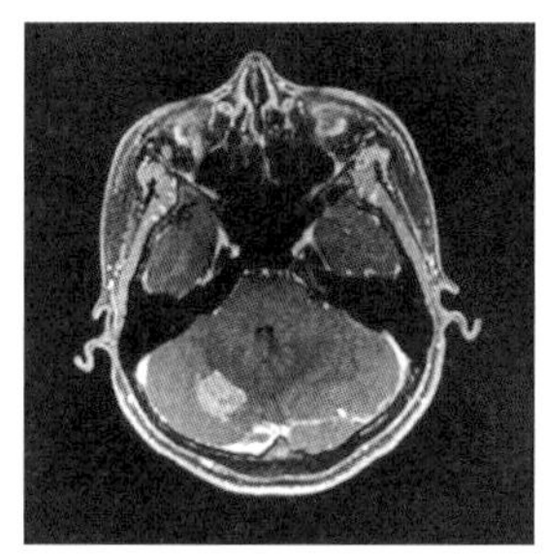
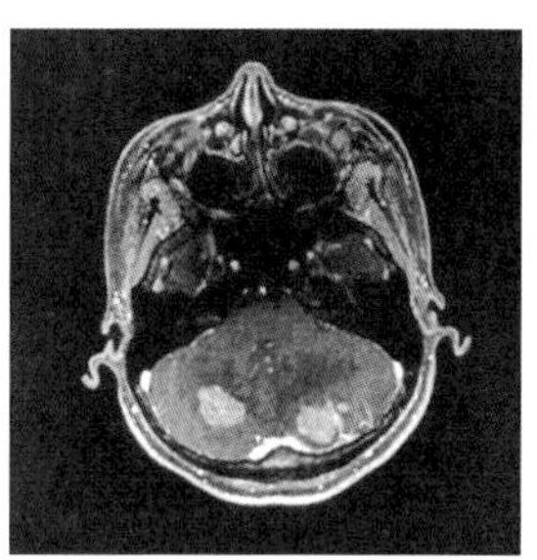

图 21－20　头颅 MRI（2018 年 12 月 4 日）

治疗：三维适形放疗＋射波刀治疗，全身系统治疗为吡咯替尼＋卡培他滨。每 2 个月评价一次疗效，疗效评估为 CR，复查头颅 MRI（图 21－21～图 21－24）。

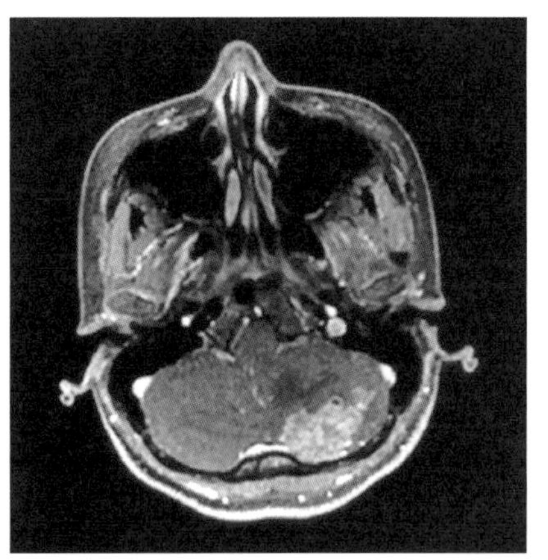
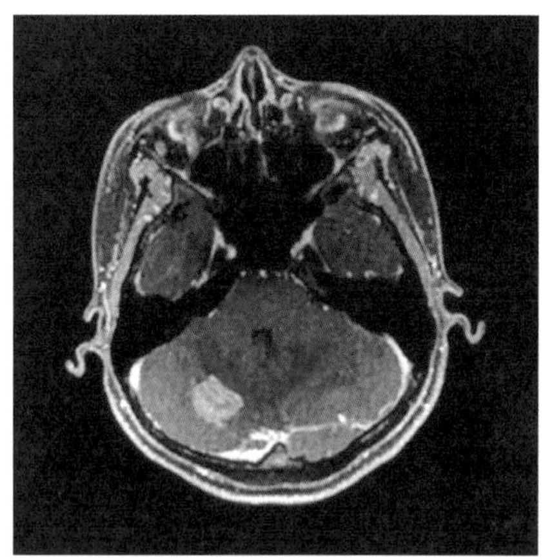

图 21－21　头颅 MRI（2018 年 12 月）

（四）病史及治疗四

2019 年 6 月患者诉晨起头痛，脑脊液细胞学检查：可见异形细胞，考虑为癌细胞。骨 ECT：右侧第 2 及第 6 肋骨可见放射性浓聚。

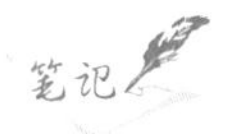

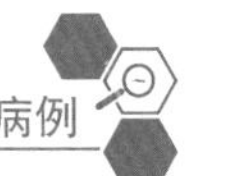

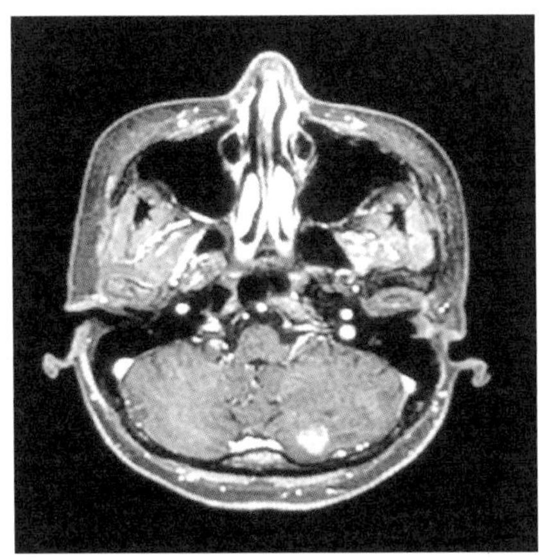
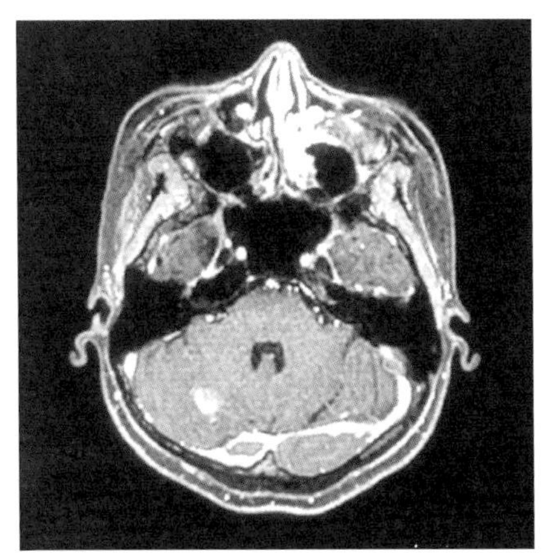

图 21 - 22 头颅 MRI（2019 年 1 月）

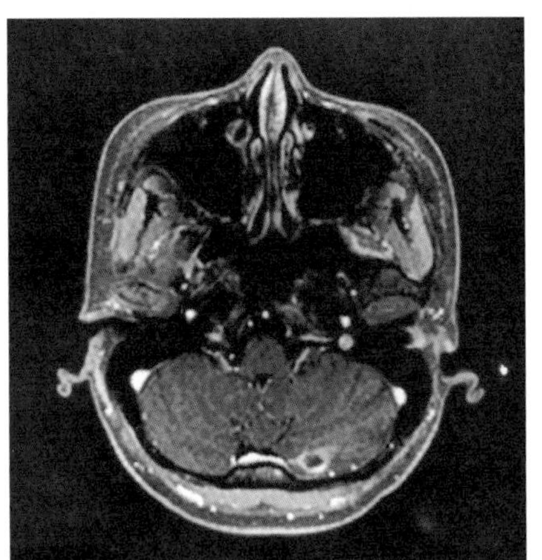
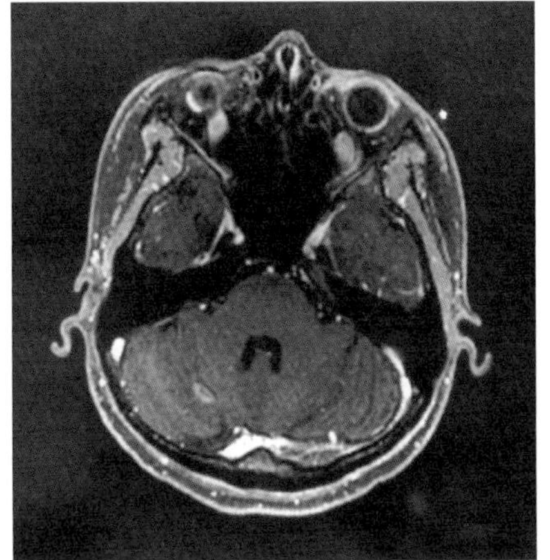

图 21 - 23 头颅 MRI（2019 年 3 月）

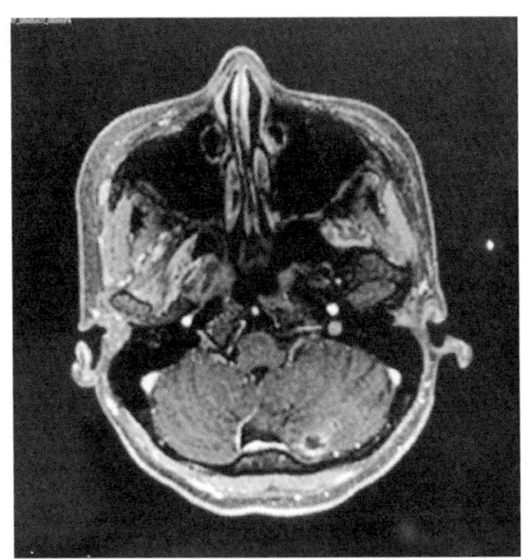
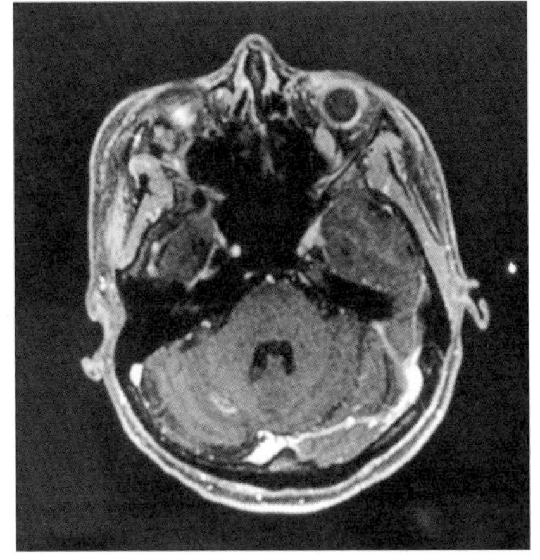

图 21 - 24 头颅 MRI（2019 年 6 月）

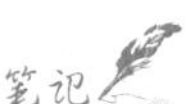

患者诊断为脑膜转移，骨转移，PFS 为 6 个月。

2019 年 CSCO BC 关于乳腺癌脑转移的治疗中，对于脑膜转移的Ⅰ级推荐为放射治疗，Ⅱ级推荐为鞘内注射，患者既往吡咯替尼 + 卡培他滨治疗脑转移瘤效果明显，所以给患者制定治疗方案为鞘内注射甲氨蝶呤 + 地塞米松（每月 1 次），唑来膦酸、吡咯替尼 + 卡培他滨既往治疗有效，所以继续使用原方案抗 HER2 治疗。

治疗效果稳定（SD），患者最近一次治疗为 2019 年 11 月，诉偶有头痛，头颅 MRI 与 2019 年 6 月相比无明显变化（图 21－25）。

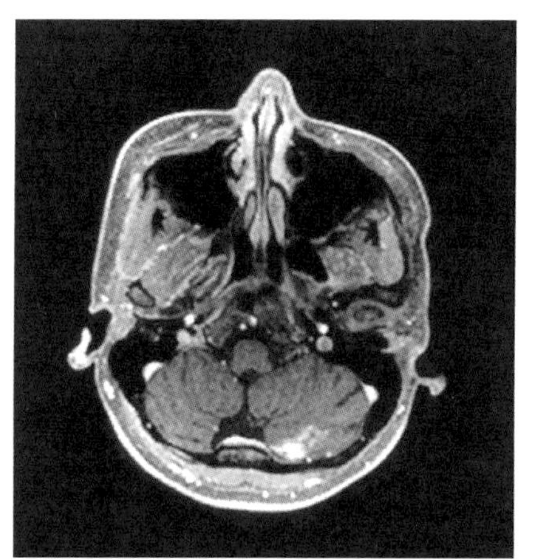
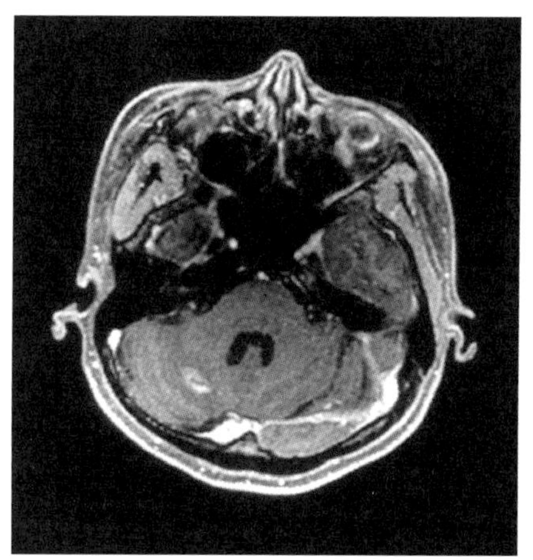

图 21－25 头颅 MRI（2019 年 11 月）

病例分析

（一）脑转移前诊疗问题解析

2017 年 NCCN V3 版关于妊娠期乳腺癌的治疗指南中建议妊娠中期乳腺癌患者可以采用术前化疗。患者为宫内孕 26^{+3} 单活胎，而且患者保胎的愿望强烈。与患者及家属交代疾病为局部晚期乳腺癌，需行新辅助化疗，而化疗可能对胎儿发育有影响，就化疗方案

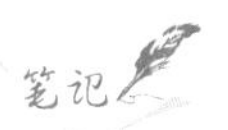

制定，妊娠期乳腺癌化疗方案尽量采取对胎儿影响较小的方案，NCCN 指南中指出，对妊娠中后期乳腺癌患者如行新辅助化疗可以采用（FAC 方案）。对于紫杉醇在妊娠期乳腺癌新辅助化疗中是否有安全性，只有很少的证据能证实安全，还需要更多的临床数据研究，因此如果使用紫杉醇化疗，建议在胎儿生产之后再应用。

临床研究表明，HER2 阳性患者新辅助治疗，曲妥珠单抗联合化疗与单用化疗相比能够显著提高 pCR 率，Ⅲ期的 NOAH 研究结果进一步证实了曲妥珠单抗在新辅助治疗中的获益，pCR 率、5 年生存率和总生存率均显著提高。因此，以曲妥珠单抗为基础的方案成为 HER2 阳性乳腺癌的标准新辅助治疗方案。

NCCN 指南 2017 年版针对 HER2 阳性乳腺癌首选方案为：AC 序贯 T + 曲妥珠单抗 ± 帕妥珠单抗或者 TCH（多西他赛/卡铂/曲妥珠单抗）± 帕妥珠单抗。但是在妊娠期乳腺癌患者新辅助治疗中，有报道曲妥珠单抗可以引起羊水过少和严重的肾衰竭，如需使用曲妥珠单抗，NCCN 指南建议在患者产后再用，反对对妊娠期乳腺癌患者使用曲妥珠单抗。

因此制定患者新辅助治疗方案为 AC。

（二）脑转移后诊疗问题解析

患者无 PD 期为 12 个月，脑转移病灶大于 3 个。2018 CSCO BC 中关于乳腺癌脑转移的治疗中 >3 个脑转移病灶Ⅰ级推荐：全脑放疗或立体定向放射手术（SRS）治疗，全脑放疗会导致患者认知功能障碍，所以推荐给予患者 SRS 治疗。

患者为 HER2 阳性晚期乳腺癌患者，辅助治疗中曲妥珠单抗治疗结束后 3 个月时间出现脑转移，为曲妥珠单抗耐药，2018 CSCO BC 中，HER2 阳性复发转移乳腺癌治疗中若曲妥珠单抗耐药推荐抗 HER2 二线治疗，Ⅰ级推荐拉帕替尼 + 卡培他滨，Ⅱ级推荐曲妥珠

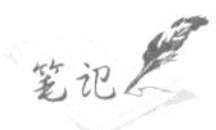

单抗 + 更换化疗药物，或者 T-DM1，由于 T-DM1 国内不可及，吡咯替尼Ⅱ期研究显示吡咯替尼 + 卡培他滨总体 PFS 达 18.1 个月，相比拉帕替尼联合卡培他滨的 PFS 7 个月有明显优势，且显著降低 PD 风险 63.7%，总体客观有效率 ORR 达 78.5%，显著优于拉帕替尼联合卡培他滨组的 57.1%，所以给予患者三维适形放疗 + 射波刀治疗，全身系统治疗采取吡咯替尼 + 卡培他滨。

2019 年 CSCO BC 关于乳腺癌脑转移的治疗中，对于脑膜转移的Ⅰ级推荐为放射治疗，Ⅱ级推荐为鞘内注射，患者既往吡咯替尼 + 卡培他滨治疗脑转移瘤效果明显，所以给患者制定治疗方案为鞘内注射甲氨蝶呤 + 地塞米松（每月 1 次），唑来膦酸、吡咯替尼 + 卡培他滨既往治疗有效，所以继续使用原方案抗 HER2 治疗。

专家点评

患者为青年女性，处于妊娠期。首诊行右乳肿物穿刺，提示为ⅢC 期乳腺癌。结合患者妊娠病史，此病例比较有特点。

（1）妊娠相关性乳腺癌（PABC）是指妊娠期及产后 12 个月内诊断的乳腺癌。妊娠相关乳腺癌占妊娠总次数的 3/10 000 ~ 1/30 000。妊娠期乳房增大明显，乳腺的密度及结节也会相应地增加，因此肿块不易被早期发现，临床医师也容易忽视。乳腺癌是一种与体内激素水平相关的疾病，妊娠期激素环境的改变能刺激乳腺癌的迅速生长。因此，妊娠相关乳腺癌的临床处理和是否选择终止妊娠显得尤为重要。到目前为止，尚无确切的证据证明终止妊娠可以提高妊娠相关乳腺癌患者的生存率。手术、放疗、化疗、内分泌和靶向治疗是乳腺癌主要的治疗手段，但不同的治疗手段对妊娠相关乳腺癌的影响存在差异。

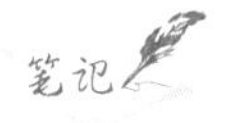

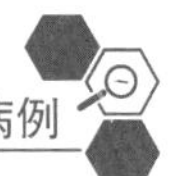

（2）化疗药物对胎儿有致畸、流产、宫内生长发育迟缓、羊膜早破和早产等不良影响。目前，蒽环类药物是妊娠相关乳腺癌化疗中的第一选择。有研究显示蒽环类药物在实体肿瘤患者的孕中、晚期使用较为安全。紫杉类药物（紫杉醇、多西他赛）动物实验表明，其透过胎盘的浓度较低。既往因在妊娠期使用紫杉类药物的病例数有限，在没有充足的信息可以证明其安全性之前，妊娠期慎用紫杉类药物。因此患者在术前新辅助治疗时优选吡柔比星联合环磷酰胺是非常合适的，尽管在治疗2个周期后取得的效果并不明显，但妊娠状态对其他很多药物治疗是有禁忌的，故没有采用。孕妇在孕34周后就有可能随时分娩，在孕33周后原则上不予化疗。

（3）HER2阳性乳腺癌是一种凶险程度很高的乳腺癌类型，这类肿瘤绝大部分依赖于HER2通路来驱动肿瘤细胞的增生，20%～30%的乳腺癌患者存在HER2基因的扩增及其编码蛋白的过表达，与肿瘤侵袭性强、复发率高有关，预后不良。

（4）新辅助治疗作为一种有效的治疗方式，能明显改善局部晚期乳腺癌、炎性乳腺癌的远期预后，同时能提高保乳率，增强患者对治疗的信心。患者在初次就诊时肿块较大，难以手术，所以积极予新辅助治疗是合适的。对于HER2阳性患者使用新辅助治疗，曲妥珠单抗联合化疗与单用化疗相比能够显著提高pCR率。患者穿刺免疫组化：HER2(3+)，是明确抗HER2治疗的指征，但为妊娠状态，是否积极抗HER2治疗就需要全盘把握。既往研究表明曲妥珠单抗在怀孕早期不会透过胎盘，对孕早期胎儿器官的形成影响相对较小，但孕中、晚期使用曲妥珠单抗会增加羊水减少的风险，ESMO建议分娩后再开始曲妥珠单抗的治疗。

（5）临床研究证明，HER2阳性乳腺癌新辅助治疗，曲妥珠单抗联合化疗与单用化疗相比能够显著提高pCR率，曲妥珠单抗为基

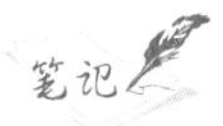

础的方案成为 HER2 阳性乳腺癌的标准新辅助治疗方案，目前曲妥珠单抗已进入国家医保，更应建议患者在新辅助治疗中应用含有曲妥珠单抗的方案。

（6）对辅助阶段曲妥珠单抗治疗进展后的患者，需要根据疾病复发的时间和治疗情况考虑后进行治疗决策。如果患者在完成以曲妥珠单抗为基础的辅助治疗 12 个月内复发或在曲妥珠单抗辅助治疗期间复发，临床医生应该遵循晚期二线抗 HER2 的治疗；如果患者 12 个月后复发，临床医生应该遵循晚期一线抗 HER2 的治疗，继续曲妥珠单抗为基础的治疗。

复发转移 HER2 阳性乳腺癌患者二线治疗中，用曲妥珠单抗治疗病情进展后，持续抑制 HER2 通路能够持续带来生存获益，因此二线继续使用抗 HER2 靶向治疗。根据 EGF100151 研究结果，用曲妥珠单抗治疗病情进展后，患者可考虑的治疗策略有：选择拉帕替尼联合卡培他滨治疗。EMILIA 研究证实，相对于拉帕替尼联合卡培他滨，单药 T-DM1 治疗有显著的 PFS 和 OS 获益，因此该方案是国际上标准的抗 HER2 二线治疗方案，但是 T-DM1 目前尚未在国内上市，应鼓励患者进入临床研究，以取得最佳生存获益。

HER2 阳性晚期乳腺癌治疗过程中出现脑转移，如果颅外病灶未进展，经有效的脑转移局部治疗后，应继续抗 HER2 靶向治疗，可考虑继续使用原靶向治疗方案，或更换为 TKI 药物。吡咯替尼Ⅱ期研究显示吡咯替尼 + 卡培他滨总体 PFS 达 18.1 个月，相比拉帕替尼联合卡培他滨 PFS 为 7 个月有明显优势，吡咯替尼的Ⅲ期临床研究 PHENIX 显示，吡咯替尼联合卡培他滨中位 PFS 为 11.1 个月，其中入组 31 例脑转移，吡咯替尼加卡培他滨组脑转移患者中位 PFS 达到 6.9 个月，优于单药卡培他滨的 4.2 个月（$P = 0.011$），为 HER2 阳性晚期乳腺癌患者带来了更强的信心和新选择。

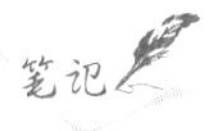

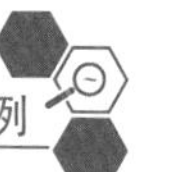

总而言之，HER2 阳性乳腺癌患者的抗 HER2 治疗确实在实际治疗中起到了中流砥柱的作用，充分印证了临床中抗 HER2 治疗的重要意义。该病例是基于指南规范的同时又基于临床现实合理调整的成功病例，对 HER2 阳性乳腺癌的治疗很有启示。对于 HER2 阳性型妊娠相关乳腺癌患者来说，强调了抗 HER2 治疗的必要性和重要性，又照顾到了母亲和胎儿二者的健康，尽量避免使用已知的具有致畸性的诊断和治疗。

参考文献

1. 江泽飞，陈佳艺，牛晓辉，等. 乳腺癌骨转移和骨相关疾病临床诊疗专家共识（2014 版）. 中华医学杂志，2015，95（4）：241－247.
2. GIANNIL, EIERMANN W, SEMIGLAZOV V, et al. Neoadjuvant and adjuvant trastuzumab in patients with HER-2 pibe locally advanced breast cancer（NOAH）：follow-up of a randomised controlled superiority trial with a parallel HER-2 negative cohort. Lancet Oncol, 2014, 15（6）：640－647.
3. SLAMON D, EIERMAAN W, ROBERT N, et al. Tenyear follow-up of BCIRG-006comparing doxorubicin plus cyclophosphamide followed by docetaxel with doxorubicin plus cyclophosphamide followed by docetaxel and trastuzumab with docetaxel, carbop; atin, and trastuzumab in HER-2 positive early breast cancer. Cancer Research, 2016, 76（4Supplement）：S5－04.
4. VERMA S, MILES D, GIANNI L, et al. Trastuzumab emtansine for HER-2-positive advanced breast cancer. N Engl J Med, 2012, 367（19）：1783－1791.
5. PENTHEROUDAKIS G, ORECCHIA R, HOEKSTRA H J, et al. Cancer, pregnancy and fertility：ESMO Clinical Practice Guidelines for diagnosis, treatment and follow-up. Annals of Oncology, 2010, 21 Suppl 5（Supplement 5）：v266－v273.
6. ZAGOURI F, SERGEMNTANIS T N, CHRYSIKOS D, et al. Trastuzumab administration during pregnancy：a systematic review and Meta-analysis. Breast cancer research and treatment, 2013, 137（2）：349－357.

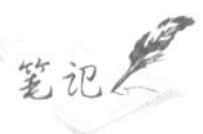

7. 朱文谋，涂刚，陶隆钦. 14 例妊娠期乳腺癌的诊疗体会及文献回顾. 癌症进展，2019，17（1）：93－96.

8. 靳继海，刘玉娟，王强. 妊娠相关乳腺癌的临床和病理特点及预后的影响因素分析. 东南大学学报（医学版），2018，37（3）：440－444.

（杨超）

病例 22　妊娠期乳腺癌病例

病历摘要

（一）病史及治疗一

【病史】

患者，女性，36 岁。主诉：妊娠期发现右乳包块 1 个月，右乳头溢血 2 天。于 2016 年 4 月 26 日入院。

现病史：患者为第 2 次辅助生殖后妊娠，目前孕 29^{+1}周。入院前 1 个月自觉右乳肿胀，稍感胀痛，可触及右乳外上一核桃大小包块，无明显触痛，无皮肤红肿，无乳头溢液，未予重视，患者否认发热、恶心等不适。2 天前患者发现内衣右侧少许咖啡样斑块，挤压乳头可见少许咖啡色液体溢出，否认恶臭。收入我院乳腺科。

既往史：否认高血压、心脏疾病病史，否认肝炎、结核、药物过敏史。既往 2 次辅助生殖，此为第 2 次辅助生殖后妊娠，G_2P_0，13 岁初潮，5～6/28 天。

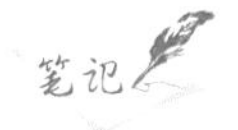

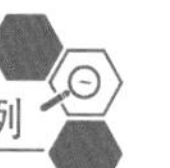

家族史：父母健在，无肿瘤家族史。

【专科查体】

右乳头单孔溢淡红色血性液。右乳外侧扪及一约 10.0 cm × 7.0 cm 大小包块（图 22－1），质硬、活动度欠佳、边界不清楚、无压痛。挤压包块有乳头单孔溢血性液体。右腋窝扪及一约1.5 cm × 2.5 cm 大小肿大淋巴结，质地稍硬。左乳房触诊呈妊娠期改变，左侧腋窝未触及肿大淋巴结，双侧锁骨上下均未触及肿大淋巴结。

【辅助检查】

乳腺超声（图 22－2）：①右乳实性团块，BI-RADS 4B 类（8 点钟方向距乳头 6 cm；大小为46.0 mm ×29.5 mm ×43.2 mm，形态不规则、边缘规整、未见明显血流信号）。②右腋窝可见大小约 21.8 mm ×10.0 mm 异常淋巴结，皮质局部增厚，髓质偏心，未见明显血流信号。

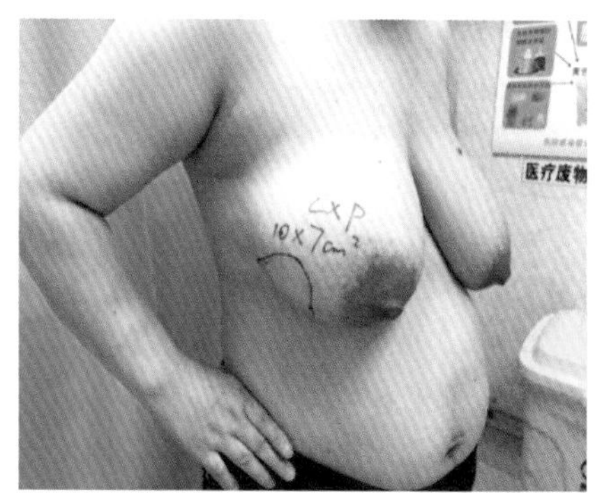

图 22－1　右乳外侧包块

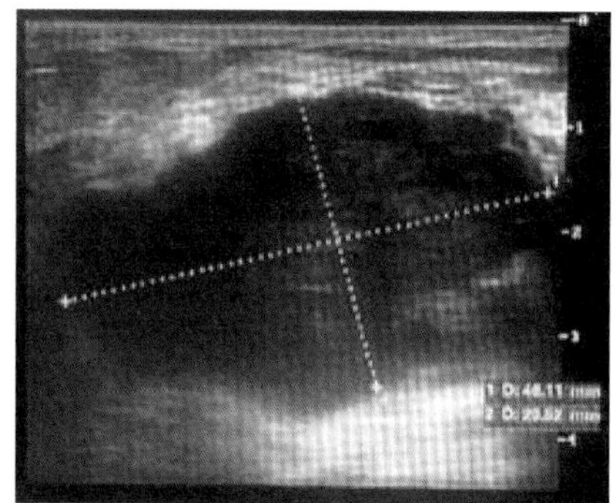

图 22－2　乳腺超声

患者妊娠期，拒绝其他影像学检查，故未行乳腺 X 线检查及乳腺 MRI 检查。腹部 B 超未见异常，未行胸部 CT。血生化及 CEA、CA153 正常。

穿刺活检：右乳肿物粗针穿刺病理示乳腺浸润性导管癌。免疫组化：乳腺浸润性导管癌，WHO Ⅲ级（3 +3 +3 =9 分）。癌组织

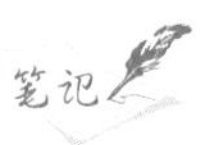

免疫组化：ER（－）；PR（－）；AR（弱－中，10%～20%）；c-erbB-2（1＋）；CK5/6（＋）；EGFR（＋）；p120 膜（＋）；E-cadherin（＋）；PS2（－）；BRCA-1（弱＋）；BRCA-2（＋）；P53（强，80%～90%）；Ki-67（70%～80%）。

右腋窝淋巴结细针穿刺细胞学：可见恶性肿瘤细胞。

【诊断】

（1）右乳浸润性癌（cT3N1Mx 三阴性）。

（2）孕 2 产 0，孕 29^{+1}周（两次辅助生殖后）。

【治疗】

取得患者与家属同意后，制定 AC-wP 方案为新辅助化疗方案（多柔比星 60 mg/m²，d1，1/21d×4；环磷酰胺 600 mg/m²，d1，1/21d×4；紫杉醇 80 mg/m²，d1，1/7d×12）。

【诊疗思路】

第一次 MDT 会诊意见：经乳腺科、产科、新生儿科、生殖中心、影像科、病理科、肿瘤内科、麻醉科会诊后，考虑患者目前处于孕晚期，但胎儿器官成熟度不足，暂不具备终止妊娠条件。根据最新版 NCCN 指南，孕晚期患者可直接选择行乳腺癌改良根治术，或新辅助化疗，待胎儿器官成熟达到分娩条件，胎儿娩出后，继续行下一步治疗。目前治疗的难点在于：①肿块较大，周围组织水肿严重，难以达到 R0 切除。②手术之后，是等待分娩之后再行辅助治疗，还是在孕晚期阶段实施辅助治疗？③依照目前 NCCN 或者 AGO 等指南，新辅助化疗可在孕中晚期使用，但文献报道其存在低于胎龄儿、低体重胎儿娩出的风险。

MDT 意见：患者肿块较大（大于 5 cm），腋窝淋巴结有转移，根据 NCCN 指南及 CSCO2018 版指南推荐优先行新辅助化疗，行 2 个周期化疗方案后，患者孕周成熟，适时终止妊娠。

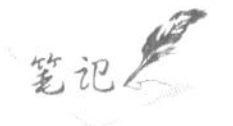

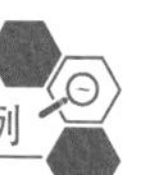

（二）病史及治疗二

2 个周期新辅助化疗后第一次疗效评估为 PR。查体：肿块大小（图 22－3）由 10 cm×7 cm 缩小至 7 cm×6 cm。B 超（图 22－4）：肿块大小由 4.6 cm×2.9 cm×4.3 cm 缩小至 3.5 cm×2.5 cm×3.5 cm。

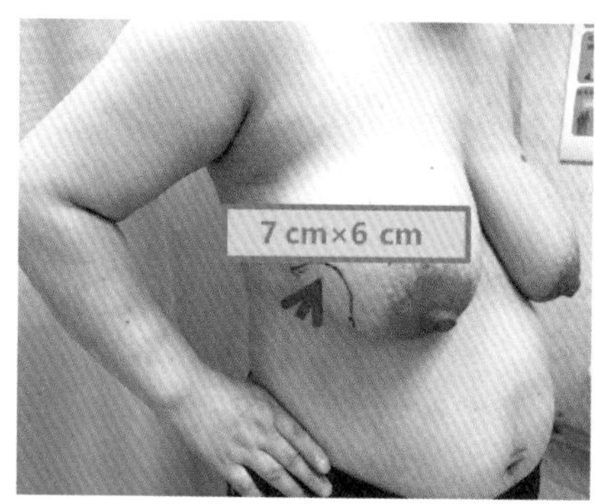

图 22－3　2 个周期新辅助化疗后右乳外侧包块

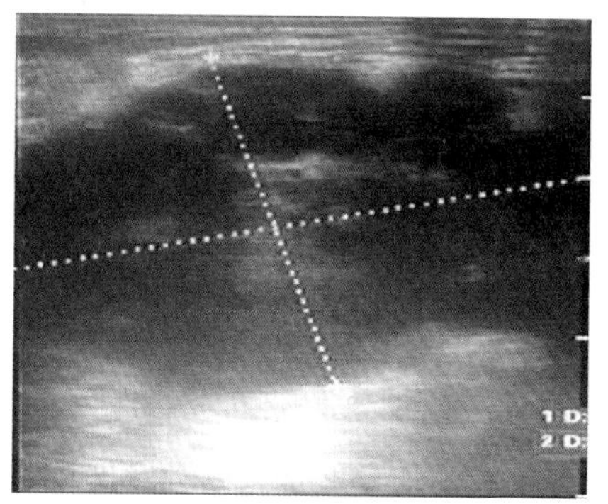

图 22－4　2 个周期新辅助化疗后乳腺超声

于孕 37 周终止妊娠，胎儿出生未见明显异常。

诊疗思路如下，第二次 MDT 会诊意见：2 个周期新辅助化疗后，患者孕期已达 36 周，可考虑终止妊娠。终止妊娠后可继续选择完成既定新辅助化疗方案后行手术治疗，期待患者能获得 pCR 或保乳机会。手术方式选择：患者目前肿瘤缩小趋势明显，继续完成既定新辅助化疗方案预期疗效值得肯定，根据目前 NCCN 或国内 CSCO 等指南，局部晚期肿瘤患者，优选新辅助化疗，期待 pCR 或降期保乳。新辅助化疗后，若肿瘤缩小显著，肿瘤与乳房比例适中，在保证切缘阴性的前提下，患者可以获得比较满意的外形，可以行保乳手术的也可行乳腺癌改良根治手术。

（三）病史及治疗三

分娩后完善胸部，CT、腹部 CT、骨扫描未见异常（图 22－5）。

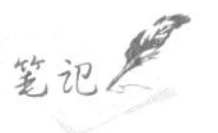

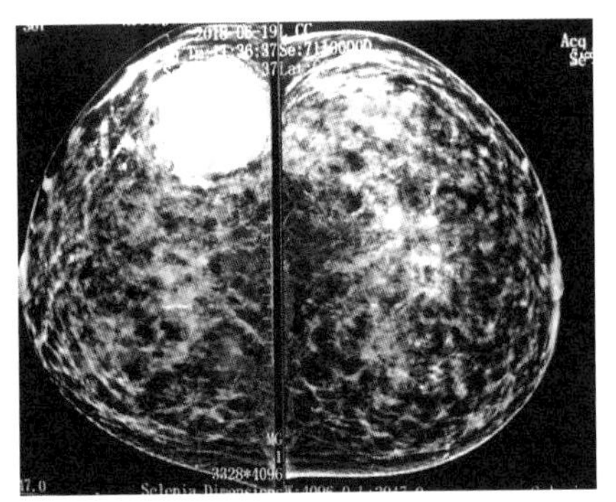
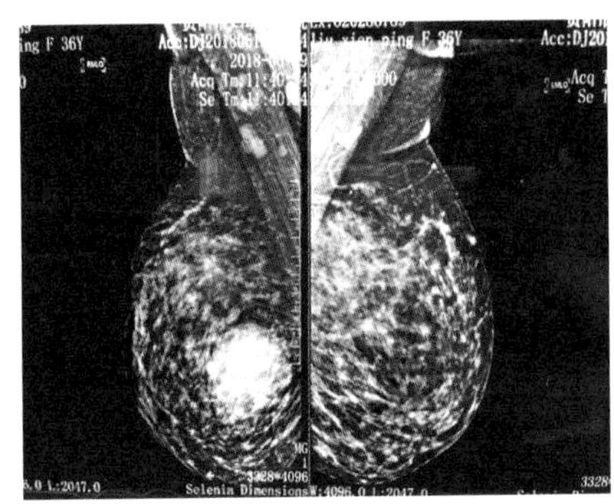

图 22-5　影像学检查

乳腺 X 线：①右乳外侧包块，BI-RADS 6 类。②右腋窝淋巴结可见。

完善余下新辅助治疗方案"AC×2—wP×12"化疗，化疗结束后评估 PR。

新辅助化疗期间肿块评估：PR（表 22-1）。

表 22-1　化疗后效果

周期数	体查	B 超	淋巴结 B 超
AC×2	7.0 cm×6.0 cm	3.5 cm×2.5 cm	11.0 mm×5 mm
AC×4	6.0 cm×5.5 cm	3.5 cm×2.4 cm	7.0 mm×5 mm
P×2	5.0 cm×5.0 cm	3.3 cm×2.5 cm	未见可疑淋巴结
P×4	4.5 cm×4.0 cm	3.0 cm×2.2 cm	未见可疑淋巴结
P×6	4.5 cm×4.0 cm	3.0 cm×2.0 cm	未见可疑淋巴结
P×8	4.0 cm×3.5 cm	2.5 cm×1.5 cm	未见可疑淋巴结
P×10	3.0 cm×3.5 cm	2.0 cm×1.5 cm	未见可疑淋巴结
P×12	2.0 cm×2.5 cm	2.0 cm×1.0 cm	未见可疑淋巴结

手术治疗：患者拒绝保乳手术，故行右乳癌改良根治术。

术后病理：①右乳标本：乳腺浸润性导管癌，WHO Ⅲ级（3+3+3=9 分），肿块大小约 2.0 cm×2.0 cm×1.0 cm，伴较多坏死，

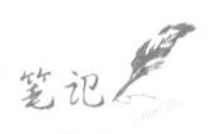

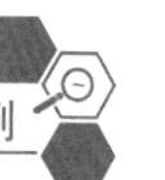

癌组织周围见淋巴细胞及浆细胞浸润，余乳腺组织呈腺病改变伴纤维腺瘤及乳腺囊肿。乳腺皮肤上切缘、下切缘、内切缘、外切缘及乳头未见癌累及。癌组织免疫组化：ER（－），PR（－），c-erbB-2（2＋），Ki-67（约 40%＋）。②腋窝脂肪组织中找见淋巴结 19 枚，未见转移癌（1/19）。③FISH：*HER2* 基因未扩增。

诊疗思路：患者初诊为右乳浸润性癌（cT3N1Mx，三阴性），予完整的 AC-wP 新辅助化疗后，术前评估为 ycT2N0M0，患者新辅助疗效评估为 PR，肿瘤缩小比较明显，乳房剩余病灶处理可考虑全切或者行保乳手术。如果拟行保乳手术治疗，术前应完善乳腺 MRI 评估病灶退缩模式，保证切缘阴性，患者本人自觉初诊包块较大、乳头溢血等症状，拒绝保乳手术后选择全切。在腋窝淋巴结的处理上，对于初诊 N1，新辅助治疗后 N0 的患者，也有一些临床实验在开展（乳腺癌前哨淋巴结活检）SLNB 的尝试。我们复习了既往 SENTINA、ACOSOGZ1071 及 SNFNAC 等临床实验，发现对于新辅助治疗后腋窝淋巴结转阴的患者，施行 SLNB 的人群往往是 T1～T2，N1～N2，且要求在双示踪剂显影下尽可能取到 3 枚以上前哨淋巴结，或者通过新辅助治疗前对可疑阳性淋巴结定位后于手术中一并取出等手段，尽可能保证前哨淋巴结活检的高检出率和低假阴性率。针对本例患者，我们最终选择了右乳癌改良根治术。

后续治疗及随访：

患者初诊肿块较大（大于 5 cm）、腋窝淋巴结转移，给予放疗。8 个周期卡培他滨强化治疗。定期复查及随访，目前患者 DFS 为 40 个月，母儿均健康。

诊疗思路：本例患者新辅助治疗的目的之一是为了获得 pCR。对于三阴性及 HER2 阳性等高侵袭性乳腺癌，新辅助治疗获得

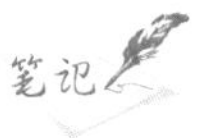

pCR 率高，且 pCR 可能转化为患者生存获益。新辅助化疗后未达 pCR 患者，根据 CREATE-X 的结果，后续 6 ~ 8 个周期卡培他滨的强化治疗可以改善新辅助化疗未达 pCR 的 HER2 阴性乳腺癌患者 5 年 DFS 及 OS（分别是 74.1% /67.7%，89.2% /83.9%），特别是三阴性乳腺癌患者获益更大，因此，该患者给予卡培他滨强化治疗。

病例分析

对于妊娠期乳腺癌的诊断，B 超往往是首选，无辐射、便捷是它的最大优势。而评估妊娠期乳腺癌患者有无远处转移的影像学检查，应当在其结果能改变临床治疗的前提下才进行，目前尚无胎儿接受了低于阈值的放射暴露而出现器官畸形的报道。所以，对腹部进行适当的屏蔽保护后，再进行胸部放射检查其实是相对安全的。有证据提示 MRI 造影剂钆能通过胎盘进入胎儿血液循环并有富集效应，故不作为常规推荐。

从治疗的角度上看，该患者初诊时为孕 29^{+1} 周，此时胎儿器官成熟度不足，分娩存活难度较大。根据 NCCN 指南推荐来看，孕晚期可选治疗策略有手术治疗及新辅助化疗。一般来说，妊娠的任何阶段进行手术都是安全的，更多的争议可能集中在妊娠期全身治疗策略的选择上。无论是根据 NCCN 推荐还是根据国内 CSCO 指南推荐，患者都是具有新辅助化疗适应证的。既往关于妊娠期患者接受化疗对胎儿影响的研究中，认为孕中晚期进行化疗是相对安全的，可予以细胞毒性药物治疗。常规方案中蒽环类药物经过实践，耐受性、安全性较好，可作为选择，紫杉醇较多西他赛胎盘转移率更低，更适合妊娠期使用。暴露于化疗的胎儿出生以后长期结果资料

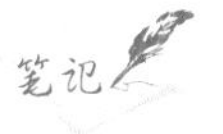

较少。较早的研究中对 84 名接受化疗后出生的小孩进行了长达 19 年的随访，未发现先天性、神经系统、免疫系统或心理等方面的异常，2012 年发表在柳叶刀杂志上较大样本的研究结果也支持这样的观点。妊娠期癌症患者产前接受癌症治疗（尤其化疗）比例逐年增加。研究数据表明，跟母体产前化疗与否相比，新生儿较易产生并发症的原因主要是小于胎龄和重症监护。因此，推荐设有产科高风险监护治疗病房的医院参与此类患者的管理。由于胎儿肾上皮细胞大量表达 HER2，使用曲妥珠单抗后胎儿可能出现肾衰竭，故不推荐使用抗 HER2 治疗。他莫昔芬诱导胎儿损伤、先天缺陷、颅面畸形、性器官发育障碍甚至胎儿死亡，也不作为推荐。

新辅助化疗后未达 pCR 患者，根据 CREATE-X 的结果，后续进行 6～8 个周期卡培他滨的强化治疗可以改善新辅助化疗未达 pCR 的 HER2 阴性乳腺癌患者 5 年 DFS 及 OS。同样的，我们在 HER2 过表达型乳腺癌的新辅助治疗上未达 pCR 的患者中，根据 KATHERINE 研究的结果，我们也可以选择 T-DM1 作为后续治疗的补充。因为这两个重要的研究成果，我们对于 HER2 过表达、三阴型乳腺癌的新辅助治疗适应人群的选择上可能会大大放宽，以甄选出更多符合 CREATE-X、KATHERINE 实验获益的人群。我们可以认为，因为后续辅助治疗阶段的获益，扩大了新辅助阶段治疗人群的适应证。

专家点评

这是 1 例力求在恶性肿瘤患者安全性及胎儿安全性上达成平衡的典型病例。针对这类患者，如何评估全身系统治疗与胎儿安全性之间的矛盾，是临床工作者最为关心的问题。乳腺癌在妊娠期妇女

笔记

恶性肿瘤中占第一位，国外PABC发病率占全部乳腺癌的1%～2%，我国乳腺癌发病年龄较国外提前，PABC发病率占比明显高于国外。普遍认为，妊娠并非乳腺癌预后较差的独立影响因素，这部分患者往往因为处于妊娠期间，相关检查滞后或不完全，系统治疗延迟，导致疾病分期较晚，预后较差。

本例患者为两次辅助生殖后妊娠期乳腺癌患者。既往很多回顾性研究里对辅助生殖增加乳腺癌发生风险的观点不一。比较权威的数据是去年发表在《英国医学杂志》上对约25万例患者的回顾性调查，提示辅助生殖女性的乳腺浸润癌风险未见显著增加，但是该研究发现辅助生殖女性的乳腺原位癌风险显著增加，且与治疗周期数量增加相关（$P=0.03$）。乳腺癌的发生可能是由于患者本身特征，而非辅助生殖，但是也可能存在监测偏倚和治疗影响，因此，对该人群进行持续监测至关重要。

从手术时机的选择上考虑，如直接行手术治疗，治疗后患者尚未达到最佳分娩时机，仍存在孕晚期化疗对胎儿影响的担忧。研究表明，孕早期化疗，胎儿先天性畸形发生率10%～20%，而在孕晚期其发生率仅为1.3%。因此在手术与化疗的时序配合上，我们选择让患者在孕晚期接受一个既符合三阴性乳腺癌的常规治疗，又尽可能安全的方案：AC-wP。2个周期后患者恰逢分娩时机，后续治疗方案则参考非妊娠乳腺癌治疗方式处理，完成既定新辅助化疗方案后行手术治疗。

综上所述，对于PABC患者来说，精准制定手术、全身辅助治疗方案及时序计划至关重要。对于不同妊娠阶段的患者，在检查、治疗方案的选择上往往相差甚远。由于妊娠状态与肿瘤诊断、治疗之间存在着很多矛盾的地方，所以我们可以看到妊娠期乳腺癌诊疗MDT团队的重要性，不仅需要乳腺外科、病理科、影像科、超声

笔记

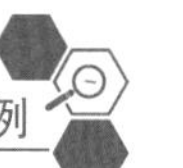

科、肿瘤科等协助，还需要产科、新生儿科等相关科室评估孕妇与胎儿安全情况，这样患者才有更好的依从性，才能获得更好的预后。

参考文献

1. AMANT F, DECKERS S, CALSTERENK V, et al. Breast cancer in pregnancy: recommendations of an international consensus meeting. Eur J Cancer, 2010, 46 (18): 3158 – 3168.

2. FRAMARINO-DEU-MALATESTA M, SAMMARTINO P, NAPOLI A. Does anthracycline-based chemotherapy in pregnant women with cancer offer safe cardiac and neurodevelopmental outcomes for the developing fetus? BMC Cancer, 2017, 17 (1): 777.

3. LITTON J K, WARNEKE C L, HAHN K M, et al. Case control study of women treated with chemotherapy for breast cancer during pregnancy as compared with nonpregnant patients with breast cancer. Oncologist, 2013, 18 (4): 369 – 376.

4. LOIBL S, SCHMIDT A, GENTILIN I O, et al. Breast Cancer Diagnosed During Pregnancy: Adapting Recent Advances in Breast Cancer Care for Pregnant Patients. JAMA Oncol, 2015, 1 (8): 1145 – 1153.

5. MONTEIRO D L, TRAJANO A J, MENEZES C, et al. Breast cancer during pregnancy and chemotherapy: a systematic review. Rev Assoc Med Bras (1992), 2013, 59 (2): 174 – 180.

6. WANG P I, CHONG S T, KIELARA Z, et al. Imaging of pregnant and lactating patients: part 1, evidence-based review and recommendations. Am J Roentgenol, 2012, 198 (4): 778 – 784.

7. WILLAMS C L, JONES M E, SWERDLOW A J, et al. Risks of ovarian, breast, and corpus uteri cancer in women treated with assisted reproductive technology in Great Britain, 1991 – 2010: data linkage study including 2. 2 million person years of observation. BMJ, 2018, 362: k2644.

8. BOILEAU J F, POIRIER B, BASIK M, et al. Sentinel node biopsy after neoadjuvant

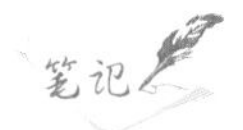

chemotherapy in biopsy-proven node-positive breast cancer: the SN FNAC study. J Clin Oncol, 2015, 33 (3): 258 – 264.

9. BOUGHME Y, JU D Y. Sentinel lymph node surgery after neoadjuvant chemotherapy in patients with node-positive breast cancer: the ACOSOG Z1071 (Alliance) clinical trial. JAMA, 2013, 310 (14): 1455 – 1461.

10. KUEHN T, FEHM T, FLEIGE B, et al. Sentinel-lymph-node biopsy in patients with breast cancer before and after neoadjuvant chemotherapy (SENTINA): a prospective, multicentre cohort study. Lancet Oncol, 2013, 14 (7): 609 – 618.

（丁彧　刘蜀）

病例 23　乳腺梭形细胞化生性癌病例

病历摘要

【病史】

患者，女性，34 岁，已婚。因“左侧乳头状瘤术后 1 年半，发现左乳肿物 2 月”收入院。患者 1 年半前自检发现左乳肿物，大小约 1 cm，无红肿热痛，无自发性乳头溢液。就诊外院钼靶：左乳晕内下纤维腺瘤。乳腺超声：左乳 9 点钟方向囊实性结节，考虑导管内病变，BI-RADS 4A 类。穿刺活检病理：导管内乳头状瘤。于 2018 年 4 月 13 日在外院全麻下行左乳内上象限切除术。术后病理：导管内乳头状瘤，细胞增生活跃。免疫组化：ER(50% +)，PR(50% +)，HER2(少许 1 +)，Ki-67(10% +)，CK5/6(+)。术后

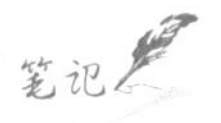

1 个月伤口仍可见淡黄色液体渗出，局部触之较硬，考虑脂肪液化，伤口愈合不良，予以抗感染、换药等对症治疗后，渗出明显减少，但伤口区仍质硬。2019 年 9 月左乳再次出现肿物，外院考虑伤口愈合不良、瘢痕。肿物逐渐长大，外院超声（图 23 – 1）：左乳非均质结节（性质待定）、左乳液性暗区（术后改变可能）。外院乳腺增强 MRI：左乳多发结节或条索状改变伴强化，恶性可能大，BI-RADS 4C 类。为求进一步诊治，就诊于我科。

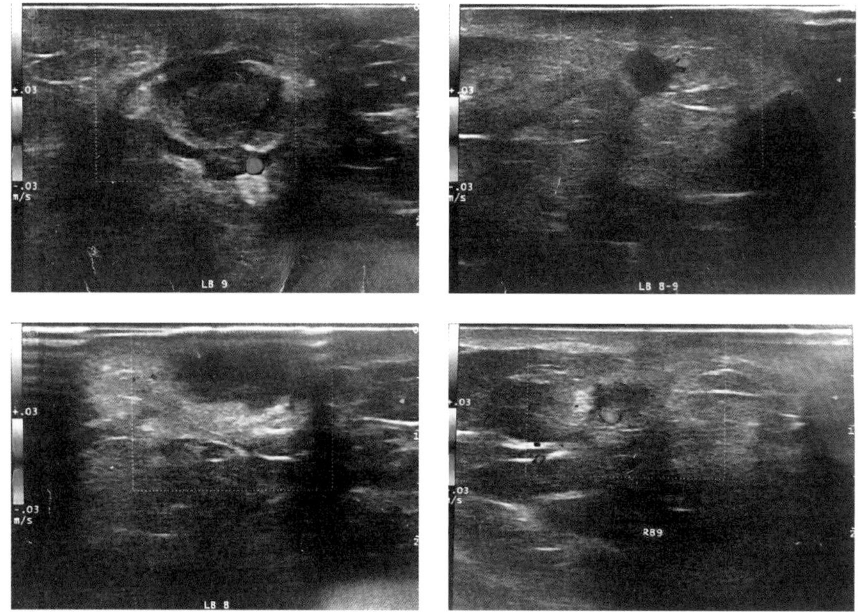

图 23 – 1　外院超声（2019 年 10 月 17 日）

既往史：孕后甲亢病史，经治疗后已康复。无乳腺癌家族史。

【专科查体】

左乳皮肤红肿，凸起，未破溃，乳头无偏斜、凹陷，橘皮征（–）。左乳内侧距乳头 1 cm 可触及质硬肿物，大小约 4 cm × 3 cm，形状不规则，边界不清，活动度差，有压痛，无明显溢液。双侧腋窝及锁骨上淋巴结未触及（图 23 – 2）。

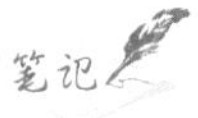

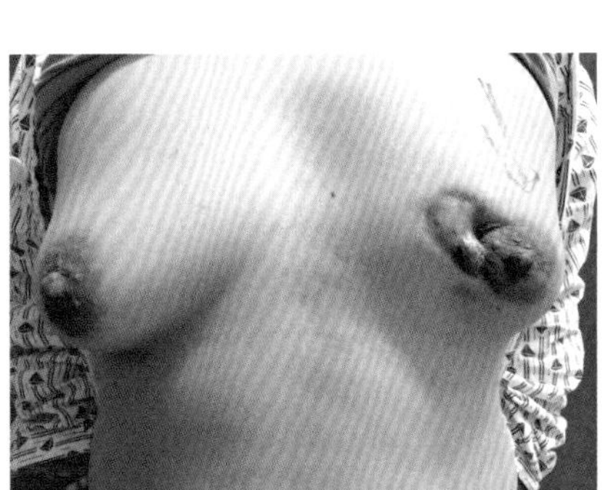
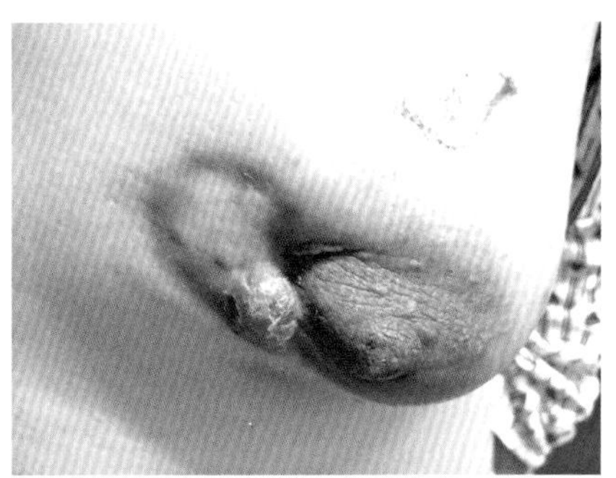

图 23-2　查体

【辅助检查】

初治术后病理（2019 年 11 月 11 日）：乳腺导管内乳头状瘤，另见梭形细胞肿瘤性增生伴玻璃样变，其间残存少量腺体，散在性细胞浸润，不除外纤维瘢痕组织。穿刺活检病理（2019 年 11 月 13 日）：肿瘤细胞呈梭形，细胞中度异型，可见核分裂象。免疫组化：ER（-），PR（-），CK（+），CK5/6（+），P63（+），Ki-67（10%+），考虑为化生性癌。乳腺超声（2019 年 11 月 19 日）：左乳内下象限可探及大小 2.5 cm×2.0 cm 肿物，呈低回声，形状不规则，边界不清，无包膜，后方回声增强，无强回声光点。左侧腋窝可见皮质增厚淋巴结。结论：左乳肿物，BI-RADS 6 类。乳腺钼靶（2019 年 11 月 19 日）：左乳头后方及内下象限距乳头 1.7 cm 处可见肿块影；乳头后方团块影，范围大小约 2.4 cm×3.0 cm，边界模糊，呈毛刺样改变；内下象限肿块大小范围约 2.5 cm×2.9 cm，边界尚清。左乳皮肤增厚，乳头凹陷。双乳散在颗粒状钙化。双腋窝所及肿大。结论：左乳占位，BI-RADS 6 类。乳腺增强 MRI（2019 年 11 月 19 日）：左乳内侧象限可见多发结节影，大者直径约 2.5 cm，边界欠清，强化曲线呈廓清型，病灶周围可见多发条索状及结节样强化，

笔记

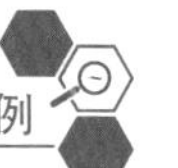

部分结节位于皮肤表面，相应皮肤明显增厚并向内凹陷，左乳头受牵拉改变，上述病变距乳头最近处约 1.3 cm。结论：左乳内侧象限多发结节影，BI-RADS 6 类。

全身评价：胸腹部增强 CT、全身骨显像未见明确转移倾向。

BRCA 基因检测：未查。

【诊断】

乳腺梭形细胞化生性癌（BI-RADS 6 类）。

【治疗】

患者于2019 年11 月20 日在全麻下行左侧乳房全切 + 前哨淋巴结活检术。术后病理：乳腺肿瘤细胞呈梭形，细胞中度异型，可见核分裂象，免疫组化染色结果：ER（ - ），PR（ - ），HER2（ - ），Ki-67（20% + ），CK（ + ），EMA（ + ），CK5/6（ + ），P63（ + ），S-100（ - ），SMA（ - ），Desmin（ - ），符合梭形细胞化生性癌，大小 2.0 cm × 2.0 cm × 1.5 cm、2.5 cm × 2.0 cm × 2.0 cm，未见脉管内癌栓，乳头、基底切缘未见肿瘤。前哨淋巴结（0/4）。术后予以 AC-T 共 8 个周期辅助化疗。之后密切复查和随访。

术后病理见图 23 - 3 ~ 图 23 - 5。

图 23 - 3　术后病理
（HE 染色 ×10）

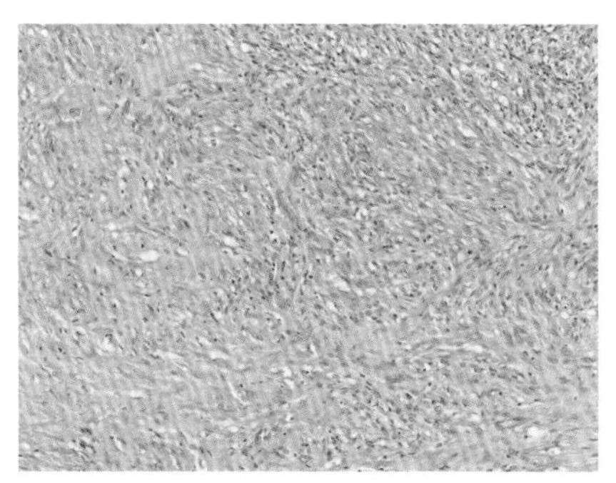

图 23 - 4　术后病理
（HE 染色 ×20）

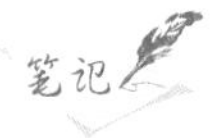

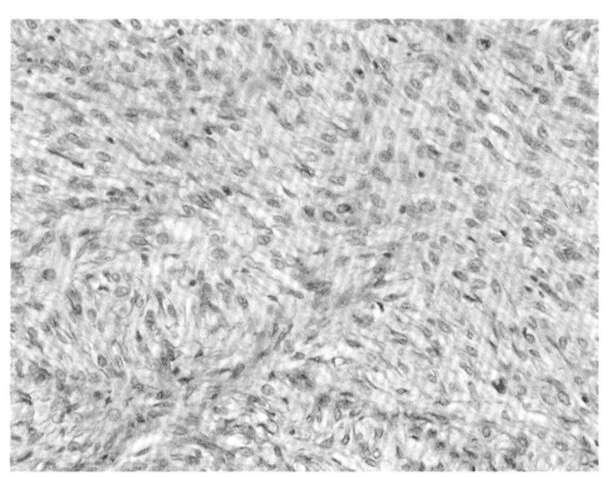

图 23－5　术后病理（HE 染色 ×40）

病例分析

本例患者病理诊断过程比较曲折。患者为青年女性，1 年半前因发现左乳肿物就诊于外院，初治超声和钼靶资料不全，影像学特点不详，外院初次诊治的穿刺和术后病理均提示导管内乳头状瘤，术后伤口愈合不佳。术后 1 年余，伤口区域仍持续质硬，2 个月前左乳内侧出现新发肿物，增长较快，就诊于我院。结合患者病史特点，应首先考虑乳腺癌可能，不能仅考虑伤口愈合不良、瘢痕等原因。患者在我院行进一步病理检查明确诊断：化生性乳腺癌。化生性癌是一种罕见的特殊类型乳腺癌，NCCN 指南推荐按照浸润性导管癌的治疗原则对化生性乳腺癌进行治疗；《中国临床肿瘤学会（CSCO）乳腺癌诊疗指南（2019 年版）》和《中国抗癌协会乳腺癌诊治指南与规范（2019 年版）》尚无对化生性乳腺癌的推荐治疗。目前，国内外对乳腺化生的腺癌治疗尚缺乏标准方案，多参照常规的手术－化疗－放疗方式。

本例患者年轻，病史 1 年余，局部肿瘤体积较大，无保乳条件，全身评估未见明确转移病灶，予以行左侧乳房全切＋前哨淋巴结活检手术治疗。术后病理提示乳腺肿瘤细胞呈梭形，符合化生性

笔记

癌，免疫组化为三阴型，复发转移风险高，内分泌和靶向治疗的作用很有限，因此综合治疗变得极为重要。故主张积极使用 AC 方案 4 个周期序贯、T 方案 4 个周期强化的方案化疗。目前患者正在 AC-T 系统化疗过程中。

近年发展的“分子靶向”为我们提供了很多新的治疗思路。化生性癌是一种异质性高的肿瘤，有研究指出，PD-L1 在化生性癌中高表达，Adam 报道了 1 例化生性癌并 PD-L1 高表达的晚期患者，通过联合紫杉醇和派姆单抗的治疗，使胸壁溃烂和脉管内转移都得到了很好的控制。另有包括 PARP 抑制剂、血管生成抑制剂、蛋白激酶抑制剂及 mTOR 抑制剂等在内的分子靶向治疗也取得了进展。虽然目前分子靶向治疗尚不成熟，但有很大的探索空间，这为患者提供了治疗可能。

专家点评

化生性乳腺癌是一种罕见的、异质性高、侵袭性强、预后较差的特殊类型乳腺癌，发病率小于 1%，病理类型较多，其中最常见的是梭形细胞癌及鳞状细胞癌，分别占所有化生性乳腺癌类型的 34.4% 和 31.1%，分子分型以三阴型最常见。目前临床上对于化生性癌的最佳治疗方案还没有达成共识，即使是依照浸润性导管癌的治疗方式进行处理，也因为疗效不佳、耐药性等原因存在着广泛的争议。其分类复杂，临床表现及术前检查缺乏特异性，容易造成误诊或漏诊。一旦确诊，应考根据者自身情况、病理特征、分型进行手术、放化疗、靶向治疗等综合性治疗，以求最佳预后。

NCCN 指南指出，目前组织学分级对于化生性乳腺癌预后意义并不明确。但如果化生性肿瘤成分比例超过 10% 时，化生性亚型就

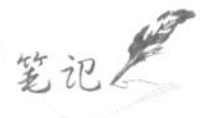

成为乳腺癌的独立预后因素。该类型乳腺癌易出现局部复发，是一种远处转移率高、腋窝淋巴结转移率低的侵袭性肿瘤，总体预后较差，密切随访是决定预后的重要措施。本例患者目前在术后辅助化疗中，一般情况良好，因随访时间较短，需要进一步密切随访观察。

综上所述，目前对化生性乳腺癌，特别是乳腺梭形细胞化生性癌的专有治疗尚属空白，现阶段的临床工作中，仍然要根据肿瘤的临床分期、病理分级制定综合的治疗方案及评估患者预后。其预后可能与具体化生类型有关，仍需多加探索和总结，以期为临床工作提供更多指导。

参考文献

1. 中国抗癌协会乳腺癌专业委员会. 中国抗癌协会乳腺癌诊治指南与规范（2019年版）. 中国癌症杂志, 2019, 29（8）: 609 – 680.
2. LAKHANI S R, ELLIS I O, SCHNITT S J, et al. WHO classification of tumours of the breast. Lyon: IARC Press, 2012: 48 – 52.
3. SHAH D R, TSENG W H, MARTINEZ S R, et al. Treatment options for Metaplastic breast cancer. ISRN Oncol, 2012（12）: 706162.
4. TSENG W H, MARTIINEZ S R. Metaplastic breast cancer: to radiate or not to radiate? Ann Surg Oncol, 2011, 18（1）: 94 – 103.
5. HAQUE W, VERMA V, NAIK N, et al. Metaplastic breast cancer: practice patterns, outcomes, and the role of radiotherapy. Ann Surg Oncol, 2018, 25（4）: 928 – 936.
6. JONEJA U, VRANIC S, SWENSEN J, et al. Comprehensive profiling of Metaplastic breast carcinomas reveals frequent overexpression of programmed death-ligand 1. J Clin Pathol, 2017, 70（3）: 255 – 259.
7. ADMAS S. Dramatic response of Metaplastic breast cancer to chemo-immunotherapy. NPJ Breast Cancer, 2017, 3（1）: 8.

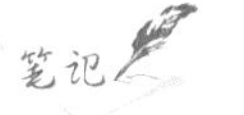

（杨阳）

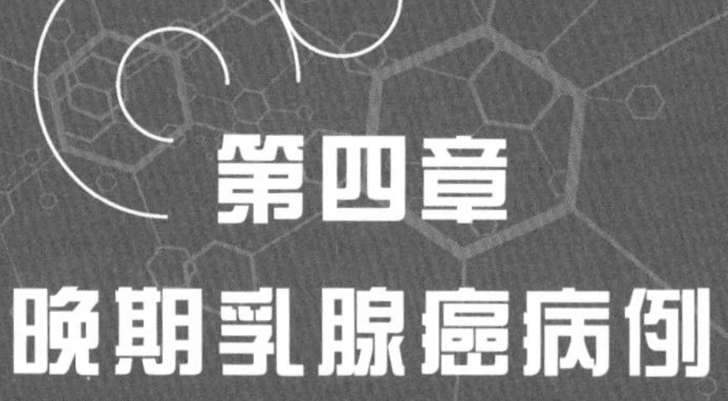

第四章 晚期乳腺癌病例

病例24　转移病灶分子分型改变的晚期乳腺癌病例

病历摘要

（一）病史及治疗一

【病史】

患者，女性，60岁。乳腺癌术后10年，发现多发转移5年。该患者2009年3月因发现左乳肿物1个月于外院行穿刺活检，穿刺病理提示左乳浸润性癌。

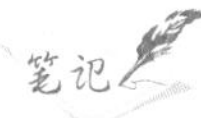

患者既往体健，月经规律，无肿瘤家族史。

【专科查体】

后就诊于我院，查体：左乳外下可触及 2 cm 质硬肿物，边界欠清，活动差，双侧腋窝未触及肿大淋巴结。

【辅助检查】

超声：左乳外下探及低回声肿物，边界欠清，左腋窝可见肿大淋巴结，大小为2.4 cm×0.8 cm；钼靶：左乳外下 2.8 cm 高密度影伴散在沙砾样钙化；乳腺 MRI（图 24－1）：左乳外下不规则结节影，大小为 3.1 cm×1.6 cm，强化曲线廓清型。

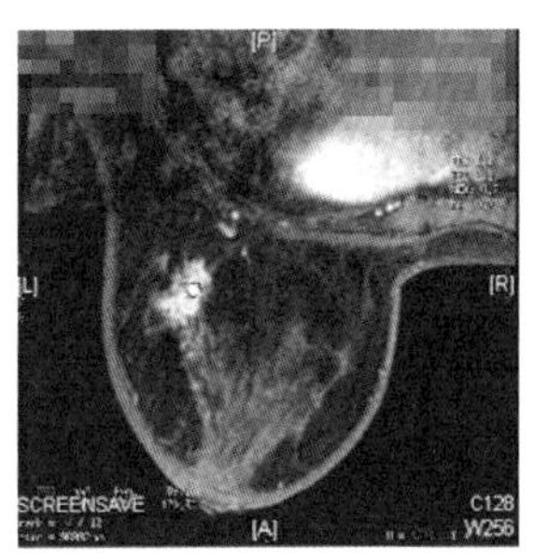
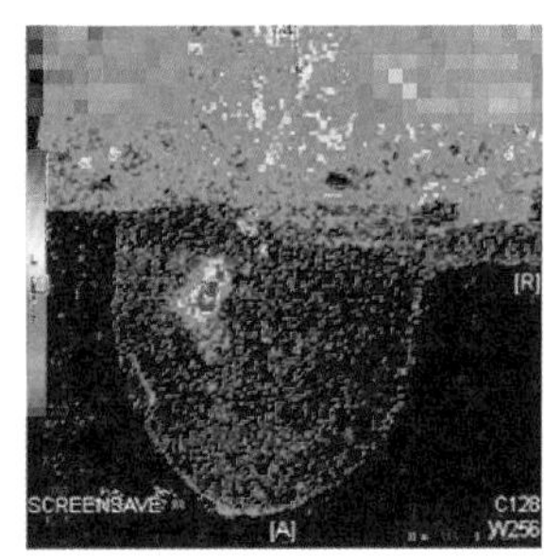
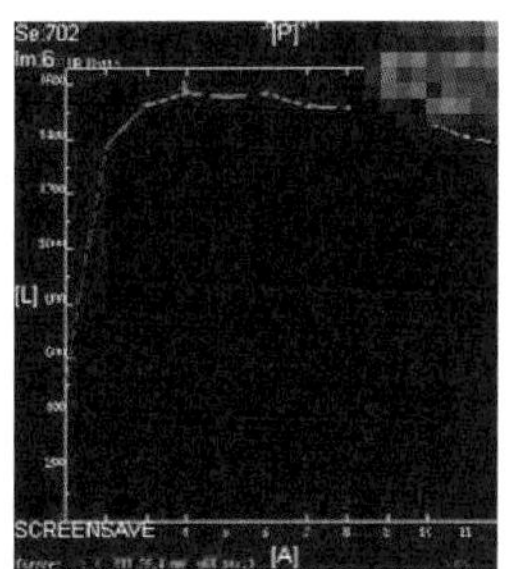

图 24－1　乳腺 MRI

【诊断】

左乳癌腋窝淋巴结转移。

【治疗】

在全麻下行左乳癌改良根治术，术后病理：浸润性导管癌Ⅱ级，肿瘤大小 1 cm×0.8 cm，周围可见导管原位癌，脉管癌栓（+），腋窝淋巴结转移（12/23），完善胸部 CT、腹部超声及全身骨显像未提示远处转移征象，病理分期：pT1N3M0，ⅢC 期，免疫组化：ER(80%++)，PR(－)，HER2(++)，FISH 基因无扩增，Ki-67(50%)，分子分型 Luminal B 型，HER2(－)。术后 TAC 方案辅助化疗 6 个周期。化疗结束后行左胸壁+左锁骨上区放疗及 TAM-

笔记

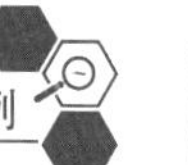

AI 内分泌治疗。后定期复查。

（二）病史及治疗二

患者 2013 年 11 月因腰背部疼痛就诊于骨肿瘤科。

全身骨显像（图 24－2）提示全身多发骨转移，胸腰段 MRI（图 24－3）提示第 7 胸椎椎体至第 5 腰椎椎体及部分附件内转移灶，以第 12 胸椎椎体、第 3 腰椎椎体为著，第 12 胸椎椎体楔形变，椎体后缘后突，累及硬膜囊，局部椎管狭窄，第 2 腰椎椎体左侧附件受累，凸向椎管。骨肿瘤科评估患者胸腰段转移瘤有临床症状，存在压迫神经或引起病理性骨折造成截瘫的风险，2013 年 12 月行

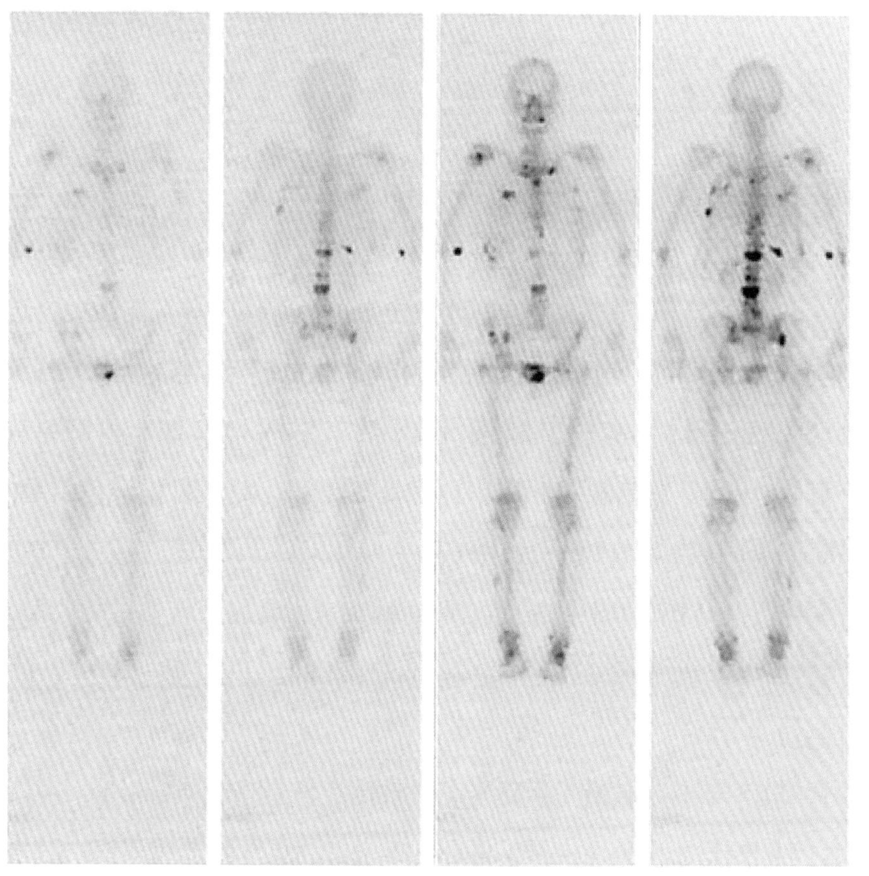

图 24－2　全身骨显像

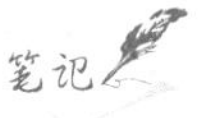

笔记

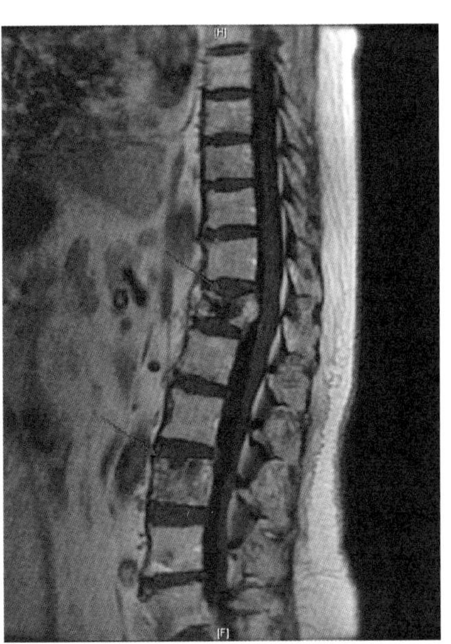

图 24－3　胸腰椎 MRI

脊柱转移癌后路切除椎管减压内固定术，术后病理：（脊柱）送检组织中可见少量异形细胞，免疫组化染色结果：CK7（＋），CK20（－），ER（－），PR（－），c-erbB-2（＋），GCDPF15（＋），TTF-1（－），Ki-67（10%＋），结合临床病史考虑乳腺癌转移可能性大。同时完善胸部 CT 未见肺转移，头颅 MRI 未见脑转移，腹部 MRI 提示肝脏多发转移，大者位于 S5 段，大小约 1.5 cm×1.2 cm。肝脏穿刺（肝 S5 段）穿刺活检：肝组织内可见癌浸润；免疫组化染色结果：Hepatocyte（－），AFP（－），GPC3（－），ER（－），PR（－），c-erbB-2（+++），Ki-67（20%＋），结合临床病史考虑乳腺癌转移可能性大。

诊断：乳腺癌术后骨转移（三阴型）、肝转移（HER2 阳性型）。

2014 年 1 月起给予 NX 方案解救化疗长春瑞滨 40 mg/m^2，d1、d8；卡培他滨 1000 mg/m^2，bid，d1～d14，联合曲妥珠单抗靶向治疗、双膦酸盐骨改良治疗，q3w。期间复查上腹部 MRI（图 24－4），

笔记

肝脏转移瘤明显缩小（PR），2014 年 6 月起化疗方案改为卡培他滨单药维持治疗（图 24－5）。

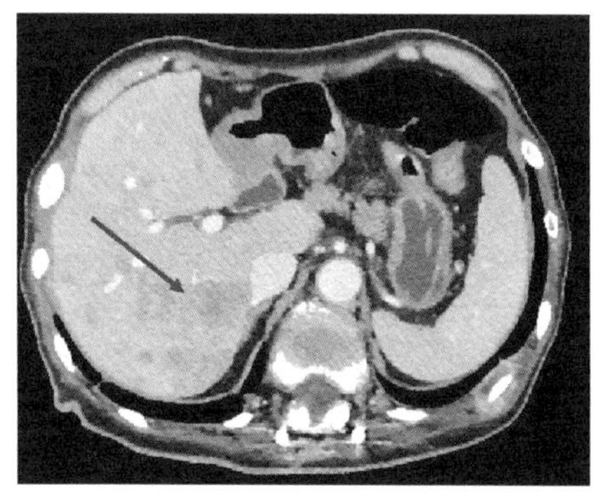

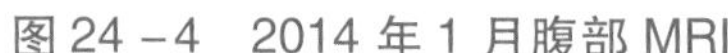

图 24－4 2014 年 1 月腹部 MRI

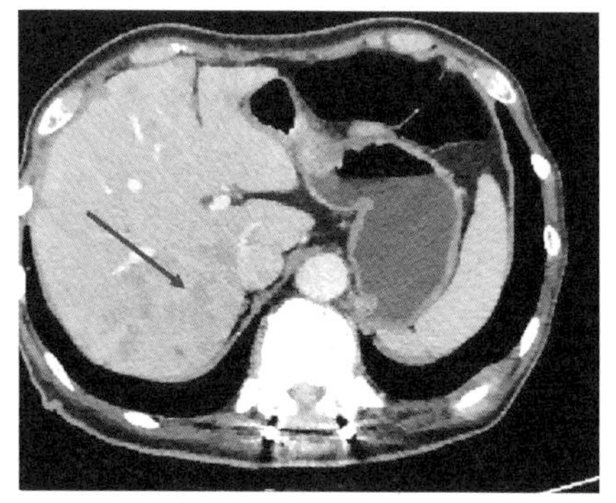

图 24－5 2014 年 6 月腹部 MRI

（三）病史及治疗三

患者 2014 年 9 月自觉头痛不适，查头颅 MRI（图 24－6）提示脑转移，右侧小脑蚓部旁及左侧顶叶见小结节样等 T_1 稍长 T_2 信号病灶，边界较清楚，大者位于顶叶皮髓质交界区，直径约 5.7 mm，增强后，病灶明显强化。但颅外病灶均稳定，肝转移灶 MRI 评估 cCR。

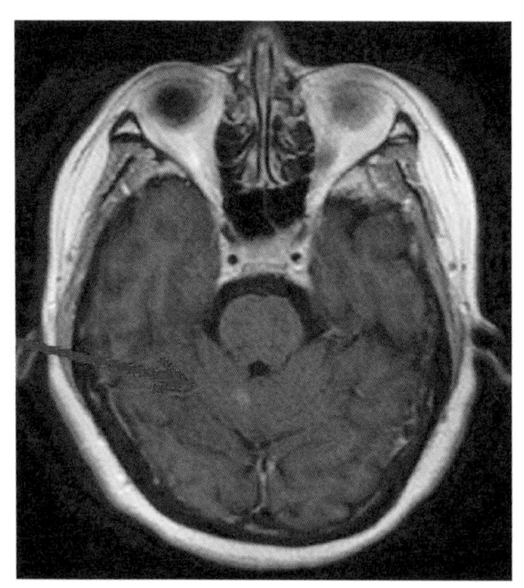

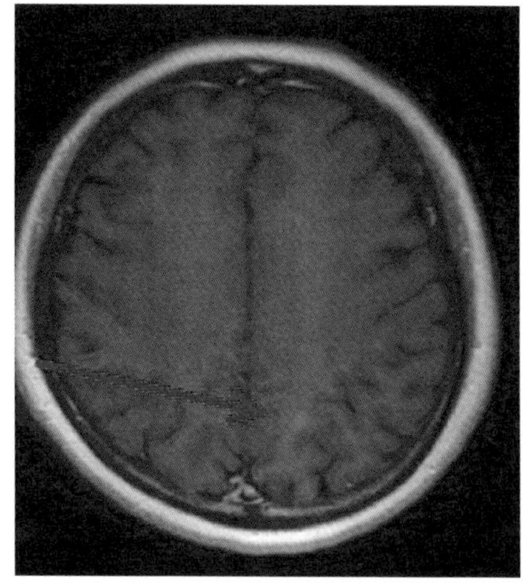

图 24－6 头颅 MRI

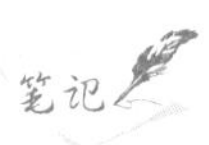

【诊断】

乳腺癌术后骨转移、肝转移、脑转移。

全身治疗方案维持卡培他滨联合曲妥珠单抗不变，2014 年 9 月对患者颅内转移病灶进行伽马刀治疗。2014 年 9 月至 2015 年 9 月，各转移灶均稳定。2015 年 9 月脑转移进展，再次行伽马刀治疗，同时因为曲妥珠单抗治疗导致患者心脏射血分数下降，停用曲妥珠单抗，系统治疗更改为卡培他滨联合拉帕替尼方案。2016 年 8 月颅内病灶再次出现进展，但颅外病灶持续稳定，左顶叶肿瘤切除后进行全颅放疗，系统治疗维持不变。脑转移术后病理：恶性肿瘤，肿瘤细胞排列呈腺样，肿瘤伴坏死，结合临床符合转移癌。免疫组化染色结果：ER（－），PR（－），c-erbB-2（3＋），Ki-67（20%＋）。

（四）病史及治疗四

患者 2018 年 3 月复查出现新发肺转移，肝转移、骨转移、脑转移均进展。

诊断：乳腺癌术后骨转移（三阴型）肝转移（HER2 阳性型）脑转移（HER2 阳性型）肺转移。复查胸部 CT 见图 24－7。

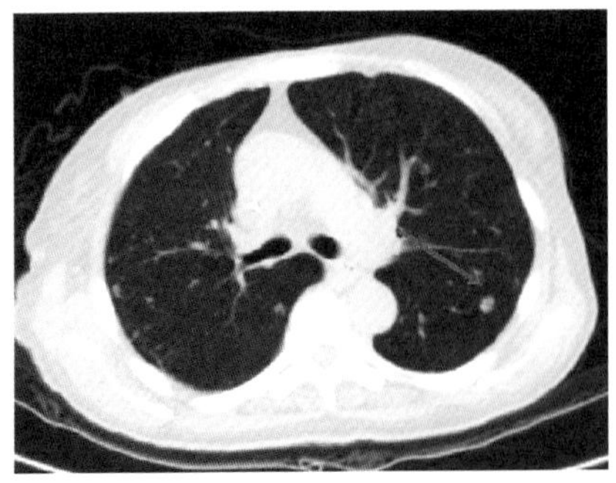
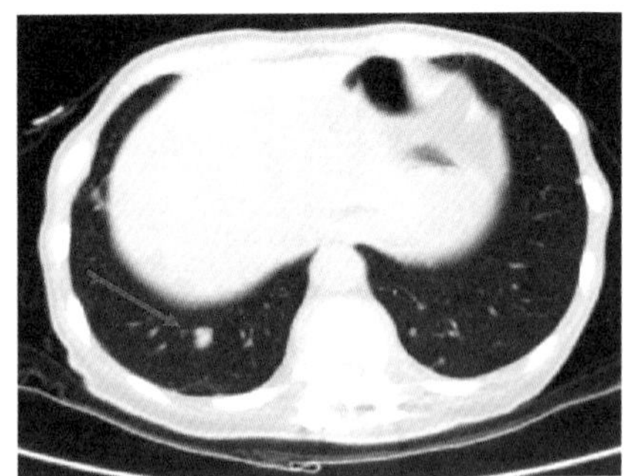

图 24－7　胸部 CT

2018 年 3 月起更换系统化疗方案为白蛋白紫杉醇，患者超声心动图提示射血分数恢复，靶向治疗更改为曲妥珠单抗及拉帕替尼双

笔记

靶治疗。维持至2019年3月，颅外病灶疗效评价持续PR，颅内转移灶再次出现进展。至今系统治疗仍维持白蛋白紫杉醇+曲妥珠单抗+拉帕替尼，2019年7月复查肺转移、肝转移、骨转移病灶较2019年3月稳定，疗效评价SD，对颅内进展再次进行伽马刀治疗控制。

病例分析

（一）治疗一问题解析

患者初诊时为淋巴结阳性、激素受体阳性、HER2阴性乳腺癌，辅助化疗推荐包含蒽环和紫杉类药物方案，该患者选用了TAC方案化疗。根据BCIRG-005试验结果，对于淋巴结阳性、HER2阴性的乳腺癌患者，AC-T方案相比TAC方案无论在DFS还是OS上疗效获益相当，AC-T组血液学毒性显著低于TAC组。如果在目前的医疗水平上对该患者进行治疗，可能更倾向于给予AC-T方案化疗。患者初治时50岁，未绝经，在当时被广泛接受的方案是采用他莫昔芬（TAM）内分泌治疗，激素水平达到绝经后换用芳香化酶抑制剂，但在TEXT及SOFT结果公布后，对于该患者淋巴结12枚阳性的情况，辅助内分泌治疗首先推荐卵巢抑制+芳香化酶抑制剂，其疗效优于TAM及TAM+卵巢抑制，根据患者年龄，卵巢抑制可以采用卵巢切除。

（二）治疗二问题解析

根据既往研究报道，转移病灶会出现与原发灶分子分型不同的情况。ER阴性转变为阳性的概率从3.4%升至60%，ER阳性转变为阴性的可能性从7.2%升至31%，HER2发生改变的可能性为

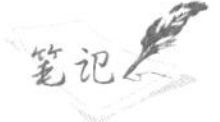

0.7%~11%。而分子分型的改变会直接影响解救治疗方案的选择，因此指南均推荐对于转移病灶进行再次活检。该患者同时出现了骨转移及肝转移，根据病理免疫组化结果提示患者原发灶为激素受体阳性、HER2 阴性的 Luminal B 型，骨转移灶转变为三阴型（但不能除外由于骨转移组织标本脱钙而造成的检测差异），肝转移灶转变为 HER2 阳性型。CLEOPATRA 研究表明对于 HER2 阳性转移性乳腺癌，一线解救在多西紫杉醇联合曲妥珠单抗的基础上增加帕妥珠单抗双靶治疗可以改善患者的 DFS 和 OS。因此 THP 方案为目前 HER2 阳性乳腺癌一线解救的优选方案。因当时帕妥珠单抗国内不可及，该患选择曲妥珠单抗联合化疗。在 2019 年 CSCO 指南中，对 HER2 阳性复发转移的乳腺癌，一线Ⅰ级推荐为 TXH，主要证据来自于 CHAT 研究，对晚期 HER2 阳性乳腺癌，选择曲妥珠单抗联合多西紫杉醇加卡培他滨治疗，比选择曲妥珠单抗联合多西紫杉醇治疗，PFS 能够延长 5.1 个月，2 年总生存从 66% 提高至 75%。而根据 HERNATA 研究及另一项Ⅱ期临床试验结果说明，NH 和 XH 也都是解救化疗中的可选方案，一线Ⅱ级仍作为推荐。考虑患者既往曾经使用过多西紫杉醇，并考虑到后续长期维持的耐受性，为患者选择了 NXH 治疗方案，当病情明显缓解后，停止静脉化疗，进行卡培他滨单药化疗联合曲妥珠单抗靶向维持治疗。

（三）治疗三问题解析

根据 EMSO 指南推荐，对于颅外病灶稳定的 HER2 阳性乳腺癌，系统治疗可维持不变，脑转移以局部治疗为主。患者脑转移灶数目较少（1~3 个），推荐进行立体定向放疗，当转移灶进展、数目增多时，又进行了全脑放疗。EMILIA 研究证实，T-DM1 在二线抗 HER2 治疗方案中优于拉帕替尼联合卡培他滨，也是 NCCN 指南

笔记

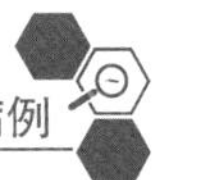

推荐的优选方案，但当时国内药物尚未上市。并且，由于患者不能耐受曲妥珠单抗的心脏毒性，在此情况下，最终选择了卡培他滨联合拉帕替尼的治疗方案作为二线治疗。主要证据来自于2006年发表的一项Ⅲ期临床研究结果，对于晚期HER2阳性乳腺癌，卡培他滨联合拉帕替尼相较于单用卡培他滨能够改善患者的PFS（由4.4个月延长至8.4个月）及OS（64.7周延长至75周），在其他抗HER2药物不可及的情况下，此方案是合适的。并且，在一项Ⅱ期临床试验中证明，卡培他滨联合拉帕替尼对于脑转移的患者有效（*ORR*：65.9%，95% *CI*：50.1%～79.5%），拉帕替尼作为小分子TKI药物可以透过血脑屏障达到对该病的治疗作用。颅内病灶切除术后的病理结果也证实，患者脑转移病灶为HER2阳性型，也更证明了后续继续抗HER2靶向治疗的重要性。

（四）治疗四问题解析

患者既往使用曲妥珠单抗治疗有效，因为心脏毒性而停用，当患者心脏功能恢复后，选择在拉帕替尼的基础上继续使用曲妥珠单抗进行双靶治疗。虽然缺乏试验证据支持，但同时使用两类不同机制的抗HER2治疗可能给患者带来一定获益。拉帕替尼作为小分子酪氨酸激酶抑制剂可透过血脑屏障发挥作用，而曲妥珠单抗可以帮助控制颅外病灶。同时，在靶向治疗没有更多的选择时疾病再次进展，更换化疗药物也是一种选择，因此选择了既往没有使用过的白蛋白紫杉醇作为三线解救化疗药物，事实证明白蛋白紫杉醇联合曲妥珠单抗加拉帕替尼给患者争取了12个月的PFS，展示出了很好的疗效。当患者再次出现脑转移进展时，后续治疗就更缺乏试验证据，可以考虑更换小分子化疗药物如替莫唑胺，或是更换靶向药物如来那替尼，但是疗效均不确定。

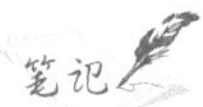

专家点评

本例患者初治时为激素受体阳性、HER2 阴性 Luminal B 型乳腺癌，淋巴结转移较多，从当时证据支持及指南推荐，可加强辅助治疗中的内分泌治疗，虽然就此例患者后续病情发展来看，此选择不一定能改善愈后，但是应该尝试。

乳腺癌具有高度的异质性，可能是空间上的，也可能是时间上的，正是由于这些异质性的存在，导致原发灶和转移灶、不同转移灶之间分子分型会发生改变，导致其有效治疗可能完全不同。本患者骨转移、肝转移、脑转移均进行了病理活检，结果显示骨转移为三阴型（不除外骨转移因为脱钙处理等原因导致 IHC 有误差），肝转移及脑转移为 HER2 阳性型，均与原发灶不同，根据转移灶的分子分型，后续多线治疗持续行抗 HER2 治疗联合化疗，为患者争取了多年的稳定带瘤生存期。若没有转移灶的病理结果，很可能会依据原发病灶而选择内分泌解救治疗，这也说明了获得转移病灶病理的重要性。

脑转移是治疗的难点，患者预后差，主要因为血脑屏障的存在，药物难以到达病灶，因此局部治疗，如手术、立体定位放疗、全脑放疗均可以考虑，其中全脑放疗可以破坏血脑屏障使药物起效。全身治疗中的小分子化疗药物及靶向药物也是治疗脑转移的手段。此例患者出现脑转移后经历了各种局部治疗和多线药物治疗，目前已维持5 年生存期，充分说明了既往治疗的有效性。

参考文献

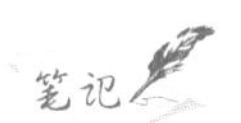

1. EIERMANN W, PIENKOWSKI T, CROWN J, et al. Phase Ⅲ study of doxorubicin/cyclophosphamide with concomitant versus sequential docetaxel as adjuvant treatment

in patients with human epidermal growth factor receptor 2-normal, node-positive breast cancer: BCIRG-005 trial. J Clin Oncol, 2011, 29 (29): 3877 - 3884.

2. FRANCIS A, REGAN M M, FLEMING G F, et al. Adjuvant ovarian suppression in premenopausal breast cancer. N Engl J Med, 2015, 372 (5): 436 - 446.

3. BASEIGA J, CORTES J, KIM S B, et al. Pertuzumab plus trastuzumab plus docetaxel for Metastatic breast cancer. N Engl J Med, 2012, 366 (2): 109 - 119.

4. WARDLEY A M, PIVOT X, MORALESs-VASQUEZ F, et al. Randomizedphase Ⅱ trialoffirst-linetras tuzumab plusdocetaxel and capecitabine compared with trastuzumab plus-docetaxelin HER2-positive Metastatic breast cancer. J Clin Oncol, 2010, 28 (6): 976 - 83.

5. ANDERSSON M, LIDBRINK E, BJERRE K, et al. Phase Ⅲ randomized study comparing docetaxel plustras tuzumab with vinorel bineplustras tuzumab as first-line therapy of Metastatic or locally advanced human epidermal growth factor receptor 2-positive breast cancer: the HERNATA study. J Clin Oncol, 2011, 29 (3): 264 - 271.

6. WINER E P, COSTA A, BARRIOS C H, et al. 4th ESO-ESMO International Consensus Guidelines for Advanced Breast Cancer (ABC 4). Annals of oncology: official journal of the European Society for Medical Oncology, 2018, 29 (8): 1634 - 1657.

7. THOMAS B, GILLES R, MARIO C, et al. Lapatinib plus capecitabine in patients with previously untreated brain Metastases from HER2-positive Metastatic breast cancer (LANDSCAPE): a single-group phase 2 study. Lancet Oncol, 2013, 14 (1): 64 - 71.

8. FREEDMAN R A, GELMAN R S, ANDERS C K, et al. TBCRC 022: A phase Ⅱ trial of neratinib and capecitabine for patients with human epidermal growth factorreceptor 2-Positive breast cancer and brain Metastases. J Clin Oncol, 2019, 37 (13): 1081 - 1089.

(彭媛)

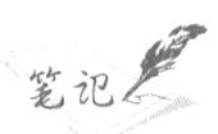

病例 25　HER2 阳性晚期乳腺癌病例

病历摘要

【病史】

患者，女性，41 岁，左乳癌术后 5 年，肺转移 3 年。

患者 5 年前于外院诊断左乳癌，2014 年 12 月 19 日行左乳改良根治术，术后病理回报：浸润性导管癌，Ⅱ级，大小 3 cm × 2 cm × 1 cm，左乳头 Peget 病，左腋窝淋巴结可见癌转移（19/27）；免疫组化：ER（ − ），PR（ − ），c-erbB-2（ +++ ），Ki-67（40% + ）。全身基线检查：阴性。诊断为：左侧乳腺癌腋窝淋巴结转移（pT2N3M0，ⅢC 期，HER2 过表达型）。

辅助治疗：EC × 4 + D × 4（表柔比星 + 环磷酰胺 − 多西他赛）。胸壁 + 区域淋巴结放疗，共 25 次。因经济原因未行靶向治疗。治疗结束后每半年定期复查 1 次。2016 年 10 月 17 日复查胸部 CT 发现双肺多发结节，考虑乳腺癌肺转移。腹部 CT、骨扫描、头颅增强 MRI 阴性。2016 年 10 月 25 日起给予 6 次 TCbH 方案化疗（多西他赛 + 卡铂 + 曲妥珠单抗）（一线解救）。2017 年 1 月 3 日复查胸部 CT 提示肺转移灶较前缩小。2017 年 3 月开始赫赛汀维持治疗。2017 年 7 月 24 日复查胸部 CT 发现双肺多发占位增多，考虑 PD，就诊于我院。

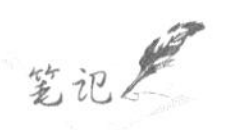

既往史、家族史：阑尾炎术后 13 年，余无特殊；无乳腺癌、

卵巢癌等癌症家族史。

【辅助检查】

入院后完善评估，抽血化验未见异常；头颅增强 MRI（2017 年 8 月 25 日）：未见明显异常；全身骨显像（2017 年 8 月 28 日）：未见明显异常；胸、腹、盆腔增强 CT（2018 年 8 月 25 日）：双肺多发占位，最大灶 2.1 cm，考虑乳腺癌肺转移。腹部未见明确转移病灶。

【诊断】

乳腺癌术后；肺转移。

【治疗】

患者入组吡咯替尼 HER2 阳性晚期二线解救Ⅲ期临床研究，给予卡培他滨 + 吡咯替尼/安慰剂治疗。患者治疗期间按照试验方案要求定期复查胸腹部增强 CT，至 2018 年 1 月 4 日期间复查 CT 疗效评价 PR（2.66 cm ~ 1.31 cm，见图 25 - 1、图 25 - 2），此后至 2019 年 12 月 19 日期间复查 CT 提示 SD（图 25 - 3、图 25 - 4）。目前仍在临床试验中接受分配组药物治疗。

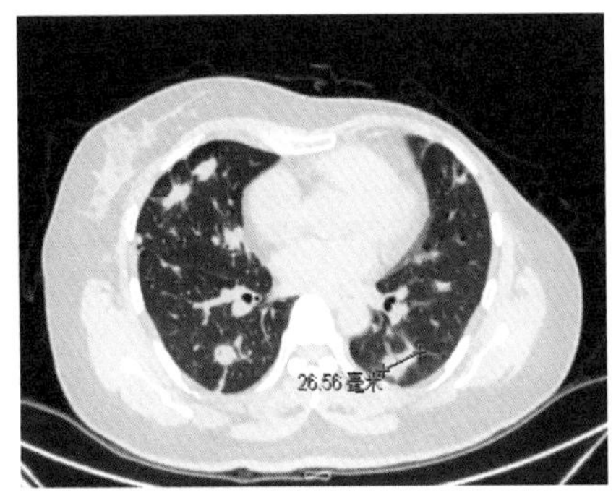

图 25 - 1　胸部 CT
（2017 年 8 月 25 日）

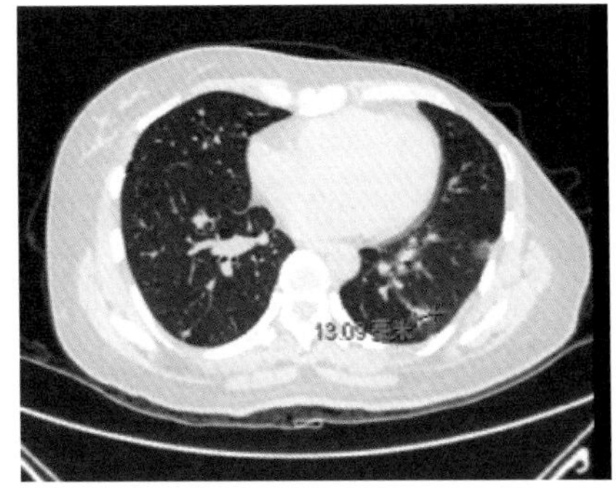

图 25 - 2　胸部 CT
（2018 年 1 月 4 日）

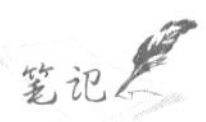

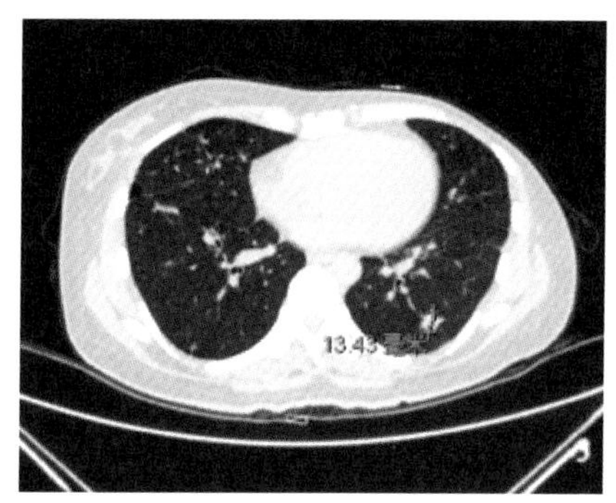

图 25－3　胸部 CT
（2018 年 3 月 29 日）

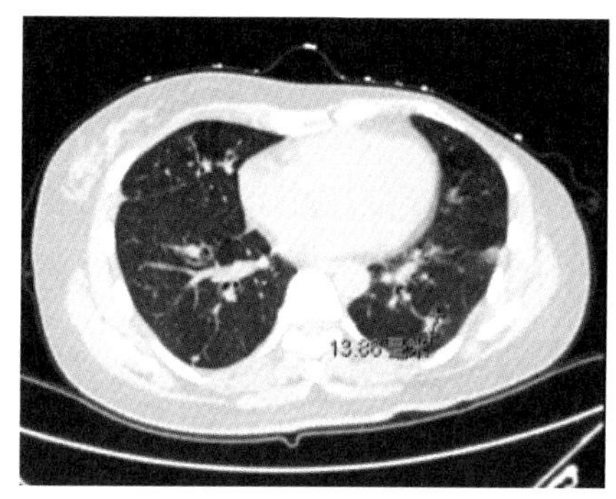

图 25－4　胸部 CT
（2019 年 12 月 19 日）

病例分析

该患者为 HER2 阳性乳腺癌术后 2 年出现多发肺转移的病例，初始治疗疾病分期晚、分子分型差、复发风险高，而且在辅助治疗阶段因经济原因缺失抗 HER2 治疗，导致患者术后 2 年出现多发肺转移。NSABP B-31、NCCTG N9831、BCIRG 006、HERA 四大临床研究的数据结果奠定了 1 年曲妥珠单抗治疗在 HER2 阳性早期乳腺癌辅助治疗中的绝对地位，1 年的曲妥珠单抗治疗可以降低 HER2 阳性乳腺癌约 50% 的复发风险。2019 年 SABCS 对 APHINITY 的数据结果进行了更新，曲妥珠单抗联合帕妥珠单抗双靶组 6 年 IDFS 绝对获益为 2.6%，淋巴结阳性亚组的 IDFS 绝对获益为 4.5%，因此，对于这样的一个患者，如果是在药物可及的今天，患者经济能力允许的前提下，应该予以强化的曲妥珠单抗联合帕妥珠单抗双靶联合治疗；当然，1 年曲妥珠单抗治疗完成后予以 1 年来那替尼口服同样也可以作为一个选择，但目前来那替尼药物在国内仍不可及。

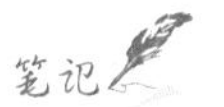
笔记

患者肺转移后当地医院予以 6 个周期 TCbH（多西他赛 + 卡铂 +

曲妥珠单抗）方案进行一线解救治疗，病灶缩小，后续予以 H 维持，直至病情进展。这样的一个治疗方案看起来似乎并没有不妥，而且，国内不少复发转移 HER2 阳性患者仍在接受这样的一个方案治疗。TCbH 是 HER2 阳性乳腺癌辅助治疗的标准方案之一，对于 HER2 阳性的中危患者可以给予这样的一个治疗方案，而且疗效肯定。但是，我们必须注意每个方案所针对的特定治疗人群是不同的，辅助治疗的方案用于晚期患者会是什么样的结果呢？BCIRG 007 研究在 HER2 阳性晚期乳腺癌一线解救治疗中，对比了 TCbH（多西他赛 + 卡铂 + 曲妥珠单抗）与 TH（多西他赛 + 曲妥珠单抗）的疗效，两组患者 PFS、OS 均无统计学差异，而 TCbH 组的不良反应发生率高于 TH 组，因此，国内 CSCO 指南在 HER2 阳性晚期乳腺癌治疗中并没有 TCbH（多西他赛 + 卡铂 + 曲妥珠单抗）这样一个方案的推荐。但是，另外一项类似的研究将 BCIRG 007 中的多西他赛更换为紫杉醇，其余药物不变，取得了阳性结果，紫杉醇 + 卡铂 + 曲妥珠单抗对比紫杉醇 + 曲妥珠单抗的 PFS 为 10.7 个月对比 7.1 个月（$P = 0.03$），OS 无差异，考虑到疗效差异及药物不良反应，将紫杉醇 + 卡铂 + 曲妥珠单抗方案作为 CSCO 指南一线解救的Ⅲ级推荐。当然，在曲妥珠单抗联合帕妥珠单抗双靶可及的今天，如果经济条件允许，依据 CLEOPATRA 的数据结果，多西他赛 + 曲妥珠单抗 + 帕妥珠单抗应作为晚期一线解救的首选方案，与多西他赛 + 曲妥珠单抗相比，化疗联合双靶不仅可以延长 6 个月的 PFS，而且可以延长 15.7 个月的 OS。当然，在药物不可及或经济能力不允许的情况下，DXH（多西他赛 + 卡培他滨 + 曲妥珠单抗）应该作为首选，依据 CHAT 研究的数据结果，DXH 相比 DX 可以延长 5 个月的 PFS，且 DXH 治疗有效控制后可改为 XH 长期维持。

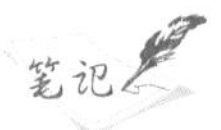

该患者晚期二线解救选择了入组吡咯替尼的临床试验，对照组

为安慰剂联合卡培他滨，试验组为吡咯替尼联合卡培他滨，尽管分组结果仍未揭晓，但依据患者治疗期间疾病控制情况及腹泻发生情况，推测该患者被随机至试验组。关于 HER2 阳性晚期乳腺癌二线解救方案之争，拉帕替尼凭借 EGF100151 研究率先夺得二线治疗地位，在对照组靶向治疗缺失的情况下，拉帕替尼联合卡培他滨较卡培他滨单药延长 PFS 为 4 个月，OS 无差异。另一新药 T-DM1 则后来居上，EMILIA 研究的数据显示在对照组为标准二线方案拉帕替尼联合卡培他滨的前提下，T-DM1 单药治疗延长 PFS 为 3.2 个月，延长 OS 为 5.8 个月，但是，T-DM1 目前在国内尚不可及。吡咯替尼是我国自主研发的新的抗 HER2 靶向药物，其Ⅱ期临床试验设计类似于 T-DM1 的 EMILIA 研究，其最近发表在 *JCO* 上的结果显示，研究者评估的吡咯替尼联合卡培他滨较拉帕替尼联合卡培他滨的 PFS 分别为 18.1 个月对比 7 个月，中心评估的 PFS 分别为 12.6 个月对比 5.6 个月，但是该研究纳入了 46% 的从未接受过抗 HER2 治疗的患者。既往接受过抗 HER2 治疗人群的亚组数据结果尚待进一步随访公布，后续扩大样本的Ⅲ期临床试验正在开展，期待数据结果。因此，面对国内 T-DM1 尚不可及的现状，吡咯替尼联合卡培他滨应该作为二线解救优选方案，如果经济条件不允许，拉帕替尼联合卡培他滨也可作为二线解救方案。

专家点评

这是 1 例 HER2 阳性的晚期乳腺癌患者，初次就诊时疾病分期晚，辅助治疗阶段抗 HER2 治疗缺失，术后 2 年多发肺转移，经历一线及二线解救治疗，目前 SD。面对类似局部晚期的患者，初诊时，术前我们应该进行细致的评估，包括颈、胸、腹增强 CT，骨

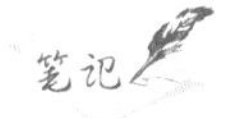

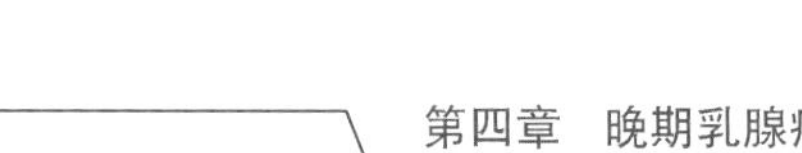

扫描，甚至头颅增强 MRI 的检查，确保患者无远处转移；此外，新辅助化疗后再行手术治疗应该作为此类患者的优选治疗方案，不仅可以提高 R0 切除率，而且可以在新辅助治疗平台进行人群筛选，对于新辅助化疗 + 靶向治疗后有浸润性癌残留的患者，依据 KATHERINE 研究的结果，可予以 T-DM1 强化治疗，相比于曲妥珠单抗而言，1 年的 T-DM1 可以取得 3 年 IDFS 11% 的绝对获益，更长的生存结果尚待随访公布。患者未接受新辅助治疗，依据 APHINITY 2019 SABCS 更新的数据结果，对于淋巴结阳性的乳腺癌患者，辅助治疗阶段使用双靶联合治疗，可以进一步降低 23% 的相对复发风险。面对 HER2 阳性晚期乳腺癌患者，我们需要对患者的既往用药进行梳理，明确患者应该使用一线还是二线解救方案，对于从未使用过曲妥珠单抗或曲妥珠单抗治疗结束 1 年后复发转移的患者，应该给予一线治疗方案，对于曲妥珠单抗治疗期间或治疗结束尚未满 1 年的复发转移患者，应该予以二线解救方案。THP 是目前晚期一线首选方案，相比于 TH 方案，患者 PFS、OS 均获益；如果药物不可及，可以考虑 DXH 作为一线解救首选方案，但对于瘤负荷较小、对联合化疗耐受差的患者，TH、NH、XH 也不失为一种选择。关于 HER2 阳性晚期乳腺癌的二线解救，T-DM1 作为二线首选治疗方案的证据级别最高，此外，随着吡咯替尼Ⅱ期临床试验数据结果的公布，吡咯替尼联合卡培他滨也可作为二线治疗的又一选择，我们也期待吡咯替尼的Ⅲ期临床数据会有更好的结果。当然，所有治疗方案的选择都无法忽略药物的可及性及患者的经济承受能力，正如该患者，在辅助治疗阶段因经济原因导致靶向治疗缺失，以及在一线解救阶段因药物不可及、经济承受能力等原因导致双靶治疗不可实现。但是，无论处于何种境地，在循证医学为主导的当下，我们应该尊重并合理运用临床试验的数

笔记

据结果，结合国情、疾病分期、患者自身情况选择恰当的治疗方案。

参考文献

1. EDITH A P, EDWARD H, ROMON D, et al. Trastuzumabplus adjuvant chemotherapy for Human Epidermal Growth Factor Receptor 2-Positive Breast Cancer: Planned Joint Analysis of Overall Survival From NSABP B-31 and NCCTG N9831. J Clin Oncol, 2014, 32 (33): 3744 - 3752.

2. DENNIS S, WOLFGANG E, NICHOLAS R, et al. Adjuvanttrastuzumab in HER2-Positive Breast Cancer. N Engl J Med, 2011, 365: 1273 - 1283.

3. DAVID C, MARTINE J P, RICHARD D G, et al. 11 years' follow-up of trastuzumab after adjuvant chemotherapy in HER2-positive early breast cancer: final analysis of the HER ceptin Adjuvant (HERA) trial. Lancet, 2017, 25, 389 (10075): 1195 - 1205.

4. GUNTE R, VON M, MARION P, et al. adjuvant pertuzumab and trastuzumab in early HER2-positive breast cancer. N Engl J Med, 2017, 1377 (2): 122 - 131.

5. MIGUEL M, FRANKIE A H, BENT E, et al. Neratinib after trastuzumab-based adjuvant therapy in HER2-positive breast cancer (ExteNET): 5-year analysis of a randomised, double-blind, placebo-controlled, phase 3 trial. Lancet Oncol, 2017, 18: 1688 - 1700.

6. SANDER M, SWAI N, JOSE B, et al. Pertuzumab, Trastuzumab, and Docetaxel in HER2-Positive Metastatic Breast Cancer, N Engl J Med, 2015, 372: 724 - 734.

7. VICENTE V, JOHN F, MARK D P, et al. Multicenter Phase Ⅲ Randomized trial comparing docetaxel and trastuzumab withdocetaxel, carboplatin, and trastuzumab as first-line chemotherapy for patients with HER2-Gene-Amplified Metastatic breast cancer (BCIRG 007 Study): Two Highly Active Therapeutic Regimens. J Clin Oncol, 2011, 29 (2): 149 - 156.

8. ANDREW M, WARDLE Y, XAVIER P, et al. Randomized Phase Ⅱ Trial of First-Line Trastuzumab Plus Docetaxel and Capecitabine Compared With Trastuzumab Plus

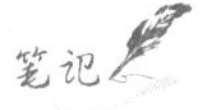

Docetaxel in HER2-Positive Metastatic Breast Cancer. J Clin Oncol, 2010, 28 (6): 976－983.

9. VERONIQUE D, DAVID M, SUNIL V, et al. Trastuzumab emtansine versus capecitabine plus lapatinib in patients with previously treated HER2-positive advanced breast cancer (EMILIA): a descriptive analysis of final overall survival results from a randomised, open-label, phase 3 trial. Lancet Oncol, 2017, 18 (6): 732－742.

10. FEI M, OUYANG Q, LI W, et al. Pyrotinib or lapatinib combined with capecitabine in HER2-Positive Metastatic breast cancer with prior taxanes, anthracyclines, and/ or trastuzumab: arandomized, phase Ⅱ study. J Clin Oncol, 2019, 37 (29): 2610－2619.

（王朝斌）

病例 26　乳腺癌中枢神经系统转移患者接受癌痛综合治疗病例

病历摘要

【病史】

患者，女性，56 岁。2006 年 8 月因发现左乳肿物 2 周就诊于我院。

【辅助检查】

乳腺彩超和 X 线检查提示左乳外上象限肿物大小约 2.3 cm × 1.5 cm，伴左侧腋窝多个肿大淋巴结。空芯针穿刺病理确诊左侧乳

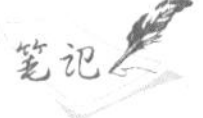

腺浸润性导管癌，组织学分级Ⅲ级，免疫组化结果：ER(－)，PR(－)，c-erbB-2(+++)。左侧腋窝淋巴结细针穿刺病理可见肿瘤细胞。

【诊断】

左侧乳腺癌（cT2N2M0，ⅢA 期）。

【治疗】

经6个周期 AT 方案（表柔比星＋紫杉醇，每3周1疗程）新辅助化疗后，乳腺彩超和 X 线检查与化疗前对比：左乳肿物和腋窝淋巴结均明显缩小，疗效评价为 PR。患者接受左乳癌保乳根治术，石蜡病理：左侧乳腺组织内见局灶小叶原位癌，左腋窝淋巴结见癌转移（2/13）。患者术后行全乳放疗，因经济因素未接受曲妥珠单抗靶向治疗。

2013 年7月复查胸腹部 CT 发现肝（S2）约 2.0 cm×1.6 cm 占位、肠系膜淋巴结肿大，考虑远处转移。因肝转移灶位置难以行经超声引导下肝穿活检，结合病史给予6个周期 DH 方案（多西他赛＋曲妥珠单抗，每3周1疗程）解救化疗，经 CT 评估疗效为临床完全缓解（clinical complete response，cCR），后续维持曲妥珠单抗靶向治疗。

2015 年 11 月患者突发右眼视力下降、视野缺损，头颅 MRI 提示垂体占位性病变，于北京某医院内镜下行单鼻孔经蝶入路鞍区病变部分切除术，病理符合乳腺癌转移，免疫组化结果：ER(－)，PR(－)，c-erbB-2(+++)。经立体定向伽马刀治疗后右眼失明，嗅觉丧失。2016 年2月开始患者出现恶心、呕吐，伴头颈部疼痛。4 周后出现腰背持续性疼痛，下床活动时加重，伴双下肢酸痛。疼痛数字评分（numerical rating scale，NRS）：9 分；活动能力评分（Karnofsky performance scores，KPS）：40 分；生活质量评分：20 分。行颈椎、

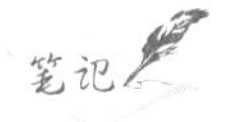

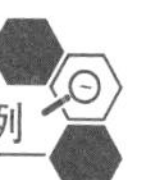

腰椎 MRI 提示脑膜和全脊膜转移。患者初始仅接受了间断肌内注射盐酸吗啡（10 mg）、外贴芬太尼透皮贴（4.2 mg）等对症止痛治疗，疼痛未得到有效控制。经乳腺外科、疼痛科、放疗科多学科联合会诊后，采用 CNS 转移癌痛综合治疗方案（表 26－1）1 周后，患者恶心、呕吐症状减轻，可进食少量水，癌痛控制满意，并能耐受便秘等阿片类药物常见不良反应，NRS 评分：2 分；KPS 评分：70 分；生活质量评分：50 分。自 2016 年 3 月患者连续行全脑放疗和腰椎部放疗，口服卡培他滨＋拉帕替尼。2017 年 1 月患者 CNS 转移加重，2017 年 2 月过世。PFS 约 10 个月。

病例分析

乳腺癌发展的终末结局是发生全身远处转移，10%～16% 乳腺癌患者会出现中枢神经系统（central nervous system，CNS）转移的症状。然而 16%～30% 的乳腺癌患者在尸检时会发现 CNS 转移。特别是 HER2 阳性的转移性乳腺癌患者比 HER2 阴性的患者发生 CNS 转移的风险高约 4 倍。虽然曲妥珠单抗可控制和预防全身颅外转移，延长生存时间，但由于其不能透过血脑屏障，高达 25%～50% 的 c-erbB-2 过表达且接受过曲妥珠单抗靶向治疗的乳腺癌患者最终仍会发生 CNS 转移。一旦出现 CNS 转移，预后将会很差，即使给予治疗，其中位生存期也仅为 2～9 个月。CNS 转移局部治疗方案有手术切除、全脑放射治疗（whole brain radiation therapy，WBRT）和立体定向治疗（stereotactic radiosurgery，SRS）。其中手术指征包括：转移灶单发或≤3 个；肿瘤类型定性困难；肿瘤直径超过 3 cm 或中线移位＞1 cm；有较严重的神经症状；预计生存期≥3 个月，原发病灶稳定，全身情况能耐受手术等。因为仅有少部分的 CNS 转

笔记

表 26－1　乳腺癌脑转移癌痛综合治疗方案

治疗	药物或治疗名称	剂量	给药方式	给药频率	备注
对症支持治疗					
肠外营养	卡文注射液	1920 mL	静脉输入	qd	恶心、呕吐严重时维持水、电解质平衡
补液	5% 葡萄糖注射液	1500 mL	静脉输入	qd	恶心、呕吐好转后改用葡萄糖注射液
止吐	枢丹注射液	8 mg	静脉小壶	bid	呕吐好转后改口服枢丹片
抑酸	西咪替丁注射液	200 mg	静脉小壶	bid	呕吐缓解后停药
疼痛药物治疗					
强效阿片类药物	盐酸羟考酮	20 mg	口服	q12h	作用于 μ、κ 受体，可透过血脑屏障
抗惊厥药物	加巴喷丁	100 ~ 300 mg	口服	tid	神经病理性疼痛辅助用药，缓慢加量
选择性 COX－2 抑制剂	塞来昔布	200 mg	口服	bid	抑制肿瘤作用，可透过血脑屏障
糖皮质激素	地塞米松片	0.75 ~ 3.00 mg	口服	qd	脑转移辅助用药，逐步减量
解救治疗	盐酸吗啡注射液	10 mg	皮下注射	<3 次/天	禁用哌替啶，若 >3 次/天，羟考酮加量
防治恶心、呕吐	枢丹片	8 mg	口服	tid	乳腺癌禁用甲氧氯普胺
防治便秘	麻仁润肠丸	1 丸	口服	bid	乳腺癌禁用多潘立酮
	通便灵胶囊	5 粒	口服	qd	

笔记

（续）

治疗	药物或治疗名称	剂量	给药方式	给药频率	备注
疼痛药物治疗					
防治便秘	加斯清片	5 mg	口服	tid	
	乳果糖口服液	1 袋	口服	tid	2 周交替其他药物
	开塞露	20 mL	肛塞	qd	
抗癌治疗					
放疗	全脑放疗	30 Gy		2 周内分配	静脉输入 20% 甘露醇脱水
	腰椎部放疗	30 Gy		2 周内分配	静脉输入 20% 甘露醇脱水
化疗 + 抗 HER2 治疗	拉帕替尼	1250 mg	口服	qd	第 1 ~ 第 21 天，q3w，呕吐好转后开始
	卡培他滨	1500 mg	口服	bid	第 1 ~ 第 14 天，q3w，呕吐好转后开始
其他辅助治疗					
心理治疗	心理宣教				摆脱抑郁心情
康复训练	戴腰围、颈托行走				防治双下肢肌萎缩
激素替代治疗	左旋甲状腺素片	75 μg	口服	qd	缓解精神萎靡、乏力等症状
	醋酸甲地孕酮	40 mg	口服	qid	

移患者具备手术的机会，当前临床最常采用的治疗方式是放射治疗。WBRT 是最早治疗脑转移瘤的放疗手段，适用于颅内多发肿瘤、瘤体直径 <3 cm、肿瘤位置不适合手术或 SRS 治疗及一般状况尚可的患者。虽然其可有效控制脑转移瘤进展，但放疗后会损伤患者认知功能，降低了患者的生活质量。SRS 因其精确度高、创伤性小的特点，目前已广泛应用于 CNS 转移的治疗，适应于颅内 1～3 个转移灶、瘤体直径 <3 cm、全身疾病相对稳定、一般状况较好的患者。多项研究报道，WBRT 联合 SRS 可使患者的中位生存期延长为 10.5 个月。针对 HER2 阳性乳腺癌 CNS 转移的药物治疗，在 2016 年可作为备选的方案不多。证据较充足是卡培他滨 + 拉帕替尼。因两种药物可透过血脑屏障，在治疗未接受过任何治疗的 HER2 阳性乳腺癌 CNS 转移患者时，中枢神经系统反应率为 69%，中位 PFS 为 5.5 个月，1 年生存期超过 70%。并且拉帕替尼还可以作为放射治疗增敏剂用于 WBRT 期间，增加放射治疗的效果。如今已有许多临床前研究表明，PI3K/AKT/mTOR 信号通路在乳腺癌脑转移瘤的发生、发展中发挥了重要作用，针对新的治疗靶点及新的抗 HER2 且能通过血脑屏障的小分子药物（如依维莫司、来那替尼、吡咯替尼等）均已问世，能为 CNS 转移的患者带来更多的获益。

该患者为经曲妥珠单抗控制病情后出现脑实质和脑脊膜转移的晚期 HER2 阳性乳腺癌患者，文献报道 24%～28% 的脑转移患者会遭受疼痛的困扰，特别是脑脊膜转移的疼痛特点是位置不固定，呈多发性，如果不能及时缓解癌痛，患者会出现焦虑、抑郁、绝望、轻生的念头。虽然我们为其指定解救化疗、抗 HER2 和放疗的方案，但由于治疗早期没有遵循癌痛治疗的“按时用药”原则，仅在疼痛 NRS9 分时肌内注射吗啡或外贴芬太尼透皮贴，癌痛并没有得

笔记

到有效控制，患者无法每日坚持抗肿瘤治疗。经多学科联合会诊后，疼痛科医师充分评估患者疼痛强度、疼痛性质、机体耐受情况，并兼顾乳腺癌用药禁忌后，为其制定了癌痛综合治疗方案，实施1周后便疗效显著。患者精神焕发，呕吐症状明显缓解，食欲增加，头颈、腰背、下肢疼痛评分 <3 分，继而每日能够坚持放化疗，延缓了肿瘤进展时间。由此可见积极的镇痛治疗，不仅提高患者的生活质量，还可改善免疫状况，利于其他抗癌治疗，从而延缓 PD，延长晚期患者生存期。

专家点评

乳腺癌患者一旦出现 CNS 转移预后很差，因此治疗目的便是最大限度地保持患者神经功能、缓解疼痛、提高生活质量，继而使患者能够配合抗肿瘤治疗，延缓病情进展。根据 2019 年 6 月 NCCN 发布的成人癌痛指南，癌痛药物治疗基本原则包括口服给药、按阶梯用药、按时用药、个体化给药及注意具体细节等。以下将从这五个方面对本病例的癌痛治疗进行梳理。

（1）口服给药：正常情况下首选口服给药，对不宜口服患者可选其他给药途径。该患者虽有恶心、呕吐，但并非不能口服，故初始镇痛治疗采用间断肌内注射吗啡及外用芬太尼透皮贴剂不符合本原则。综合治疗方案中的镇痛药物均采用口服途径，这种给药方式简单方便，患者易于接受。

（2）按阶梯用药即“三阶梯原则”，根据疼痛程度选择不同强度的镇痛药物。该患者在出现脑脊膜转移后，NRS 评分为重度疼痛，应选择强阿片类药物，如吗啡、羟考酮、芬太尼等。目前最新观点提出应淡化三阶梯模式，中度疼痛就可考虑使用强阿片类药物，

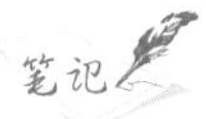

尽早应用不仅能迅速缓解疼痛，还可减少阿片类药物的总使用量。

（3）按时用药即按规定时间间隔规律性给予镇痛药物。在该患者的初始镇痛阶段仅在 NRS 9 分时才进行镇痛处理，这种按需给药的治疗方式是不合理的。不按时给药会出现镇痛效果不连续，尤其是间断肌内注射盐酸吗啡会增加药物耐受的风险。经联合会诊后，在癌痛综合治疗方案中充分体现了按时用药原则，其中盐酸羟考酮的按时给药是镇痛方案的基石。但仍有部分患者在按时给药的基础上出现爆发痛，一般采用短效阿片类药物进行补救，例如皮下注射盐酸吗啡或口服吗啡即释片。若爆发痛每日发作超过 3 次，则需增加盐酸羟考酮口服剂量。

（4）个体化给药：根据疼痛病情制定个体化镇痛方案。该患者出现脑实质、脑脊膜转移进展，故在阿片类药物的基础上加用辅助药物，如甘露醇、加巴喷丁、塞来昔布及地塞米松，这些药物可以透过血脑屏障，起到降低神经兴奋性、抗感染及降颅压的作用。在癌痛治疗中恰当添加辅助用药可使镇痛效果更完善，同时减少阿片类药物的使用量。

（5）注意具体细节即密切观察患者的疼痛缓解程度及药物治疗引起的不良反应。阿片类药物的常见不良反应包括便秘、恶心、呕吐、谵妄和呼吸抑制等，应尤其关注便秘，其发生率超过 90%，且随用药时间延长而加重，严重影响患者的生活及后续治疗。在癌痛综合治疗方案中应充分重视便秘，积极给予便秘的预防性治疗，策略是采用多种不同作用机制的联合用药。

癌痛是最常见的肿瘤相关症状之一，约 66% 晚期癌症患者合并癌痛。癌痛的治疗与癌症的治疗是相辅相成的，癌痛治疗应贯穿于癌症治疗的整个过程中。对于晚期肿瘤合并癌痛的患者，应当尽早、充分、持续和有效地进行镇痛治疗，包括常规筛查、正确评

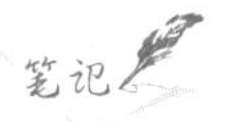

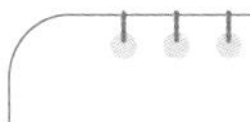

估、有效镇痛，预防不良反应、积极宣教和定期随访，进而充分缓解晚期患者的疼痛、降低药物的不良反应和提高癌痛患者的生活质量，不要让晚期患者因癌痛而放弃生命。

参考文献

1. GRAESSLIN O, ABDULKARIMB S, COUTANT C, et al. Nomogram to predict subsequent brain metastasis in patients with metastatic breast cancer. Journal of Clinical Oncology, 2010, 28 (12): 2032 – 2037.
2. LIN N U, AMIRI-KORDESTANI L, PALMIERI D, et al. CNS metastases in breast cancer: old challenge, new frontiers. Clinical Cancer Research, 2013, 19 (23): 6404 – 6418.
3. BROGI E, MURPHY C G, JOHNSON M L, et al. Breast carcinoma with brain metastases: clinical analysis and immunoprofile on tissue microarrays. Annals of Oncology, 2011, 22 (12): 2597 – 2603.
4. SLOTTEI D F, KIM J H, WANG L, et al. Adjuvant whole brain radiation following resection of brain metastases. Journal of Clinical Neuroscience, 2013, 20 (6): 771 – 775.
5. WEISS S E, KELLY P J. Neurocognitive function after WBRT plusSRS or SRS alone. Lancet Oncol, 2010, 11 (3): 220 – 221.
6. BACHELOT T, ROMIEU G, CAMPONE M, et al. Lapatinib pluscapecitabine in patients with previously untreated brain metastases from HER2-positive metastatic breast cancer (LANDSCAPE): a single-group phase 2 study. Lancet Oncol, 2013, 14 (1): 64 – 71.
7. SAMBADE M J, KIMPLER J, CAMP J T, et al. Lapatinib incombination with radiation diminishes tumor regrowth in HER-2 + and basal-like /EGFR + breast tumor xenografts. Int J Radiat Oncol Biol Phys, 2010, 77 (2): 575 – 581.

（王思源）

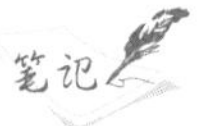

病例 27　乳腺癌单纯骨转移病例

病历摘要

患者，女性，35 岁，已婚，因“乳腺癌术后 4 年余，骶骨转移切除术后 2 年余，右肩胛骨转移切除术后 3 月余”收住入院。患者 4 年余前（2014 年 10 月 15 日）在我院行左乳癌保乳术 + 前哨淋巴结活检术，术后病理：左乳癌，大小 2.5 cm×2.0 cm；免疫组化染色结果：ER(80% ++)，PR(5% +)，c-erbB-2(2 +)FISH 检测结果为不确定，Ki-67(10% +)，前哨淋巴结未见癌转移（0/6）。术后于 2014 年 10 月 21 日开始行 4 个周期的 AC 方案化疗，具体为吡柔比星 80 mg + 环磷酰胺 1000 mg，并行局部放疗治疗，定期复查局部无复发。术后规律口服他莫西芬及保肝药物治疗。

2016 年 1 月患者复查骨扫描提示“左侧骶骨转移灶可能”，进一步查骨盆 MRI（图 27－1）示“第 1 骶骨椎体及左侧骶翼骨质破坏，转移瘤可能”，自诉偶有腰骶部疼痛，于 2016 年 2 月 17 日在局麻下行穿刺活检术，病理考虑乳腺癌骨转移可能性大。遂于 2016 年 5 月 20 日在全麻下行骶骨肿物后路手术 + 内固定术。术后病理：（骶骨）病变刮除标本：骨及周围软组织，可见肿瘤组织浸润，细胞异型，呈腺样及巢片状分布；免疫组化染色结果：ER(90% +++)，PR(2% +++)，c-erbB-2(3 +)，结合临床病史，符合乳腺癌骨转移征象，可见脉管内癌栓。于 2016 年 7 月 9 日至 2016 年 10 月 21 日行 6 个周期 TX 方案解救化疗，加赫赛汀及择泰治疗（紫杉特尔

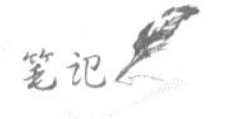

120 mg，d1；卡培他滨 1500 mg，bid，d1～d14；赫赛汀 546 mg；择泰 4 mg，q3w），6 个周期化疗结束后行内分泌加靶向维持方案（诺雷德 3.6 mg + 阿诺新口服 + 赫赛汀）继续治疗。

患者 2017 年出现右肩部疼痛，2018 年 9 月发现肩部包块，考虑乳腺癌右肩胛骨转移（图 27－2），于 2019 年 2 月 18 日在骨肿瘤科行右侧肩胛骨肿瘤切除 + 右侧髋臼射频消融 + 骨水泥成形术，术后伤口愈合可，病理结果：（右肩胛骨肿物）切除标本骨组织正常结构破坏，可见肿瘤组织，细胞异型，呈腺样及巢片状分布；免疫组化染色结果：ER（80% + + +），PR（5% +），HER2（1 +），GATA3（+），CgA（局灶 +），Syn（局灶 +），CD56（－），PAX-8（－），结合临床病史符合乳腺癌骨转移，侵及周围纤维肌肉组织。经全科查房决定行内分泌治疗，内分泌治疗方案变更为 CDK4/6 抑制剂哌柏西利 125 mg 联合氟维司群，维持至今，疾病未进展。

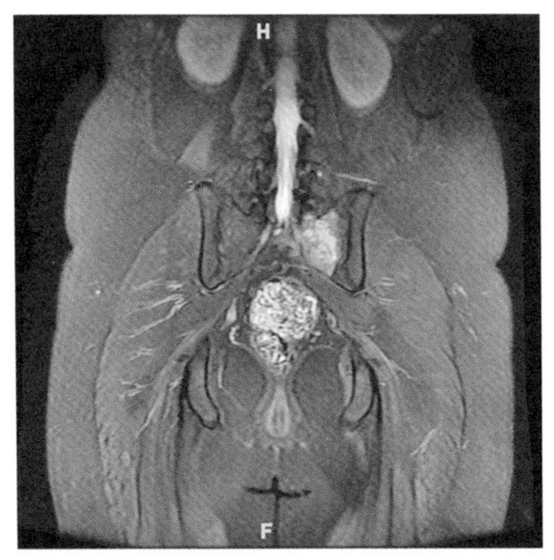

图 27－1　骶骨转移

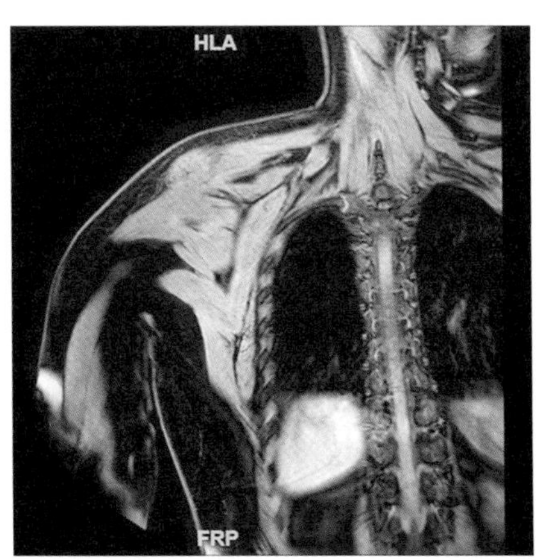

图 27－2　肩胛骨转移

病例分析

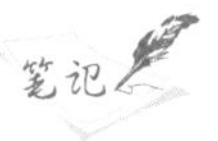

本病例为年轻乳腺癌患者术后早期出现骨转移。初治为ⅡB

期、激素受体阳性，行保乳 + 前哨淋巴结活检手术，术后给予经典的 4 个周期 AC 化疗及放疗、他莫昔芬内分泌治疗。由于 c-erbB-2（2 +），且 FISH 结果不确定，暂未行靶向治疗。术后 2 年发生骶骨转移，行骨转移病灶手术 + TX 解救化疗加抗 HER2 靶向治疗，之后以内分泌治疗 + 抗 HER2 靶向治疗 + 双膦酸盐维持，内分泌治疗方案为诺雷得 + 阿诺新。术后 4 年发生肩胛骨转移，行骨转移病灶手术 + 内分泌靶向 + 双膦酸盐治疗，内分泌治疗方案变更为哌柏西利联合氟维司群。目前规律复查，病情控制尚可。

第一次复发转移：患者术后 2 年发生了骶骨转移，从图中可以看到左侧骶骨侵犯。手术切除病变区域后行免疫组化染色，示 ER（90% +++），PR（2% +++），c-erbB-2（3 +）。

对于激素受体阳性、HER2 阳性的转移性乳腺癌的系统性治疗，NCCN 指南给出了三种治疗方案：①化疗 + 靶向治疗：优选双靶曲妥珠 + 帕妥珠 + 紫杉，也可选择 T-DM1 或曲妥珠 + 化疗；②内分泌治疗 + 靶向治疗；③其他靶向治疗。

其中，内分泌治疗方面，对于复发转移发生前 1 年内接受过内分泌治疗的绝经前激素受体阳性、HER2 受体阳性患者，可选择双侧卵巢切除术或卵巢抑制，联合此前未用过的内分泌治疗药物进行治疗。《中国抗癌协会乳腺癌诊治指南与规范（2019 年版）》同样认为，绝经前复发转移性乳腺癌激素受体阳性患者应首选卵巢功能抑制联合内分泌治疗。由于患者尚未绝经，初治时使用过他莫昔芬内分泌治疗，参考上述指南意见，结合患者意愿，最终选择了卵巢抑制药物诺雷得（醋酸戈舍瑞林）+ 三代芳香化酶抑制剂阿诺新（依西美坦）进行内分泌治疗。

化疗方面，NCCN 指南指出：单纯骨转移患者一般不采用联合化疗，仅 ER 和 PR 阴性、HER2 阳性、术后无病间隔期短、PD 迅

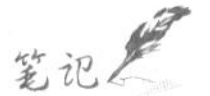

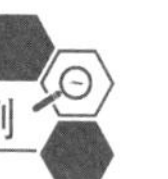

速、合并内脏转移及对内分泌治疗无反应者应考虑化疗。由于本例患者初次骶骨转移前无病间隔期较短（＜2 年），且骨转移病灶为 HER2 阳性，加之当时没有帕妥珠单抗，故先给予 6 个周期 TX 解救化疗。

第二次复发转移：术后 4 年，患者再次发生乳腺癌骨转移，位于右侧肩胛骨肩峰附近。手术切除后，开始使用哌柏西利联合氟维司群治疗。NCCN 指南指出，内分泌治疗后再次进展的患者，应当换用其他内分泌治疗方案；三线治疗均无效时应当改用化疗。内分泌治疗方案的选择上，指南提出，对于激素受体阳性、HER2 阴性的转移性乳腺癌患者，可使用 CDK4/6 抑制剂哌柏西利联合芳香化酶抑制剂或氟维司群治疗，且应当考虑作为解救治疗的一线方案。

患者本次肩胛骨标本中检测为 HER2（1＋）。因此参考指南意见，按照“激素受体阳性、HER2 阴性”标准给予哌柏西利联合氟维司群的内分泌治疗。

骨转移的针对性治疗：对于骨转移性乳腺癌患者，广泛的临床试验表明，以破骨细胞活性为目标的治疗，如双膦酸盐中的唑来膦酸盐或帕米膦酸盐能够有效预防骨相关事件（SRE），包括骨折、需要放疗的骨痛、脊髓压迫和高钙血症，尤其适用于负重骨溶解、预期生存 3 个月以上及肌酐水平低于 3 mg/dL 的患者。对于乳腺癌骨质破坏方面，唑来膦酸盐可能优于帕米膦酸盐。目前的临床试验结果支持使用双膦酸盐 2 年，延长使用时间或有更大获益。本例中，主要使用择泰（唑来膦酸）控制骨转移，从第一次转移发生持续使用至今。

此外，临床研究中，特定 SRE（高钙血症、骨手术、放疗）会作为观察终点停止使用双膦酸盐，但《中国抗癌协会乳腺癌诊治指南与规范（2019 年版）》认为，临床实践中不应该停用，而应该继

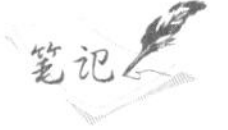

续用药。但某一类双膦酸盐使用过程发生首次骨转移加重的 SRE 后，可以考虑换用另一类双膦酸盐。也有专家认为换药是否获益有待更多的临床研究数据支持。本例中并未停用或换药。

局部治疗方面，可选择手术或局部放疗。骨转移外科治疗的目的是提高患者生活质量，骨外科技术的进步能够最大限度地解决癌症骨转移对患者神经的压迫、减轻疼痛、恢复肢体功能，从而改善患者的生活质量。手术尤其适用于股骨、肱骨、骨盆和椎骨等部位的转移，因为这些部位的病理性骨折可能导致严重残疾。本例中患者两次骨转移分别发生于骶骨及肩胛骨，且转移灶单一、局限，均属此列，故均行手术治疗。

综上所述，由于激素受体阳性、HER2 阳性，该患者全病程中采用了以内分泌治疗和靶向治疗为主的综合治疗，其中内分泌治疗方案为他莫昔芬→诺雷得 + 阿诺新→哌柏西利 + 氟维司群。考虑到转移灶位置和患者生活质量，对骨转移进行了针对性的手术 + 双膦酸盐治疗。

专家点评

晚期乳腺癌患者骨转移的发病率很高，约 70% 有骨转移，骨转移患者中又有约三分之二发生 SRE。由于骨小梁是高度血管化的，一旦乳腺癌细胞成功血行播散，骨骼似乎是乳腺癌细胞转移的首选部位。乳腺癌转移患者中，17% ~ 37% 仅有骨转移。

骨转移不仅会影响患者的生活质量，还会缩短患者的总体生存期。然而值得注意的是，几项研究表明，骨转移患者的生存期往往长于内脏转移性患者，骨转移患者的中位生存期为 26 个月至 4.3 年，而内脏转移性疾病患者的中位生存期为 13 ~ 18 个月。然而较

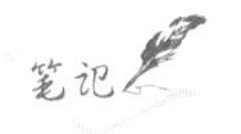

低的生活质量和相对较长的生存期，给乳腺癌骨转移患者的后续治疗带来了考验。

细胞周期蛋白依赖性激酶（cyclin dependent kinase，CDK）属于丝/苏氨酸蛋白激酶家族，是参与细胞周期调节的关键激酶。在有丝分裂过程中，G1 期细胞 cyclin D 合成增加，与 CDK4/6 结合，使 Rb 磷酸化、cyclin E 等表达增加，进而促使细胞进入 S 期。由于 Rb 自身的突变、甲基化或染色体缺失导致的 Rb 丢失、INK4 和 K-Ras 等上游信号分子的相互作用等机制，大多数癌症中，包括乳腺癌，都可能发生 Rb 蛋白的失活或调节 CDK-RB-E2F 通路的成分发生突变。因此，利用 CDK 抑制剂来实现对细胞周期的控制在乳腺癌治疗中颇有吸引力。从 20 世纪 90 年代起，各大医药公司就着手开发了多种泛 CDK 抑制剂，但由于治疗窗口狭窄、对实体瘤缺乏疗效、毒性问题和给药不便等原因很快停用。而特异性的 CDK4/6 抑制剂毒性较小、骨髓抑制较轻，且可以口服给药、便于监测用药周期及剂量，故而在临床上得以逐渐应用。随着 2015 年美国 FDA 批准哌柏西利上市，CDK4/6 抑制剂成为治疗转移性乳腺癌有效且可及的药物选项。

哌柏西利是一种 CDK4/6 激酶活性的高选择性抑制剂，可以分离 CDK4/6-cyclin D1 复合物，阻断 Rb 磷酸化，阻止 E2F1 的释放，进而引起 G1 期阻滞和肿瘤生长抑制。PALOMA-3 比较了绝经前或绝经后激素受体阳性、HER 2 阴性的晚期乳腺癌患者联合使用哌柏西利和氟维司群对比单独使用氟维司群的疗效，联合用药组中位 PFS 为 9.2 个月，对比单药组的 3.8 个月，*HR*：0.42，$P < 0.000\,001$，两组因不良反应而停药的概率则大致相同（2.6% 和 1.7%）。对于激素受体阳性、HER2 阳性的转移性乳腺癌患者，CDK 抑制剂尚未列入指南推荐。但体外研究表明，cyclin D1/CDK4 可能是允许 ER 阳性、HER 阳性癌细胞对抗 HER2 治疗耐药性的关键靶点，加之最

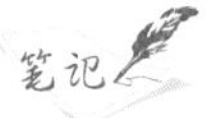

近这一类别在晚期 ER 阳性患者中取得的成功，使人们对“三阳性”患者中抗 HER2 和 CDK4/抑制剂的联合应用产生了兴趣。

局部治疗方面，学术界普遍认为，即使仅发生骨转移，也意味着肿瘤的系统性侵犯，局部治疗仅能起到缓解症状、提高生活质量的作用，而不能治愈。骨骼是乳腺癌最常见的转移部位，发生骨转移后，患者仍可能有相对较长的生存期。而骨转移所伴随的疼痛及骨相关事件的发生又会严重降低患者的生活质量。因此二者之间的权衡与局部治疗的选择，尚需进一步探索。

参考文献

1. 中国抗癌协会乳腺癌专业委员会. 中国抗癌协会乳腺癌诊治指南与规范（2019 年版）. 中国癌症杂志，2019，29（8）：609 – 679.
2. YANG L Q, DU S. Efficacy and safety of zoledronic acid and pamidronate disodium in the treatment of malignant skeletal Metastasis: a Meta-analysis. Medicine (Baltimore), 2015, 94 (42): e1822.
3. MJELSTAD A M, ZAKARIASSON G, VALACHIS A. Optimizing antiresorptive treatment in patients with bone Metastases: time to initiation, switching strategies, and treatment duration. Support Care Cancer, 2019, 27 (10): 3859 – 3867.
4. TRINKAUS M, SIMMONS C, MYERS J, et al. Skeletal-related events (SREs) in breast cancer patients with bone Metastases treated in the nontrial setting. Support Care Cancer, 2010, 18 (2): 197 – 203.
5. LEE S J, PARK S, AHN H K, et al. Implications of bone-only Metastases in breast cancer: favorable preference with excellent outcomes of hormone receptor positive breast cancer. Cancer Res Treat, 2011, 43 (2): 89 – 95.
6. LIU M H, LIU H Y, CHEN J. Mechanisms of the CDK4/6 inhibitor palbociclib (PD 0332991) and its future application in cancer treatment (Review). Oncol Rep, 2018, 39 (3): 901 – 911.
7. CRISTOFANILLI M, TURNER N C, BONDARENKO I, et al. Fulvestrant plus

笔记

palbociclib versus fulvestrant plus placebo for treatment of hormone-receptor-positive, HER2-negative Metastatic breast cancer that progressed on previous endocrine therapy (PALOMA-3): final analysis of the multicentre, double-blind, phase 3 randomised controlled trial. Lancet Oncol, 2016, 17 (4): 425-439.

8. 谢韶，丁健，陈奕. CDK 抑制剂在抗肿瘤领域的研发进展. 药学进展，2015，39 (10): 22-33.

9. PONDÉ N, BRANDÃO M, EL-HACHEM G, et al. Treatment of advanced HER2-positive breast cancer: 2018 and beyond. Cancer Treat Rev, 2018, 67: 10-20.

（许天宇）

病例28　乳腺高级别导管原位癌伴微浸润术后复发转移病例

病历摘要

（一）病史及治疗一

【病史】

患者，女性，30岁，已婚。主因“发现左乳肿物5天”于2011年5月收治于我院。患者无自觉症状，外院行健康体检完善乳腺彩超提示左乳外上象限可见低回声肿物，大小约1.7 cm×0.6 cm，形状及边界不清，内部回声不均，可见强回声光点。CDFI：内部血流信号丰富，可探及动脉频谱，*RI*：0.67。为求进一步诊治就诊于我院。

既往体健。月经规律，孕1产1，有哺乳史。无乳腺癌及其他

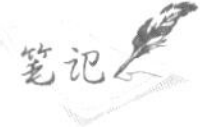

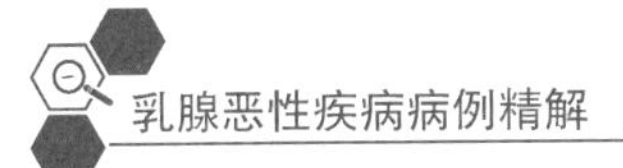

恶性肿瘤家族病史。

【专科查体】

视诊：双乳无异常。触诊：双乳皮肤无红肿及破溃，乳头无偏斜、凹陷及溢液，橘皮征阴性，酒窝征阴性。左乳外上象限1点钟方向可触及一个质硬肿物，大小约2 cm×1 cm，形状不规则，边界不清，表面不光滑，活动性差，无压痛。右乳未触及肿物。双腋窝和锁骨上窝未触及肿大淋巴结。

【辅助检查】

乳腺彩超：左乳外上象限局部腺体结构紊乱，可见沿导管走行分布的密集强回声光点（图28－1），范围约1.7 cm×0.8 cm，血流信号丰富，右乳未见异常，双侧腋窝未见肿大淋巴结，BI-RADS 4C类。乳腺钼靶：左乳外上象限见多发簇状分布的点状及多形性钙化灶（图28－2），每平方厘米>15个，沿导管走行分布。双侧腋窝可见小淋巴结影。BI-RADS 4C类。

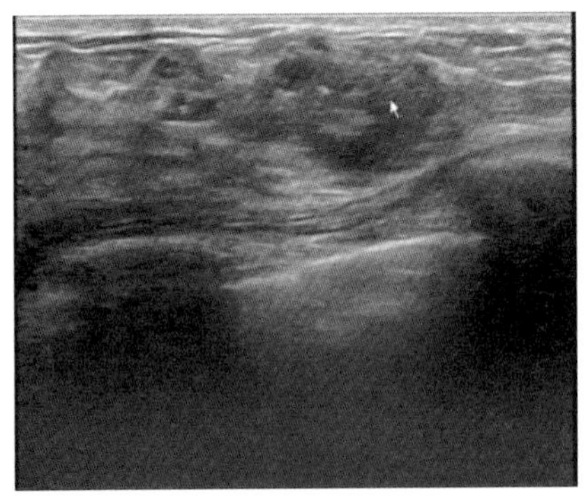

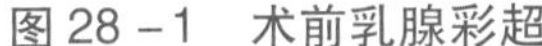
图28－1　术前乳腺彩超

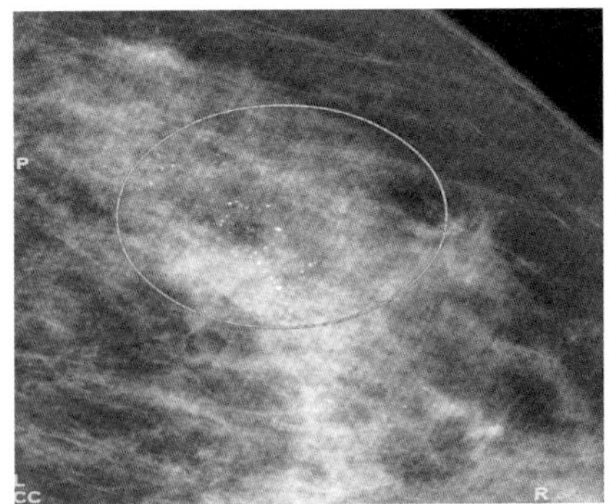

图28－2　术前乳腺钼靶点压成像

【诊断】

患者为青年女性，无特异性临床表现，左乳外上象限可触及质硬肿物1枚，结合多形性、连续性细小钙化灶的乳腺钼靶点压成像特异性征象，临床诊断考虑左乳导管原位癌可能性大。患者左乳肿物体积小，B 超表现为多形钙化及腺体结构紊乱，常用的空心针穿刺活检可能出现假阴性结果或病理学低估，遂先行左乳外上象限区段切除活检术，标本钼靶定位钙化灶后送病理学检查。术后病理回报：左乳导管原位癌Ⅲ级伴钙化，大小 1.8 cm×1.0 cm，部分区域可见多灶微小浸润性导管癌Ⅱ级（最大径≤0.1 cm）。免疫组化：ER(90% +)，PR(60% +)，c-erbB-2(3 +)，CK5/6(-)，E-cadherin(+++)，Ki-67(10% +)，P53(+)，TOP-2(10% +)，P63(-)，EGFR(-)。

术前病理诊断：左乳高级别导管原位癌伴多灶微浸润。

【治疗】

结合术前活检病理结果，患者为多灶性微小浸润肿瘤，不宜行保乳手术，为降低术后局部复发率，遂进一步行左乳全切术、前哨淋巴结活检术（亚甲蓝+吲哚菁绿双示踪法）。术中可见前哨淋巴结 1 枚，快速冰冻病理回报（0/1）。术后病理：左乳挖空区周围可见导管原位癌，乳头未见侵犯。

术后病理诊断：左乳高级别导管原位癌伴多灶微浸润；TNM 分期：pT1micN0M0，IA 期；分子分型：Luminal B，HER2 阳性型。

术后辅助治疗情况：目前尚无高质量证据表明激素受体阳性、HER2 阳性、腋窝淋巴结阴性微浸润性乳腺癌患者可从辅助化疗及靶向治疗中获益，NCCN 指南仅推荐内分泌治疗为主的术后辅助治疗。但考虑患者较年轻，HER2 过表达，术中检出前哨淋巴结数目可能不足等多项危险因素，予患者术后 AC 方案（多柔比星 60 mg/m^2，d1，q21d+环磷酰胺 600 mg/m^2）辅助化疗，共 4 个周期。化疗结束后序贯 5 年（2011 年 10 月至 2016 年 12 月）他莫昔芬内分泌治疗（10 mg，bid）。

术后随访：患者术后每半年至我科门诊规律复查，随访未见肿

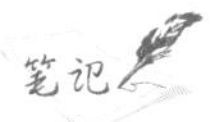

瘤局部复发、远处转移及化疗与内分泌治疗相关3级以上严重不良反应。

（二）病史及治疗二

患者于2018年5月5日无意中发现左侧胸壁近手术皮肤切口处肿块，质硬、无疼痛。

查体：左侧胸壁手术瘢痕外上部可触及质硬肿物一枚，大小约2.5 cm×2.0 cm，形态不规则，表面不光滑，边界不清，无压痛，可推动。

乳腺彩超：左乳缺如，左腋窝多发肿大淋巴结，大者位于胸壁肿物旁，约2.0 cm×1.5 cm，皮髓质结构消失，内可见丰富血流信号，结合病史，考虑转移性淋巴结。胸腹盆部增强CT扫描：左乳术后，左侧胸大肌部位可见类圆形不均匀强化肿块（图28－3，箭头所示为转移灶），大小约1.7 cm×2.0 cm。双肺散在多个小结节（图28－4，箭头所示为可疑转移灶），大者约0.6 cm×0.7 cm，性质不确定，需密切观察。余胸、腹、盆部脏器未见转移。全身骨显像：左侧胸壁术区血运代谢增强灶，考虑术后改变可能性大，余骨未见明确转移征象。头颅MRI平扫：未见明确脑转移征象。肿瘤标志物：CA153、CA125、CEA、AFP均正常。

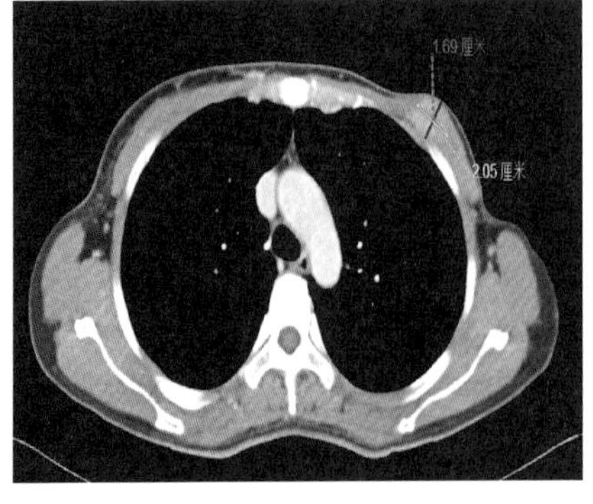

图28－3　胸部增强CT示左侧胸大肌下方肿物

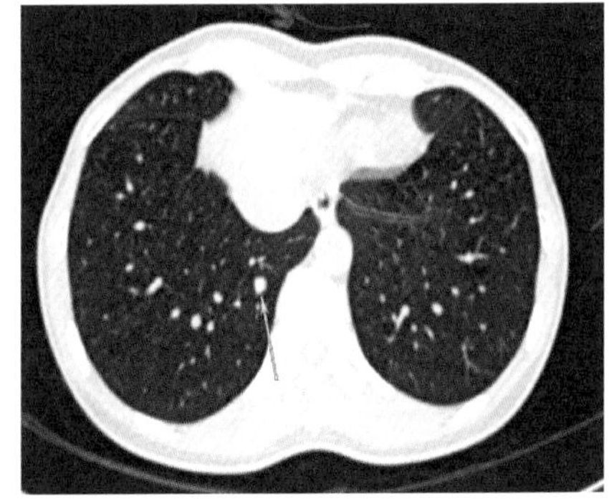
图28－4　胸部增强CT示双肺散在小结节

笔记

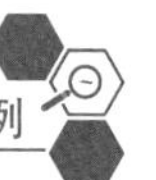

左侧胸壁肿物细针穿刺涂片病理：血性背景中可见大量散在及呈巢片状排列的核大、深染、异形细胞，考虑为肿瘤细胞（图 28－5）。

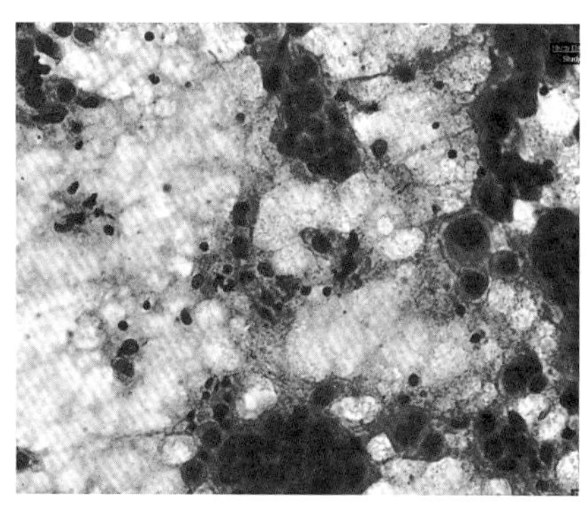

图 28－5　左侧胸壁肿物细针穿刺涂片病理

ECOG 评分：1 分。肝功能、肾功能、心功能评价为正常。

治疗经过：结合影像学检查及胸壁肿物细针穿刺病理结果，考虑患者首次治疗后 7 年出现乳腺癌胸壁局部复发、腋窝淋巴结复发。行左胸壁肿物切除术、左侧腋窝淋巴结清扫，术中见肿物位于左侧胸大肌与胸小肌间，部分侵犯胸小肌，考虑胸肌间淋巴结（Rotter 淋巴结）来源可能，遂切除部分胸小肌。左侧腋窝可触及多枚肿大淋巴结，从腋静脉水平以下完整清除腋窝和胸肌间淋巴结及脂肪组织；从腋静脉水平以上探查，可见一融合成团的淋巴结包绕腋静脉起始段，侵及血管壁，整块切除困难，遂予部分切除。术后病理：纤维肌肉组织内可见中低分化腺癌浸润。免疫组化：ER（60%＋），PR（70%＋），c-erbB-2（3＋）。左腋窝和锁骨下淋巴结转移：（5/8）。由于术中部分淋巴结切除困难，为避免局部进展，术后进一步行左侧胸壁＋锁骨上下区放疗。

结合术后病理，患者目前诊断考虑乳腺癌术后胸壁复发，左侧腋窝淋巴结复发、肺转移待查。术前评估肝功、肾功、心功能未见异常，ECOG 评分 1 分，经 MDT 专家组讨论决定行 6 个周期 TCbH

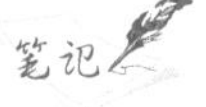

（紫杉特尔 90 mg，d1，q21d；伯尔定 300 mg，d1/21d；曲妥珠单抗首剂 8 mg/kg，后续 6 mg/kg，d1，21d）一线解救治疗。术后曲妥珠单抗靶向维持治疗至 1 年，联合阿那曲唑（瑞宁得 1 mg，qd）+ GnRHa 卵巢抑制（戈舍瑞林 3.6 mg，皮下注射，q4W）内分泌治疗至 5 年。每周期化疗开始前监测血常规、生化指标及肿瘤标志物，每 2 个周期评估解救治疗方案疗效。

随访：治疗结束后每 3 个月复查 1 次，密切关注双肺小结节变化。解救治疗过程中未出现相关 3 级以上严重不良反应，偶有白细胞降低，给予升白对症治疗后好转。肝功能、肾功能、心功能未见明显异常。复查未见肿瘤局部进展及远处转移，双肺小结节较前无明显变化。患者目前一般状态尚佳，并继续阿那曲唑联合戈舍瑞林内分泌治疗。

病例分析

乳腺导管原位癌（ductal carcinoma in situ，DCIS）是指一类上皮细胞异常增生但不超出乳腺导管基底膜的一组异质性早期病变，发病率较乳腺浸润性癌低。随着乳腺钼靶 X 线筛查的普及，DCIS 的诊断率显著增加，流行病学数据显示确诊的乳腺癌中约 25% 为 DCIS。美国抗癌协会（American Joint Committee on Cancer，AJCC）将微浸润乳腺癌定义为浸润灶最大直径不超过 1 mm 的浸润性乳腺癌，发病率占全部乳腺癌 1%，且几乎均见于 DCIS，病理表现为肿瘤细胞浸润深度超过导管基底膜至间质。因此，微浸润性乳腺癌通常是指 DCIS 伴微浸润（DCIS-MI）。同单纯的 DCIS 相比，DCIS-MI 合并更多高危临床病理学危险因素，如患者群年轻化、腋窝淋巴结转移率较高（7.7% *vs* 0）、激素受体阴性率较高（ER 33.1% *vs* 17.5%；

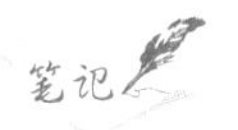

PR 44.9% *vs* 27.3%）、HER2 受体阳性率较高（36.5% *vs* 32.4%）、具有多灶和多中心性生长特点等。尽管如此，DCIS-MI 总体预后极好，2 年无乳腺癌局部复发率可达 88%，5 年总体生存率可达 97%~100%。但研究显示中位随访时间至 91 个月，DCIS-MI 乳腺癌的特异性生存期（*HR*：2.475，$P<0.001$）和总生存期（*HR*：1.263，$P<0.001$）均差于单纯 DCIS。因此，DCIS-MI 较单纯 DCIS 需要更为全面、系统的治疗和随访。

DCIS-MI 治疗目的在于避免术后局部进展，手术切除是最为有效的局部治疗手段，包括全乳切除及局部切除联合或不联合全乳放疗，且两者在总体生存方面并无差异。但本例患者乳腺钼靶表现为多发细小钙化灶，切除活检病理提示伴有多灶性微小浸润癌，结合 NCCN 指南推荐，更适宜行全乳切除手术。

微浸润性乳腺癌淋巴结转移率低，通常不超过 5%，但仍需结合前哨淋巴结活检进行准确的淋巴结病理分期。本例患者行全乳全切术同期行前哨淋巴结活检术，通过双示踪法仅探及 1 枚阴性前哨淋巴结，根据既往研究结果，假阴性率约为 25.4%，可能存在一定程度的淋巴结病理低估问题。另外，乳腺局部切除术可能影响腋窝淋巴结引流的解剖结构，从而降低前哨淋巴结活检的准确性，造成腋窝淋巴结病理学低估。因而，对于本例患者，可在行局部切除术同期行前哨淋巴结活检术，从而提高阳性腋窝淋巴结检出率，进一步增加对腋窝淋巴结评估的准确性。

目前尚缺少临床研究专门探讨辅助内分泌治疗、辅助化疗联合或不联合曲妥珠单抗在治疗激素受体阳性、HER2 受体阳性、腋窝淋巴结阴性的 DCMI 及微浸润乳腺癌中的作用，NCCN 指南仅推荐内分泌治疗为主的术后辅助治疗。APT 研究是目前唯一研究 HER2 阳性、淋巴结阴性小肿瘤（T ≤ 3 cm）接受化疗联合靶向治疗

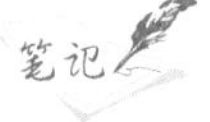

（wTH 方案 ×12 周，曲妥珠单抗使用至 1 年）疗效的单臂前瞻性随机对照研究，总体人群 3 年 DFS 率可达 98.7%，提示低毒的单周 TH 方案对于该人群具有一定疗效，但 APT 研究入组人群中仅 9 例（2.2%）患者为微浸润性乳腺癌。因此，对于 DCIM-MI 患者是否需要接受化疗或靶向治疗，需要慎重权衡不良反应与生存获益，避免对部分低危患者的“过度”治疗。本例患者初诊年龄较轻，且合并 HER2 受体过表达、可能存在腋窝淋巴结低估等多项临床病理危险因素，具有一定程度的复发转移风险，除必要的辅助内分泌治疗外，进一步给予 4 个周期辅助化疗也十分必要。

遗憾的是，即便接受了充分的手术及术后辅助治疗，本例患者在术后约 7 年后发生同侧胸壁复发及同侧腋窝淋巴结转移。除上述前哨淋巴结低估问题外，还可能同肿瘤异质性有关。在组织病理学方面，微浸润乳腺癌往往伴有高级别 DCIS 和粉刺型坏死，其生物学行为较活跃，侵袭性强，恶性程度较高，容易发展成浸润性乳腺癌。对于 DCIS 及 DCIS-MI，临床中使用常用的组织学特征，如核分级、激素受体状态及分子生物学特征（Ki-67）等，区分侵袭性高低，但尚缺乏高质量循证医学证据的支持。目前，仍需有效精准的病理检测手段及病理分型方法以区分危险度，从而指导临床治疗。

对于 HER2 受体阳性的复发转移性乳腺癌患者，根据 CLEOPATRA 研究结果，NCCN 指南推荐一线治疗首选帕妥珠单抗、曲妥珠单抗联合多西他赛方案。除“双靶”方案外，Ⅱ期多中心 M77001 研究证实曲妥珠单抗联合多西他赛对比单药物多西他赛治疗既往未接受曲妥珠单抗及紫杉类辅助治疗的 HER2 阳性晚期一线患者，可在延长治疗至进展时间（中位 TTF 11.7 个月 *vs* 6.1 个月，$P=0.0001$）及 OS（31.2 个月 *vs* 22.7 个月，$P=0.0325$）方面取得明显获益。对于本患者，辅助治疗仅接受蒽环类化疗，由于帕妥珠单抗当时并

笔记

未在国内上市，以曲妥珠单抗为基础联合紫杉类化疗的方案是可供选择的晚期一线治疗方案，故予以 6 个周期 TCbH 方案治疗。根据 BCIRG006 研究，TCbH 方案（多西他赛 + 赫赛汀 + 卡铂）是高危型 HER2 阳性乳腺癌辅助治疗阶段的标准方案之一，对比 AC-TH 方案心脏安全性更佳。但是，从 BCIRG 007 研究结果中可以发现，TCbH 方案用于晚期 HER2 阳性乳腺癌一线治疗效果不优于 TH 方案（多西他赛 + 曲妥珠单抗），且可增加不良反应的发生率，故 CSCO 指南并未推荐 TCbH（多西他赛 + 赫赛汀 + 卡铂）方案用于晚期一线治疗。另外，一项Ⅲ期多中心临床研究证实 TPC 方案（曲妥珠单抗 + 紫杉醇 + 卡铂）较 TP 方案（曲妥珠单抗 + 紫杉醇）治疗晚期一线 HER2 阳性乳腺癌更为有效，总体人群 PFS 绝对获益 3.6 个月（$P=0.03$），客观反应率提高 16%，但 4 级以上血液学不良反应发生率亦增多，故 CSCO 指南仅对 TPC 方案进行Ⅲ级推荐。

专家点评

导管原位癌伴微浸润是一类异质性疾病，其组织学表现及生物学活性相同，随着乳腺钼靶 X 线筛查的普及，其检出率不断升高，虽整体预后较好，但仍有复发转移可能。局部治疗的“金标准”为手术切除，对于组织病理学危险度为高危的人群应首选全乳切除术，应注意在初次活检或手术时进行同期前哨淋巴结活检，避免腋窝淋巴结低估。对于激素受体阳性、HER2 阳性、淋巴结阴性的 DCIS 或未浸润性乳腺癌，在辅助治疗方面，目前尚缺少临床研究证实进行化疗或靶向治疗有明显的生存获益。因此，需要权衡利弊，慎重选择，密切随访。另外，需要针对该类疾病进行有效的病理分型，进而识别高危亚组进行积极临床干预，识别低位亚组避免

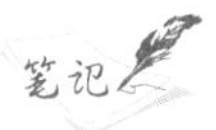

过度治疗，以期有效改善总体人群预后。

参考文献

1. American Joint Committee on Cancer. Cancer Staging Manual. 7th ed. New York: Springer, 2010.

2. VIRNIG B A, TUTTLE T M, SHAMLIYAN T, et al. Ductal carcinoma in situ of the breast: a systematic review of incidence, treatment, and outcomes. J Natl Cancer Inst, 2010, 102: 170 – 178.

3. TOLANEY S M, BARRY W T, DANG C T, et al. Adjuvant paclitaxel and trastuzumab for node-negative, HER2-positive breast cancer. N Engl J Med, 2015, 372 (2): 134 – 141.

4. SUE G R, LANNIN D R, KILLELEA B, et al. Predictors of microinvasion and its prognostic role in ductal carcinoma in situ. Am J Surg, 2013, 206 (4): 478.

（杨柳）

病例 29　HR 阳性晚期乳腺癌治疗病例

病历摘要

（一）病史及治疗一

【病史】

患者，女性，41 岁，绝经前。以左乳癌改良根治术后 11 年，发现左胸壁肿物 1 年为主诉入院。患者于 2007 年因左侧乳腺癌在外院接受乳腺癌改良根治术，具体病理不详。术后未行任何抗肿瘤

笔记

治疗。患者于1年前发现左侧胸壁肿物，初始为红枣大小，逐渐增大至苹果大小，伴有破溃出血。2018年5月10日在我院门诊行左侧胸壁肿物穿刺活检术，病理提示乳腺浸润性癌，大部分为黏液癌。免疫组化示ER（90%+）、PR（90%+）、c-erbB-2（0）、Ki-67（15%+）。2018年5月12日入院治疗。

患者既往体健，否认乳腺癌家族史。

【专科查体】

左侧胸壁可触及1枚肿物，大小约8 cm×6 cm，质硬，界线欠清，活动度差，局部呈菜花状伴破溃渗血。右侧乳房及双侧腋窝未及明显异常，双侧锁骨上区未触及肿大淋巴结。

【辅助检查】

胸部CT平扫：双肺多发占位，考虑转移瘤可能性大；胸骨骨质破坏，考虑骨转移瘤可能大（图29－1）。

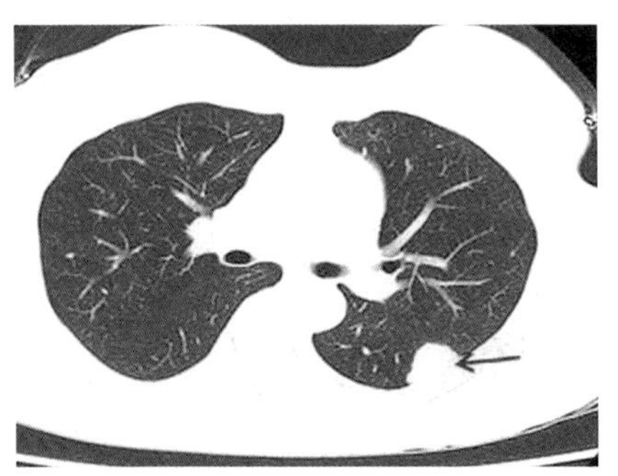
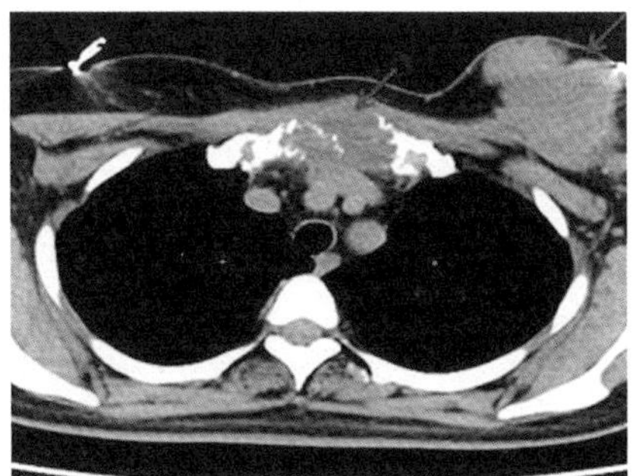

图29－1　胸部CT平扫

肿瘤标志物：CA153 274.4 U/mL↑，CEA 16.32 ng/mL↑。患者血常规、肝功能、肾功能未见明显异常。

全身其他部位检查未见明显异常。

【诊断】

乳腺恶性肿瘤术后；胸壁继发恶性肿瘤、肺脏转移瘤、骨转移瘤。

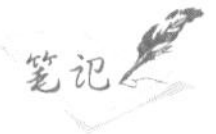

【治疗】

GT 方案：吉西他滨 1.6 g（950 mg/m^2），d1、d8，TXT 120 mg（71 mg/m^2），d1，21 天 1 个周期。唑来膦酸 4 mg，28 天一次。定期监测血常规、生化等情况；每 2 个周期评估解救化疗效果。

（二）病史及治疗二

患者经 4 个周期 GT 方案解救治疗后左侧胸壁溃疡面积较前缩小，胸壁肿块较前无明显变化，肺部转移瘤较前变化不明显，总体疗效评价 SD（图 29－2）。患者第 4 个周期 GT 方案化疗后出现重症肺炎，经抗感染、排痰等处理后痊愈。化疗过程中偶有白细胞降低等情况，给予升白等对症处理。肝功能、肾功能及心脏功能未见明显异常。

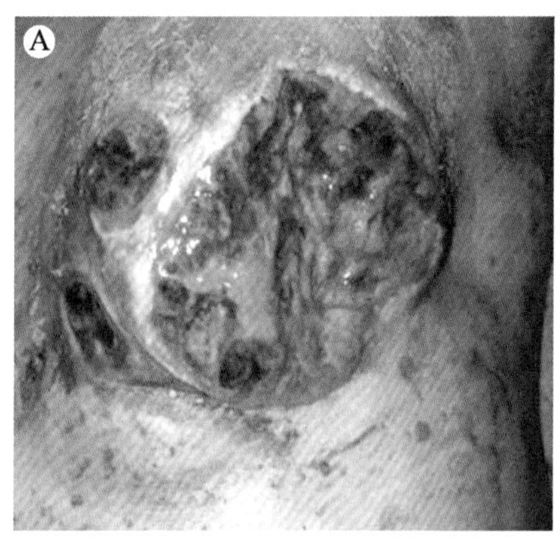

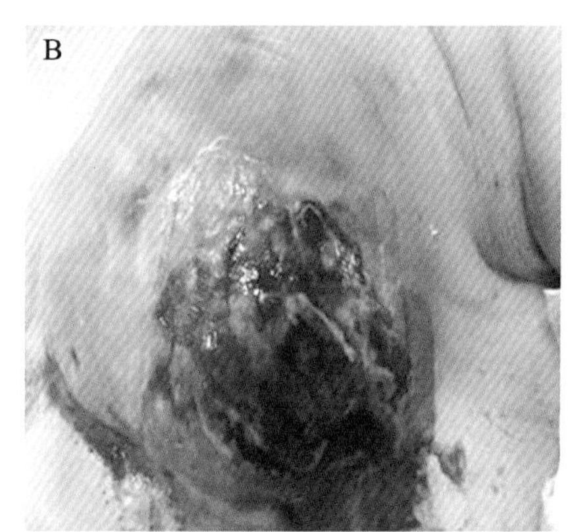

A. 2 个周期化疗后；B. 4 个周期化疗后。

图 29－2　化疗后效果

查体：左侧胸壁可触及 1 枚肿物，大小约 7 cm × 5 cm，质硬，边界不规则，界线欠清，活动度差，局部破溃结痂。右侧乳房及双侧腋窝未及明显异常，双侧锁骨上区未触及肿大淋巴结。

辅助检查：胸部 CT 平扫（图 29－3）：双肺多发转移瘤可能，较前变化不明显；胸骨骨质破坏，考虑骨转移。

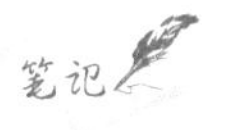
笔记

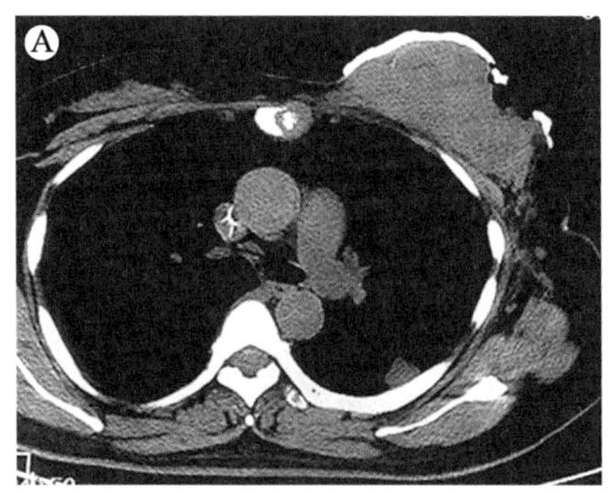

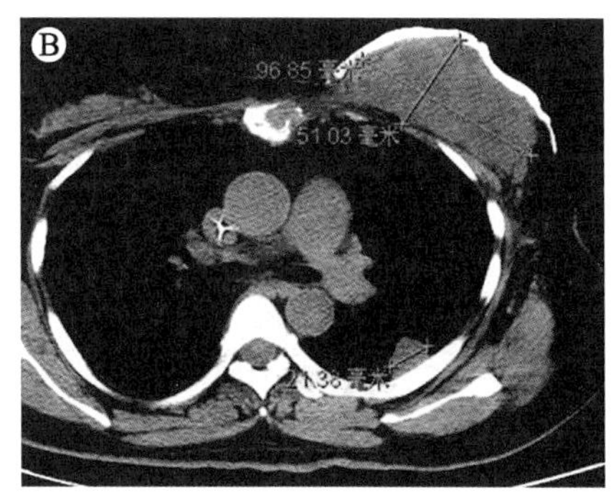

A. 2 个周期化疗后；B. 4 个周期化疗后。

图 29－3　化疗后胸部 CT 平扫

肿瘤标志物：CA153 181.8 U/mL↑，CEA 7.18 ng/mL↑，较 2014 年 7 月 9 日明显下降。

治疗：经全科讨论后制定卵巢功能抑制＋内分泌治疗方案（亮丙瑞林 3.75 mg，ih，28 天/次；托瑞米芬 60 mg，po，qd）。同时给予唑来膦酸 4 mg，静脉注射，28 天/次。

（三）病史及治疗三

患者经亮丙瑞林和托瑞米芬内分泌治疗 2 个月后，左侧胸壁溃疡面逐渐愈合，胸壁肿物有所缩小，肺部转移灶较前体积缩小。用药 4 个月后胸壁溃疡面愈合，胸壁肿物明显缩小，肺部转移灶较前缩小。总体疗效评价 PR。患者治疗过程顺利，无明显不良反应。

查体：左侧胸壁可触及 1 枚肿物，大小约 5 cm×3 cm，质硬，边界不规则，界线欠清，活动度差，表面结痂伴色素沉着（图 29－4）。右侧乳房及双侧腋窝未及明显异常，双侧锁骨上区未触及肿大淋巴结。

辅助检查：胸部 CT 平扫（图 29－5）：双肺多发转移瘤可能大，较前明显缩小；胸骨骨质破坏，考虑骨转移瘤，较前变化不明显。

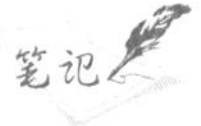
笔记

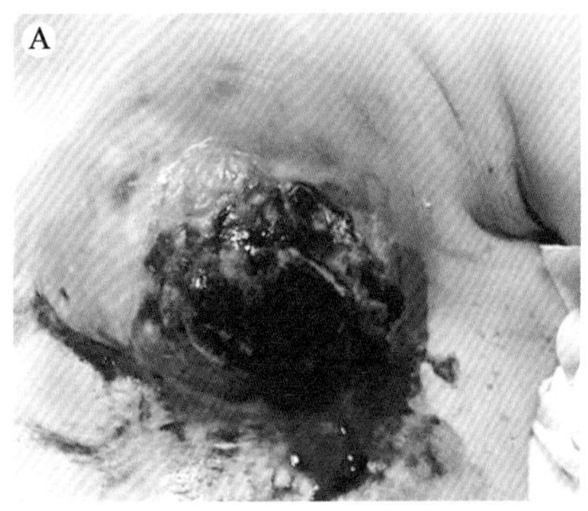
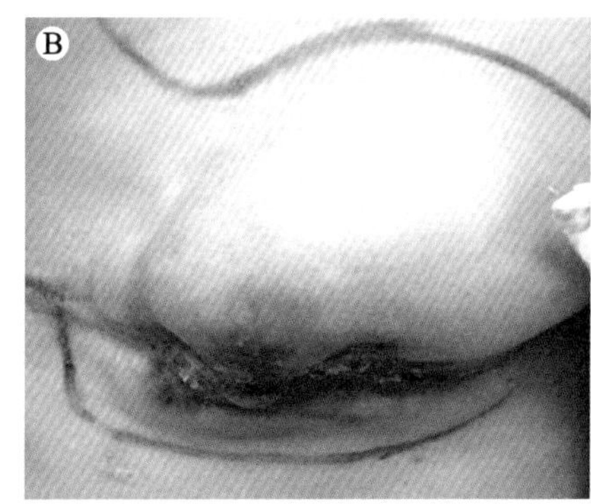

A. 胸壁复发肿块（内分泌治疗前）；B. 胸壁复发肿块（4 个月内分泌治疗后）。

图 29－4　内分泌治疗前后对比

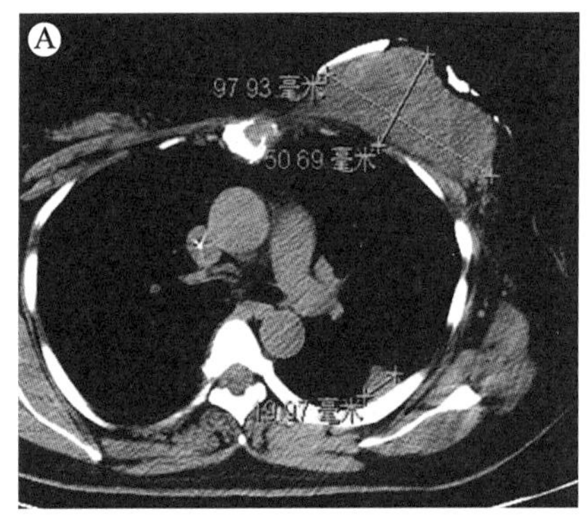

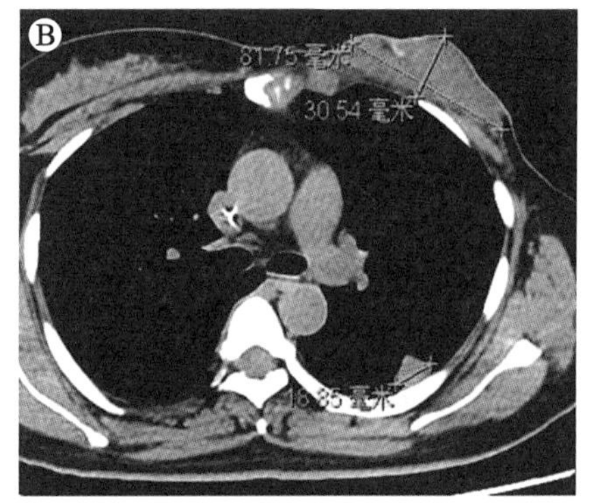

A. 内分泌治疗前；B. 4 个月内分泌治疗后。

图 29－5　胸部 CT 内分泌治疗前后对比

肿瘤标志物：CA153 141.4 U/mL↑，CEA 6.23 ng/mL↑，较前下降。患者血常规、肝功能、肾功能未见明显异常。全身其他部位检查未见明显异常。

病例分析

（一）治疗一问题解析

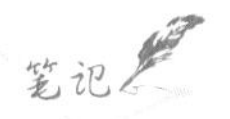

患者为绝经前女性，病例资料不全，未行任何形式的化疗、内

分泌治疗等抗肿瘤治疗，门诊随访复查不规范。首次手术 11 年后出现骨转移、肺转移和胸壁肿瘤复发征象。胸壁肿物已穿刺确诊，但胸部和胸骨占位家属拒绝进一步活检，全身评估尚不全面。根据 NCCN 指南，晚期乳腺癌患者以全身治疗为主，该例患者为激素受体阳性，可以选择化疗或者内分泌治疗。患者胸壁肿物体积较大且伴有破溃，可行局部放疗促进创面愈合。考虑患者局部肿瘤体积大，局部破溃，并有肺脏和骨骼转移，肿瘤负荷较大，为快速缓解症状建议化疗。KCSG-BR0702 研究结果显示 GT 方案维持治疗可显著延长 PFS 和 OS。经全科 MDT 讨论制定解救化疗为 GT 方案：吉西他滨 1.6 g（950 mg/m^2），d1、d8；TXT 120 mg（71 mg/m^2），d1，21 天 1 个周期。唑来膦酸 4 mg，28 天 1 次。定期监测血常规、生化等情况；每 2 个周期评估解救化疗疗效。

（二）治疗二问题解析

本例患者为绝经前激素受体阳性仅有骨、软组织转移和无症状内脏转移的乳腺癌患者，4 个周期 GT 化疗不敏感，疗效总体评价 SD。此时全身治疗应更换化疗方案或者应用内分泌治疗。《中国晚期乳腺癌临床诊疗专家共识（2018 版）》《中国抗癌协会乳腺癌诊治指南与规范（2019 年版）》等指出病变局限在乳腺、骨和软组织及无症状内脏转移的患者可以选择内分泌治疗。Meta 分析显示对于 HR 阳性乳腺癌，内分泌治疗或化疗的疗效相当。患者为Ⅳ期乳腺癌，局部肿瘤负荷较大，优先考虑行双侧卵巢切除或卵巢功能抑制 + 抗雌激素治疗，同时可以联合靶向治疗（如 CDK4/6 抑制剂等）。抗雌激素治疗药物可以应用他莫昔芬、托瑞米芬、AI 类药物或氟维司群，考虑患者既往未接受过内分泌治疗，经全科讨论后制定卵巢功能抑制 + 内分泌治疗方案（亮丙瑞林 3.75 mg，ih，q28；托瑞米芬 60 mg，po，qd）。同时给予唑来膦酸 4 mg，ivdrip，q28）。

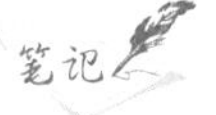

（三）治疗三问题解析

内分泌治疗是激素受体阳性乳腺癌治疗的基础手段，无论是用于乳腺癌术后辅助治疗还是复发转移后的解救治疗，内分泌治疗都占有十分重要的地位。并且大量循证医学证据已经证实，内分泌药物在晚期乳腺癌治疗中能发挥重要作用。因此，合理地使用内分泌治疗药物，无疑将会进一步提高乳腺癌治疗疗效、减少不良反应、提高患者的生活质量。本例患者为激素受体阳性晚期乳腺癌，经解救化疗失败后选用内分泌治疗，疗效评价为PR，从而印证了NCCN指南推荐的对激素受体阳性乳腺癌患者复发而未出现内脏危象的情况，应选择内分泌治疗的理论。

专家点评

该例患者为年轻的激素受体阳性晚期乳腺癌患者，左侧乳腺癌改良根治术后11年，发现肺转移、骨转移和胸壁复发。遂予以4个周期GT方案化疗，效果欠佳。后予以内分泌治疗（亮丙瑞林联合托瑞米芬）。4个月后评估发现胸壁肿块较前明显缩小，溃破面愈合，肺脏占位得到有效控制，治疗效果满意。

2017年NCCN乳腺癌指南V3版指出，卵巢功能抑制剂（OFS）是绝经前激素受体阳性晚期乳腺癌内分泌治疗的基础选择。2016年中国专家共识指出，绝经期前乳腺癌复发转移后内分泌治疗药物首选卵巢抑制或去势+内分泌治疗：①卵巢抑制或去势+他莫西芬（TAM）（未使用过TAM或停用>12个月）；②卵巢抑制或去势+AI（使用过TAM）。CSCO诊疗指南（2017. V1）：激素受体阳性晚期乳腺癌患者内分泌治疗策略中，绝经前患者一线内分泌治疗策略：可采取卵巢手术切除或其他有效的卵巢功能抑制药物治疗（药物卵

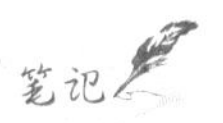

巢功能抑制药物包括戈舍瑞林、亮丙瑞林等)，随后给予雌激素阻断治疗。因此，卵巢功能抑制+雌激素拮抗剂是晚期乳腺癌患者一线内分泌治疗的基本策略。

一百多年来，针对 HR 阳性乳腺癌的治疗经历了从卵巢切除到化疗，再到内分泌治疗的历史变迁。内分泌治疗在激素受体阳性晚期乳腺癌治疗中的地位早在 2002 年已经奠定，是晚期阶段的重要治疗手段。特别是以芳香化酶抑制剂（AI)、选择性雌激素受体调节剂（如氟维司群等）为代表的内分泌治疗手段不断丰富，已成为 HR 阳性、HER2 阴性乳腺癌治疗的标准，然而耐药仍是乳腺癌内分泌治疗面临的最大难题。此时，CDK4/6 抑制剂药物的诞生进一步提升了内分泌治疗的临床获益，延长了患者的 PFS，推动 HR 阳性、HER2 阴性晚期乳腺癌进入靶向联合治疗新时代。

参考文献

1. TELLI M L, GRADIISHAR W J, WATDJ H. NCCN guidelines updates: breast cancer. J Natl Compr Canc Netw, 2019, 17 (5.5): 552-555.

2. 中国抗癌协会乳腺癌专业委员会. 中国晚期乳腺癌临床诊疗专家共识（2018版). 中华肿瘤杂志, 2018, 40 (9): 703-713.

3. 中国抗癌协会乳腺癌专业委员会. 中国抗癌协会乳腺癌诊治指南与规范（2019年版). 中国癌症杂志, 2019, 29 (8): 609-680.

4. TURNER N C, FINN R S, MARTIN M, et al. Clinical considerations of the role of palbociclib in the management of advanced breast cancer patients with and without visceral Metastases. Ann Oncol, 2018, 29 (3): 669-680.

5. DUFRESNE A, PIVOT X, TOURNIGAND C, et al. Maintenance hormonal treatment improves progression free survival after a first line chemotherapy in patients with Metastatic breast. Int J Med Sci, 2008, 5 (2): 100-105.

6. FINN R S, MARTIN M, RUGO H S, et al. Palbociclib and Letrozole in Advanced Breast Cancer. N Engl J Med, 2016, 375 (20): 1925-1936.

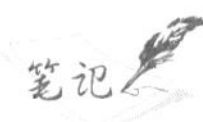

7. ROBERTSON J FR, BONDARENKO I M, TRISHKINA E, et al. Fulvestrant 500 mg versus anastrozole 1 mg for hormone receptor-positive advanced breast cancer (FALCON): an international, randomised, double-blind, phase 3 trial. Lancet, 2016, 388: 2997 - 3005.

（吕志栋）

病例 30 HR 阳性老年乳腺癌肝转移病例

病历摘要

（一）病史及治疗一

【病史】

患者，女性，70 岁。因发现左乳肿物 1 周于 2015 年 3 月 17 日首次就诊我院。患者于 1 周前无意间发现左乳外上象限肿物 1 枚，约鸡蛋大小，质硬。于当地医院行乳腺超声检查示左乳低回声结节，考虑乳腺癌可能大。于 2015 年 3 月 15 日就诊于我院。

患者既往体健，否认乳腺癌家族史。

【专科查体】

双乳对称，乳头平齐，左乳外上象限可触及 1 枚肿物，大小约 5 cm × 4 cm，质硬，边界不规则，界线欠清，活动度可。左腋窝可触及 1 枚肿物，大小约 3 cm × 2 cm，质硬，界线欠清，活动度可。右乳及腋窝未及明显异常，双侧锁骨上区未触及肿大淋巴结。

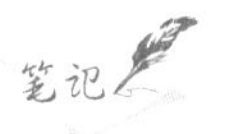

【辅助检查】

乳腺超声：左乳外上象限不均匀低回声结节，大小约 4.6 cm × 3.9 cm；左侧腋窝内下方可见多枚肿大淋巴结，大者约 2.6 cm × 2.9 cm，皮髓质欠清。结果提示左乳低回声结节（BI-RADS 4C 类）；左腋窝淋巴结肿大，考虑转移瘤。

乳腺 X 线片：左乳外上象限高密度影，边界不清，乳腺癌不除外（BI-RADS 4C 类）；左腋窝多发高密度影，边界不清，考虑淋巴结转移瘤。

穿刺病理提示（左乳肿物、左腋窝淋巴结）浸润性癌。免疫组化：ER(70% +)，PR(20% +)，HER2(1 +)，Ki-67(20% +)。临床分期：cT2N1M0，ⅡB 期，HR 阳性，HER2 阴性型。

患者血常规、肝功能、肾功能、肿瘤标志物未见异常。

全身其他部位检查未见明显异常。

【诊断】

（左乳肿物、左腋窝淋巴结）浸润性癌（cT2N1M0，ⅡB 期，HR 阳性，HER2 阴性型）。

【治疗】

综合考量化疗风险和患者的耐受性，经讨论后制定新辅助化疗方案为 TC（TXT 120 mg，d1；CTX 0.8 g，d1），21 天 1 个周期。定期监测血常规、生化等情况；每 2 个周期评估 1 次新辅助化疗效果。

（二）病史及治疗二

患者经 TC × 4 新辅助化疗后，乳腺超声提示左乳低回声结节（BI-RADS 6 类），大小约 2.6 cm × 1.9 cm，左腋窝淋巴结未探及。乳腺 X 线片（图 30 – 1）：左乳外上象限高密度影，较前明显缩小，符合化疗后改变（BI-RADS 6 类），左腋窝多发高密度影，边界不清，考虑淋巴结转移瘤，较前明显缩小。新辅助化疗期间过程顺

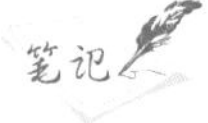

利，偶有白细胞降低等情况，给予及时生白等对症处理。肝功能、肾功能及心脏功能未见明显异常。

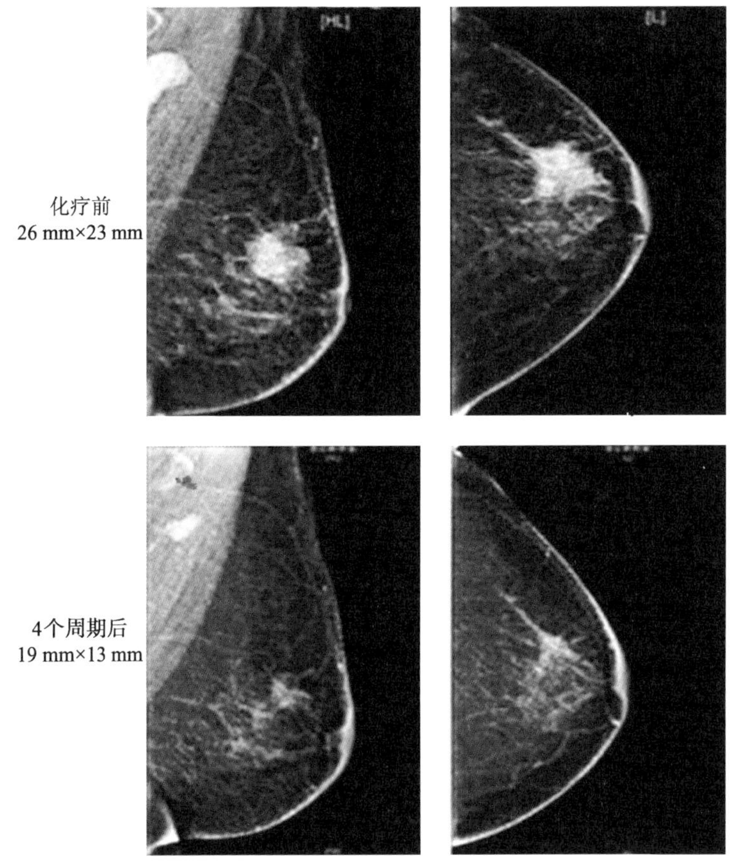

图 30－1　乳腺 X 线片

经 4 个周期新辅助化疗后，疗效达到 PR，目前评估可手术。患者及家属要求手术治疗，结合患者年龄、治疗反应等综合因素，经讨论后拟行手术治疗。患者无保留乳房的意愿，要求行乳房切除手术。

患者于 2015 年 7 月 27 日接受左乳癌改良根治术，术后病理提示左乳浸润性导管癌，SBR Ⅱ级，大小为 1.8 cm × 1.6 cm × 1.6 cm，腋窝淋巴结（0/14）枚。免疫组化：ER（80% +），PR（40% +），HER2（1 +），Ki-67（20% +）。术后继续 TC 方案 2 个周期化疗

笔记

（TXT 120 mg，d1；CTX 0.8 g，d1）。给予阿那曲唑（2.5 mg，qd）内分泌治疗。期间定期复查，未见明显复发或转移征象。

（三）病史及治疗三

患者服用阿那曲唑内分泌治疗3年，2018年10月19日行PET-CT检查提示肝右叶上端低密度肿块，SUV_{max}10.2，考虑肝转移瘤可能性大。上腹部增强CT示肝右前叶上段见类圆形低密度灶，最大截面约25 mm×25 mm，考虑肝转移瘤可能性大（图30－2）。于2018年10月26日行CT引导下肝脏肿块穿刺术，病理提示肝组织内低分化癌浸润。免疫组化：ER(95%＋)，PR(－)，HER2(1＋)，Ki-67(20%＋)，GATA(＋)，Arginase-1(－)。结合免疫组化结果，考虑为乳腺癌肝转移。

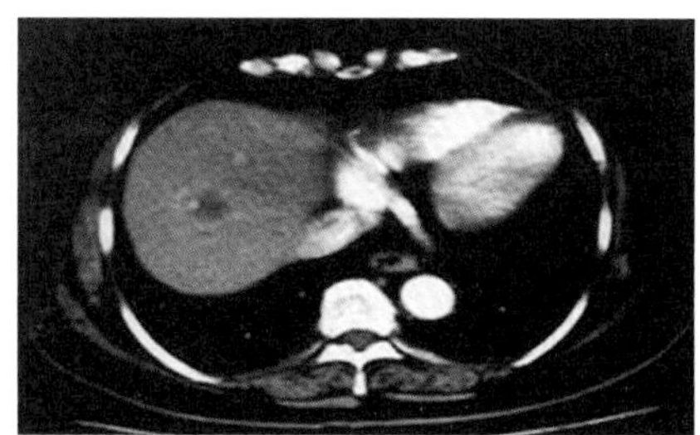
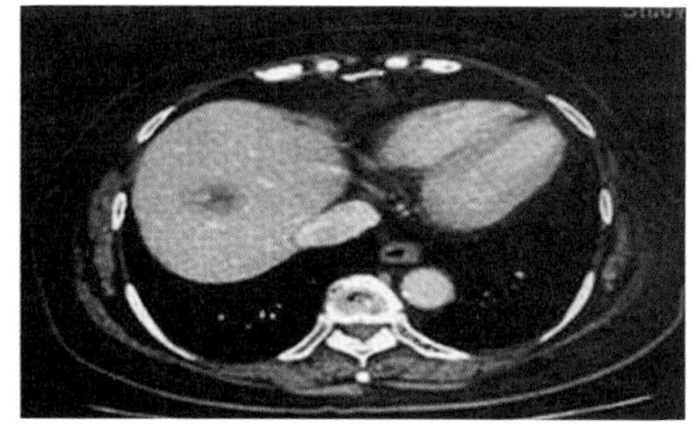

图30－2　上腹部增强CT

全身其他部位未见明显异常。

肝功能、肾功能及肿瘤标志物未见明显异常。

经讨论后制定哌柏西利（125 mg，qd1～q21）联合氟维司群（500 mg，qm）治疗。

患者应用哌柏西利和氟维司群联合治疗后耐受性可，偶有腹泻、皮疹等症状，给予对症处理，未见其他明显不良反应。用药2个月、用药4个月后复查上腹部增强CT均提示肝右前叶上段见类圆形低密度灶，最大截面约24 mm×20 mm，较前略有减小。2019

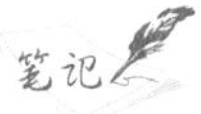
笔记

年 7 月 10 日再次复查上腹部增强 CT 提示肝右前叶上段见类圆形低密度灶，最大截面约 19 mm×15 mm，较前有所减小（图 30－3）。

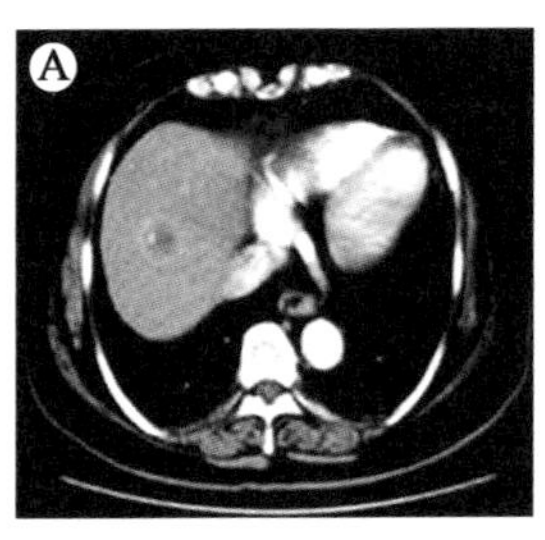
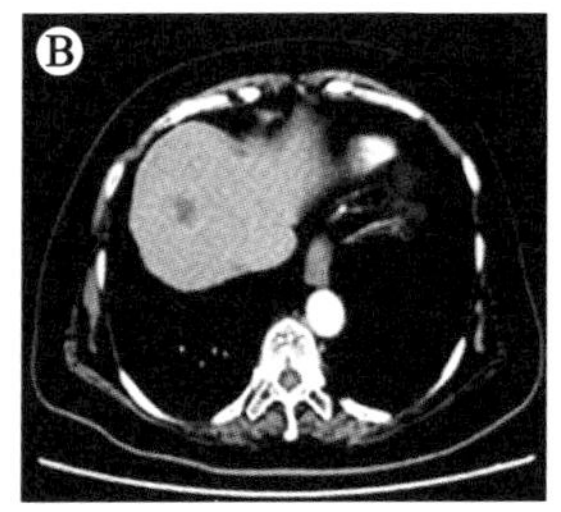
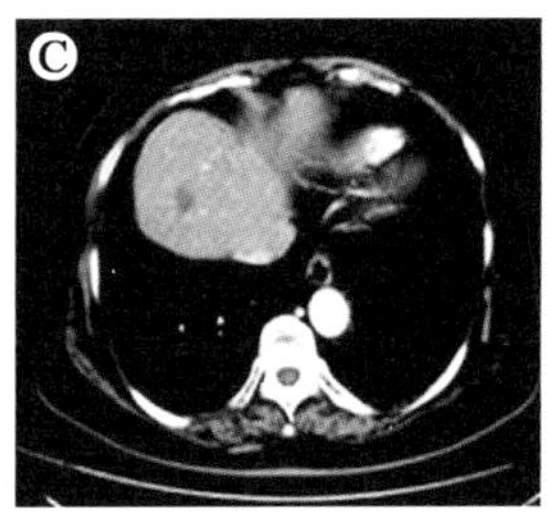

A. 治疗前 25 mm×5 mm；B. 2 个月后 24 mm×0 mm；C. 4 个月后 24 mm×0 mm。

图 30－3　上腹部增强 CT

病例分析

（一）治疗一问题解析

患者为老年女性，乳腺恶性肿瘤诊断明确。既往身体健康，无严重心脑肾等疾病。考虑肿块体积较大、腋窝淋巴结转移、Lumina B 型等因素，建议患者行新辅助治疗。

患者高龄，70 岁，HR 阳性，新辅助治疗可以选择内分泌或者化疗。新辅助内分泌治疗毒副作用小，耐受性较好，但起效较慢，易延误手术时机。新辅助化疗起效较快，但毒副作用大，全身反应重，尤其是老年人对其耐受性较差。经与患者及家属充分交流后，选择新辅助化疗。

综合考量化疗风险和患者耐受性，经讨论后制定新辅助化疗方案为 TC（TXT 120 mg，d1；CTX 0.8 g，d1），21 天 1 个周期。定期监测血常规、生化等情况；每 2 个周期评估 1 次新辅助化疗效果。经 4 个周期新辅助化疗后，疗效达到 PR，目前评估可手术。患者及家属要求手术治疗，结合患者年龄、治疗反应等综合因素，经讨论后

笔记

拟行手术治疗。患者无保留乳房的意愿，要求行乳房切除手术。

（二）治疗二问题解析

患者行4个周期新辅助化疗后，总体疗效评估为PR。考虑患者TC方案化疗有效，耐受性好，继续给予TC×2个周期治疗。患者术前腋窝淋巴结穿刺阳性，手术时未发现淋巴结转移，依据国内外指南仍建议患者接受放疗，但患者本人及家属考虑身体因素不接受放疗。患者为绝经后老年女性，后续选择阿那曲唑内分泌治疗。同时监测肝功能、肾功能、血脂等情况，定期门诊复查。

（三）治疗三问题解析

患者内分泌治疗3年后出现肝转移，考虑为继发性内分泌耐药。对于内分泌治疗耐药的晚期乳腺癌患者是选择化疗还是内分泌治疗仍有较大争议。《NCCN乳腺癌诊疗指南（2019. v1）》指出ER阳性和（或）PR阳性的Ⅳ期或复发转移性患者适合初始内分泌治疗：对于无内脏转移或无症状内脏转移的肿瘤患者，尤其临床特征预测HR阳性肿瘤患者（如无病间期长、复发部位有限、疾病停滞、高龄），可考虑采用毒性较低的内分泌治疗。《中国晚期乳腺癌临床诊疗专家共识（2018版）》建议在内分泌治疗耐药、肿瘤快速进展、内脏转移广泛或症状明显、存在内脏危象、需要快速减轻肿瘤负荷的患者之前，应该先给予化疗等更有效的治疗。PALOMA-1/2实验结果显示与单纯内分泌治疗相比，联合CDK4/6抑制剂具有明显的优势。尤其对于肺和肝转移人群，联合治疗组显示出其PFS显著获益。《NCCN乳腺癌诊疗指南（2019. v1）》《中国抗癌协会乳腺癌诊治指南与规范（2019年版）》均推荐CDK4/6抑制剂联合内分泌治疗。经讨论后制定CDK4/6抑制剂（哌柏西利）联合氟维司群治疗。经过8个月的治疗，患者肝脏转移灶较前缩小，同时毒副反应

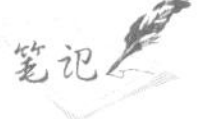

较小，患者对于治疗效果满意，依从性好。此时，考虑患者为单发转移病灶、身体条件尚可、目前治疗方案有效等因素，且有研究表明对于寡转移的患者局部处理可改善患者的生活质量和预后，因此患者有肝脏病变切除等局部治疗的可能性。向患者充分交代相关情况后，家属及患者拒绝局部处理，要求继续原方案治疗。截至目前，患者病情已稳定11个月，继续门诊随访中。

专家点评

患者为老年女性，初始治疗时即为局部晚期患者，经过新辅助治疗后接受手术治疗。辅助内分泌治疗3年后出现单发肝转移，给予CDK4/6抑制剂联合氟维司群内分泌治疗后病情得到有效控制，总体疗效较好，同时兼顾老年人的身体特点，选择毒副作用较小的方案，达到了活得好、活得久的目的。

该病例具有较好的代表性，老年患者因自身体质特点，往往易于接受毒副反应较小的治疗方案。在新辅助化疗方案的选择中，TAC方案具有较好的循证医学证据，NATT研究证实TAC方案具有较高的疾病控制率。但由于存在较高的心脏毒性、胃肠道刺激和骨髓抑制等不良反应，限制了其在老年人群中的应用。本例患者选择TC方案，不良反应相对较轻，同时在严密观察疗效的前提下可以及时更换化疗方案，以达到治疗的目的。

对于继发性内分泌耐药的晚期乳腺癌患者应选择化疗还是内分泌治疗存在较大争议。随着近年来多宗大型临床研究结果的公布，内分泌解救治疗逐渐被人们所接受。多项临床指南均推荐对于无内脏转移或无症状内脏转移的患者，尤其是具有无病间期长、复发部位有限、疾病停滞、高龄等特征的HR阳性患者，可考虑采用内分

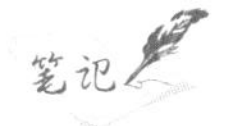

泌治疗。本例患者术后3年出现肝脏转移，没有出现危及生命的内脏危象或者相关症状，应用解救内分泌治疗是合适的。同时随着新的靶向治疗药物的研发，以CDK4/6抑制剂为代表的多种小分子药物的上市给予了临床更多选择。PALOMA-1/2实验结果显示与单纯应用内分泌治疗相比，联合CDK4/6抑制剂具有明显的优势。尤其对于肺和肝转移人群，联合治疗组显示出PFS显著获益。本例患者选择哌柏西利和氟维司群联合治疗，经过近11个月的随访发现肝脏转移病灶较前明显缩小，病变得到有效控制，治疗效果满意。

同时，在复杂性乳腺癌的综合治疗中我们也面临着诸多的疑惑，如新辅助化疗的时长问题、晚期乳腺癌局部处理的时机和方式等，都需要进一步临床研究予以解答。针对老年乳腺癌这一特殊群体，我们更应该制定个体化的诊疗方案，在延长生命的同时提高患者的生活质量。

参考文献

1. TELLI M L, GRADIISHAR W J, WATDJ H. NCCN guidelines updates: breast cancer. J Natl Compr Canc Netw, 2019, 17 (5): 552 – 555.

2. 中国抗癌协会乳腺癌专业委员会. 中国晚期乳腺癌临床诊疗专家共识（2018版）. 中华肿瘤杂志, 2018, 40 (9): 703 – 713.

3. 中国抗癌协会乳腺癌专业委员会. 中国抗癌协会乳腺癌诊治指南与规范（2019年版）. 中国癌症杂志, 2019, 29 (8): 609 – 680.

4. TURNER N C, FINN R S, MARTIN M, et al. Clinical considerations of the role of palbociclib in the management of advanced breast cancer patients with and without visceral Metastases. Ann Oncol, 2018, 29 (3): 669 – 680.

5. JACQUET E, LARDY-CLÉAUD A, PISTILLI B, et al. Endocrine therapy or chemotherapy as first-line therapy in hormone receptor-positive HER2-negative Metastatic breast cancer patients. Eur J Cancer, 2018, 95: 93 – 101.

6. Cardoso F, Senkus E, Costa A, et al. 4th ESO-ESMO International Consensus

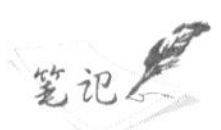

Guidelines for Advanced Breast Cancer (ABC 4). Ann Oncol, 2018, 29 (8): 1634 - 1657.

7. RUGO H S, RUMBLE R B, MACRAE E, et al. Endocrine Therapy for Hormone Receptor-Positive Metastatic Breast Cancer: American Society of Clinical Oncology Guideline. J Clin Oncol, 2016, 34 (25): 3069 - 3103.

(吕志栋)

病例 31　HER2 阳性晚期乳腺癌病例

病历摘要

(一) 病史及治疗一

【病史】

患者，女性，43 岁，未绝经。2014 年 5 月以发现左乳肿块 1 周为主诉入院，患者 1 周前无意中触及左乳中上鹅蛋黄大小肿物、质硬、活动度差，就诊于我院门诊，行乳腺钼靶检查提示：左乳皮肤肿胀，乳头后方有一 4.5 cm × 3.0 cm 大小肿物，BI-RADS 5 类，遂入院诊治。

【专科查体】

双乳对称，乳头平齐，见左乳皮肤水肿，于左乳头下方触及一枚 4.2 cm × 3.5 cm 大小肿块，形态不规则，边界不清，活动度差；左腋窝触及多枚肿大融合淋巴结，大者约 2.0 cm × 1.5 cm，质硬、边界不清、活动度差。右腋窝及双侧锁骨上未触及肿大淋巴结。

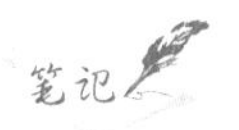

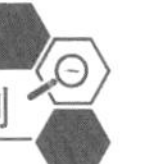

【辅助检查】

乳腺超声：左乳头下方腺体层内见大小约 34.4 mm×42.9 mm×25.6 mm 不均质低回声区，形态不规则，边界不清，内见血流信号。测其中一条动脉，*RI*：0.89。左侧腋窝见大小约 21.8 mm×11.0 mm、13.7 mm×14.0 mm 低回声区，形态尚规则，边界尚清晰，内未见明显血流信号。右侧腋窝未探及明显肿大淋巴结。诊断：左乳低回声区乳腺癌可能性大，左腋窝淋巴结转移癌?

乳腺 MRI（图 31－1）：左乳略肿大，腺体内多发结节状、斑片状及条状长 T_2 或稍长 T_2 信号影，增强后左乳可见区域性强化灶，大小约 35.4 mm×42.6 mm×23.4 mm，强化曲线呈速升平台型。左腋窝见肿大淋巴结。诊断：左乳多发肿块及结节，恶性可能性大，BI-RADS 5 类，左腋窝淋巴结转移?

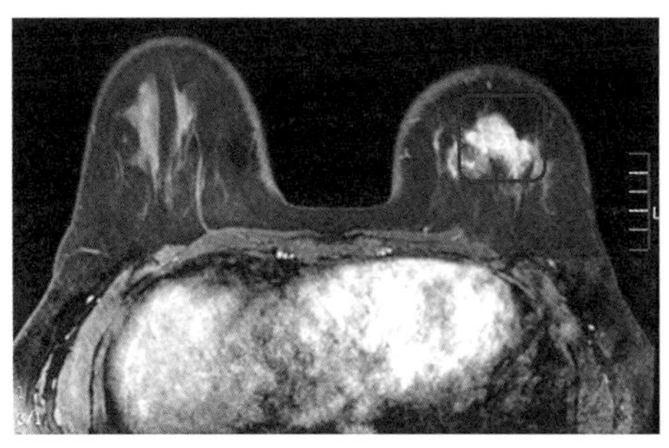

图 31－1　乳腺 MRI

全身其他部位检查及肿瘤标志物未见异常。

行左乳肿物及左腋窝淋巴结穿刺活检术，病理：左乳浸润性癌Ⅱ级，ER（+70%），PR（－），HER2（3+），Ki-67 50%（+），腋窝淋巴结见转移癌。

【诊断】

左乳浸润性癌（cT4N2M0，ⅢB 期，HR 阳性，HER2 阳性型）。

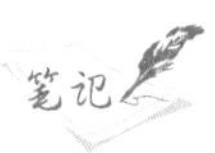

【治疗】

该患者为 HR 阳性/HER2 阳性型局部晚期乳腺癌，既往体健，无明确化疗禁忌证，遂给予 TCbH 方案，具体用药为多西他赛 120 mg + 卡铂 600 mg + 曲妥珠单抗（首次 480 mg，以后均为 360 mg）新辅助化疗。化疗期间给予聚乙二醇化重组人粒细胞刺激因子预防/治疗骨髓抑制，监测血常规、生化等指标，每 2 个周期评效 1 次。过程顺利，6 个周期后达 CR。疗效评价见表 31 –1。

表 31 –1　新辅助化疗疗效评价

	右乳肿物 US(mm)	右腋窝淋巴结 US(mm)	右乳肿物 MRI(mm)
初诊	34.4 ×42.9 ×25.6	21.8 ×11.0	35.4 ×42.6 ×23.4
TCbH ×2	18.2 ×16.8 ×7.6	未见	25.2 ×13.8 ×10.4
TCbH ×4	7.5 ×4.5 ×1.5	未见	6.7 ×4.6 ×1.8
TCbH ×6	左乳肿物显示不清	未见	未见确切异常信号

2014 年 9 月 26 日行左乳癌改良根治 + 右乳房切除术，术后病理：左乳腺癌新辅助化疗后改变 G4，淋巴结见转移癌（4/21）。ER(80% +)，PR(–)，HER2(3 +)，Ki-67(40% +)。术后继续完成曲妥珠单抗靶向治疗直至 1 年，放疗，诺雷德（3.6 mg，q28）+ 来曲唑（2.5 mg，qd）内分泌治疗。

患者服用来曲唑内分泌治疗 3 年，2018 年 5 月复查，查体：于左侧锁骨上区触及多枚淋巴结，质硬，活动度尚可。颈部彩超：左侧锁骨上可见大小约 22.6 mm ×6.9 mm、14.2 mm ×7.5 mm 及 10.6 mm ×8.5 mm 低回声区，形态尚规则，边界尚清晰，内见少许血流信号。诊断：左侧锁骨上淋巴结肿大，转移？肺部 CT 提示与 2017 年 10 月 30 日比较，前纵隔新发多个肿大淋巴结（图 31 –2）。进一步完善全肺高分辨率增强 CT 提示：前纵隔肿物，转移？其余全身检查未见明显复发转移征象（图 31 –3）。

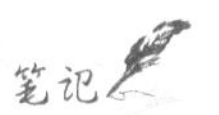

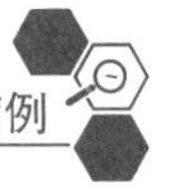

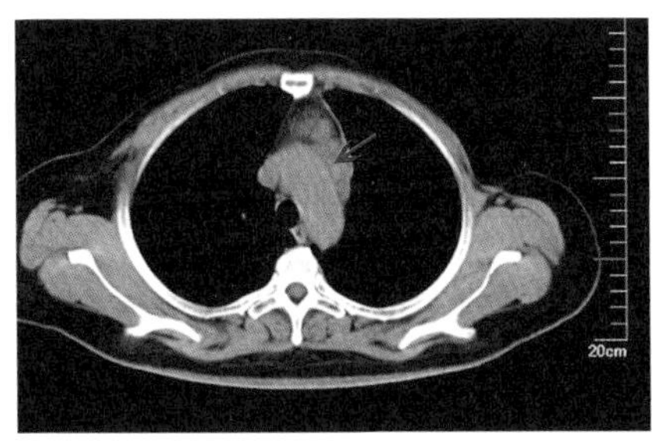

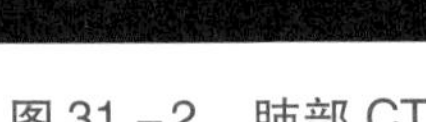

图 31－2　肺部 CT

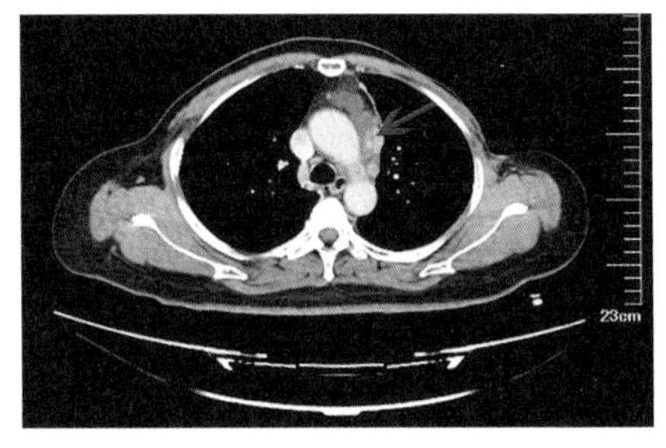

图 31－3　增强 CT

2018 年 5 月于我院头颈科行左颈部淋巴结活检术。术后病理：左颈部淋巴结转移癌，乳腺来源。免疫组化：ER（约 70%＋），PR（－），HER2（3＋），Ki-67（约 20%＋）。

给予该患者白蛋白紫杉醇（125 mg/m^2，qw）联合曲妥珠单抗治疗。

（二）病史及治疗二

经过白蛋白紫杉醇联合曲妥珠单抗治疗 2 个周期后，复查颈部淋巴结彩超及全肺高分辨率增强 CT 提示：颈部淋巴结及纵隔肿物较化疗前增大（表 31－2）。

表 31－2　化疗前后对比

	左颈部淋巴结（mm）US
化疗前	14.2×7.5、10.6×8.5
wTH 化疗 2 个周期后	15.5×8.8、11.2×9.6

靶病灶测量径总和相对于基线增加 9.2%，疗效评价 SD。

给予该患白蛋白紫杉醇＋曲妥珠单抗＋拉帕替尼联合治疗。

（三）病史及治疗三

白蛋白紫杉醇（125 mg/m^2，qw）＋曲妥珠单抗＋拉帕替尼方案治疗后，每 2 个周期进行评估，6 个周期后疗效评价 PR，后给予

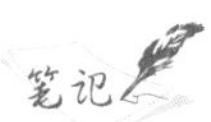

OFS + 氟维司群内分泌治疗维持。

2019 年 3 月入院复查未见明显异常。疗效对比见表 31 – 3。

表 31 – 3　疗效对比

	左颈部淋巴结（mm）US	
化疗前	14.2 × 7.5	10.6 × 8.5
wTH 化疗　2 个周期后	15.5 × 8.8	11.2 × 9.6
wTH 化疗 + L　2 个周期后	6.5 × 4.0	3.0 × 2.2
wTH 化疗 + L　4 个周期后	3.5 × 2.0	1.0 × 1.2

病例分析

（一）治疗一问题解析

该患者为 HR 阳性、HER2 阳性型局部晚期乳腺癌，首选新辅助治疗。HER2 阳性患者靶向联合化疗能够显著提高 pCR 及生存率，奠定了曲妥珠单抗在 HER2 阳性型乳腺癌新辅助治疗中的地位。BCIRG006 研究显示 TCbH 方案与 AC-TH 方案疗效相当且前者心脏毒性较低，考虑到新辅助治疗的特殊性，需要快速缩小肿物以达到手术目的，同时也可以增加患者信心，故给予 TCbH 方案。

近年来抗 HER2 药物层出不穷，如 AFFINITY 研究证实，曲妥珠联合帕妥珠单抗双靶治疗较曲妥珠单抗单靶治疗，能显著改善患者的 IDFS；KATHERINE 研究表明，HER2 阳性乳腺癌未达 pCR 者使用 T-DM1 辅助强化治疗可显著提高 IDFS。但由于该病例时间较早，帕妥珠单抗、T-DM1 在我国均未上市，患者仅继续完成曲妥珠单抗治疗 1 年。

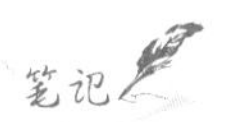

TEXT&SOFT 临床研究的 8 年随访结果表明，OFS 联合 AI 优于

联合 TAM 或单用 TAM，能显著改善患者的 DFS 及 OS。依据乳腺癌术后复发风险及 STEEP 评分，该患者属于高复发风险，需要进行 OFS 强化内分泌治疗，遂给予诺雷德联合来曲唑治疗。

（二）治疗二问题解析

该患者目前诊断为左颈部淋巴结继发恶性肿瘤，纵隔淋巴结继发恶性肿瘤可能性大。该患者为 Luminal B 型，目前对于 HER2 阳性、HR 阳性复发转移性乳腺癌，该选择靶向联合内分泌治疗还是靶向联合化疗仍具有一定争议。《中国临床肿瘤学会（CSCO）乳腺癌诊疗指南（2019 年版）》指出，对于 HER2 阳性、激素受体阳性复发转移性乳腺癌，应优先考虑曲妥珠单抗联合化疗；部分不适合化疗或进展缓慢的患者如果考虑联合内分泌治疗，可在 HER2 靶向治疗的基础上联合芳香化酶抑制剂治疗。对于 HER2 靶向治疗联合化疗达到疾病稳定的患者，化疗停止后，可考虑予 HER2 靶向治疗联合芳香化酶抑制剂维持治疗。给予该患者白蛋白紫杉醇（125 mg/m^2，qw）联合曲妥珠单抗治疗。

（三）治疗三问题解析

HR 阳性、HER2 阳性复发转移性乳腺癌经过曲妥珠单抗联合白蛋白紫杉醇治疗后出现 PD，考虑患者为对曲妥珠单抗原发性耐药，针对曲妥珠单抗耐药后的治疗策略，NCCN 指南推荐首选 T-DM1，结合我国国情，T-DM1 不可及。多项临床试验显示，拉帕替尼联合卡培他滨对紫杉醇治疗失败且曲妥珠单抗耐药的 HER2 阳性转移性乳腺癌有效，并且其不良反应可被患者耐受。EGF104900 研究表明，与拉帕替尼单药相比，曲妥珠单抗联合拉帕替尼能显著延长 HER2 阳性转移性乳腺癌患者的 DFS 及 OS。因此，给予该患者白蛋白紫杉醇 + 曲妥珠单抗 + 拉帕替尼联合治疗。

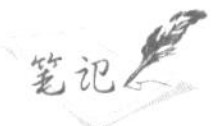

专家点评

HER2 阳性乳腺癌双靶治疗在新辅助阶段的研究已经取得了可喜成果，无论是在 NeoSphere 研究、PEONY 研究中的曲妥珠单抗联合帕妥珠单抗，还是在 NeoALTTO 研究中的曲妥珠单抗联合拉帕替尼，均取得 pCR 的大幅提升，并转化为生存获益。对于新辅助后有残余病灶的患者，KATHERINE 研究表明，使用 T-DM1 辅助强化治疗可显著提高 IDFS。由于该病例发病时间较早，帕妥珠单抗、T-DM1 在我国均未上市，与目前理念相比，新辅助及辅助治疗不足。对于 HER2 阳性复发转移性乳腺癌，抗 HER2 治疗是一个持久战，CLEOPATRA 研究首次证明在曲妥珠单抗联合化疗基础上增加帕妥珠单抗能够改善 HER2 阳性晚期乳腺癌的 PFS 和 OS，2019 年 ASCO 会议上公布了 8 年随访结果，帕妥珠单抗联合曲妥珠单抗和多西他赛组的 8 年生存率达到了 37%，而对照组曲妥珠单抗和多西他赛组的 8 年生存率仅为 23%，奠定了双靶治疗的基础，《NCCN 乳腺癌诊疗指南（2019. v1）》及《中国抗癌协会乳腺癌诊治指南与规范（2019 年版）》指出 HER2 阳性复发转移性乳腺癌一线治疗方案应首选曲妥珠单抗联合帕妥珠单抗双靶向治疗联合紫杉醇化疗方案。EMILIA 研究对 991 例行辅助治疗 6 个月内、转移性疾病治疗后进展的 HER2 阳性局部晚期乳腺癌患者或转移性乳腺癌患者进行了分析，结果显示 T-DM1 组与拉帕替尼联合卡培他滨组的中位 PFS 分别为 9.6 个月和 6.4 个月，中位 OS 分别为 30.9 个月和 25.1 个月。此项研究奠定了 T-DM1 二线治疗的地位。但由于帕妥珠单抗及 T-DM1 在当时的不可及性，小分子 TKI 不失为一种选择。

笔记

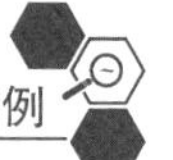

参考文献

1. SLAMON D, EIERMANN W, ROBERT N, et al. Adjuvant trastuzumab in HER2-positive breast cancer. N Engl J Med, 2011, 365 (7): 1273 - 1283.

2. 中国医师协会精准治疗委员会乳腺癌专业委员会，中华医学会肿瘤学分会乳腺肿瘤学组，中国抗癌协会乳腺癌专业委员会. 中国乳腺癌患者 *BRCA1/2* 基因检测与临床应用专家共识（2018 年版）. 中国癌症杂志，2018，10：787 - 798.

3. BLACKWELL K L, BURSTEINH J, STORNIOLO A M, et al. Overall survival benefit with lapatinib in combination with trastuzumab for patients with human epidermal growth factor receptor 2-Positive Metastatic breast cancer: final results from the EGF104900 study. J Clin Oncol, 2012, 30 (21): 2585 - 2592.

4. JOSE B, SWAIN S M. CLEOPATRA: a phase Ⅲ evaluation of pertuzumab and trastuzumab for HER2-positive Metastatic breast cancer. Clinical Breast Cancer, 2010, 10: 489 - 491.

5. DIERAS V, MILES D, VERMA S, et al. Trastuzumab emtansine versus capecitabine plus lapatinib in patients with previously treated HER2-positive advanced breast cancer (EMILIA): a descriptive analysis of final overall survival results from a randomised, open-label, phase 3 trial. Lancet Oncol, 2017, 18 (6): 732 - 742.

6. REVANNASIDDAIAH S, SEAM R, GUPTA M. Pertuzumab plus trastuzumab in Metastatic breast cancer. N Engl J Med, 2011, 366: 109 - 119.

7. GIORDANO S H. Systemic therapy for patients with advanced human epidermal growth factor receptor 2-Positive breast cancer: ASCO clinical practice guideline update. J Clin Oncol, 2018, 10: 2736 - 2740.

8. SWAIN S M, BASELGA J, MILES D, et al. Incidence of central nervous system Metastases in patients with HER2-positive Metastatic breast cancer treated with pertuzumab, trastuzumab, and docetaxel: results from the randomized phase Ⅲ study CLEOPATRA. Ann Oncol, 2014, 25 (6): 1116 - 1121.

（商木岩）

笔记

病例 32　晚期三阴性乳腺癌多线治疗病例

病历摘要

（一）病史及治疗一

【病史】

患者，女性，52 岁，已婚，绝经。该患者 2012 年 2 月因发现右乳肿物并右腋窝淋巴结肿大就诊于外院，乳腺肿物穿刺病理活检提示：腺癌。免疫组化：ER（－），PR（－），HER2（1＋），Ki-67（10%＋）。具体术前分期不清。给予 TE 方案（多西他赛 75 mg/m^2＋吡柔比星 50 mg/m^2）新辅助化疗 3 个周期，于 2012 年 5 月 23 日行右乳癌改良根治术，肿物大小为 6 cm×4 cm×2 cm。术后病理：浸润性导管癌Ⅰ～Ⅱ级，脉管癌栓（－），送检组织四个边缘、基底缘及乳头未见癌组织，淋巴结转移（3/11，胸小肌后 0/1）。免疫组化：ER（－），PR（－），HER2（2＋，FISH：HER2/CEP17＝1.369 无扩增），Ki-67（15%）。术后继续 TE 方案辅助化疗 3 个周期。化疗结束后行右胸壁＋右锁骨上区放疗 DT 5000 cGy/25 f。后定期复查。

患者既往体健，姐妹四人，一妹妹患乳腺癌。

（二）病史及治疗二

患者 2014 年 1 月出现第 1 次复发：右锁骨上淋巴结肿大。DFS：20 个月。

【专科查体】

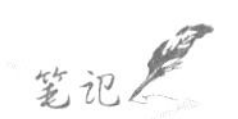

右侧锁骨上扪及质硬肿大淋巴结，固定，大小约 2.5 cm×2.3 cm。

【辅助检查】

彩超提示右锁骨上淋巴结肿大。遂行右锁骨上淋巴结穿刺活检，提示乳腺转移癌，ER（－），PR（－），HER2（2＋，FISH：HER2/CSP17＝1.369 无扩增），Ki-67（15%＋）。患者全身其他部位检查未见明显异常。

【诊断】

（1）右乳腺癌术后复发［rcT0N3M0，ⅢC 期（TNBC）］。

（2）右锁骨上淋巴结转移。

【治疗】

给予 TP 方案解救化疗：多西他赛 75 mg/m^2，d1，顺铂 75 mg/m^2，d1，21 天 1 个周期。2 个周期后疗效评价为 cCR。化疗过程中骨髓抑制Ⅳ度，以中性粒细胞减低为主，给予升白对症处理。消化道反应Ⅲ度，给予止吐对症处理。肝功能、肾功能及心脏功能未见明显异常。第 3 个周期治疗结束后因消化道反应重拒绝继续治疗。

（三）病史及治疗三

患者 2015 年 12 月出现第 2 次复发：右侧胸壁多发结节，右锁骨上淋巴结肿大。PFS：23 个月。

入院查体：右胸壁发红，橘皮样改变。右锁骨上扪及大小约 2.5 cm×2.8 cm 质硬肿大淋巴结，固定，活动度差。辅助检查：彩超提示右锁骨上多发淋巴结肿大，CT 提示右锁骨上、纵隔淋巴结肿大，再次行右锁骨上淋巴结穿刺活检：乳腺转移癌，ER（－），PR（－），HER2（2＋，FISH 无扩增），Ki-67（20%＋），AR（中等－强＋，80%）。肿瘤标志物：CEA 31.12 ng/mL。

诊断：（1）右乳腺癌术后复发［rcT4N3M1，Ⅳ期（TNBC）］。（2）右锁骨上淋巴结转移、右胸壁转移、纵隔淋巴结转移。

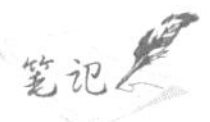

二线治疗选择 TX 方案（多西他赛 75 mg/m^2＋卡培他滨 1250 mg/m^2，

每日2次，口服，第1～第14天，每21天1个周期）联合化疗6个周期，疗效评价cCR（图32－1）。后卡培他滨单药维持治疗直至2017年2月，维持cCR，患者出现Ⅲ度手足综合征。

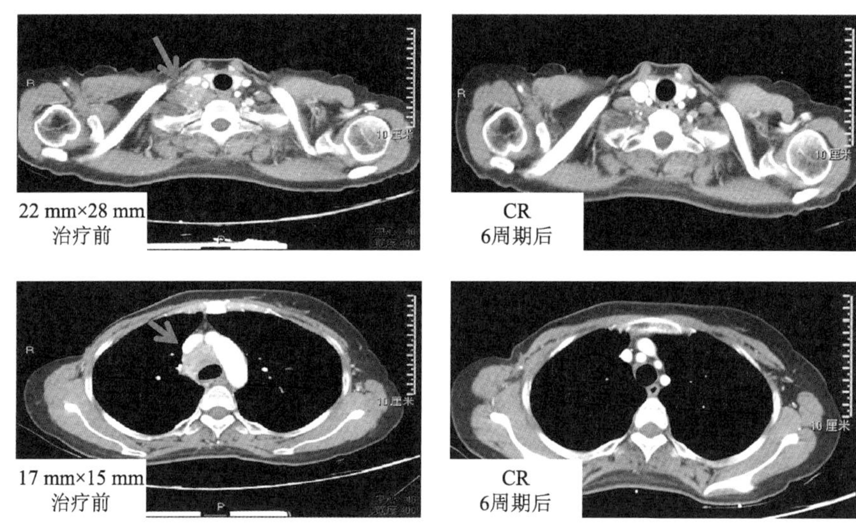

图32－1 疗效对比

患者下一步是选择停药观察等待、卡培他滨减量维持还是换药维持？有数据显示10%～35%的三阴性乳腺癌患者表达雄激素受体，阻断雄激素受体表达成为三阴性乳腺癌可行的内分泌治疗手段。TBCRC011研究表明，抗雄激素受体抑制剂比卡鲁胺在19%的患者中获得了临床益处。考虑到患者长时间化疗及化疗的毒副反应，改予比卡鲁胺（150 mg/d）内分泌维持治疗。

（四）病史及治疗四

患者2018年6月第3次复发：双侧锁骨上淋巴结转移、纵隔淋巴结转移。PFS：30个月。

入院查体：双侧锁骨上区饱满，右锁骨上未触及异常肿大淋巴结，左锁骨上扪及质硬肿大淋巴结，界不清，多发融合固定。

辅助检查：彩超及CT提示双侧锁骨上淋巴结肿大，纵隔淋

笔记

巴结肿大。左锁骨上淋巴结穿刺活检：腺癌，ER(－)，PR(弱－中等强度60%＋)，HER2(3＋)，Ki-67(70%＋)，AR（90%强＋)。FISH检测：HER2扩增（HER2/CEP17＝6.47)。肿瘤标志物：CEA：10.71 ng/mL。

诊断：(1）右乳腺癌术后复发rcT4N3M1，Ⅳ期（Luminal B，HER2阳性型)。(2）双侧锁骨上淋巴结转移、纵隔淋巴结转移。

三线治疗给予NH方案［长春瑞滨25 mg/m²（d1、d8)＋赫赛汀8 mg/kg（首次)→6 mg/kg］。4个周期后达CR、8个周期评效维持CR。患者出现肢端发麻，治疗期间骨髓抑制Ⅲ度。8个周期治疗结束后，确认患者为绝经状态，给予来曲唑内分泌治疗联合曲妥珠单抗维持治疗至今，每2～3个月复查1次，目前维持CR（图32－2)。

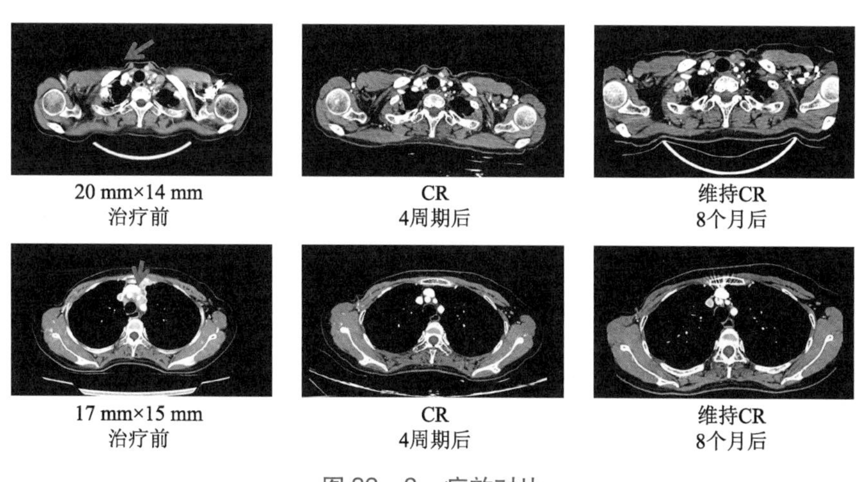

图32－2　疗效对比

病例分析

（一）治疗一问题解析

患者初诊为局部晚期三阴性乳腺癌，根据《中国乳腺癌新辅助治疗专家共识（2019年版)》《中国临床肿瘤学会（CSCO）乳腺癌

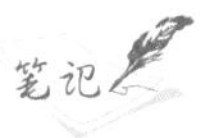

诊疗指南（2019 年版）》，三阴性乳腺癌同时伴有较大肿瘤负荷（如浸润性病灶 >3 cm 或淋巴结阳性）时，推荐行新辅助治疗。新辅助化疗可选择同时包含蒽环和紫杉的方案，若新辅助治疗有效，建议按预设周期足程治疗后再行手术。尤其是三阴性及 HER2 阳性乳腺癌，2014 年 CTNeoBC 荟萃分析表明，这两种亚型新辅助治疗达到 pCR 与生存获益显著相关。对于新辅助治疗未达到 pCR 的三阴性乳腺癌，CREATE-X 研究表明辅助阶段应用卡培他滨强化治疗，能显著改善生存期。本例患者缺乏新辅助治疗疗效评估资料，且在应用 TE 方案有效后并未完成既定的 6 个周期新辅助治疗，根据手术病理结果来看，并未达到最佳的肿瘤退缩效果及降期目的，在有残余肿瘤负荷的前提下，也未进行强化辅助治疗，初始治疗尚存不足。

（二）治疗二问题解析

乳腺癌同侧锁骨上淋巴结转移为局部疾病，治疗原则是以治愈为目的，采取多学科协作的个体化综合治疗，包括手术、放疗、化疗和内分泌治疗等。患者既往曾接受锁骨上区放疗，二次放疗疗效打折、毒性增加、可行性不高，若局部可 R0 切除应该进行手术，但患者为多发淋巴结转移，结合患者分子分型考虑颈部淋巴结清扫获益有限，因此选择全身系统治疗控制 PD。结合患者年龄、DFS 20 个月、三阴性等因素综合分析，一项关于 TP 方案与 TX 方案一线治疗转移性三阴性乳腺癌的Ⅱ期临床试验表明，TP 方案较 TX 方案中位 PFS 更长（10.9 个月 *vs* 4.8 个月），中位 OS（32.8 个月 *vs* 21.5 个月），故给予该患者 TP 方案治疗。

（三）治疗三问题解析

本例患者为三阴性乳腺癌，有乳腺癌家族史，建议行 *BRCA* 基因突变检测。患者目前存在胸壁、同侧锁骨上淋巴结及纵隔淋巴结

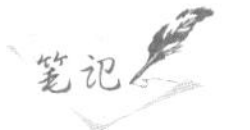

转移，为Ⅳ期乳腺癌，原则上是不可治愈的，治疗目的是延长生存、改善生活质量。荟萃分析表明，一线化疗持续时间长能够延长疾病控制时间，并可能延长 OS。因此，可持续应用其直至 PD 或出现不可耐受毒副反应，联合化疗有效之后，可根据患者对毒性的耐受情况进行单药维持治疗，即选用联合方案中的一个药物维持，优先考虑使用方便的、耐受性较好的药物。多项前瞻及回顾性研究表明，卡培他滨维持治疗能改善晚期乳腺癌 PFS 和 OS。基于此，二线治疗选择 TX 方案（多西他赛 75 mg/m^2 + 卡培他滨 1250 mg/m^2，每日 2 次，口服，d1 ~ d14，每 21 天 1 个周期）联合化疗 6 个周期，疗效评价 cCR。后卡培他滨单药维持治疗直至 2017 年 2 月，维持 cCR，患者出现Ⅲ度手足综合征。

患者下一步选择是停药观察等待、卡培他滨减量维持还是换药维持？有数据显示 10% ~ 35% 的三阴性乳腺癌患者表达雄激素受体，阻断雄激素受体表达成为三阴性乳腺癌可行的内分泌治疗手段。TBCRC01-1 研究表明，抗雄激素受体抑制剂比卡鲁胺在 19% 的患者中获得了临床益处。考虑到患者长时间化疗及化疗的毒副反应，改予比卡鲁胺（150 mg/d）内分泌维持治疗。

（四）治疗四问题解析

临床实践及既往报道中，乳腺癌转移灶和原发灶激素受体状态及 HER2 状态发生改变较常见，更多见于由阳转阴，因此目前指南推荐对于复发病灶或新病灶重新检测激素受体和 HER2。本例患者第 3 次复发后再次对新发病灶进行活检，根据病理免疫组化检查结果提示由三阴性转变为 HR 阳性和 HER2 阳性型。CLEOPATRA 研究表明在曲妥珠单抗联合化疗基础上增加帕妥珠单抗能够改善 HER2 阳性晚期乳腺癌 PFS 和 OS，8 年的随访结果提示双靶治疗 8 年生存率达到 37%，中位总生存达到 57.1 个月。因当时帕妥珠单

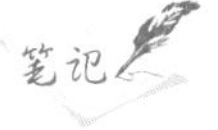

抗还未在中国上市，该患者选择曲妥珠单抗联合化疗。根据 HERNATA 研究，一线治疗 HER2 阳性转移性乳腺癌的方案中，多西他赛联合曲妥珠单抗和长春瑞滨联合曲妥珠单抗的 TTP 和 OS 均相似。故三线治疗给予 NH 方案治疗［长春瑞滨 25 mg/m^2（d1、d8）+ 赫赛汀 8 mg/kg→6 mg/kg］。4 个周期后达 CR，8 个周期评效维持 CR。患者出现肢端发麻，治疗期间骨髓抑制Ⅲ度。8 个周期治疗结束后，确认患者为绝经状态，改予来曲唑内分泌治疗联合曲妥珠单抗维持治疗至今，每 2 ~ 3 个月复查 1 次，目前维持 CR。

专家点评

本例患者初诊时为局部晚期三阴性乳腺癌，符合新辅助治疗指征，但新辅助治疗过程尚存不足。

乳腺癌在生物学上存在高度异质性，由于其异质性存在，导致原发灶和转移灶，甚至不同转移灶之间存在不同的生物学特征，从而影响治疗方案的选择。本病例术前、术后多次复发，病理免疫组化均支持三阴性乳腺癌，但第 3 次复发后再次病理活检，提示孕激素受体由阴转阳，HER2 由阴转阳，即由原三阴型转变为激素受体阳性 HER2 阳性型，根据最新的分子生物学特征，选择抗 HER2 治疗联合化疗，治疗有效，肿物退缩明显，再次证实了动态活检对于指导治疗决策十分重要。

三阴性乳腺癌目前分 4 型，即腔面雄激素受体型（LAR）、免疫调节型（IM）、基底样免疫抑制型（BLIS）和间质型（MES），而在 LAR 亚型，HER2 突变率（15%）明显高于其他亚型。对于 LAR 亚型，既往研究证实其可能获益于雄激素受体抑制剂。临床前研究发现，雄激素受体（AR）靶向治疗的效果受 ER 状态影响，在 ER

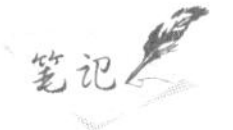

阳性乳腺癌细胞中系抑制肿瘤生长，而在 ER 阴性细胞中系激发肿瘤生长，提示抗雄激素治疗在 ER 阴性、AR 阳性的细胞中最有效。但是，根据目前的抗雄激素治疗临床研究数据来看，总体有效率不高。例如，比卡鲁胺的Ⅱ期临床研究的第一阶段结果显示 424 例患者（雄激素受体阳性、雌激素受体 α 阴性、孕激素受体阴性）中雄激素受体阳性表达率为 12%，6 个月临床获益率（CBR）为 19%，中位 PFS 为 12 周。恩杂鲁胺的Ⅱ期临床研究数据显示患者（雄激素受体阳性、雌激素受体 α 阴性、孕激素受体阴性、HER2 阴性）雄激素受体阳性表达率为 55%，16 周时 CBR 为 42%，24 周时 CBR 为 35%。本病例在疾病快速进展时及瘤负荷较大时选择化疗快速控制 PD，当疾病控制稳定且瘤负荷较低时，选择雄激素受体抑制剂维持治疗，雄激素受体抑制剂相较于化疗毒性低，患者耐受性良好，且抗雄治疗使疾病稳定期达 16 个月，说明对于三阴性乳腺癌，准确的亚型判断可以更好地指导治疗，而对于 AR 阳性人群，通过筛选使其获得靶向治疗获益及合适治疗时机的选择至关重要。

参考文献

1. MINCKWITZ G V, LOIBL S, SCHNEEWEISS A, et al. Early survival analysis of the randomized phase Ⅱ trial investigating the addition of carboplatin to neoadjuvant therapy for triple-negative and HER2-positive early breast cancer (Gepar Sixto). Cancer Research, 2016, 76 (4): S2 – 04.

2. CLASINA M, VENEM A, TESSA G, et al. Consideration of breast cancer subtype in targeting the androgen receptor. Pharmacology & Therapeutics, 2019 (200): 135 – 147.

3. THOMPSON A M, JORDAN L B, QUINLAN P, et al. Prospective comparison of switches in biomarker status between primary and recurrent breast cancer: the Breast Recurrence In Tissues Study (BRITS). Breast Cancer Res, 2010, 12 (6): R92.

4. GUCALP A, TOLANEY S, ISAKOFF S J, et al. Phase Ⅱ trial of bicalutamide in

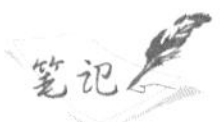

patients with androgen receptor-positive, estrogen receptor-negative Metastatic breast cancer. Clin Cancer Res, 2013, 19 (19): 5505 – 5512.

5. TRAINA T A, O'SHANGHNSSY J, NANDA R, et al. Preliminary results from a phase 2 single-arm study of enzalutamide, an androgen receptor (AR) inhibitor, in advanced AR + triple-negative breast cancer (TNBC). Cancer Res, 2015, 75 (9): P5 – 19 – 09.

（刘星）

病例 33　HR 阳性晚期乳腺癌三线应用依维莫司治疗病例

病历摘要

【病史】

患者，女性，49 岁。主诉：左乳癌术后近 6.5 年，发现肝、骨转移 2 年。

患者 2011 年 4 月触及左乳肿物，于北京某医院行左乳肿物穿刺活检术，病理结果提示左乳浸润性导管癌Ⅱ级，免疫组化：ER (50%~70% +)，PR（>75%），HER2（–），Ki-67（25%~50%）。2011 年 5 月 5 日行左乳房切除 + 左腋窝前哨淋巴结活检术，肿物大小 2.0 cm × 1.5 cm × 1.5 cm，淋巴结（0/2）枚转移，诊断为左乳癌 (pT1N0M0，ⅠA 期，Luminal B，HER2 阴性型)。术后未行辅助化疗，于 2011 年 6 月开始接受他莫昔芬 20 mg，每日 1 次辅助内分泌治疗。

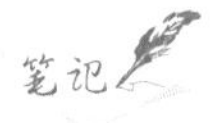

【辅助检查】

2018 年 9 月患者复查发现肝脏占位性病变（图 33 – 1A），超声引导下行肝脏病灶穿刺活检，病理结果显示肝组织内可见癌浸润。免疫组化：ER(90% +)，PR(30%)，HER2(2 +)，HER2 （FISH 阴性），Ki-67(15%)，结合病史及免疫组化符合乳腺转移。完善全身骨扫描及 CT 检查，结果提示第 7 胸椎、右侧髋臼骨代谢增高，骨转移可能性大（图 33 – 1B、图 33 – 1C）。

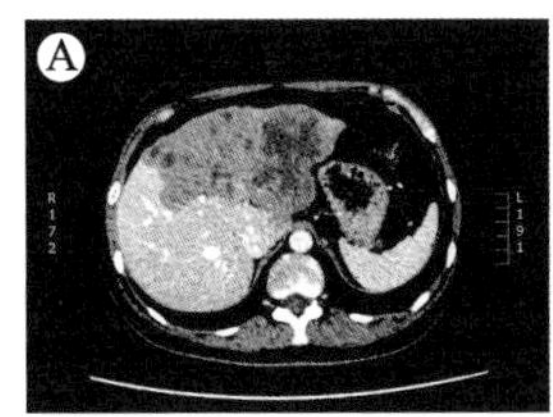

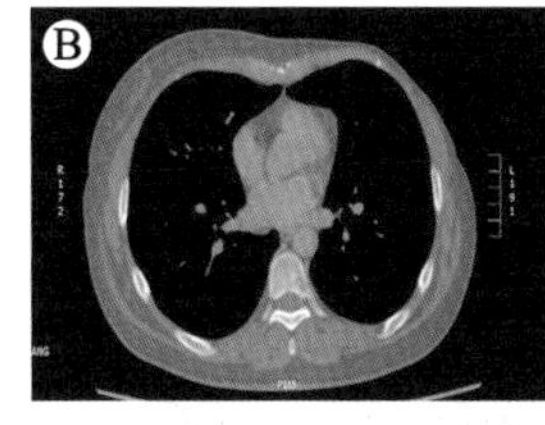

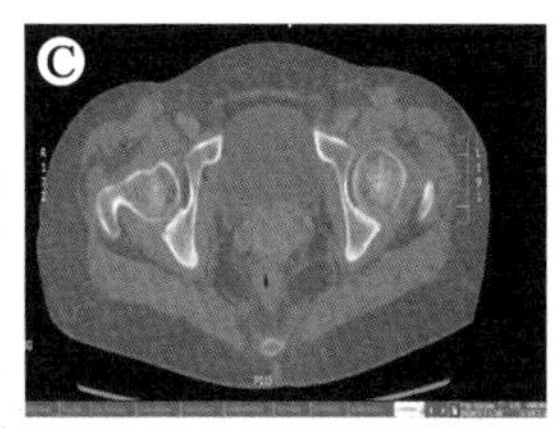

图 33 – 1　乳腺癌首次复发，肝脏转移病灶、骨转移病灶

【诊断】

左乳癌复发（rT0N0M1，肝、骨转移），DFS 为 6.5 年。

【治疗】

2017 年 11 月 10 日开始接受一线 TE 方案解救治疗，具体用药为表柔比星 120 mg，d1，多西他赛 120 mg，d1，2 个周期评效为 SD，化疗期间出现 4 度粒细胞减少，评估化疗疗效及毒副反应，2017 年 12 月 28 日更换二线方案为氟维司群联合戈舍瑞林（诺雷德）治疗，分别于第 3、第 5、第 8 个月评效均为 PR，治疗第 11 个月出现肝内病灶增多、增大，PD（图 33 – 2），二线 TTP 时间为 11 个月。2018 年 11 月 15 日更换三线方案为戈舍瑞林（诺雷德）联合来曲唑及依维莫司治疗，具体用药为诺雷德 3.6 mg，28 天 1 次，皮下注射；来曲唑 2.5 mg，每日 1 次，口服；依维莫司 10 mg，每日 1 次，口服。用药后第 3 个月因Ⅱ度间质性肺炎，将依维莫司减量至 5 mg，每日 1 次，口服，分别于 2、4、6、9 个周期评效均为 PR

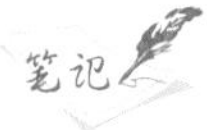

（图 33 -3），末次入院时间为 2019 年 10 月 20 日，患者仍处于 PR 状态，目前无 PD 时间为 11 个月。

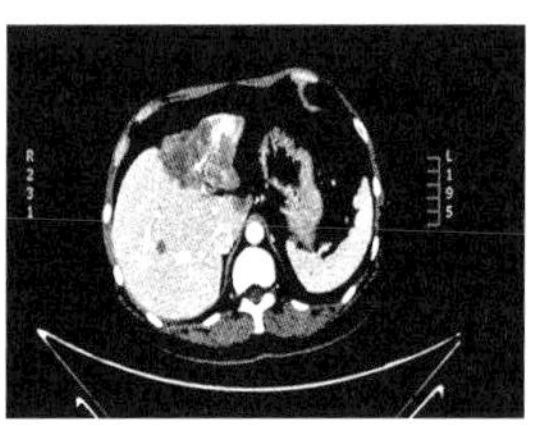
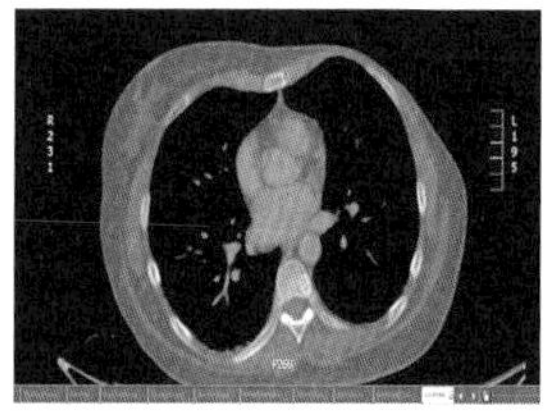
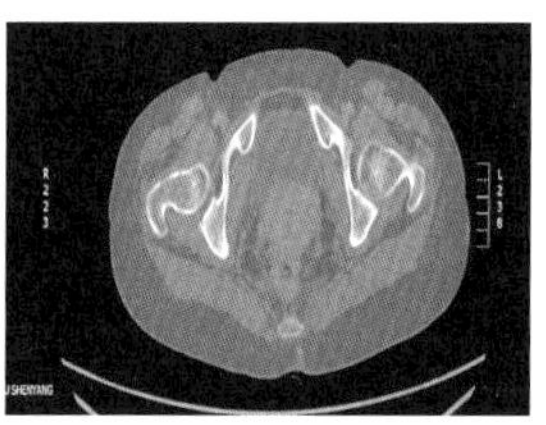

图 33 -2　二线氟维司群联合戈舍瑞林（诺雷德）治疗疗效达到 PR

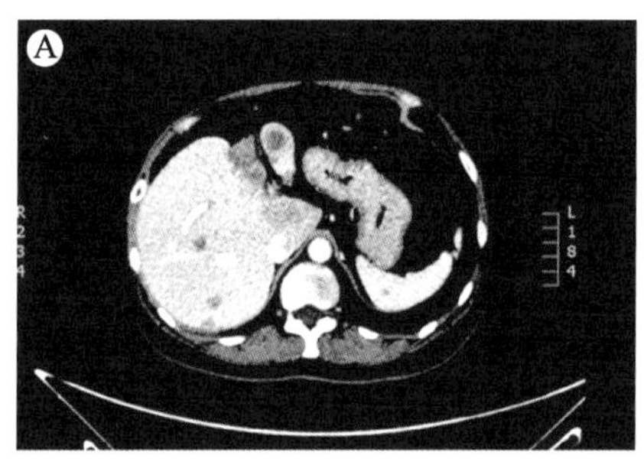
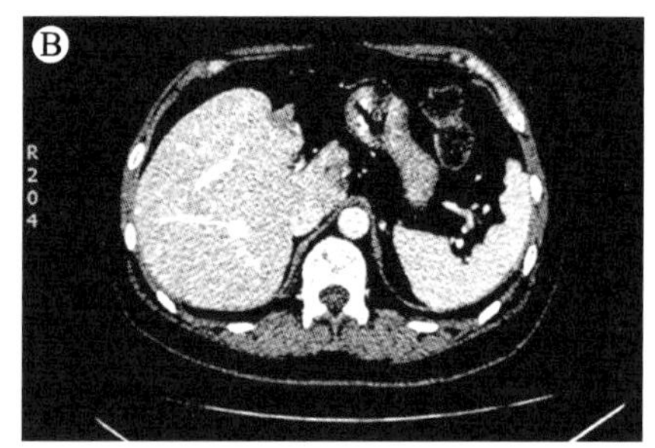

A. 三线治疗基线；B. 三线戈舍瑞林（诺雷德）+ 来曲唑 + 依维莫司，评效结果为 PR。

图 33 -3　疗效对比

病例分析

患者为 ER 阳性、HER2 阴性转移性乳腺癌伴内脏转移，从一线化疗中未获益，遂及时转换为内分泌治疗，患者从二线氟维司群联合戈舍瑞林治疗中显著获益；二线内分泌治疗失败后，更换内分泌治疗方案（戈舍瑞林、来曲唑联合依维莫司），再次获得生存获益。

诊疗思路：晚期乳腺癌不可治愈，需要根据患者的分子分型制订治疗方案，以延长患者的生存期、提高生活质量为目的。对于 ER 阳性、HER2 阴性转移性乳腺癌患者，若复发后仅有骨和软组织转移或无症状的内脏转移，应该优选内分泌治疗；只有对于内分

笔记

泌治疗耐药、PD 较快、有内脏危象、需要快速减轻肿瘤负荷的患者首选化疗。本例患者术后 6.5 年，发现肝、骨转移后，首先对肝脏病灶进行穿刺活检，明确转移病灶的病理特征，结果提示 ER 强阳性、HER2 阴性，一线选择了化疗，但疗效不佳，及时转换为内分泌治疗，患者得到了生存获益，再次证实 ER 阳性、HER2 阴性转移性乳腺癌内分泌治疗的优越性。

对于绝经前、ER 阳性、HER2 阴性转移性乳腺癌的晚期内分泌治疗，美国 NCCN 乳腺癌诊疗指南、St. Gallen 乳腺癌专家共识及《中国晚期乳腺癌临床诊疗专家共识（2018 版）》推荐，内分泌治疗方案为卵巢抑制剂联合他莫昔芬/芳香化酶抑制剂或氟维司群或芳香化酶抑制剂 + CDK4/6 抑制剂。由于当时 CDK4/6 抑制剂尚未在国内上市，对该患者给予了氟维司群联合戈舍瑞林的治疗，肝脏病灶缩小，TTP 时间 1 年。

随着临床研究的进展，对于绝经前、ER 阳性、HER2 阴性转移性乳腺癌最佳治疗策略的讨论越来越激烈。Ⅱ期临床 FLAG 研究对比了氟维司群联合戈舍瑞林、阿那曲唑联合戈舍瑞林（A + G）和戈舍瑞林单药对既往接受过他莫昔芬治疗的绝经前、ER 阳性、HER2 阴性转移性乳腺癌患者的疗效，结果显示接受氟维司群联合戈舍瑞林治疗患者的中位 TTP 时间为 16.3 个月，提示氟维司群联合戈舍瑞林方案为既往接受过他莫昔芬治疗的绝经前、ER 阳性、HER2 阴性转移性乳腺癌患者的优选方案。KCSG BR10 - 04 研究结果显示对于既往接受过他莫昔芬治疗后进展的绝经前、ER 阳性、HER2 阴性转移性乳腺癌患者，帕博西尼联合依西美坦联合卵巢抑制优于卡培他滨化疗。CDK4/6 抑制剂的出现及最佳组合方案的探索，为今后治疗提供了新的选择和治疗方向。

氟维司群治疗失败后的治疗方案选择也是一个难题。考虑患者既往术后内分泌治疗和晚期二线内分泌治疗有效，虽然 PD，但仍

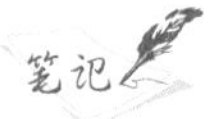

无内脏危象，故后续更换内分泌治疗方案仍为合理选择。目前指南推荐二线内分泌治疗可选择卵巢抑制剂联合氟维司群 + CDK4/6 抑制剂或者 AI + 依维莫司。给予该患者（戈舍瑞林 + 来曲唑）联合 mTOR 抑制剂治疗，肝脏病灶再次缩小，患者获得生存获益。

专家点评

激素受体阳性乳腺癌有延迟复发的特点，对复发转移病灶再次进行穿刺活检，明确病理性质十分重要。对于无内脏危象的 ER 阳性、HER2 阴性转移性乳腺癌患者应首选内分泌治疗，相比于化疗，其具有更好的疗效和安全性，但最佳治疗组合和治疗顺序，仍值得大家未来进一步探索。

参考文献

1. KIM I Y, IM S A, JUNG K H, et al. Fulvestrant plus goserelin versus anastrozole plus goserelin versus goserelin alone for hormone receptor-positive, HER2-negative tamoxifen-pretreated premenopausal women with recurrent or Metastatic breast cancer (KCSG BR10 – 04): a multicentre, open-label, three-arm, randomised phase Ⅱ trial (FLAG study). Eur J Cancer, 2018, 103: 127 – 136.

2. PARK Y H, KIM T Y, KIM G M, et al. Palbociclib plus exemestane with gonadotropin-releasing hormone agonist versus capecitabine in premenopausal women with hormone receptor-positive, HER2-negative Metastatic breast cancer (KCSG-BR15 – 10): a multicentre, open-label, randomised, phase 2 trial. Lancet Oncol, 2019, 20 (12): 1750 – 1759.

3. 中国抗癌协会乳腺癌专业委员会. 中国晚期乳腺癌临床诊疗专家共识（2018 版）. 中华肿瘤杂志, 2018, 40 (9): 703 – 713.

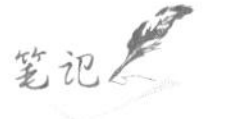

（徐璐）

病例 34　HR 阴性、HER2 阳性晚期乳腺癌治疗病例

病历摘要

（一）病史及治疗一

【病史】

患者，女性，58 岁，已绝经。以左乳癌术后 18 个月，左锁骨上淋巴结转移 10 个月为主诉入院，患者于 2017 年 7 月 3 日因左乳癌于我院行左乳癌改良根治术，术后石蜡病理回报：（左乳）浸润性导管癌（低分化，大小为 3 cm × 2 cm × 2 cm），乳头及底切缘均未见受侵，淋巴结见癌转移（3/10）。免疫组化：ER（－），PR（－），c-erbB-2（2＋），P53（－），EGFR（弱＋），TOPO（60%＋），CK5/6（－），Ki-67（约 60%）。FISH：阳性。手术顺利，术后诊断左乳癌（pT2N1M0，ⅡB 期），术后给予 8 个周期 AC（吡柔比星 80 mg，环磷酰胺 1.0 g）×4 序贯、T（多西他赛 160 mg）×4 方案化疗（患者拒绝使用曲妥珠单抗），序贯左侧胸壁野 DT 5040 cGy/28 f 及左侧锁骨上野 DT 5000 cGy/25 f 放疗，定期复查，病情稳定。10 个月前因发现左锁骨上肿物就诊于我院。

患者既往体健，否认乳腺癌家族史。

【专科查体】

身高 155 cm，体重 60 kg，体表面积 1.6 m^2，左乳缺如，胸壁可

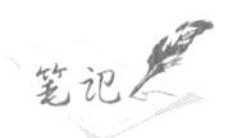

见一切口瘢痕，右侧乳腺各象限未触及明显肿物，左锁骨上可见局部隆起，可触及多发淋巴结肿大融合成团，大小约 6 cm×4 cm，质硬，活动差，双腋窝及右侧锁骨上未触及肿大淋巴结。

【辅助检查】

超声示左侧锁骨上可见多个低回声结节，大者为 17 mm×9 mm，边界清，内可见血流信号。

左锁骨上淋巴结穿刺活检，病理示纤维组织内见低分化癌浸润，结合病史、免疫组化及原免疫组化结果考虑乳腺癌转移。免疫组化结果：GCDFP-15（局灶 +），HER2（2 +），ER（-），PR（-），P53（-），EGFR（-），CK5/6（-），TOPO（40% +），Ki-67（60% +），FISH 检测示 HER2 阳性。

全身其他部位检查未见明显异常。

【诊断】

左乳癌术后放化疗后；左锁骨上淋巴结转移。

【治疗】

NH［长春瑞滨 30 mg/m^2，d1、d8；曲妥珠单抗 8 mg/kg（首次）→6 mg/kg］一线解救化疗。每 2 个周期监测病情 1 次。

（二）病史及治疗二

患者每 2 个周期化疗评估提示锁骨上淋巴结持续缩小，至化疗 12 个周期时发现左颈部肿大淋巴结。查体：颈部对称，左侧颈部可触及多个肿大淋巴结，较大者直径约 2.0 cm，右侧颈部未触及肿大淋巴结，双侧锁骨上下未触及肿大淋巴结。右乳及右腋窝未见异常。

颈部及锁骨上超声提示（图 34-1、图 34-2）：左侧锁骨上窝淋巴结可见（7 mm×6 mm），左侧颈部淋巴结增大（颈部 V 区可见

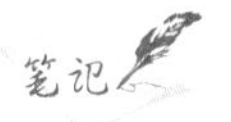

多个低回声结节，最大 20 mm × 14 mm）。颈部 CT（图 34 – 3）示颈部多发肿大淋巴结。部分颈椎骨质增生。

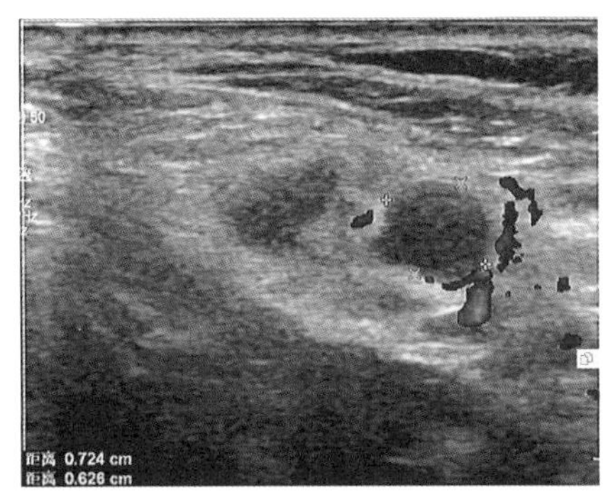

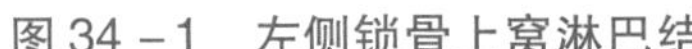
图 34 – 1 左侧锁骨上窝淋巴结

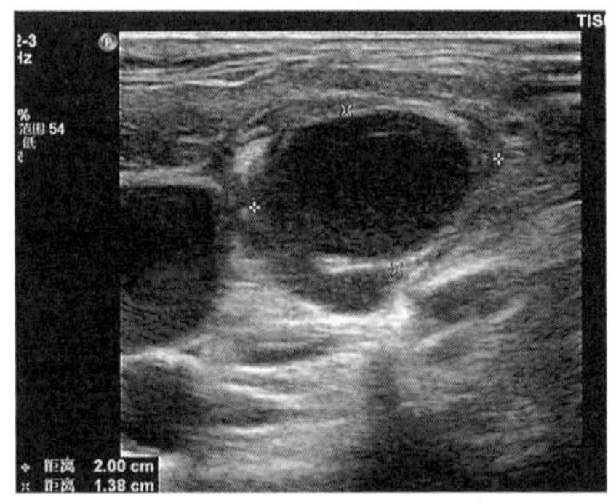

图 34 – 2 左侧颈部淋巴结

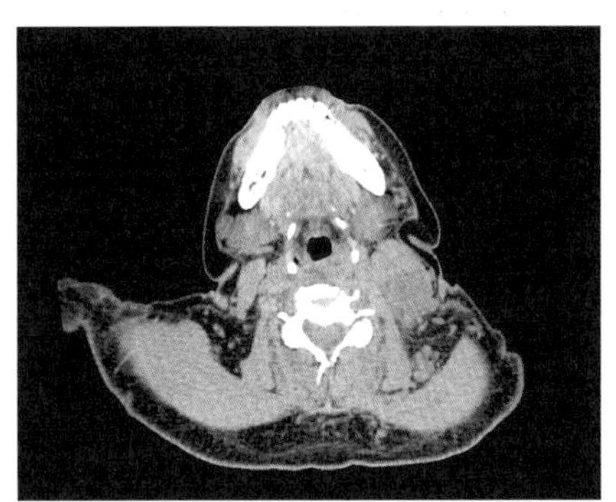

图 34 – 3 颈部 CT

左颈部淋巴结穿刺石蜡病理回报：（左颈部）纤维及坏死组织中见少许癌浸润，结合病史、形态及免疫组化，符合低分化腺癌，倾向来源于乳腺。免疫组化：ER（弱 +，10%），PR（ – ），HER2（2 + ），Ki-67（60% + ），AE1/AE3（ + ），GCDFP-15（ – ）。

FISH 检测示 HER2 阴性。

全身骨扫描示第 3 腰椎显像剂浓聚灶，肌内注射显像剂分布不均（图 34 – 4）。

胸部、上腹 CT 平扫未见异常。全身其他部位检查未见明显异常。

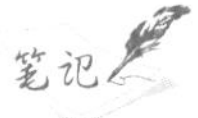

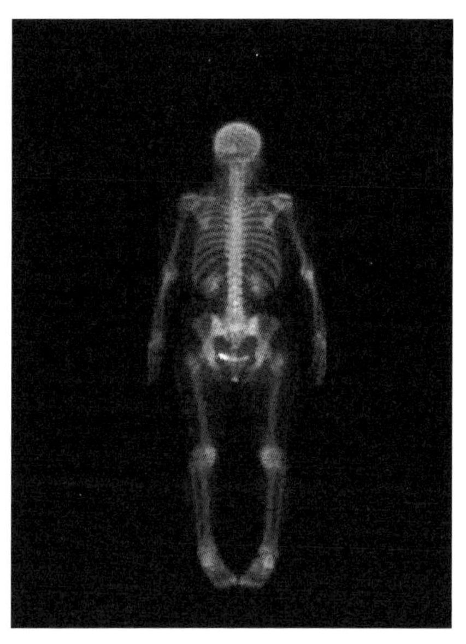 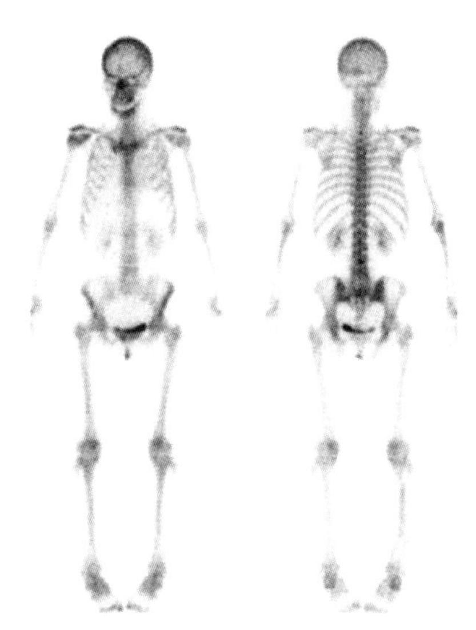

图 34 - 4　全身骨扫描

【诊断】

左乳癌术后放化疗后；左锁骨上淋巴结转移；左颈部淋巴结转移。

【治疗】

吡咯替尼 400 mg，qd + 卡培他滨 1000 mg/m^2，bid，d1 ~ d14 二线治疗，定期复查。

病例分析

(一) 治疗一问题解析

患者完成术后辅助治疗 1 年内出现锁骨上复发，依据 CSCO 乳腺癌指南，对于既往未接受过曲妥珠单抗治疗的 HER2 阳性复发转移乳腺癌患者，以曲妥珠单抗为基础的联合化疗方案是其晚期一线治疗的标准方案。患者蒽环及紫杉类药物辅助化疗结束不足 1 年时

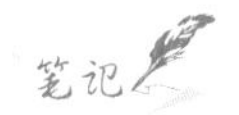

出现左锁骨上淋巴结复发，不符合蒽环及紫杉类药物再次使用指征，HERNATA 研究证实曲妥珠单抗联合长春瑞滨能取得与曲妥珠单抗联合紫杉类药物相似的疗效，结合 CSCO 乳腺癌指南给予患者抗 HER2 一线治疗，结合 NCCN 指南给予患者 NH［长春瑞滨 30 mg/m^2，d1、d8；曲妥珠单抗 8 mg/kg（首次）→6 mg/kg］一线解救化疗。每 2 个周期监测 1 次病情。

（二）治疗二问题解析

患者 ECT 提示骶髂关节显像剂浓聚，进一步查 CT 未见骨破坏，且患者无骨痛，实验室检查示血钙、碱性磷酸酶、乳酸脱氢酶无升高，故除外骨转移。

患者于 NH 化疗 12 个周期末出现左颈部淋巴结肿大，超声引导下左颈部淋巴结穿刺活检，病理示考虑低分化腺癌，乳腺来源。免疫组化示 ER（弱 +，10%），PR（-），HER2（2 +），FISH 检测阴性。根据 2019 年中国抗癌协会 HER2 阳性乳腺癌临床诊疗专家共识，当原发灶和转移灶结果不一致时，只要其中一处病灶 HER2 阳性，就应推荐相应的抗 HER2 治疗。患者曲妥珠单抗治疗 10 个月后出现病情进展，考虑出现曲妥珠单抗继发耐药，故改用抗 HER2 阳性二线靶向药物吡咯替尼。参考 2019 年 COSO 乳腺癌诊疗指南，针对 HER2 阳性复发转移乳腺癌二线治疗，给予患者吡咯替尼 400 mg，qd；卡培他滨 1000 mg/m^2，bid，d1 ~ d14；定期复查。

专家点评

该例患者为绝经后激素受体阴性 HER2 阳性的初治可手术乳腺癌患者。给予左乳癌改良根治术后 8 个周期 AC ×4 序贯 T ×4 化疗

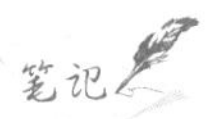

方案，遗憾的是由于当时曲妥珠单抗未进入医保患者放弃了抗HER2靶向治疗，考虑患者腋窝淋巴结3枚阳性且HER2阳性的高危因素，故给予左侧胸壁野DT 5040 cGy/28 f及左侧锁骨上野DT 5000 cGy/25 f放疗。定期复查后于化疗结束11个月余时出现左侧锁骨上淋巴结复发，且免疫组化与初治时相同，患者ECT提示骶髂关节显像剂浓聚，对有症状骨、ECT异常的长骨和承重骨推荐行相应部位的X线、CT或MRI检查进一步明确，于是进一步查骨窗CT未见骨破坏，患者无骨痛症状，实验室检查示血钙、碱性磷酸酶、乳酸脱氢酶无升高，故除外骨转移。根据H064g和M77001研究证实，在紫杉基础上联合曲妥珠单抗治疗，能够显著提高PFS和OS，确立曲妥珠单抗联合紫杉类在一线标准治疗的地位，因该例患者蒽环及紫杉类药物辅助化疗结束不足1年时出现左锁骨上淋巴结复发，不符合蒽环及紫杉类药物再次使用指征，故不考虑再次使用蒽环及紫杉类药物。患者肿瘤负荷小，可选择单药化疗联合靶向治疗，由于当时帕妥珠单抗在国内仍未上市，结合2019版CSCO乳腺癌抗HER2一线治疗指南及HERNATA研究证实曲妥珠单抗联合长春瑞滨能取得与曲妥珠单抗联合紫杉类相似的疗效，且不良反应低，再加上考虑到后续可口服长春瑞滨维持治疗的便捷性，因此给予患者NH（长春瑞滨30 mg/m^2，d1、d8；曲妥珠单抗8 mg/kg，d1、d22）一线解救治疗。患者应用NH期间定期评估，左侧锁骨上淋巴结逐渐缩小，于NH化疗12个周期末出现左颈部淋巴结肿大，超声引导下行左颈部淋巴结穿刺活检，病理考虑低分化腺癌，乳腺来源。免疫组化示ER（弱+10%），PR（−），HER2（2+），FISH检测阴性。此次患者免疫组化发生改变，ER由阴性转变为弱阳性，而HER2由FISH检测阳性转变为阴性，可以从乳腺肿瘤高

笔记

度异质性及药物治疗敏感性导致生物学行为变化等方面考虑，虽然ER表达由阴转阳，但是其表达较低而且为弱阳性，疾病由局部复发进展为远处转移，预计内分泌治疗获益不大。对于后续治疗决策的制定则根据2019年中国抗癌协会HER2阳性乳腺癌临床诊疗专家共识，即当原发灶和转移灶结果不一致时，只要一处病灶HER2阳性，就应推荐相应的抗HER2治疗。针对HER2阳性复发转移乳腺癌，患者曲妥珠单抗治疗10个月后出现病情进展，考虑曲妥珠单抗继发耐药（即给予晚期乳腺癌含曲妥珠单抗的方案治疗后进行首次影像学评估时获得疾病缓解或稳定，但第2次或以后用曲妥珠单抗治疗出现PD），根据EGF100151研究和GBG26研究的结果，曲妥珠单抗进展后，患者可考虑的治疗策略有拉帕替尼联合卡培他滨治疗或继续使用曲妥珠单抗，更换其他化疗药物。PHENIX研究结果显示，在紫杉类和曲妥珠单抗治疗失败的患者，吡咯替尼联合卡培他滨，较单用卡培他滨可提高ORR和PFS，故改用抗HER2阳性二线靶向药物拉帕替尼或吡咯替尼。吡咯替尼治疗晚期乳腺癌的Ⅱ期及Ⅲ期临床试验均提示吡咯替尼+卡培他滨比拉帕提尼+卡培他滨的PFS及ORR更长，遂给予患者吡咯替尼400 mg，qd+卡培他滨1000 mg/m^2，bid，d1～d14；二线治疗，定期复查。

参考文献

1. 江泽飞，陈佳艺，牛晓晖，等. 乳腺癌骨转移和骨相关事件疾病临床诊疗专家共识（2014版）. 中华医学杂志，2015，95（4）：241－247.

2. SLAMON D J, LEYLAND-JONES B, SHAK S, et al. Use of chemotherapy plus a monoclonalantibody against HER2 for Metastatic breast cancer that overexpresses HER2. The New England journal of medicine, 2001, 344（11）: 783－792.

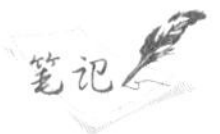

3. MARTY M, COGNETTI F, MARANINCHI D, et al. Rabdomized phase Ⅱ trial of the efficacy and safety of tratuzumab combined with docetaxel in patients with human epidermal growth factor receptor 2-positive Metastatic breast cancer daminstered as first-line treatment: the M77001 study group. Journal of Clinical Oncology, 2005, 23 (19): 4265 – 4274.

4. ANDERSSON M, LIDBRINK E, BJERRE K, et al. Phase Ⅲ randomized study comparing docetaxel plus trastuzumab with vinorelbine plus trastuzumab as first-line therapy of Metastatic or locally advanced human epidermal growth factor receptor 2-positive breast cancer: the HERNATA study. Journal of Clinical Oncology, 2011, 29 (3): 264 – 271.

5. 邵志敏. 中国抗癌协会乳腺癌诊治指南与规范（2019 年版）. 中国癌症杂志, 2019, 29 (8): 609 – 680.

6. CAMERON D, CASEY M, PRESS M, et al. A phase Ⅲ randomized comparison of lapatinib plus capecitabine versus capecitabine alone in women with advanced breast cancer that has progressed on trastuzumab: updated efficacy and biomarker analyses. Breast cancer research and treatment, 2008, 112 (3): 533 – 543.

7. VONMINCKWITZ G, DU BOIS A, SCHMIDT M, et al. Trastuzumab beyond progression in human epidermal growth factor receptor 2-positive advanced breast cancer: agerman breast group 26/breast international group 03 – 05 study. Journal of Clinical Oncology, 2009, 27 (12): 1999 – 2006.

8. JIANG Z F, YAN M, HU X C, et al. Pyrotinib combined with capecitabine in women with HER2 + metastatic breast cancer previously treated with trastuzumab and taxanes: A randomized phase Ⅲ study. Journal of Clinical Oncology, 2019, 37 (15_suppl): 1001.

（贾巍）

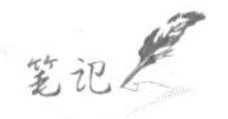

病例 35　HR 阳性、HER2 阴性乳腺癌新辅助治疗后复发转移病例

病历摘要

（一）病史及治疗一

【病史】

患者，女性，初诊年龄 36 岁，绝经前。2015 年 5 月因发现左乳肿物 2 年余首诊于我院（因妊娠、哺乳 2 年内从未就诊）。

患者既往体健，父亲“食管癌”，母亲“胃癌”。

【专科查体】

左乳中下距乳晕 4 cm 处可见范围约 3.0 cm × 3.0 cm 的“橘皮征”区，其深面可触及一大小约 5.0 cm × 5.0 cm 肿物，质硬，边界不清，表面不规整，活动度差，与皮肤、胸肌无粘连；左腋窝可触及一大小约 3.0 cm × 3.0 cm 淋巴结，质硬，融合，活动度差。

【辅助检查】

乳腺超声（2015 年 5 月）：左乳腺体层多发低回声团块（BI-RADS 5 类），较大者位于乳头下方，大小约 4.3 cm × 3.3 cm × 2.8 cm，左锁骨上下、腋窝多发淋巴结肿大，左腋窝较大者约 3.1 cm × 1.1 cm，锁骨下水平多个低回声结节，较大者约 1.3 cm × 0.7 cm，锁骨上较大者约 1.3 cm × 0.8 cm。

穿刺病理（2015 年 5 月）：左乳腺浸润性癌；左腋窝及左锁骨

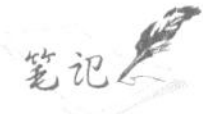

上可见癌转移。

免疫组化：ER(40%，中等)，PR(20%，中等)，HER2(1+)，Ki-67(30%+)，P53(10%+)，TOPOⅡ(5%+)。

胸+上腹 CT：左乳外下象限肿物，考虑左乳癌；左腋窝多发增大淋巴结。基线胸部 CT 见图 35-1。

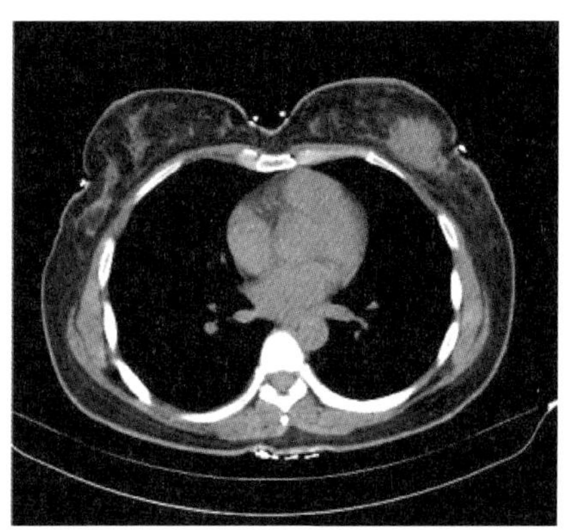

图 35-1　基线胸部 CT

患者血常规、肝功能、肾功能未见明显异常。全身其他部位检查未见明显异常。

【诊断】

左乳腺浸润性癌(cT4N3M0，ⅢC 期，Luminal B，HER2 阴性型)。

【治疗】

患者为年轻女性，HR 阳性、HER2 阴性晚期乳腺癌，左乳腺浸润性癌ⅢC 期（cT4N3M0），Luminal B 型（HER2 阴性），既往未接受过任何抗肿瘤治疗。2019 年 NCCN 指南、中国抗癌协会乳腺癌诊疗指南与规范、CSCO 乳腺癌指南等均指出，在当前临床实践过程中，乳腺癌新辅助治疗的目的应该从实际的临床需求出发，以治疗的目的为导向，主要包括将不可手术乳腺癌降期为可手术乳腺癌；将不可保乳的乳腺癌降期为可保乳的乳腺癌；以及获得体内药敏反应的相关信息，从而指导后续治疗，以期改善患者预后。可

笔记

降期的指征包括：①肿块较大（>5 cm）；②腋窝淋巴结转移；③HER2 阳性；④三阴性；⑤有保乳意愿，但肿瘤大小与乳房体积比例大难以保乳者。该患者有应用新辅助化疗的指征。

（二）病史及治疗二

经过6个周期 TE 方案新辅助化疗后，患者左乳肿物较前缩小，总体疗效评价 PR。

2015 年 10 月 14 日行左乳腺癌改良根治术。

术后病理：（石蜡病理）乳腺瘤床处可见残余浸润性导管癌（MP3 级）；乳头(-)；淋巴结第一水平（2/6，余 3 枚为软组织）、第二水平（0/1，余 1 枚为软组织）转移，肌间为软组织。免疫组化：ER(70%，强)，PR(40%，强)，HER2(2+，FISH 阴性)，Ki-67(60%)，P53(60%)，TOPO Ⅱ(50%)。

术后诊断：左乳腺浸润性导管癌术后ⅡA 期（ypT1N1M0），Luminal B 型（HER2 阴性）。术后辅助放疗及内分泌治疗。辅助放疗：左侧锁骨上转移淋巴结原瘤床适形放疗，处方剂量：60.2 Gy/28 次；左侧锁骨上下淋巴引流区适形放疗，处方剂量：50.4 Gy/28 次；左胸壁普通电子线放疗，处方剂量：30 Gy/15 次，20 Gy/10 次。辅助内分泌治疗：戈舍瑞林+他莫昔芬。

从新辅助治疗疗效评价及术后病理可以发现，患者行新辅助治疗有一定的获益，提示激素受体 ER 和（或）PR 阳性的乳腺癌建议应用内分泌治疗。辅助内分泌治疗有 3 种选择：他莫昔芬、卵巢功能抑制加他莫昔芬、卵巢功能抑制加第三代芳香化酶抑制剂。选择时需要考虑两方面的因素：①肿瘤复发风险高或需要使用辅助化疗；②患者相对年轻（如小于 35 岁）、在完成辅助化疗后仍未绝经的病例。患者为年轻女性，同时患者基线评估存在多发淋巴结转移，建议采用卵巢功能抑制联合口服内分泌药物的方案。

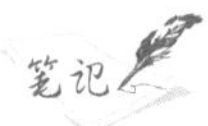

（三）病史及治疗三

患者自觉左腋窝可触及肿块，大小约 1 cm × 1 cm，质硬，活动度差，有压痛。

辅助检查：乳腺超声（2016 年 12 月 24 日）：左乳切除术后，术区及右乳腺体层未见明显占位性病变；左腋窝多发低回声（肿大淋巴结？建议活检）；左侧内乳区多发低回声（异常淋巴结?）。

CT：左腋窝多发肿大淋巴结（图 35 – 2）。

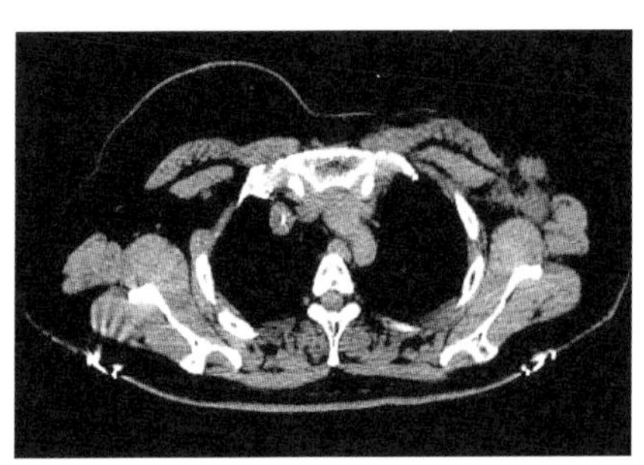

图 35 – 2　CT（2016 年 12 月）

左腋窝穿刺病理：低分化癌。免疫组化：ER（80%，强），PR（20%，强），HER2（2 +，FISH 阴性），Ki-67（40%），P53（70%），TOPOⅡ（40%）。

一线解救化疗方案：TP 方案 ×6。疗效评价 SD。

2017 年 5 月 9 日行左腋窝淋巴结摘除术，术后病理：淋巴结左腋窝（3/3，余 2 枚为癌结节，2 枚可见纤维化反应）低分化腺癌转移。

2017 年 5 月 23 日行去势手术：腹腔镜下双侧卵巢切除。

2017 年 6 月 23 日行局部放疗：左腋窝复发淋巴结术后瘤床适形放疗，处方剂量：50.4 Gy/28 次。

一线内分泌治疗 AIs：依西美坦。PFS 为 6 个月。

笔记

患者经过术后辅助内分泌治疗后，出现局部进展。2019 年中国

抗癌协会的乳腺癌局部和区域淋巴结复发诊治指南指出，手术切除为主要的治疗手段，若以往未行腋窝淋巴结清扫，则需要补充清扫。而 ALND 后复发患者如可手术，则对复发灶行补充切除。在既往未行术后放疗的患者补充 ALND 后，需对锁骨上、下淋巴引流区和胸壁行预防性照射。对于复发病变未能完全切除的患者，照射范围还需包括腋窝。孤立的局部 - 区域复发在得到有效的局部治疗后，巩固化疗有可能改善 PFS 和 OS，应考虑化疗，尤其是复发病灶对内分泌治疗不敏感或无效者。

（四）病史及治疗四

第 2 次复发（2017 年 11 月至 2018 年 2 月）：进展表现为患者自觉新发左胸壁结节，大小约 1 cm × 1 cm，质硬，有压痛。超声表现见图 35 - 3。

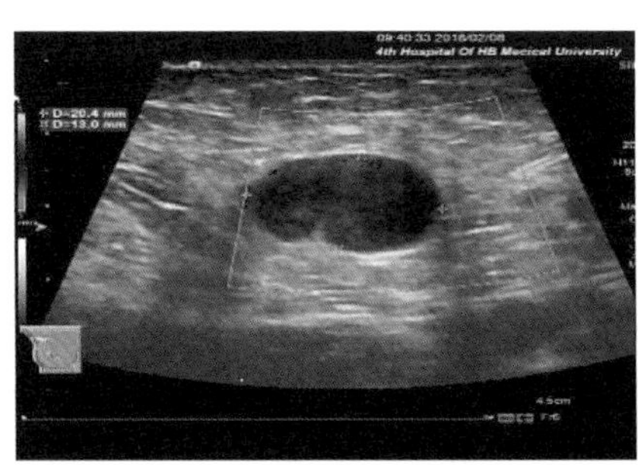

图 35 - 3　超声（2018 年 2 月）

二线内分泌治疗：氟维司群 250 mg × 4，末次时间为 2018 年 2 月。

第 3 次复发（2018 年 2 月至 2018 年 4 月）：进展表现为患者右腋窝淋巴结新发转移。

三线内分泌治疗：来曲唑 2.5 mg，1 次/日 + 帕博西尼 125 mg，1 次/日。

患者一线解救化疗选择 TP 方案，共 6 个周期，疗效评价 SD。

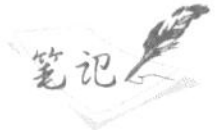

2017 年 5 月 9 日行左腋窝淋巴结摘除术，术后评估为临床 RCB，一线选择 AIs 内分泌治疗，PFS 仅 6 个月。原发性内分泌耐药和继发性内分泌耐药的定义：前者指术后辅助内分泌治疗 2 年内出现复发转移，或转移性乳腺癌内分泌治疗 6 个月内出现 PD；后者指术后辅助内分泌治疗 2 年后出现复发转移，或在完成辅助内分泌治疗 12 个月内出现复发转移，或针对转移的一线内分泌治疗≥6 个月时出现 PD。结合患者病情，不除外患者存在内分泌治疗的原发性耐药。患者尝试应用氟维司群及来曲唑联合帕博西尼，并未获得临床获益，应及时考虑化疗及相关靶点检测。

（五）病史及治疗五

第 4 次复发（2018 年 4 月至 2018 年 6 月）。

查体所见：左侧胸壁多发实性占位复发。

辅助检查：乳腺超声（2018 年 4 月 19 日）：左侧胸壁多发实性占位，大者约 2.1 cm×2.6 cm×1.1 cm；右乳多发囊实性结节，BI-RADS 2 类，较大者约 0.4 cm×0.3 cm；左腋窝不均质低回声，范围约 3.0 cm×2.9 cm×1.0 cm，右腋窝淋巴结肿大，大者约 2.6 cm×2.5 cm×1.7 cm，锁骨下淋巴结肿大，大者约 1.7 cm×1.1 cm，左侧内乳区多发淋巴结肿大，大小约 0.8 cm×0.4 cm。

胸部 CT（2018 年 4 月 17 日）：左前胸壁皮肤多发结节，右腋窝多发肿大淋巴结，肝右叶多发低密度影，考虑转移。全腹 CT（2018 年 4 月 23 日）：肝右叶多个稍低密度影，考虑转移，门静脉左侧淋巴结增大，肝左叶小囊肿（图 35－4）。

肝穿（2018 年 4 月 25 日）病理：低分化癌。免疫组化：ER（80%，强），PR（10%，强），HER2（1＋），Ki-67（20%＋），P53（0），TOPOⅡ（20%＋），AR（0），CK5/6（0），EGFR（0），PD-L1（0）。

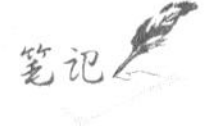

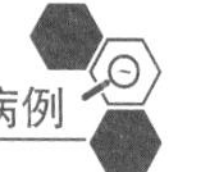

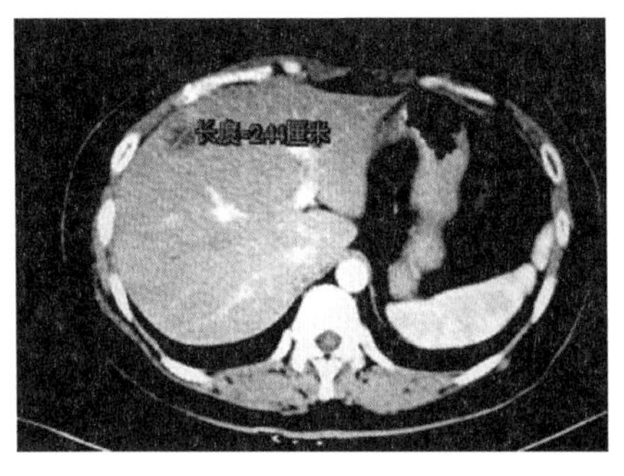

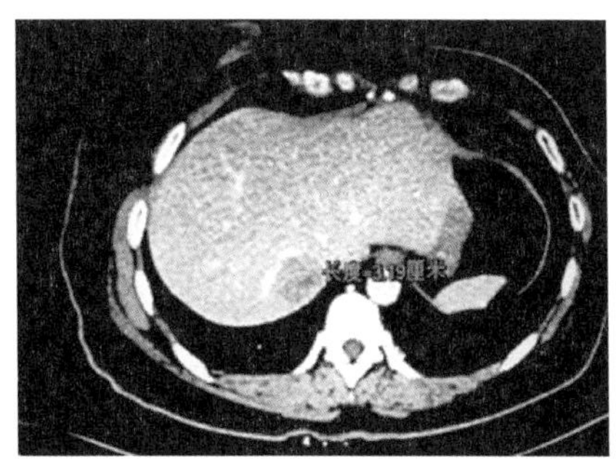

图 35－4　全腹 CT（2018 年 4 月）

四线解救治疗：TX × 2 个周期［紫杉醇酯质体 240 mg（175 mg/m^2），d1，实际用量 133 mg/m^2］+ 卡培他滨 1500 mg，bid，d1 ~ d14（1000 mg/m^2）；实际用量 830 mg/m^2，q3w。

胸 + 全腹 CT（2018 年 6 月 9 日）：左前胸壁皮肤多发结节，左、右腋窝多发肿大淋巴结，肝右叶多发占位，考虑转移，较前增大。

疗效评价 PD。

五线解救治疗：培美曲塞 + 顺铂 ×2 个周期（2018 年 6 月 9 日至 2018 年 8 月 6 日）。

培美曲塞 900 mg，d1（500 mg/m^2，d1）+ 顺铂 20 mg，d1 ~ d3（实际用量 33 mg/m^2，75 mg/m^2，d1 ~ d3），q3w，期间于 2018 年 6 月 13 日行肝脏介入栓塞术。

乳腺超声（2018 年 8 月 6 日）：左侧胸壁多发实性占位，大者约 4.3 cm ×1.6 cm ×1.4 cm；右乳多发囊实性结节，BI-RADS 2 类，较大者约 0.9 cm ×0.8 cm；左腋窝不均质低回声，范围为 3.0 cm ×2.9 cm ×1.6 cm，右腋窝淋巴结肿大，大者约 2.6 cm ×2.4 cm，锁骨下淋巴结肿大，大者约 1.5 cm ×0.9 cm，左侧内乳区多发淋巴结肿大，约 0.9 cm ×0.5 cm。

胸部 + 全腹 CT（2018 年 8 月 6 日）：左前胸壁皮肤多发结节，右腋窝多发肿大淋巴结，肝右叶多个稍低密度影，考虑转移，较前

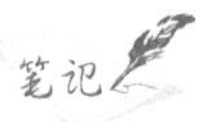

增大（图 35－5）。

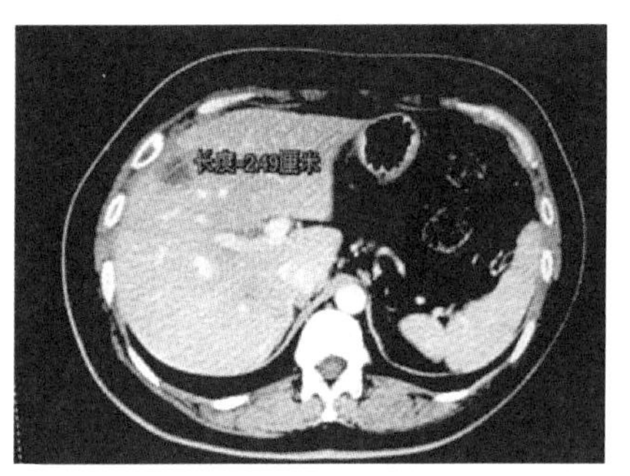

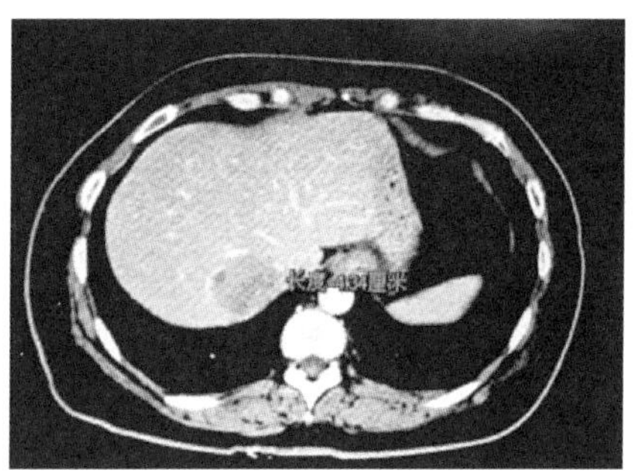

图 35－5　全腹 CT（2018 年 6 月）

评价疗效 PD。

该阶段患者出现内脏转移，并且病情进展迅速。行解救化疗 TX 2 个周期即达到 PD。外院应用培美曲塞联合顺铂方案，值得进一步商榷和讨论。2019 年中国抗癌协会乳腺癌诊疗指南与规范指出，常用的联合化疗方案包括：①环磷酰胺、多柔比星和氟尿嘧啶（FAC/CAF）；②氟尿嘧啶、表柔比星和环磷酰胺（FEC）；③环磷酰胺、吡柔比星和氟尿嘧啶（CTF）；④多柔比星、环磷酰胺（AC）；⑤表柔比星、环磷酰胺（EC）；⑥多柔比星联合多西他赛或紫杉醇（AT）；⑦环磷酰胺、甲氨蝶呤和氟尿嘧啶（CMF）；⑧多西他赛联合卡培他滨；⑨吉西他滨联合紫杉醇。对于三阴性乳腺癌，可选择吉西他滨加卡铂或顺铂。该患者有进一步优化化疗方案的空间。同时，患者的疗效反映了其对化疗的敏感性较低。建议进一步完善基因检测，尝试应用靶向治疗及抗血管生成药物治疗。

（六）病史及治疗六

根据患者既往的外周血 NGS（2018 年 2 月 12 日）检测结果：*BRCA2p. S2887Yfs* ×4 胚系突变，推荐 PARP 抑制剂的治疗。

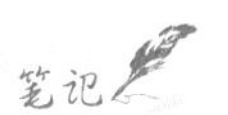

六线解救治疗：2018 年 11 月患者参加了中国医学科学院肿瘤医

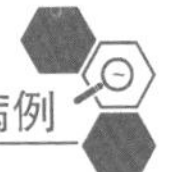

院关于 PARP 抑制剂的临床研究 IMP4297，疗效 PR，PFS 为 8 个月。

2019 年 5 月因肝脏病灶较前增大，依据 RECIST1.0 评效标准，PD，出组。

再次检测外周血 NGS（2019 年 5 月 21 日）：*BRAC2* 胚系突变，奥拉帕利，Talazoparib 敏感，肿瘤突变负荷高（TMB-H，12.8 Muts/Mb，88%），帕博利珠单抗敏感。

继续就诊于中国医学科学院肿瘤医院内科，建议白蛋白紫杉醇联合 PD-1 抑制剂。

七线解救治疗：白蛋白紫杉醇（100 mg/m^2/W）联合帕博利珠单抗 200 mg/3 w，共 2 个周期。

疗效评价 PD（肺脏新发病灶，肝脏、左侧胸壁软组织肿物，右侧腋窝多发肿大淋巴结较前增多）。

影像学检查结果见图 35－6 至图 35－9。

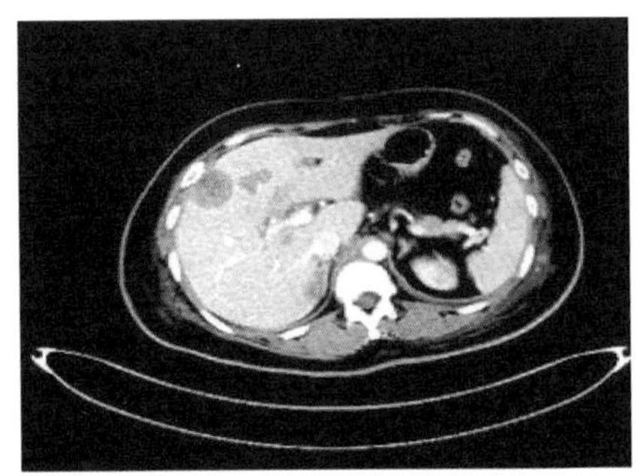
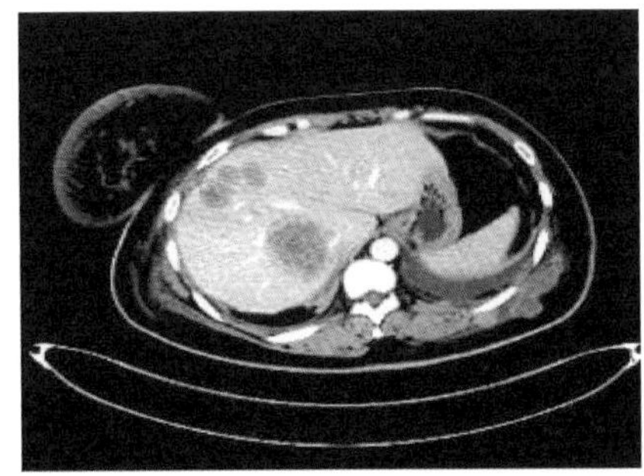

图 35－6　腹部 CT（2019 年 5 月）

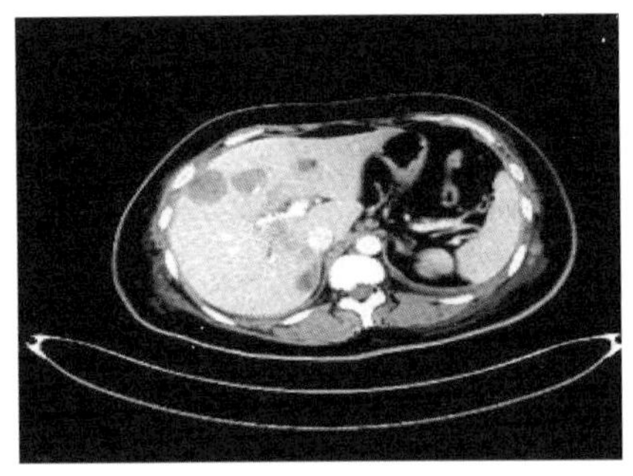
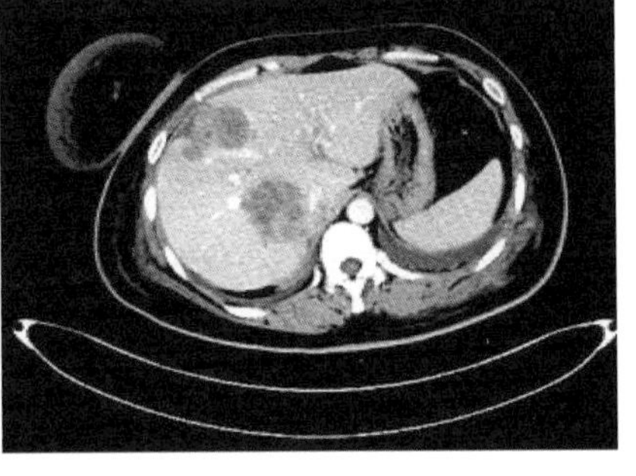

图 35－7　腹部 CT（2019 年 7 月）

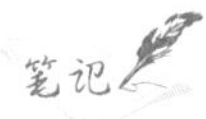

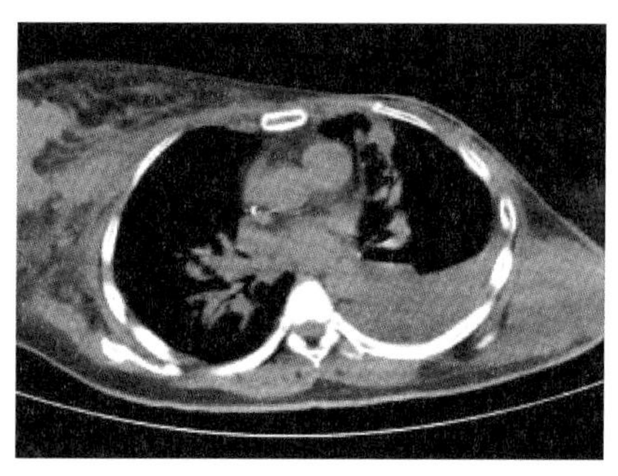
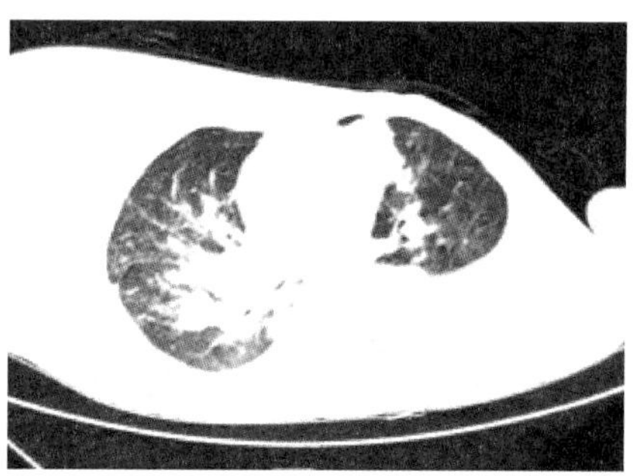

图 35－8　肺部新发病灶（2019 年 7 月）

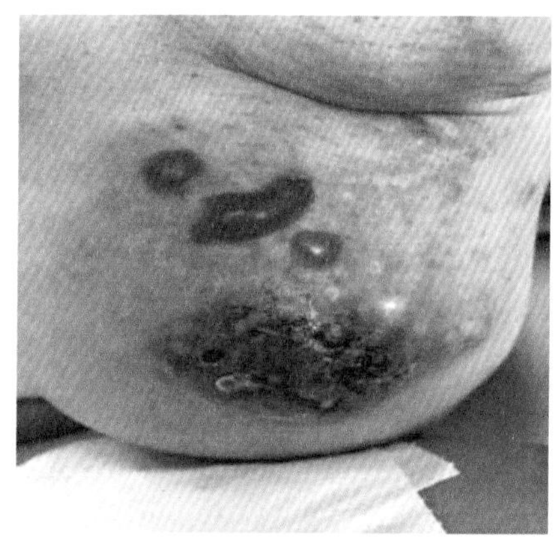

图 35－9　乳腺溃破

八线解救治疗（2019 年 8 月 1 日至 2019 年 10 月 11 日）。

基于既往多线治疗后使用 PARP 抑制剂的 PFS 相对较长，2019 年 8 月应用奥拉帕利。

随访：患者 2019 年 10 月 11 日因呼吸衰竭死亡。OS：53 个月。

病例分析

患者首诊为年轻乳腺癌局部晚期，Luminal B 型（HER2 阴性），经过新辅助化疗—手术—辅助内分泌治疗，疾病一度控制，在复发转移后获得二次活检病理，分子分型没有改变，在局部二次手术、放

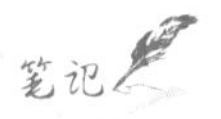

疗、多线内分泌治疗、多线化疗后针对患者内分泌治疗、化疗均未能获得长期缓解的情况下，进行了多学科讨论以及上级医院的会诊，并行乳腺癌相关基因的检测，检测结果提示 *BRCA2p. S2887Yfs* ×4 胚系突变。根据指南：*BRCA1/2* 胚系突变的患者，优先选择多聚（ADP-核糖）聚合酶（PARP）抑制剂（奥拉帕利/他拉唑帕利）和铂类药物（顺铂/卡铂）治疗。OlympiAD 是一项国际多中心、随机、开放性的临床Ⅲ期研究，纳入了 302 例 *BRCA* 突变的 HER2 阴性晚期乳腺癌患者，比较了奥拉帕尼和临床医师选择的标准化疗方案（TPC）的疗效和安全性差异。研究结果显示奥拉帕尼用于 *BRCA* 突变的晚期乳腺癌患者相较于化疗将 PFS 从 4.2 个月延长至 7.0 个月，显著降低 42% 的 PD 风险。奥拉帕尼耐受性良好，队列中只有不到 5% 的患者因为药物毒性停止治疗。从治疗过程中看，患者是可以从相关 PARP 抑制剂获益的。疾病再次进展后，根据 IMpassion130 研究提示比较阿特珠单抗 + 白蛋白紫杉醇与安慰剂 + 白蛋白紫杉醇组治疗晚期三阴性乳腺癌疗效。研究结果显示，阿特珠单抗 + 白蛋白紫杉醇组的意向治疗及 PD-L1 阳性组的 PFS 和 OS 均较对照组显著延长，PFS（意向治疗：7.2 个月 *vs* 5.5 个月，PD-L1 阳性：7.5 个月 *vs* 5.0 个月），OS（意向治疗：21.3 个月 *vs* 17.6 个月，PD-L1 阳性：25 个月 *vs* 15.5 个月）。患者二次外周血 NGS 选择了大 panel 的检测，结果提示 TMB-H，可能对免疫治疗有利，尽管患者并不符合 IMpassion130 研究的入组条件，但跟患者及家属充分沟通的情况下，加上正值帕博利珠单抗上市，患者没有放弃尝试免疫治疗的机会，遗憾的是 2 个周期白蛋白紫杉醇联合帕博利珠单抗治疗后患者出现肺部及乳腺和腋窝淋巴结的加速进展，当然，这里不除外存在免疫单抗治疗后超进展的可能，需进一步讨论。

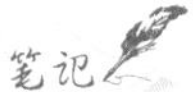

专家点评

该患者是1例年轻HR阳性、HER2阴性乳腺癌，该类型占所有原发乳腺癌的大约60%，并且其中20% ER阳性患者可能在治疗过程中出现局部或远处复发。该患者已行八线治疗，整体诊疗过程值得思考。

首先，体现了新辅助治疗的重要作用。《中国抗癌协会乳腺癌诊治指南与规范（2019年版）》指出：在当前临床实践过程中，乳腺癌新辅助治疗的目的应该从实际的临床需求出发，以治疗的目的为导向，主要包括将不可手术乳腺癌降期为可手术乳腺癌，将不可保乳的乳腺癌降期为可保乳的乳腺癌，以及获得体内药敏反应的相关信息，从而指导后续治疗以期改善患者预后。该患者符合应用新辅助治疗的指征。

其次，判定内分泌治疗原发耐药和继发耐药对于HR阳性、HER2阴性乳腺癌患者治疗选择的重要意义。《中国抗癌协会乳腺癌诊治指南与规范（2019年版）》指出：全部患者均需内分泌治疗，大多数患者根据激素受体表达高低、复发转移风险及患者状态等加用化疗。在该病例中，患者初始病程进展相对缓慢，内分泌治疗给患者带来了良好获益。期间患者进行了两次病理检测，结果均为HR阳性、HER2阴性，但内分泌治疗的多种药物除第一次手术后超过1年效果明显，后续多线治疗均未能获得较长的PFS。

最后，综合治疗手段运用的重要作用。后期患者进展较快，病情复杂，患者综合应用局部放疗、手术、介入治疗等综合手段，取得了一定的临床获益。从病情进展情况，可以发现年轻的Luminal B型（HER2阴性）乳腺癌恶性程度较高，化疗、内分泌治疗似乎

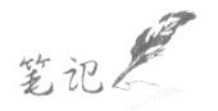

都没有尽如人意的 PFS。在精准基因检测的基础上，靶向治疗（如 PARP 抑制剂）取得了相对良好的效果。而如火如荼的免疫检查点抑制剂在乳腺癌的研究中，也仅仅是在三阴乳腺癌、PD-L1 阳性表达的亚组一线治疗中似乎看到了 PFS 的获益，未来是否能够重复这样的结果，我们也只能等待后续的报告才可以知晓，PD-1/PD-L1 阳性表达的不同也将为临床的用药选择带来困惑。因此，乳腺癌的免疫治疗才刚刚开始拉开序幕。

我们正走在乳腺癌标准治疗的路上，在循证的基础上探索着精准的个体化治疗方向，面对患者需要根据指南、专家共识，并结合前沿的Ⅱ期或Ⅲ期研究结果、临床经验、社会家庭的支持、患者意愿，真正做到精细解读、精确检测、精准治疗，为乳腺癌患者带来最大程度的临床获益。

参考文献

1. XU F, JIANG Z. CSCO BC guideline：updates for hormone receptor-positive breast cancer in 2020. Transl Breast Cancer Res, 2020, 1：3.

2. 中国抗癌协会乳腺癌专业委员会. 中国抗癌协会乳腺癌诊治指南与规范（2019 年版）. 中国癌症杂志, 2019, 29（8）：609－680.

3. ROBSON M, IM S A, SENKUS E, et al. Olaparib for metastatic breast cancer in patients with a germline BRCA mutation. N Engl J Med, 2017, 377（6）：523－533.

4. SCHMID P, ADAMS S, RUGO H S, et al. Atezolizumab and Nab-Paclitaxel in Advanced Triple-Negative Breast Cancer. N Engl J Med, 2018, 379（22）：2108－2121.

（刘嘉寅　吕雅蕾）

笔记

病例 36　HER2 阳性晚期乳腺癌多线治疗病例

病历摘要

(一) 病史及治疗一

【病史】

患者，女性，43 岁，未绝经。主因发现左乳肿物 3 个月于 2012 年 10 月 26 日入院。

既往史、家族史均无特殊。

【专科查体】

身高 165 cm，体重 65 kg，体表面积 1.70 m^2。左乳中上可触及大小为 3.0 cm×2.0 cm 肿物，质硬，边界不清楚，活动可。左侧腋窝可触及多枚淋巴结，最大者为 1.5 cm×1.0 cm，质硬，表面光滑，活动好。右乳外上可触及大小为 1.5 cm×1.0 cm 肿物，质韧，表面不光滑，边界欠清，活动可，右侧腋窝及双侧锁骨上未触及淋巴结。

【辅助检查】

B 超（图 36－1）：右侧乳腺外上象限 11 点钟方向、10 点钟方向可探及 1.4 cm×1.0 cm、0.6 cm×0.5 cm 低回声结节，形态不规则，边界欠清；左侧乳腺外上象限 1～2 点钟方向可探及 2.5 cm×2.0 cm 低回声肿物，形态不规则，边界欠清，其内可见点状钙化。左腋窝多个低回声结节。

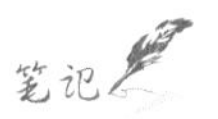

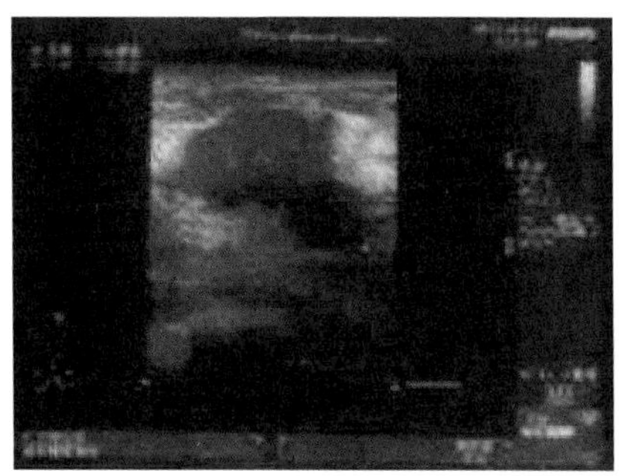
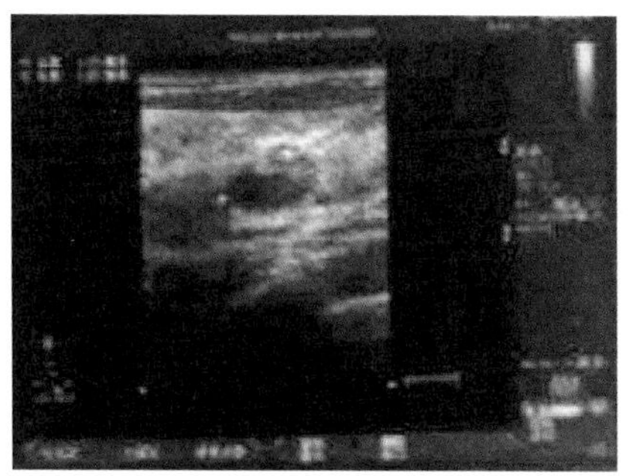

图 36－1 B 超

【诊断】

（1）左乳癌，T2N1M0 ⅡB 期？

（2）右乳腺病。

【治疗】

患者 2012 年 10 月 29 日行左乳癌改良根治＋右乳区段切除术，术后病理结果回报：左乳浸润性导管癌，Ⅱ级，乳头及基底均（－），腋窝淋巴结见转移（17/22）。右侧乳腺腺病。免疫组化结果回报：ER（－），PR（－），c-erbB-2（2＋），P53（－），Ki-67（30%＋）。患者拒绝进行 FISH 检测。

术后辅助化疗：2012 年 11 月至 2013 年 4 月，吡柔比星 80 mg，d1＋环磷酰胺 1.0 g，d1 共 4 个周期。序贯多西他赛 120 mg，d1 共 4 个周期。

2013 年 4 月开始接受辅助放疗。

（二）病史及治疗二

仅仅在辅助治疗结束 6 个月后，患者出现复发转移：2013 年 10 月 14 日复查发现肝脏多发转移（图 36－2）。

肝脏穿刺结果：低分化腺癌，考虑源于乳腺。免疫组化结果回报：ER（－），PR（－），c-erbB-2（2＋）。FISH 结果：HER2 阳性。余检查未见异常（图 36－3）。

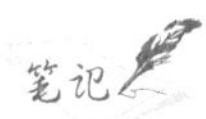

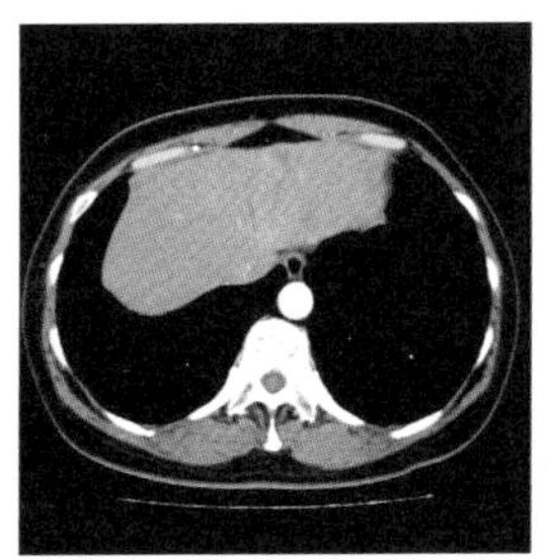
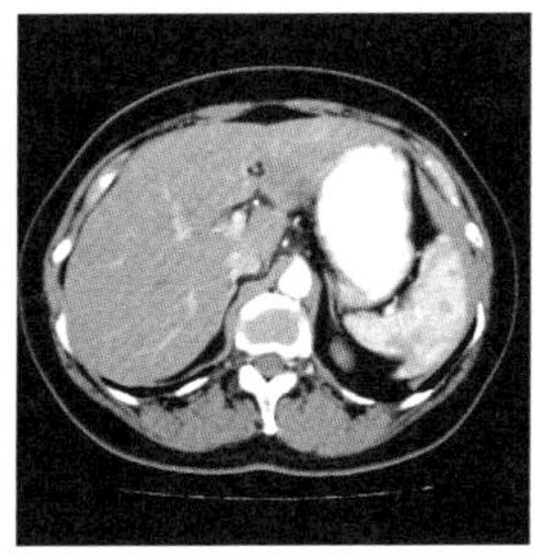
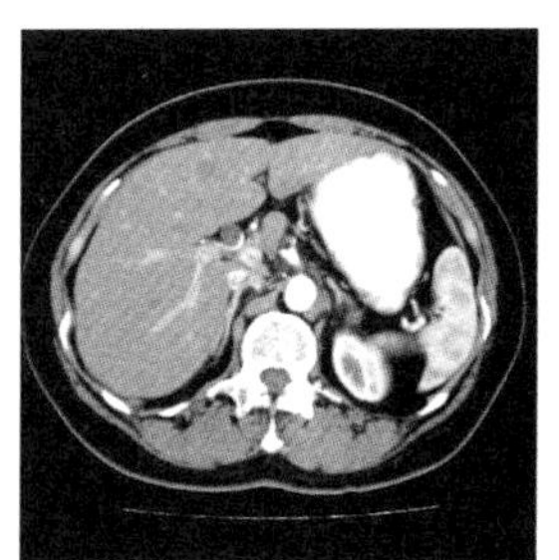

图 36－2 腹部 CT

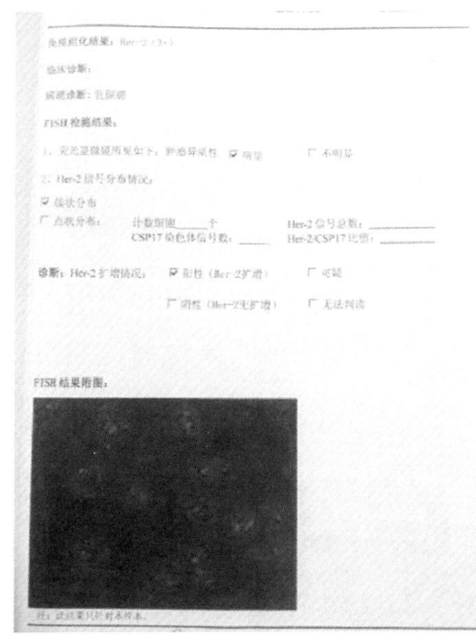

免疫组化结果：Her-2（3+）

临床诊断：

病理诊断：乳腺癌

FISH 检测结果：

1、荧光显微镜所见如下：肿瘤异质性 ☑明显 □不明显

2、Her-2信号分布情况：

☑簇状分布

□点状分布： 计数细胞____个 Her-2信号总数：____

CSP17染色体信号数：____ Her-2/CSP17比值：____

诊断：Her-2扩增情况： ☑阳性（Her-2扩增） □可疑

□阴性（Her-2无扩增） □无法判读

FISH 结果附图：

注：此结果只针对本样本。

图 36－3 免疫组化、FISH 结果

一线化疗：选用紫杉醇 160 mg，8 周方案，患者仍拒绝使用赫赛汀。

（三）病史及治疗三

结果也是可以预测的，患者病情在经历了短暂的稳定之后，肿瘤再次增大。一线化疗评效：3 周后复查为 SD，6 周后复查为 SD，8 周后复查为 PD。因此，更换二线化疗方案，并终于说服患者接受靶向治疗。二线化疗选择吉西他滨 + 卡培他滨 + 赫赛汀。二线化疗

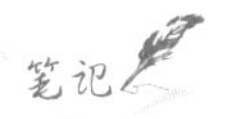

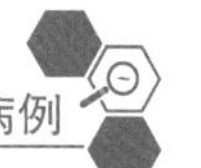

评效：2 个周期后为 PR（2014 年 2 月），二线化疗 6 个周期后为 CR（2014 年 7 月），见图 36－4、图 36－5。

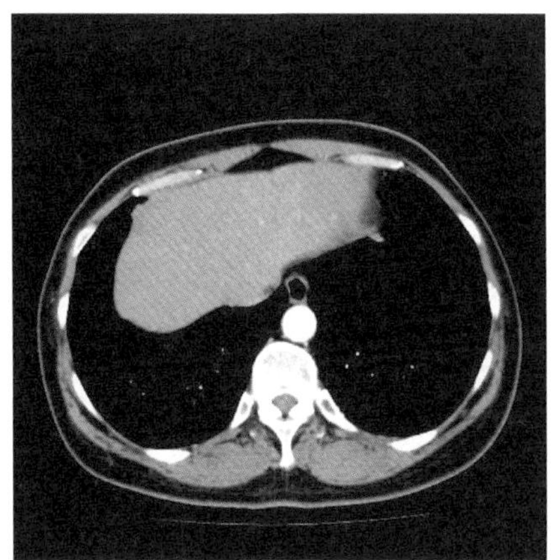
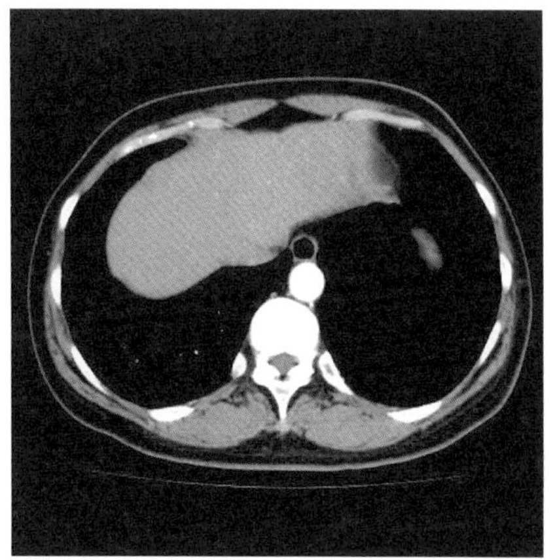

图 36－4 腹部 CT（2014 年 2 月）

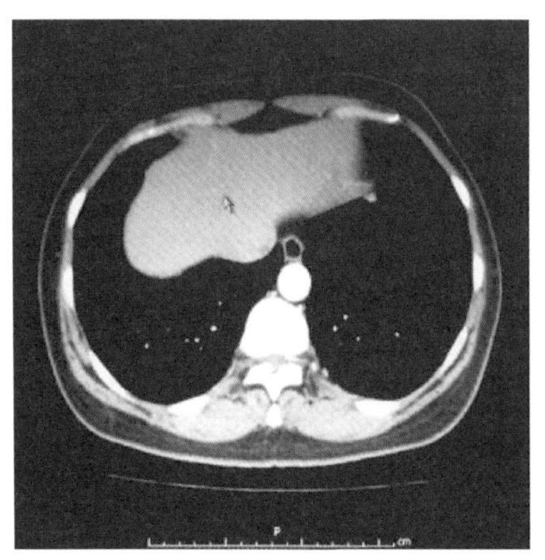
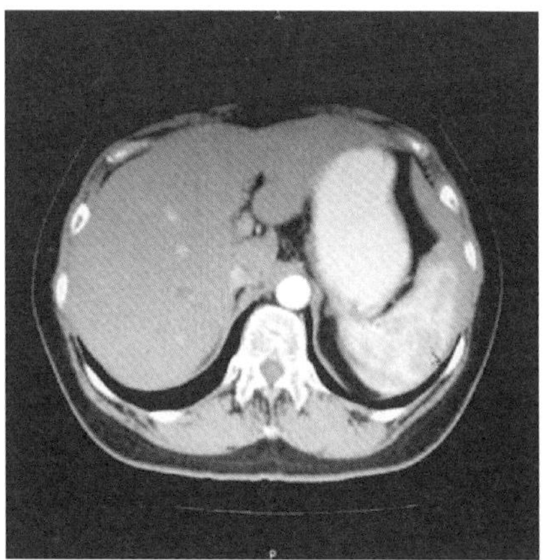

图 36－5 腹部 CT（2014 年 7 月）

二线维持：2014 年 4 月 28 日至 2016 年 4 月 29 日。卡培他滨 1500 mg，2 次/日，d1～d14；赫赛汀 3 周方案。2014 年 10 月由于经济原因停药。

腹部 CT（2015 年 4 月 30 日）：肝内未见异常强化灶（图 36－6）。腹部 CT（2015 年 7 月 28 日）：肝内未见异常强化灶（图 36－7）。

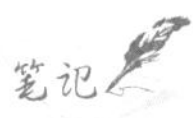

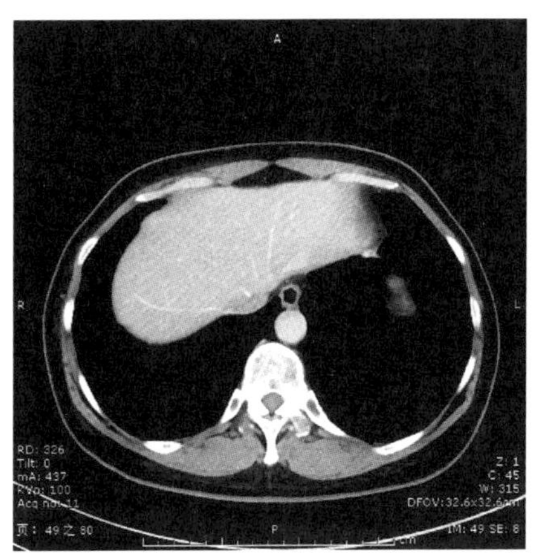

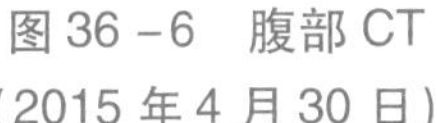
图 36－6　腹部 CT
（2015 年 4 月 30 日）

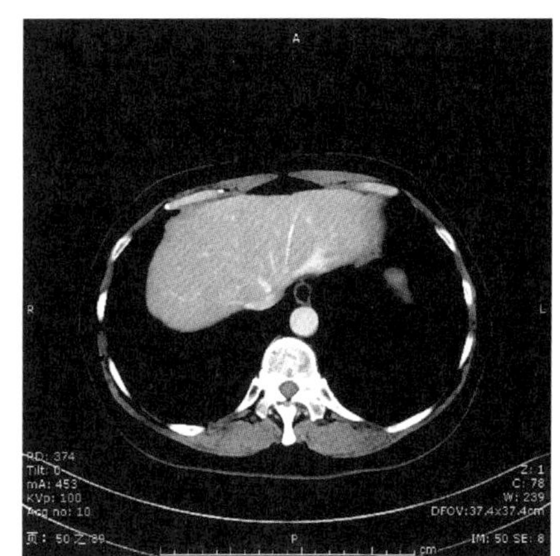
图 36－7　腹部 CT
（2015 年 7 月 28 日）

（四）病史及治疗四

再次转移：腹部 CT 复查（2016 年 4 月 29 日）提示肝脏新发病灶（图 36－8）。

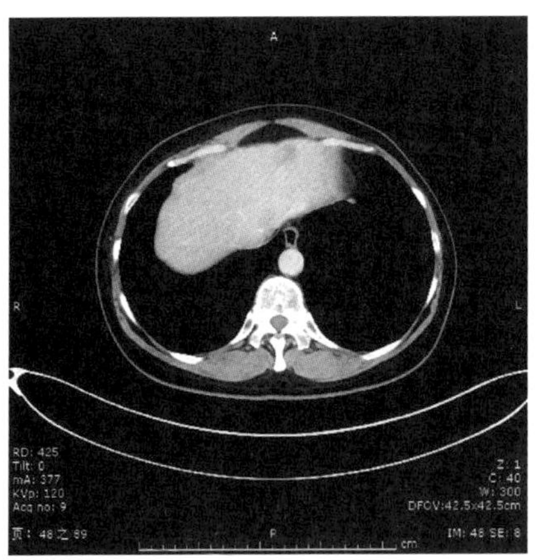

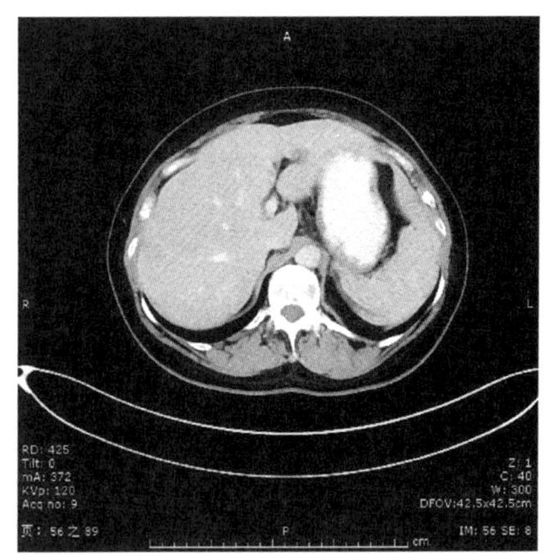

图 36－8　腹部 CT 复查（2016 年 4 月 29 日）

三线治疗：2016 年 5 月开始使用长春瑞滨＋卡铂＋赫赛汀。

三线治疗评效：2 个周期后为 SD，三线化疗 3 个周期后为 SD，三线化疗 4 个周期后为 PD。图 36－9 为 2016 年 9 月 20 日腹部 CT 复查结果。

笔记

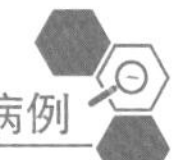

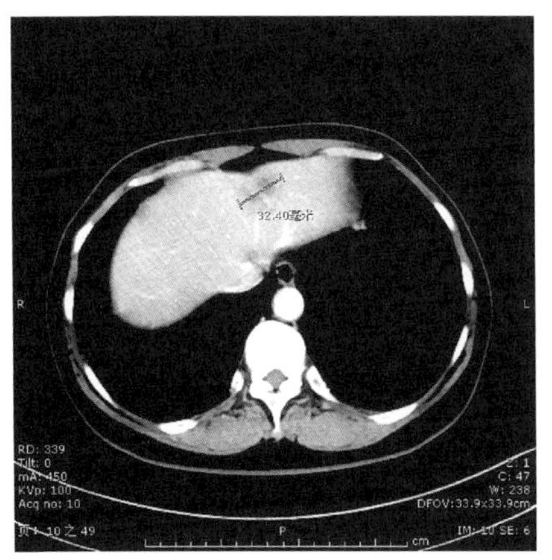
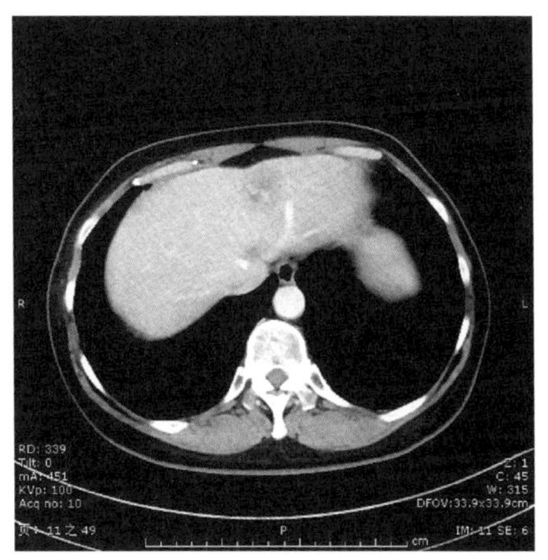

图 36－9　腹部 CT 复查（2016 年 9 月 20 日）

四线治疗：2016 年 9 月 23 日开始使用吉西他滨 + 赫赛汀行四线治疗。四线治疗评效：2 个周期后：肝脏 PD，且出现脑转移。见图 36－10、图 36－11。

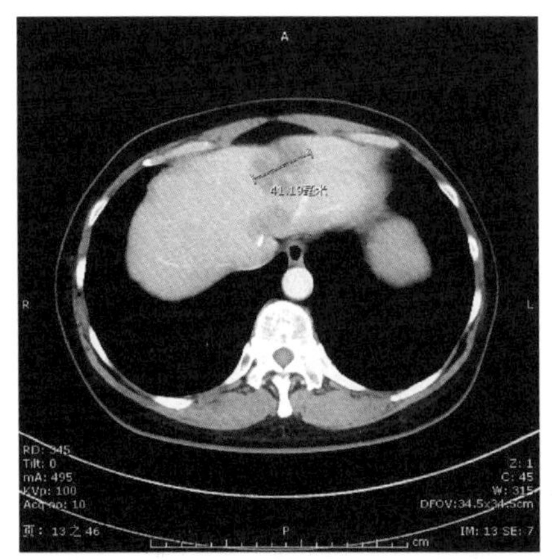
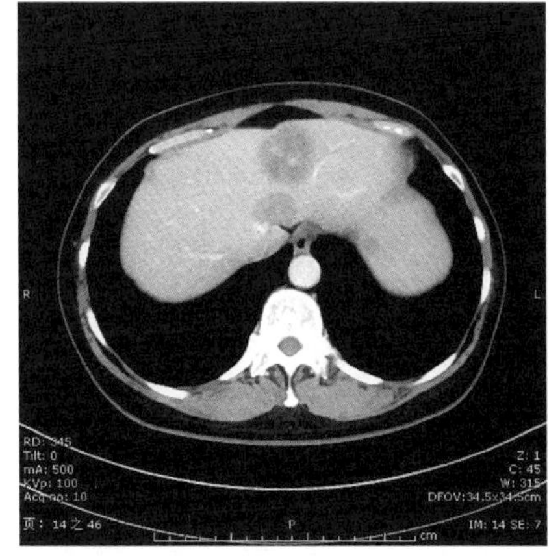

图 36－10　腹部 CT（2016 年 11 月 17 日）

五线治疗：多西他赛 + 替吉奥 + 赫赛汀 + 拉帕替尼（因骨髓抑制，化疗仅使用 1 个周期）。

放疗：全脑 CTV 30 Gy/10 f，局部加量 16 Gy/2 f。五线维持：赫赛汀 + 拉帕替尼。2017 年 2 月 8 日放疗后头颅 MRI 见图 36－12。

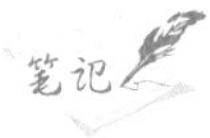

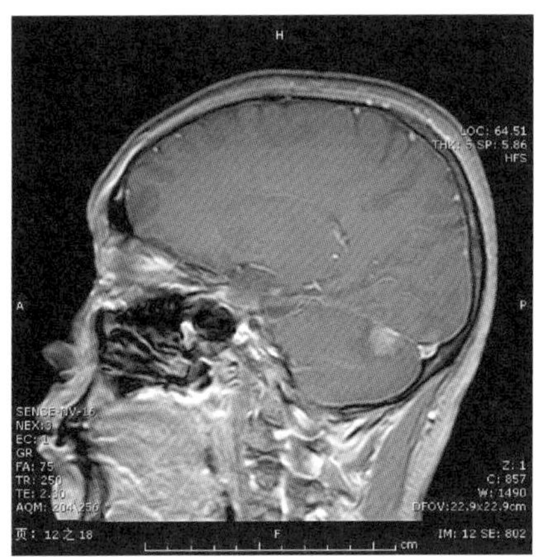

图 36－11　头颅 MRI

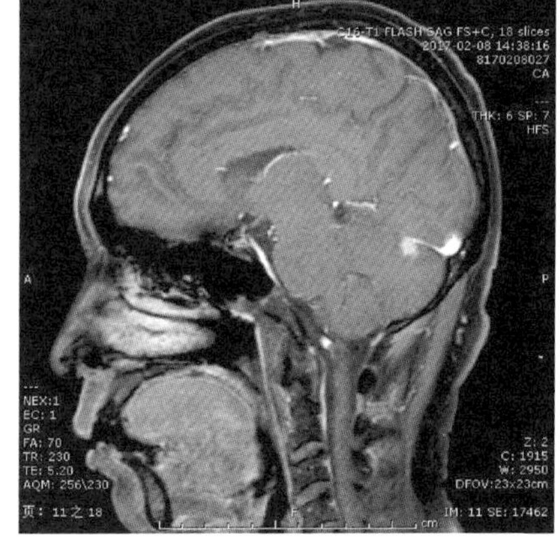

图 36－12　头颅 MRI

后因经济原因停赫赛汀，仅拉帕替尼单药维持。颅外病变评效：肝脏为 PR（图 36－12），2017 年 6 月 28 日开始肝脏肿物逐渐缓慢增大（图 36－13 至图 36－17）。

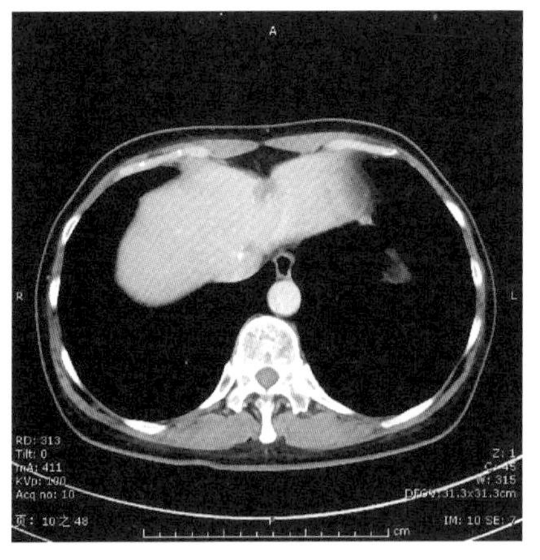

图 36－13　腹部 CT
（2017 年 3 月 21 日）

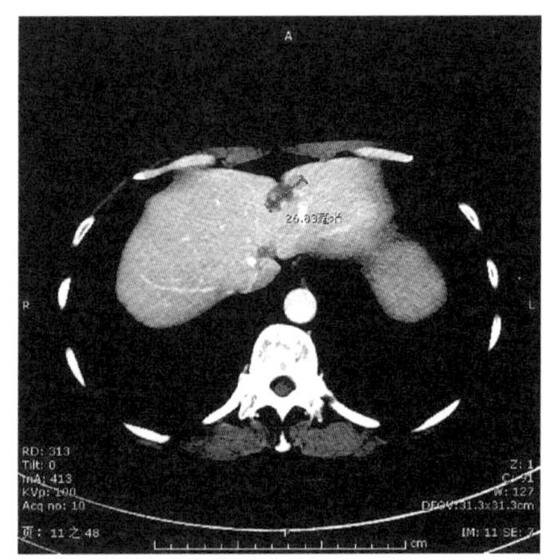

图 36－14　腹部 CT
（2017 年 3 月 21 日）

2018 年 1 月接受：多西他赛＋拉帕替尼＋赫赛汀，1 个周期后因粒细胞缺乏，终止治疗，疗效为 PD。

2018 年 4 月再次尝试多西他赛＋拉帕替尼＋赫赛汀治疗，其中伴粒细胞缺乏，中断治疗，疗效为 PD。

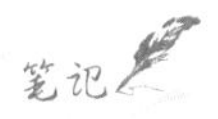

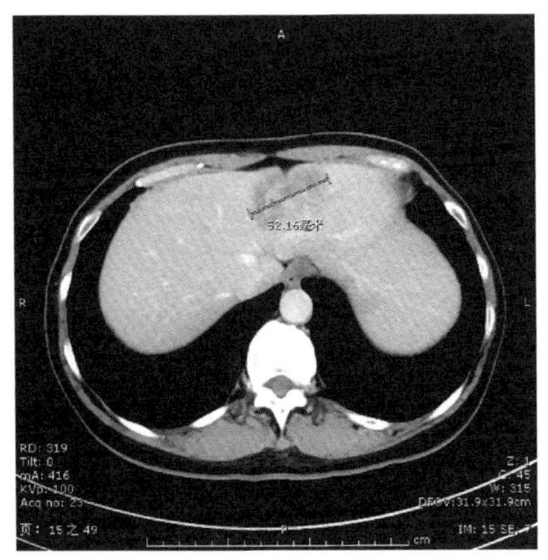

图 36－15　腹部 CT
(2017 年 6 月 28 日)

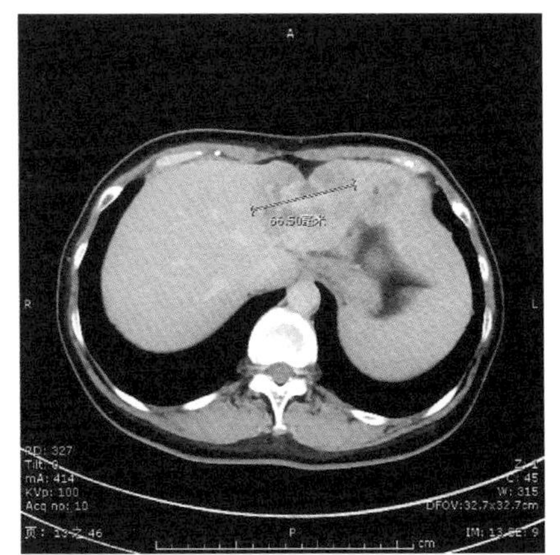

图 36－16　腹部 CT
(2017 年 9 月 20 日)

其后尝试进行白蛋白紫杉醇化疗，均因无法耐受中断。

腹部 CT 复查（2018 年 7 月 13 日）提示肝内多发转移瘤(图 36－18)。

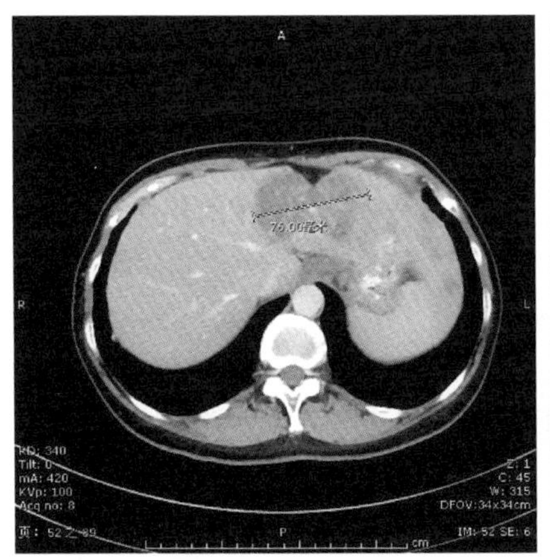

图 36－17　腹部 CT
(2017 年 12 月 15 日)

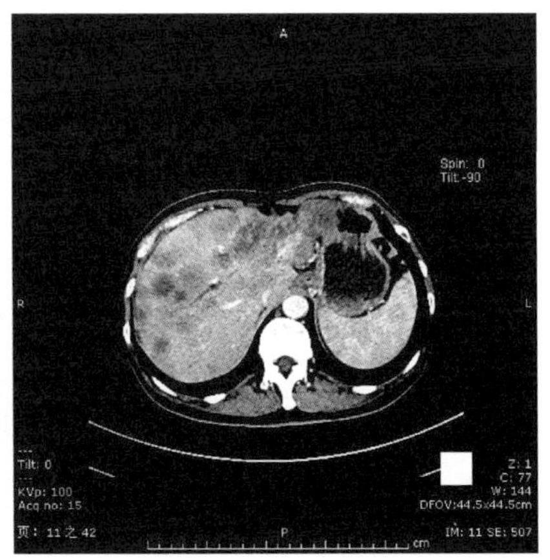

图 36－18　腹部 CT
(2018 年 7 月 13 日)(肝内多发转移瘤)

后患者外院就诊，2019 年 1 月去世，具体情况不明。

病例分析

本例患者治疗经过如下。

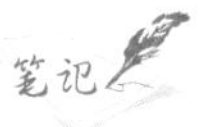

2012 年 10 月初治：手术、AC + T 放疗。

2013 年 10 月肝转移一线：紫杉醇周疗 8 周，疗效为 SD。

2014 年 1 月肝转移二线：赫赛汀 + 吉西他滨 + 卡培他滨 6 个周期，疗效为 CR，赫赛汀 + 卡培他滨维持，后仅卡培他滨维持。

2016 年 4 月再次肝转移三线：长春瑞滨 + 卡铂 + 赫赛汀 4 个周期，疗效为 PD。

2016 年 9 月四线：吉西他滨 + 赫赛汀 7 周，疗效为 PD，出现脑转移。

2016 年 11 月五线：多西他赛 + 替吉奥 + 赫赛汀 + 拉帕替尼颅脑放疗，拉帕替尼 + 赫赛汀维持。

2017 年 3 月因经济原因停赫赛汀，仅拉帕替尼维持。

2018 年 1 月六线：多西他赛 + 拉帕替尼 + 赫赛汀，其中伴粒细胞缺乏，疗效为 PD。

2018 年 4 月多西他赛 + 拉帕替尼 + 赫赛汀，其中伴粒细胞缺乏，疗效为 PD。

2018 年 7 月：白蛋白紫杉醇 + 赫赛汀 + 拉帕替尼。

（一）治疗一问题解析

患者为初诊早期乳腺癌，术前评估不完善，仅有乳腺超声评估。且在超声提示左侧腋窝多枚淋巴结及临床查体提示淋巴结肿大的情况下，并未行病理穿刺，进而忽略了新辅助治疗这一重要手段。CSCO 乳腺癌指南中明确指出，对于早期乳腺癌的评估包括原发灶的评估、区域淋巴结的评估及远处转移灶的评估。其中原发灶的评估涵盖乳腺超声、乳腺 X 线、乳腺 MRI（可选）、体格检查及穿刺病理的评估。进行全方面地评估之后才能明确治疗的方向以合理安排治疗计划。对于肿块较大（ > 5 cm）、腋窝淋巴结转移、HER2 阳性、三阴性（肿物 > 2 cm）、有保乳意愿，但肿瘤大小与乳

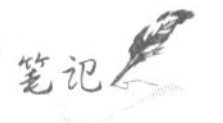

房体积比例大难以保乳者，临床均可以考虑优选新辅助治疗。新辅助化疗不仅可以将不可手术者变为可手术、降期保乳，还可以为 pCR 患者带来远期生存获益，并为后续强化治疗筛选出合适的患者。

HER2 研究是确立曲妥珠单抗辅助治疗标准地位的研究，该研究证实了对于 HER2 阳性乳腺癌患者来说，曲妥珠单抗辅助治疗 1 年，能有近 80% 患者获得 10 年以上长期生存。对于这样一个高危的患者，AC-TH 的标准辅助治疗模式已深入人心。但是非常遗憾的是由于经济原因，患者并没有在第一时间接受曲妥珠单抗的辅助治疗。

（二）治疗二问题解析

对于这样一个淋巴结转移大于 10 枚、HER2 过表达的高复发风险的乳腺癌患者来说，出现肝脏转移，似乎也在预料之中。只是 PD 显得更为来势汹汹。那么，针对这一激素受体阴性、HER2 阳性的复发转移乳腺癌患者，一线治疗毋庸置疑应该选择以靶向治疗为基础的化疗。而患者既往蒽环类和紫杉类治疗均失败，可选的单药方案包括卡培他滨、长春瑞滨、吉西他滨等；联合方案包括 NP 方案、GP 方案和 NX 方案等。而 CSCO 指南中对于 HER2 阳性 MBC 的一类推荐为 TXH（多西他赛 + 卡培他滨 + 曲妥珠单抗）。非常遗憾的是，患者此时仍然拒绝曲妥珠单抗的使用。因此，仅仅接受了紫杉醇周疗的单药化疗。

（三）治疗三问题解析

患者在二线化疗中选择了吉西他滨和卡培他滨的联合治疗，同时联合了曲妥珠单抗的一线靶向治疗，二线治疗的结果十分显著。患者达到临床 CR，PFS 达到 18 个月。患者坚持了联合化疗中有效

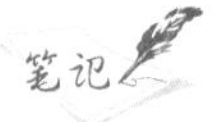

药物的维持，选择了口服化疗药物，取得了非常好的临床效果。不过，非常遗憾的是，对于这样一个晚期且联合治疗有效的 HER2 阳性乳腺癌患者，由于经济问题并没有坚持持续的抗 HER2 治疗。患者仅仅使用了 11 个月曲妥珠单抗就停用了。

（四）治疗四问题解析

患者疾病再次出现进展，CSCO 指南中指出，部分患者可以考虑曲妥珠单抗的再使用：①新辅助治疗有效；②辅助治疗结束 1 年以后复发；③解救治疗有效后停药。患者解救治疗在选用了曲妥珠单抗联合化疗后出现临床 CR 的结果，而且在其他药物不可及的前提下，曲妥珠单抗的再应用也是一个合理的选择。

专家点评

本例患者是典型 HER2 阳性型乳腺癌，早期治疗存在以下几个问题：①术前评估不够全面；②术前新辅助治疗在本例患者中应为优选治疗方案；③术后病理结果提示 HER2 免疫组化 2 + 情况下，未进一步行 FISH 检测，为后续辅助治疗埋下隐患。

患者首次出现肝脏转移后，在第一时间取得转移灶的病理是目前临床操作规范推崇的做法，但是在明确患者肝脏转移瘤源于乳腺癌且 HER2 为阳性后，靶向治疗的缺失显得更为遗憾。虽然一线化疗效果欠佳，但二线化疗联合靶向治疗达到临床 CR 的疗效却证明了靶向治疗在晚期乳腺癌综合治疗中的地位和显著作用。

非常遗憾的是，在晚期乳腺癌靶向治疗需长期维持的这一治疗准则下，由于经济原因患者再次停用了曲妥珠单抗，疾病便出现再次进展。此后治疗药物的选择也体现了紫杉类药物再次应用、既往使用有效的药物再次应用的作用，但是我们可以看到，即使出现了

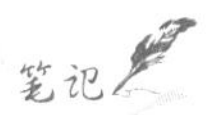

颅脑转移之后，单纯靶向治疗的维持也为患者带来了 2 年半的生存期，再次彰显了 HER2 阳性乳腺癌靶向治疗的效力。

参考文献

1. CORTAZAR P, ZHANG L, UNTCH M, et al. Pathological complete response and long-term clinical benifit in breast cancer: the CTNeoBC pooled analysis. Lancet, 2014, 384 (9938): 164 - 172.

2. GIANNI L, DAFNI U, GELBER R, et al. Treatment with trastuzumab for 1 year after adjuvant chemotherapy in patients with HER2-positive early breast cancer: a 4-year follow-up of a randomised cuntrolled trial. Lancet Oncol, 2011, 12 (3): 236 - 244.

（王丽）

病例 37 HR 阳性、HER2 阴性晚期乳腺癌治疗病例

病历摘要

（一）病史及治疗一

患者，58 岁，女性，已婚，退休工人。主因右乳癌改良根治术后 1 年余，发现肝脏占位 1 天入院。2015 年患者因发现右乳肿物 1 年余，就诊于解放军某医院。查体：肿物大小约 5 cm × 4 cm，质硬，边界欠清，触痛明显，伴持续性胀痛，能耐受。行穿刺活检术提示：浸润性小叶癌。

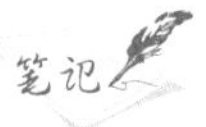

进一步就诊于天津某医院，查体情况：右侧乳头内陷、右乳橘皮征，无溢血及溢液，右乳外侧可触及大小约7.5 cm×5 cm的肿块，质硬，边界欠清，表面欠光滑，活动度差，轻微触痛。右腋窝可触及直径约2 cm肿大的淋巴结，质地偏硬，边界欠清，活动度差。

于局麻下行右乳肿物粗针穿刺活检：（右）乳腺浸润性癌，临床分期T4N3M0，ⅢC期。

于2015年3月开始给予TA方案（紫杉醇240 mg，d1＋表柔比星80 mg，d1＋表柔比星70 mg，d2）新辅助化疗4个周期。2015年7月16日在全麻下行右乳癌改良根治术。术后病理回报：（右）乳腺浸润性癌，非特殊型，组织学Ⅱ级，癌组织累及脂肪，化疗反应不明显；乳头深面(＋)，中内(＋)，中上、中下(－)；区域淋巴结：腋间（0/2），肌间（0/0），腋窝（5/23），淋巴结内转移癌化疗反应不明显。免疫组化：ER(20%＋)，PR(10%＋)，HER2(2＋)，P53(＜1%)，Ki-67(10%＋)，FISH(－)。术后予以2个周期TA方案（紫杉醇240 mg，d1＋表柔比星80 mg，d1＋表柔比星70 mg，d2）化疗。

化疗结束后于我院放疗科行术区放疗（具体计划剂量不详），后口服来曲唑内分泌治疗。2016年8月3日门诊复查CT：肝内多发占位，考虑转移。

既往因子宫肌瘤行子宫全切术后20年；桥本甲状腺炎病史4年，自服左甲状腺素片12.5 μg，qd，甲状腺功能无明显异常。对磺胺类药物过敏。

个人史、家族史均无特殊。

辅助检查：上腹部增强CT（2016年8月8日）提示肝内多发结节占位，考虑肝内转移瘤。较大者约1.6 cm×1.4 cm（图37－1）。

患者血常规、肝功能、肾功能未见异常。

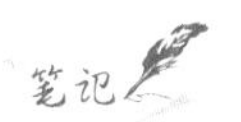

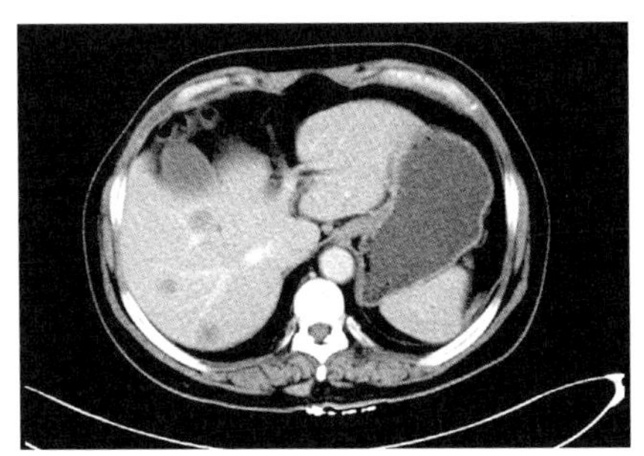

图 37－1　上腹部增强 CT

全身其他部位检查未见异常。

于 2016 年 8 月 13 日开始给予多西他赛 120 mg，d1 + 卡铂 600 mg，d2 方案化疗，化疗过程中出现消化道反应 2 级，骨髓抑制 2 级，给予对症处理可缓解。药物使用方法及疗效见图 37－2。

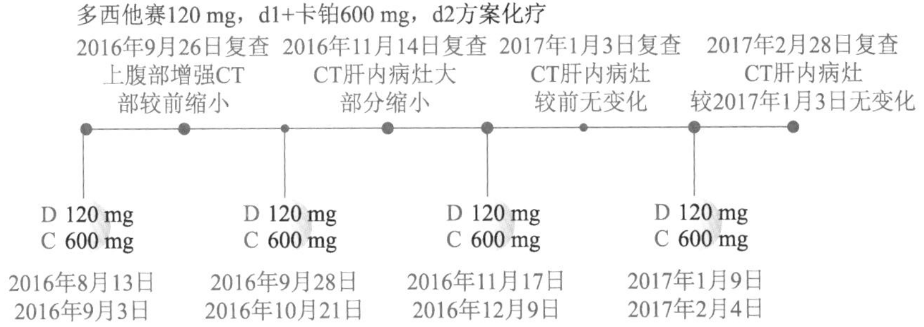

图 37－2　药物使用方法及疗效

（二）病史及治疗二

患者应用多西他赛 + 卡铂方案治疗 8 个周期，整体疗效评价 SD，考虑换药维持治疗，患者为激素受体阳性乳腺癌，建议可给予依维莫斯 + 依西美坦内分泌治疗，患者及家属拒绝，要求应用化疗维持，2017 年 3 月 2 日给予口服卡培他滨 2.0 g，po，bid，d1 ~ d14，q21d 治疗。药物使用方法及疗效见图 37－3。

患者血常规、肝功能、肾功能未见异常。

全身其他部位检查未见异常。

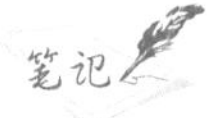

2017年4月25日复查CT
肝内病灶较2017年2月28日
无变化
骨髓抑制3级
减量
患者因难以耐受化疗，
自行服用卡培他滨
X 2.0 g bid
d1~d14
2017年3月2日
X 1.5 g bid
d1~d14
2017年3月30日
X 1.5 g bid
d1~d14
2017年4月27日
2017年5月24日

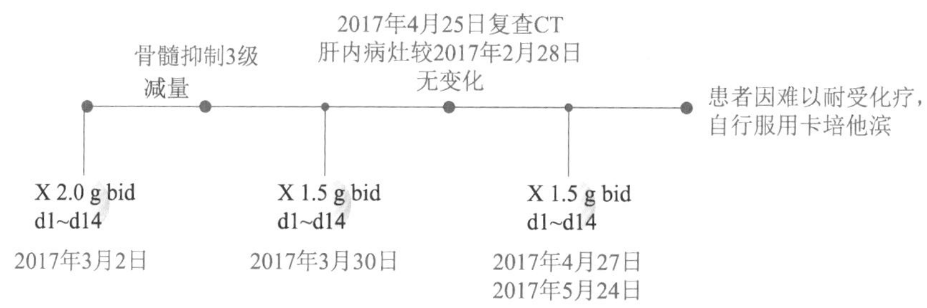

图 37－3　药物使用方法及疗效

患者及家属拒绝内分泌治疗，考虑患者经 8 个周期化疗后病情控制稳定，晚期患者维持化疗单药可选卡培他滨、长春瑞滨、吉西他滨，卡培他滨为口服剂型，相对毒性较低，便于长期应用，故给予卡培他滨维持化疗。

（三）病史及治疗三

患者应用卡培他滨首次化疗后出现骨髓抑制 3 级，故减量为 1.5 g，po，bid，d1～d14，q21d 治疗。定期复查病灶控制稳定，口服 4 个周期后出现手足综合征，因患者难以耐受停药。停药 1 个月后返院复查 CT 提示肝脏病情较前进展。

辅助检查：上腹部 CT 平扫＋增强（2017 年 6 月 25 日）：肝内多发转移治疗后改变，与 2017 年 4 月 25 日比较肝内转移瘤增大(图 37－4)。

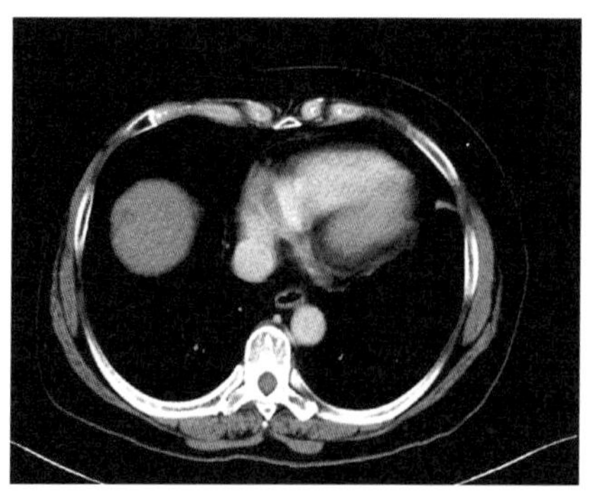

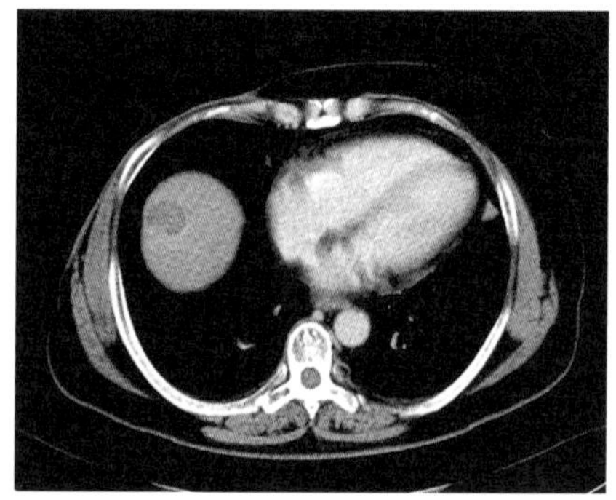

2017 年 4 月 25 日（较大者直径约 0.8 cm），2017 年 6 月 25 日（右前叶病灶直径 2.7 cm）。

图 37－4　上腹部 CT 平扫＋增强

笔记

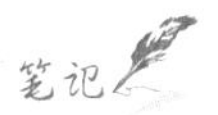

患者血常规、肝功能、肾功能未见异常。

全身其他部位检查未见异常。

治疗：局部给予介入化疗栓塞术控制病情。患者分别于2017年7月17日、2017年9月19日住我院介入血管外科，于2017年7月21日、2017年9月25日在局麻下行肝动脉化疗栓塞术。

（四）病史及治疗四

患者行肝动脉化疗栓塞术后未再应用全身治疗，2017年11月17日因右乳癌术后2年余，左乳皮肤水肿、增厚1月余再次入院。

查体：左乳皮肤水肿，呈橘皮样改变，腺体内未触及明确肿块。双侧腋窝未触及肿大淋巴结。

辅助检查：上腹部CT增强：肝内多发转移治疗后改变，肝右前叶上段病变大小约2.5 cm×3.1 cm。2017年1月19日复查CT与2017年9月21日比较肝内病灶增大、增多（图37－5）。

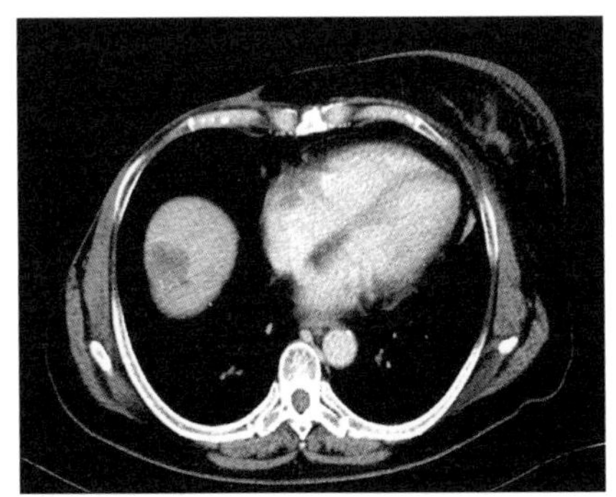

图37－5 复查CT（2017年11月19日）

乳腺MRI检查：左侧乳腺外侧异常信号，考虑BI-RADS 4类；左侧乳腺多发小结节，考虑增生结节；左腋窝多发肿大淋巴结，考虑转移（图37－6）。

患者血常规、肝功能、肾功能未见异常。

全身其他部位检查未见异常。

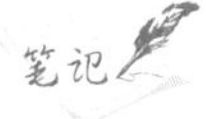

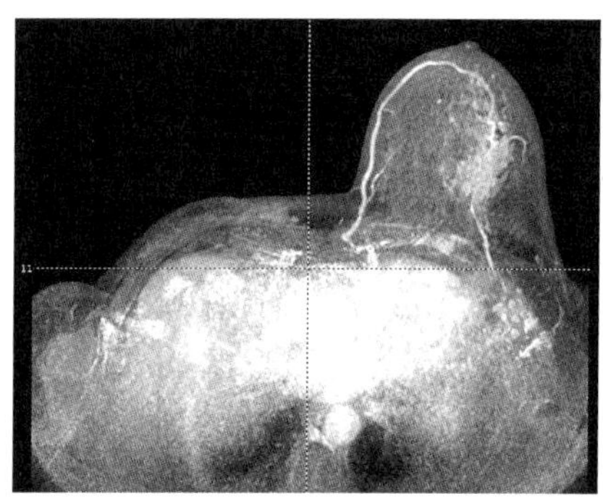
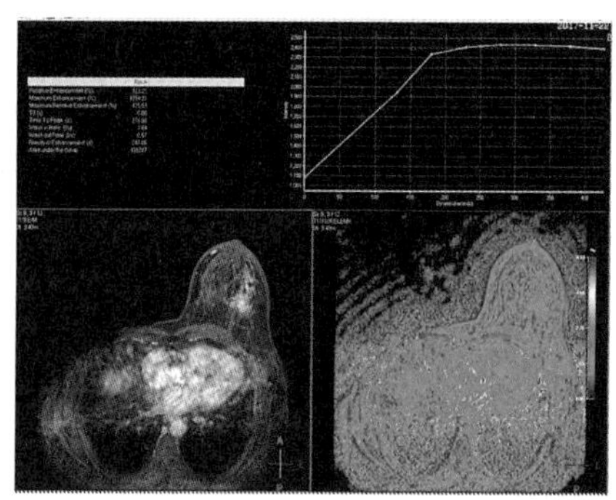

图 37－6　乳腺 MRI（2017 年 11 月 22 日）

患者肝脏病变再次进展，同时出现左乳皮肤水肿、橘皮样变，乳腺 MRI 提示左乳外侧腺体异常信号，查体未触及明确肿物，为明确病变性质行左乳区段切除术，病理提示乳腺癌。

2017 年 11 月 27 日在局麻下行左乳区段切除术，术后病理回报：（左乳皮肤少量腺体）乳腺浸润性导管癌Ⅱ级，肿瘤最大直径约 2 cm，未累及皮肤。免疫组化：AR(30%＋)，CK5/6(－)，E-cad(＋)，ER(70%＋)，PR(70%＋)，HER2(1＋)，Ki-67(5%＋)，p120 膜(＋)，GATA-3(＋)。患者手术意愿强烈，精神压力极大，考虑术后可能改善患者心理情况，于 2017 年 12 月 7 日全麻下行左乳单纯切除＋腋窝淋巴结切除术。术后病理回报：左乳肿物切除术后，（左乳）乳腺组织内见残存癌，并见大量脉管瘤栓；乳头、皮肤及基底切缘均未见癌；腋窝淋巴结可见转移癌（17/21）并见被膜外大量脉管瘤栓。

患者已应用蒽环类、紫杉类治疗失败，卡铂、卡培他滨治疗后，考虑给予单药化疗，因长春瑞滨单药有效率较高，术后于 2017 年 12 月 26 日起给予患者长春瑞滨 40 mg，qw 方案化疗。

（五）病史及治疗五

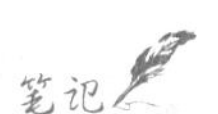

患者应用单药长春瑞滨化疗，获得 4 个月的 PFS 时间，化疗过

程中曾出现骨髓抑制3级，给予升血治疗后可缓解。2018年5月2日再次复查CT提示肝脏转移病灶再次进展。

辅助检查：上腹部增强CT（图37－7）：肝内多发转移治疗后改变，肝右前叶上段病变大小约4.8 cm×4.2 cm。

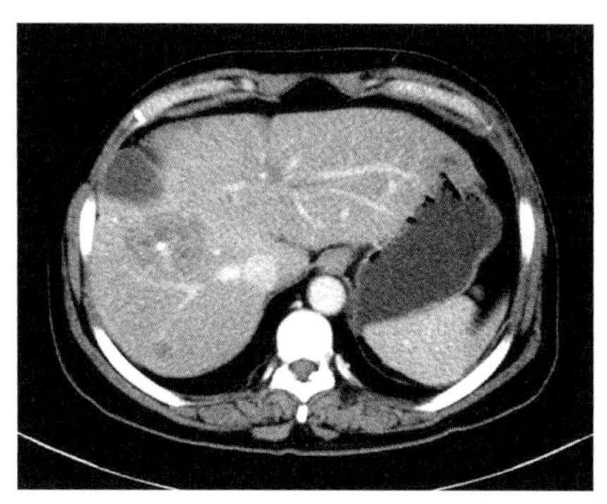

图37－7　上腹部增强CT

患者血常规、肝功能、肾功能未见异常。

全身其他部位检查未见异常。

患者已三线化疗失败，目前体力状况较好，治疗意愿积极，可更换内分泌药物治疗、更换化疗方案或寻求入组临床试验。2018年5月24日行右半肝切除术。术后病理：①（右半肝）肝组织内见癌浸润，结合形态及免疫组化结果，符合乳腺癌肝转移。肿瘤呈多灶，可见脉管瘤栓，累及肝被膜，伴退变及坏死，符合治疗后改变。肝基底切缘未见癌，周围肝伴脂肪变性及汇管区淋巴细胞浸润。②（胆囊）胆囊组织呈慢性炎症反应。淋巴结转移癌（2/2）：肝门部淋巴脂肪组织（0/2），纤维脂肪组织（0/2）；第八组淋巴结（2/2）。免疫组化：GATA-3（+），ER（40%强+），PR（5%弱+），HER2（2+），Ki-67（15%+），GCDFP-15（－）。

2018年7月17日给予吉西他滨1.6 g，d1、d8+卡铂700 mg，d2方案化疗，第1次化疗期间血常规提示4级骨髓抑制，血小板降

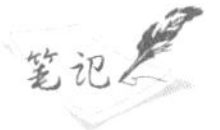

低明显，出现黑便，考虑存在出血倾向，给予紧急输入血小板纠正。后调整剂量给予吉西他滨 1.2 g，d1、d8 + 卡铂 550 mg，d2 方案化疗。化疗 4 个周期后患者自觉身体状态下降明显，不能耐受化疗，评价疗效 SD。患者已行 4 线化疗，下一步维持治疗建议更换内分泌治疗，既往 AI 治疗耐药，故给予氟维司群 500 mg 治疗，2018 年 11 月 9 日起给予氟维斯群 500 mg 内分泌治疗。药物使用方法及疗效见图 37－8。

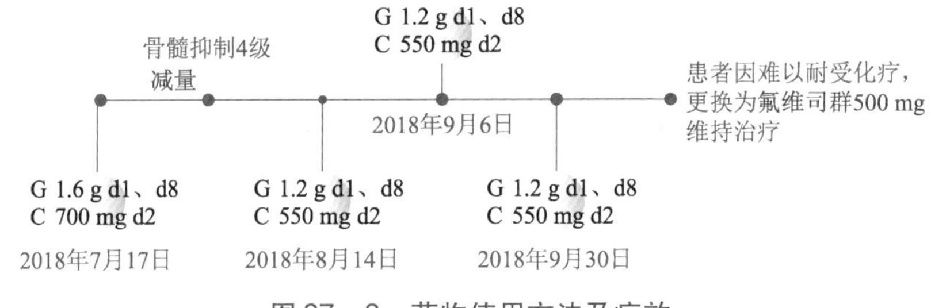

图 37－8　药物使用方法及疗效

（六）病史及治疗六

患者应用氟维司群治疗 4 个月余，半月来发现左侧胸壁多发结节，为复查于 2019 年 3 月 26 日再次入院。

查体：双乳缺如，双侧胸壁可见长 15～20 cm 手术瘢痕。左侧胸壁可见散在红色皮肤结节，较大者约 1.5 cm，无皮肤破溃，双侧腋窝未触及肿大淋巴结。

辅助检查：超声：左侧胸壁多发低回声，边界不清，形态不规整，较大者位于切口下方，大小约 1.5 cm×0.7 cm。

上腹部 CT（图 37－9）：与 2018 年 11 月 6 日对比：肝左叶新发低密度结节（S2 见多个稍低密度结节，较大约 1.8 cm×1.7 cm），新发腹膜增厚，新发腹腔积液。

头颅 MRI（图 37－10）：右侧额顶叶及大脑镰左侧多发转移瘤

笔记

（较大者约 1.1 cm）。

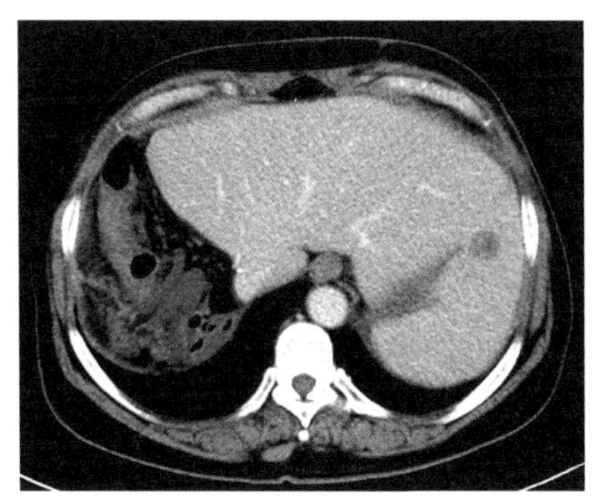

图 37－9　上腹部 CT

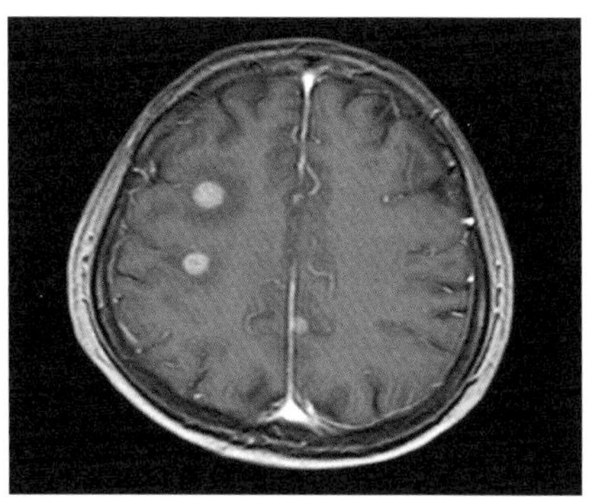
图 37－10　头颅 MRI

患者血常规、肝功能、肾功能未见异常。

全身其他部位检查未见异常。

患者应用氟维司群 500 mg 治疗，维持 3 月余后再次出现病情进展，左侧胸壁复发、肝脏进展、颅内转移。患者及家属因经济原因要求暂不应用靶向治疗药物，给予依西美坦 25 mg/d 内分泌治疗。

颅内多发转移病灶，放疗科建议行局部放疗控制颅内情况。排除放疗禁忌，CT 模拟定位后行头部放疗。靶区：GTV1 为右顶叶转移灶，PTV1 为 GTV1 外扩 0.3 cm，GTV2 为右顶叶后转移灶，PTV2 为 GTV2 外扩 0.3 cm，CTV 为全脑，PTV 为 CTV 外扩 0.3 cm，处方剂量 PTV1 为 60 Gy/20 f，PTV2 为 40 Gy/20 f。在放疗的同时给予甘露醇、激素脱水降颅压治疗。

（七）病史及治疗七

患者头颅放疗结束后复查，CT 检查提示肝脏左叶转移灶较前增大。左侧胸壁结节较前稍减小。

查体：双乳缺如，双侧胸壁可见长 15 ~ 20 cm 手术瘢痕。左侧胸壁可见散在红色皮肤结节，较大者约 1.1 cm，无皮肤破溃，双侧腋窝未触及肿大淋巴结。

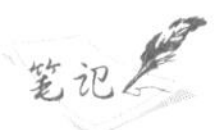

辅助检查：超声：左侧胸壁多发低回声，边界不清，形态不规整，较大者位于切口下方，大小约 1.3 cm×0.5 cm。

上腹部 CT（图 37－11）：肝 S2 多发转移（3.1 cm×3.0 cm）；腹膜增厚；腹腔积液；与 2019 年 3 月 30 日对比，肝左叶转移瘤增大。

头颅 MRI（图 37－12）：右侧额、顶叶及大脑镰左侧多发转移瘤。与 2019 年 4 月 10 日结果比较显示右侧额、顶叶病灶较前缩小，大脑镰左侧病灶较前略增大，余未见显著改变。

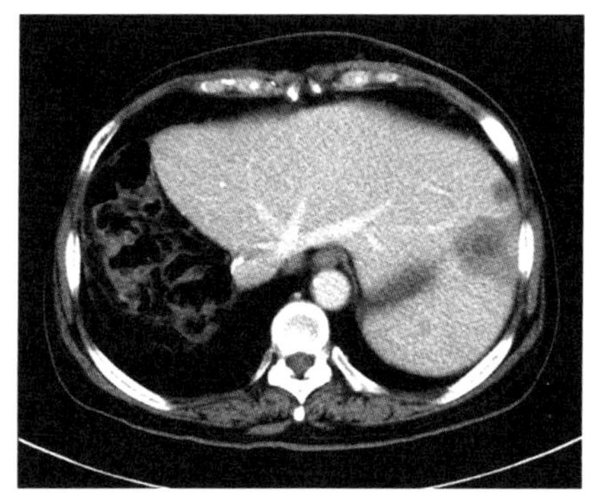

图 37－11　复查 CT
（2019 年 7 月 17 日）

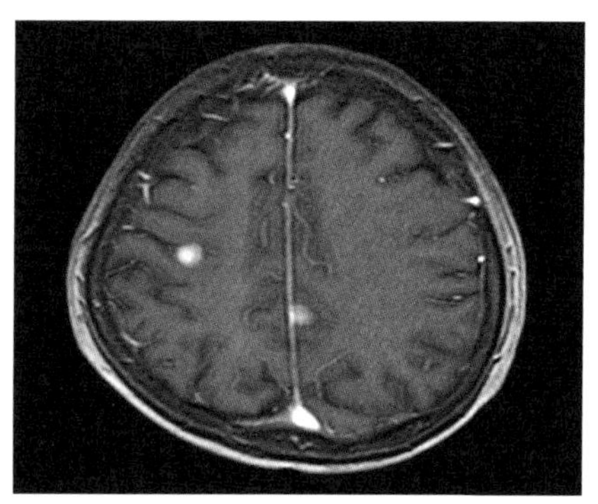

图 37－12　头颅 MRI
（2019 年 7 月 20 日）

患者目前颅内大脑镰病灶较前增大，放疗科会诊建议：患者目前无颅内压迫症状，全身治疗有效后局部可再行放疗。已行多线化疗及内分泌治疗，肝内转移病灶较前进展，建议应用 CDK4/6 抑制剂或 m-tor 抑制剂逆转耐药。综合考虑经济性和药物可及性后，患者要求应用依维莫司 5 mg/d + 依西美坦 25 mg/d 联合治疗。给予依维莫司联合依西美坦治疗 4 个月，期间患者因恐惧心理拒绝复查，经劝说后再次返院复查。患者颅内病灶测量困难，无法评估。肝脏转移病灶较前增大，依据 RECIST1.1 标准评价肝脏转移病灶疗效 SD（未达到 PD），继续目前的依维莫司 + 依西美坦治疗。上腹部

笔记

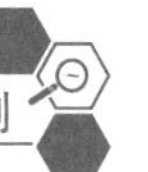

MRI（2019 年 11 月 25 日）：肝左叶较大病变，考虑转移瘤大小为 3.4 cm×3.8 cm（图 37－13）。头颅 MRI（2019 年 11 月 25 日）：右侧额、顶叶局限性脑水肿伴结节，考虑多发脑转移瘤（图 37－14）。

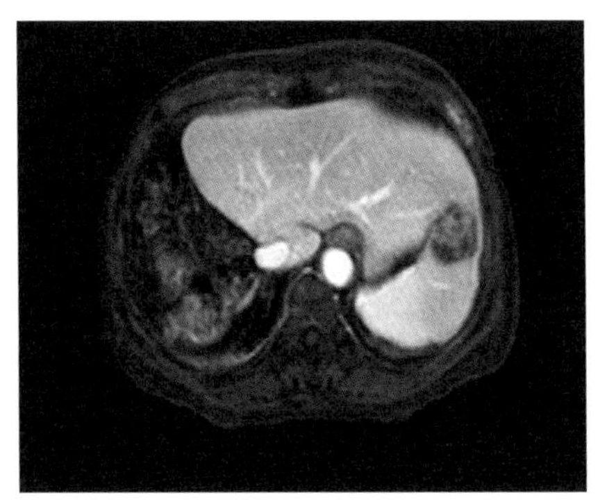

图 37－13　上腹部 MRI
（2019 年 11 月 25 日）

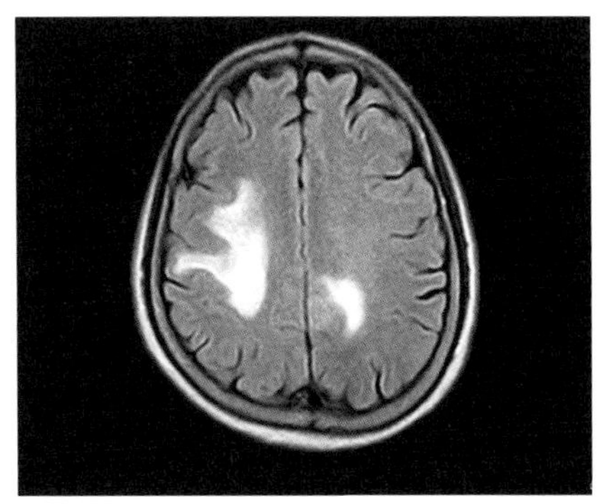

图 37－14　头颅 MRI
（2019 年 11 月 25 日）

病例分析

（一）治疗一问题解析

患者为绝经后女性，HR 阳性，HER2 阴性。右乳癌术后 1 年余，口服来曲唑治疗期间出现肝脏转移。距离前次治疗结束时间小于 1 年，提示紫杉、蒽环类药物治疗失败，内分泌治疗耐药。根据 NCCN 指南，晚期患者以全身治疗为主，激素受体阳性者若无内脏危象可选择内分泌治疗。但患者激素受体阳性表达较低，且辅助内分泌治疗耐药，同时考虑到药物可及性问题，外院会诊考虑患者目前乳腺癌手术＋化疗＋内分泌治疗后肝转移癌，建议行多西他赛＋卡铂方案化疗，3 周为 1 个周期，2 个周期后评价疗效。于 2016 年 8 月 13 日开始给予其多西他赛 120 mg，d1＋卡铂 600 mg，d2 方案化疗，化疗过程中出现消化道反应 2 级，骨髓抑制 2 级，给予对症处理可缓解。

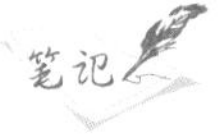

（二）治疗二问题解析

患者经解救化疗 8 个周期后评价疗效为 SD，后续可选择内分泌治疗或化疗维持。内分泌治疗后的耐药可能与 m-tor 信号传导通路的激活有关。有关乳腺癌内分泌治疗耐药后的靶向治疗选择，Ⅲ期随机对照临床研究 BOLERO-2 证实，对非甾体类芳香化酶抑制剂治疗失败后的 HR 阳性、HER2 阴性绝经后晚期乳腺癌患者，与依西美坦单药组患者的无进展生存时间（4.1 个月）相比较，依维莫司联合依西美坦组患者的无进展生存时间（11 个月）明显延长。患者及家属拒绝内分泌治疗，考虑患者经 8 个周期化疗后病情控制稳定，晚期患者维持化疗单药可选卡培他滨、长春瑞滨、吉西他滨，卡培他滨为口服剂型，相对毒性较低，便于长期应用，故给予卡培他滨维持化疗。

（三）治疗三问题解析

患者经两线解救化疗后整体评价疗效为 SD，停用卡培他滨化疗 1 个月后复查，肝脏病灶出现进展。考虑其他脏器无明显转移病灶，经科内讨论决定：局部给予介入化疗栓塞术控制病情。乳腺癌肝转移进行动脉介入疗法是一项常用的治疗方案，其中包括了肝动脉栓塞（TAE）、肝动脉栓塞化疗（TACE）和肝动脉灌注化疗（HAI）。Li 等的一项研究表明，在 48 例乳腺癌肝转移患者中比较 TACE 和全身化疗方案，其中 20 例行全身化疗（环磷酰胺、表柔比星、氟尿嘧啶），28 例行 TACE。TACE 的整体反应率为 35.7%，比全身系统性化疗 7.1% 的治疗效果更好（$P < 0.05$）。目前对 TACE 的研究较多，通过肝动脉栓塞化疗明显改善了患者的预后，提高了患者的生活质量，然而国内外对乳腺癌肝转移进行 HAI、TAE 的研究还甚少，需要更多的临床试验研究来证明其安全性和有效性。

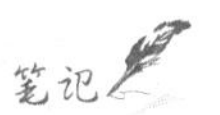

（四）治疗三问题解析

肝动脉栓塞化疗后患者肝脏病变再次进展，同时出现左乳皮肤水肿、橘皮征，乳腺 MRI 提示左乳外侧腺体异常信号，查体未触及明确肿物，为明确病变性质行左乳区段切除术，病理提示乳腺癌。NCCN 指南中提到，原发Ⅳ期乳腺癌手术的时机和作用是个性化的选择。对于此类患者的手术问题，应选择合理的系统治疗（Ⅳ期乳腺癌系统治疗包括化疗、内分泌治疗、靶向治疗、放疗等治疗手段，简称系统治疗）。TATA 研究对 350 例首诊Ⅳ期乳腺癌患者系统治疗有效时手术组与非手术组对于生存率的影响进行了比较。通过 23 个月的中位随访，手术组和非手术组患者 2 年总生存率是没有明显差异的。MF07 – 01 研究观察手术治疗与系统治疗顺序的差异，在随访 36 个月时，并没有看到明显生存差异，但是中位随访达到 41 个月的时候，则发现了手术组患者 5 年的生存有显著的获益（41.6% *vs* 24.4%）。患者为晚期乳腺癌，目前左乳病变恶性，建议以全身治疗为主，患者心理负担较重，手术意愿强烈，与患者及家属进行充分沟通后，考虑手术对患者心理帮助较大，科内讨论后决定行左乳癌改良根治术。

患者已应用蒽环类、紫杉类治疗失败，卡铂、卡培他滨治疗后，考虑给予单药化疗，长春瑞滨单药有效率较高，术后给予长春瑞滨方案化疗。

（五）治疗五问题解析

长春瑞滨维持治疗 4 个月后出现进展。患者已三线化疗失败，目前患者体力状况较好，治疗意愿积极，可更换内分泌药物治疗、化疗方案或寻求入组临床试验。患者为晚期乳腺癌伴内脏转移，治疗后进展，不建议手术。请我院肝胆外科会诊后，建议以全身治疗

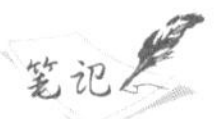

为主，患者及家属坚持要求手术，自行就诊于外院，充分评估后认为可行右半肝切除术治疗肝脏转移病灶，2018 年 5 月 24 日行右半肝切除术。

患者为晚期乳腺癌，行多线化疗，手术切除肝脏转移病灶后，外院建议术后给予吉西他滨 + 卡铂方案化疗 2 ~ 4 个周期。2018 年 7 月 17 日给予吉西他滨 + 卡铂方案化疗，第 1 次化疗期间血常规提示 4 级骨髓抑制，血小板降低明显，出现黑便，考虑存在出血倾向，给予紧急输入血小板纠正，后调整剂量。化疗 4 个周期后患者自觉身体状态下降明显，不能耐受化疗，评价疗效 SD。患者已行 4 线化疗，下一步维持治疗建议更换内分泌治疗，既往 AI 治疗耐药，故给予氟维司群 500 mg 治疗。

（六）治疗五问题解析

患者应用氟维司群 500 mg 治疗，维持 3 月余后再次出现病情进展，左侧胸壁复发、肝脏进展、颅内转移。PALOMA3、MONALEESA7 等研究证实了 CDK4/6 抑制剂联合芳香化酶抑制剂用于晚期 HR 阳性、HER2 阴性乳腺癌一线、二线内分泌治疗的疗效。BOLERO-2 证实，对非甾体类芳香化酶抑制剂治疗失败后的 HR 阳性、HER2 阴性绝经后晚期乳腺癌患者，m-tor 抑制剂依维莫司联合依西美坦治疗能明显延长无进展生存时间。患者及家属因经济原因要求暂不应用靶向治疗药物，遂给予依西美坦 25 mg/d 内分泌治疗。

颅内多发转移病灶，放疗科建议行局部放疗控制颅内情况。放疗同时给予甘露醇、激素脱水降颅压治疗。

（七）治疗五问题解析

患者目前颅内大脑镰病灶较前增大，放疗科会诊建议：患者目前无颅内压迫症状，全身治疗有效后局部可再行放疗。已行多线化

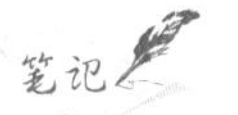

疗及内分泌治疗，肝内转移病灶较前进展，建议应用 CDK4/6 抑制剂或 m-tor 抑制剂逆转耐药。综合考虑经济性和药物可及性后，患者要求应用依维莫司 5 mg/d + 依西美坦 25 mg/d 联合治疗。给予依维莫司联合依西美坦治疗 4 个月，期间患者因恐惧心理拒绝复查，经劝说后再次返院复查。患者颅内病灶测量困难，无法评估。肝脏转移病灶较前增大，依据 RECIST1.1 标准评价肝脏转移病灶疗效为 SD（未达到 PD），继续依维莫司 + 依西美坦治疗。

专家点评

该例患者为 HR 阳性、HER2 阴性，初次治疗失败后复发转移晚期乳腺癌。患者初次治疗时局部分期较晚，给予 TA 方案新辅助化疗 4 个周期，随后行右乳癌改良根治术，术后 TA 方案辅助化疗 2 个周期。给予来曲唑内分泌治疗期间出现肝脏转移。予以多西他赛 + 卡铂方案化疗 8 个周期，评价疗效为 SD。后续给予卡培他滨单药维持 4 个周期，因手足综合征停药 1 个月后病情进展。行肝动脉化疗栓塞术治疗 2 次，肝脏病灶再次进展，同时发现左乳癌。左乳病变行左乳癌改良根治术后给予单药长春瑞滨维持化疗，病情稳定 4 个月后再次进展，患者于外院在 2018 年 5 月 24 日行右半肝切除术。术后给予吉西他滨 + 卡铂方案化疗 4 个周期，出现严重骨髓抑制后停药。更换氟维司群 500 mg 内分泌治疗 3 个月再次出现病情进展，肝脏病灶增大，颅内出现新发转移病灶，颅内转移病灶行放射治疗，目前口服依维莫司 + 依西美坦内分泌治疗。

参考 NCCN 指南的划分标准，将Ⅰ期、Ⅱ期、T3N1M0 定义为可手术乳腺癌，将 N2 和（或）T4 及以上定义为不可手术乳腺癌，后者推荐首选新辅助治疗。对于在新辅助治疗 2 ~ 4 个疗程后疗效

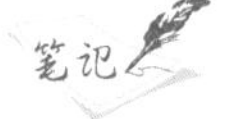

欠佳，但肿块并未增大被乳腺癌新辅助治疗专家共识评估为 SD 且仍为可手术乳腺癌的患者，中国专家组持不同的意见，尤其对于 Luminal 型乳腺癌，由于其对新辅助化疗的敏感性较低，从更换新辅助化疗方案中获益的可能性较低，94% 的中国专家推荐这部分早期疗效不佳的患者应尽早予以手术治疗。Karagiannis 等研究发现，在新辅助化疗作用下肿瘤转移微环境结构增加，提示新辅助化疗后残留肿瘤有高转移风险。Keklikoglou 等的研究结果显示化疗可引发转移能力增强的肿瘤细胞外囊泡分泌，这些囊泡尤其在新辅助化疗患者血液循环内富集，可引起肿瘤转移的发生。以上几项研究提示新辅助化疗可能促进肿瘤转移，尤其对于新辅助化疗效果欠佳的患者，其潜在的转移风险可能增加，虽然这些研究尚未经过临床证实，但是出于慎重考虑，专家组强调新辅助化疗早期疗效评估的重要性（2 个疗程），2 个疗程后肿瘤疗效不佳时，应及时调整治疗策略，谨慎更换化疗方案或可以尽早改行手术治疗，以避免无效治疗致肿瘤进展。

乳腺癌肝转移进行动脉介入疗法是一项常用的治疗方案，其中包括了肝动脉栓塞（TAE）、肝动脉栓塞化疗（TACE）和肝动脉灌注化疗（HAI）。Li 等的一项研究表明，在 48 例乳腺癌肝转移患者中比较 TACE 和全身化疗方案，其中 20 例行全身化疗（环磷酰胺、表柔比星、氟尿嘧啶），28 例行 TACE。TACE 的整体反应率为 35.7%，比全身系统性化疗 7.1% 的治疗效果更好（$P<0.05$）。目前对 TACE 的研究较多，通过肝动脉栓塞化疗明显改善了患者的预后，提高了患者的生活质量，然而国内外对乳腺癌肝转移进行 HAI、TAE 的研究还甚少，需要更多的临床试验研究来证明其安全性和有效性。

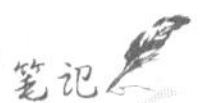

NCCN 指南中提到，原发Ⅳ期乳腺癌手术的时机和作用是个性

化的选择。对于此类患者的手术问题，应选择合理的治疗策略，并充分考虑生存获益之外的生活质量、局部控制等因素。与患者充分沟通局部手术所带来的利弊，让患者加入到临床决策中。肝转移癌的手术治疗方式包括肝叶切除术和肝动脉结扎术，近年来研究中更多选择具有孤立性转移灶的患者行手术治疗，实行肝叶切除术能延长患者的生存期，但由于手术范围的局限性，手术在乳腺癌治疗中的应用面临很大困难。目前，尚无局部治疗能改善生存的随机数据。局部治疗推荐应选择性的用于体力状态良好、肝脏累及少、无肝外病变、经全身治疗病情稳定的患者。而在不能行手术治疗的患者中，全身治疗是唯一的治疗手段。

目前NCCN 指南及国内指南均同意对于 HR 阳性、HER2 阴性的晚期乳腺癌，若病变局限在乳腺、骨和软组织及无症状、肿瘤负荷不大的内脏转移患者，可以优先选择内分泌治疗。但对于内分泌治疗耐药、肿瘤快速进展、内脏转移广泛或症状明显、存在内脏危象、需要快速减轻肿瘤负荷的患者，应该先给予化疗等更有效的治疗。

CSCO 指南指出对于蒽环类、紫杉类药物治疗失败的复发转移患者，应考虑卡培他滨、长春瑞滨、吉西他滨、铂类和多柔比星脂质体药物，可考虑单药或联合方案。对于晚期 HR 阳性、HER2 阴性乳腺癌，内分泌治疗方案选择很多。2019 中国抗癌协会指南指出对于既往内分泌治疗失败（如辅助内分泌治疗结束 1 年内复发转移，内分泌治疗期间复发、进展）的晚期乳腺癌患者，可选择他莫昔芬、托瑞米芬、芳香化酶抑制剂、氟维司群、氟维司群联合哌柏西利等 CDK4/6 抑制剂，芳香化酶抑制剂联合哌柏西利，依维莫司联合芳香化酶抑制剂，依维莫司联合他莫昔芬，依维莫司联合氟维司群，孕激素类药物等治疗。给予患者氟维司群内分泌治疗是合理

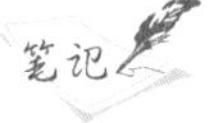

的选择。但是在 PALOMA-3 研究中比较了哌柏西利联合氟维司群与氟维司群单药的疗效，结果显示哌柏西利联合组患者的无进展生存时间（11.2 个月）优于单药组（4.6 个月），其毒性可被患者耐受，且能明显改善患者整体生活质量并延长至疼痛时间。基于以上结果，哌柏西利联合氟维司群可作为二线和后线内分泌治疗方案。基于 PALOMA、MONARCH 和 MONALEESA 的研究数据，CDK4/6 抑制剂在晚期 HR 阳性、HER2 阴性乳腺癌的一线、二线内分泌治疗中均有非常好的疗效。乳腺癌内分泌治疗后的耐药可能与 m-tor 信号传导通路的激活有关。有关乳腺癌内分泌治疗耐药后的靶向治疗选择，Ⅲ期随机对照临床研究 BOLERO-2 证实，对非甾体类芳香化酶抑制剂治疗失败后的 HR 阳性、HER2 阴性绝经后晚期乳腺癌患者，与依西美坦单药组患者的无进展生存时间（4.1 个月）相比较，依维莫司联合依西美坦组患者的无进展生存时间（11 个月）明显延长，但联合组患者的不良反应发生率较高，应根据病情，并权衡治疗可能取得的疗效和药物的不良反应、药物的可获得性及患者的意愿决定治疗的选择。

参考文献

1. O'SHAUGHNESSY J, SCHWARTZBERG L, DANSO M A, et al. Phase Ⅲ study of iniparib plus gemcitabine and carboplatin versus gemcitabine and carboplatin in patients with Metastatic triple-negative breast cancer. J Clin Oncol, 2014, 32 (34): 3840 – 3847.

2. HU X C, ZHANG J, XU B H, et al. Cisplatin plus gemcitabine versus paclitaxel plus gemcitabine as first-line therapy for Metastatic triple-negative breast cancer (CBCSG006): a randomised, open-label, multicentre, phase 3 trial. Lancet Oncol, 2015, 16 (4): 436 – 446.

3. DI LEO A, JERUSALEM G, PETRUZELKA L, et al. Final overall survival:

笔记

fulvestrant 500 mg *vs* 250 mg in the randomized CONFIRM trial. J Natl Cancer Inst, 2014, 106 (1): djt337.

4. ZHANG Q Y, SHAO Z M, SHEN K W, et al. Fulvestrant 500 mg *vs* 250 mg in postmenopausal women with estrogen receptor-positive advanced breast cancer: a randomized, double-blind registrational trial in China. Oncotarget, 2016, 7 (35): 57301 – 57309.
5. CRISTOFANILLI M. TURNER N C, BONDARENKO I, et al. Fulvestrant plus palbociclib versus fulvestrant plus placebo for treatment of hormone-receptor-positive, HER2-negative Metastatic breast cancer that progressed on previous endocrine therapy (PALOMA-3): final analysis of the multicentre double-blind, phase 3 randomised controlled trial. Lancet Oncol, 2016, 17 (4): 425 – 439.
6. TURNER N C, SLAMON D J, RO J, et al. Overall Survival with Palbociclib and Fulvestrant in Advanced Breast Cancer. N Engl J Med, 2018, 379 (20): 1926 – 1936.
7. BEVERS T B, ANDERSON B O, BONACCIO E, et al. NCCN clinical practice guidelines in oncology: breast cancer screening and diagnosis. J Natl Compr Canc Netw, 2009, 7 (10): 1060 – 1096.
8. KARAGIANNIS G S, PASTORIZA J M, WANG Y, et al. Neoadjuvant chemotherapy induces breast cancer Metastasisthrough a TMEM-mediated mechanism. Sci Transl Med, 2017, 9 (397): 26.
9. KEKLIKOGLOU I, CIANCIARUSO C, GUC E, et al. Chemotherapy elicits pro-Metastatic extracellular vesicles inbreast cancer models. Nat Cell Biol, 2019, 21 (2): 190 – 202.
10. 朱李玲，陈凯，吴雯静，等. Ⅳ期乳腺癌患者的外科手术抉择. 国际外科学杂志，2019，46 (1): 10 – 12.
11. 中国乳腺癌新辅助治疗专家组. 中国乳腺癌新辅助治疗专家共识（2019 年版）. 中国癌症杂志，2019，29 (5): 390 – 400.
12. MARIANI P, SERVOIS V, RYCKED Y, et al. Liver Metastases from breast

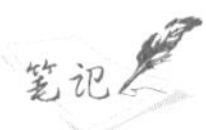

cancer: surgical resection or not? a case-matched control study in highly selected patients. Eur J Surg Oncol, 2013, 39 (12): 1377－1383.

13. POLISSTINA F, COSTANTIN G, FEBBRARO A, et al. Aggressive treatment for hepatic Metastases from breast cancer: results from a single center. World J Surg, 2013, 37 (6): 1322－1332.

14. RUBINO A, DOCI R, FOTEUH J C, et al. Hepatic Metastases from breast cancer. Updates Surg, 2010, 62 (3): 143－148.

15. KORNBIUM N, ZHAO F, MANOLA J, et al. Randomized phase Ⅱ trial of fulvestrant plus everolimus or placebo in postmenopausal women with hormone receptor-positive, human epidermal growth factor receptor 2-Negative Metastatic breast cancer resistant to aromatase inhibitor therapy: results of PrE0102. J Clin Oncol, 2018, 36 (16): 1556－1563.

16. CRISTOFANILLI M, TURMER N C, BONDARENKO I, et al. Fulvestrant plus palbociclib versus fulvestrant plus placebo for treatment of hormone-receptor-positive, HER2-negative Metastatic breast cancer that progressed on previous endocrine therapy (PALOMA-3): final analysis of the multicentre, double-blind, phase 3 randomised controlled trial. Lancet Oncol, 2016, 17 (4): 425－439.

17. PRITCHARD K I, BURRIS H A, ITO Y, et al. Safety and efficacy of everolimus with exemestane *vs* exemestane alone in elderly patients with HER2-negative, hormone receptor-positive breast cancer in BOLERO-2. Clin Breast Cancer, 2013, 13 (6): 421－432.

（张鹏　王晓春）

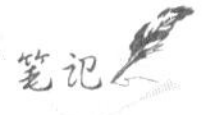

病例 38　曲妥珠单抗耐药转移性乳腺癌治疗病例

病历摘要

患者，女性，63 岁。主因乳腺癌术后 3 年，胸闷气短 10 天于 2017 年 4 月 14 日首次就诊于我科。

既往高血压病史 7 年，最高可达 170/104 mmHg，间断服用硝苯地平缓释片治疗，血压控制可。4 年前因车祸致胫骨平台塌陷，已治愈。

病史与治疗（外院）：患者因发现左乳肿物、左腋窝肿胀 10 天于 2014 年 6 月 3 日入院，完善检查考虑乳腺癌，左腋窝、左侧锁骨上淋巴结肿大，左乳腺橘皮征，未见远处转移表现，临床分期 T4N3M0。乳腺穿刺组织冰冻结果：（左）乳腺浸润性癌；印片：查见癌细胞；腋下腋窝淋巴结穿刺涂片：查见癌细胞。免疫组化：ER（-），PR（-），HER2（3+），Ki-67（15%）。后患者接受 3 个周期 AC 方案新辅助化疗后评估，乳腺原发灶进展，腋窝及锁骨上淋巴结较前无变化，给予多西他赛+卡铂方案联合赫赛汀靶向治疗。6 个周期 TCbH 方案治疗后，乳腺肿物、腋窝及锁骨上淋巴结较前变小且变软，疗效评价 PR。遂于 2014 年 12 月 8 日行左乳癌改良根治术。术后病理示：（左）乳腺浸润性导管癌Ⅱ级，化疗反应Ⅰ级；伴部分送检淋巴结转移［左腋窝（4/8）；

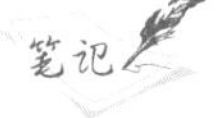

锁骨下（0/1）；肌间淋巴结样组织为脂肪］基底及乳头部均未见癌组织。免疫组化：ER(－)，PR(－)，HER2(3＋)，P53(＋)，Ki-67(1%＋)。术后给予赫赛汀靶向治疗至2015年8月。于2015年3月行胸壁及锁骨上下野放疗，胸壁50 Gy，锁骨上60 Gy（图38－1）。

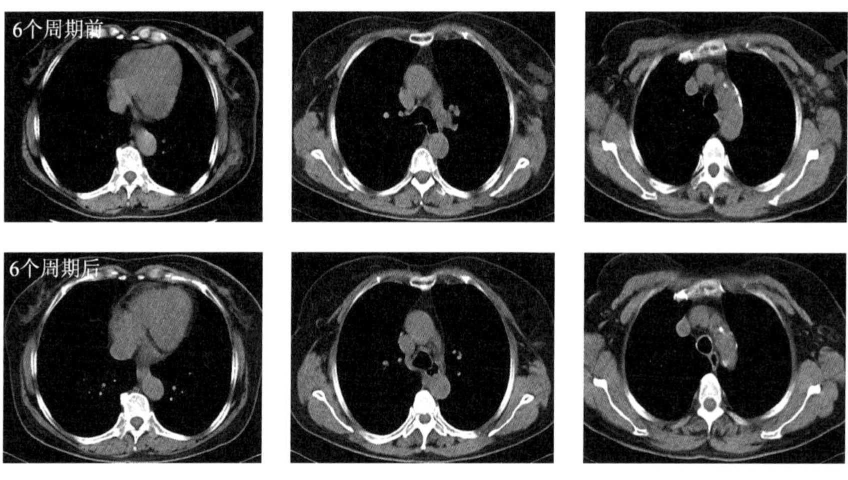

图38－1　上腹CT

患者于2016年6月14日发现双腋窝下肿物，入外院治疗。于2016年6月18日在全麻下行双腋窝淋巴结清扫术。术后病理：右腋窝淋巴结内见转移癌（1/1）；右腋窝淋巴脂肪组织未见转移癌（0/16）；左腋窝淋巴结可见转移癌（1/1）。左腋窝淋巴结转移癌免疫组化：ER(－)，PR(－)，HER2(3＋)，Ki-67(20%～30%＋)，CK5/6(－)，GCDFP-15(－)，NapsinA(－)，TTF-1(－)。右腋窝淋巴结转移癌免疫组化：ER(－)，PR(－)，HER2(3＋)，Ki-67(20%＋)，GCDFP-15(－)，NapsinA(－)，TTF-1(－)。术后恢复良好出院，后未规律治疗及检查（图38－2）。

2017年4月14日患者因胸闷气短于我院首次就诊，完善检查提示心包积液，但心包积液较少，无法穿刺。进一步查血常规及血

笔记

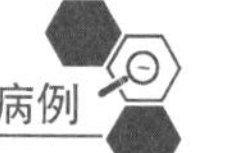

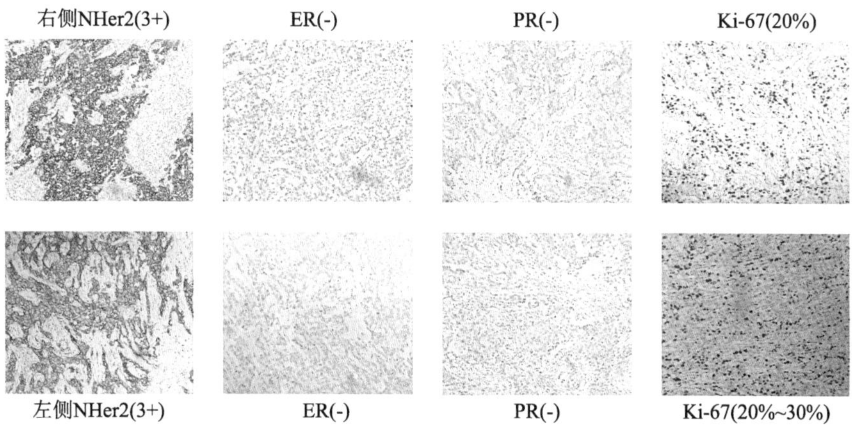

图 38－2　染色体检查（HE 染色 ×200）

生化基本正常；BNP 正常范围；心肌酶谱均在正常范围；CA125 178.40 U/mL，CA153 43.79 U/mL，乙肝、丙肝均阴性；甲功七项正常；PPD 试验阴性；抗核抗体谱阴性；C 反应蛋白阴性。建议患者可行 PET-CT 检查，患者因经济原因拒绝。

结合患者病史、辅助检查及考虑患者肿瘤生物学行为，首先考虑病情进展，建议抗肿瘤治疗；亦可观察病情变化，根据病情变化决定下一步治疗。2017 年 5 月起 LX 方案口服：拉帕替尼 1250 mg，qd＋卡培他滨 1500 mg，bid，d1～d14，q3w。之后患者定期复查，心包积液消失，未见新发病灶，癌标恢复正常。不良反应：骨髓抑制Ⅰ至Ⅱ度；腹泻Ⅰ度，手足反应Ⅰ度（图 38－3）。

患者于 2019 年 7 月 24 日再次入院，查颈胸腹盆增强 CT：①左乳癌术后，右腋窝淋巴结转移癌术后。②双肺多发小结节，转移可能性大。③纵隔内肿大淋巴结。与 2019 年 6 月 18 日相比较前增大。④肝左叶结节，考虑血管瘤，建议观察除外转移。行纵隔淋巴结穿刺活检，病理仍提示为 HER2 阳性型。建议患者入组重组人抗 HER2 人源化单克隆抗体-MCC-DM1 治疗 HER2 阳性的转移，或者是复发性乳腺癌患者的安全性、耐受性和药代动力学的多中心、开

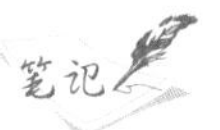

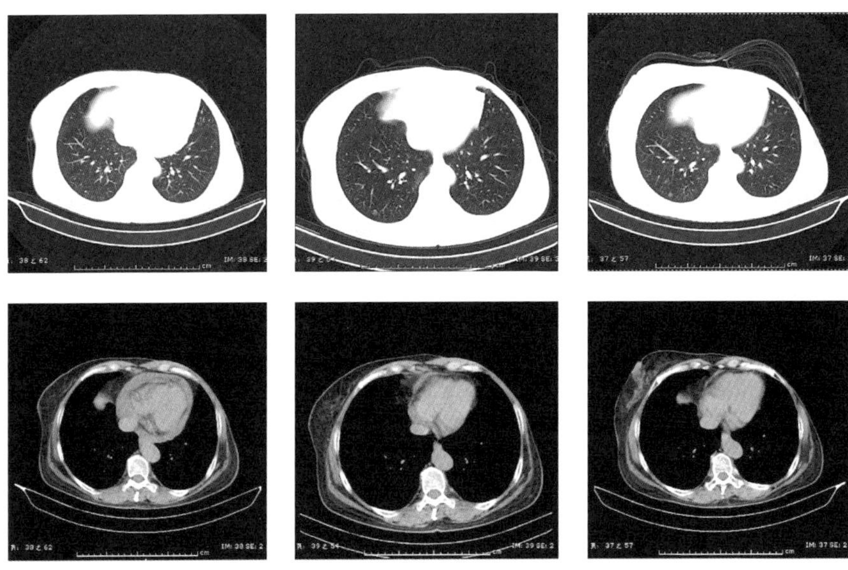

心包积液逐渐消失，CA153 及 CA125 降至正常范围。

图 38-3 CT 检查

放、剂量递增的Ⅰ期临床研究，但因高血压未入组。予以患者吡咯替尼联合长春瑞滨全身化疗 5 个周期。消化道反应Ⅰ级，骨髓抑制Ⅰ度。2、4 个周期化疗后显示纵隔内淋巴结较前缩小、减少，余未见变化（图 38-4）。疗效评价为 PR。

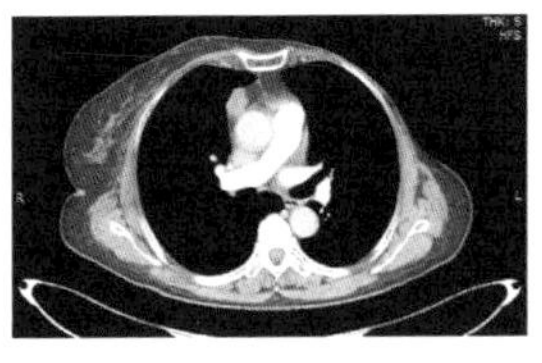
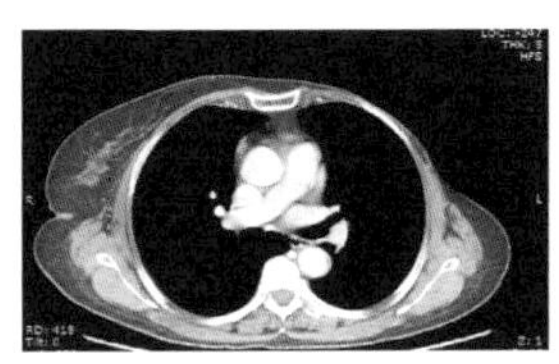
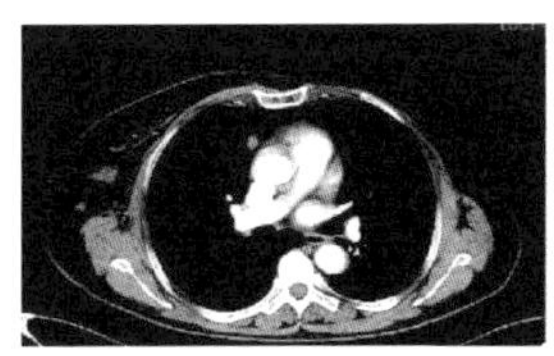

从左到右依次为 2019 年 7 月 27 日、2019 年 10 月 18 日、2019 年 12 月 8 日的 CT 图像。

图 38-4 纵隔内淋巴结变化

患者目前精神、睡眠、食欲尚好，周身轻度乏力、无食欲缺乏，无头痛、头晕，无咳嗽、咳痰，无恶心、呕吐，无腹痛、腹泻，大小便正常，体重较前变化不明显。

笔记

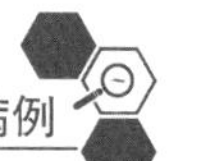

病例分析

患者为绝经后中年女性，2014 年 6 月诊断为乳腺癌，临床分期为 T4N3M0，ⅢC 期，免疫组化提示患者为 HER2 阳性型，局部晚期，难以行根治术。根据各版指南的推荐，均应首选新辅助化疗，首选含有曲妥珠单抗的化疗方案，而今帕妥珠单抗可及后，亦可以选择含有双靶的方案。患者于 2016 年 6 月病情复发，双侧腋窝淋巴结转移，病理与原发灶一致，且未见对侧乳腺原发肿瘤征象，已为Ⅳ期乳腺癌，应以全身治疗为主，辅以局部治疗。

2017 年 3 月患者出现心包积液，虽然不能明确病理，但结合患者辅助检查（肿瘤标志物增高，且除外其他常见心包积液因素）及肿瘤生物学行为，首先考虑病情复发，建议患者行全身治疗。即使患者心包积液非乳腺癌所致，因之前已存在远处转移而未行全身治疗，亦应给予治疗。患者复发转移发生于曲妥珠单抗辅助治疗停药 10 个月左右，根据 CSCO BC 指南推荐，如果患者在完成以曲妥珠单抗为基础的辅助治疗 12 个月内复发，或在曲妥珠单抗辅助治疗期间复发，临床医生应该遵循晚期二线抗 HER2 的治疗。根据指南的推荐及药物可及性，选择拉帕替尼联合卡培他滨进行全身治疗，患者耐受性良好，不良反应可控。疗效理想。

患者 2019 年 7 月再次出现病情进展，提示患者对二线治疗耐药，根据 CSCO BC 指南、NCCN 指南，对于 HER2 阳性乳腺癌患者，仍应坚持抗 HER2 治疗，持续抗 HER2 治疗可以使患者获益。根据患者既往治疗、多线治疗疗效确定首选 T-DM1，但药物不可及，二线治疗仍可以作为一个可选的方案，可选择保留曲妥珠单抗

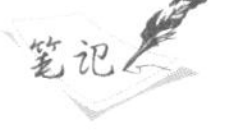

更换其他化疗药物。但本例患者强烈要求使用口服药物治疗，故给予吡咯替尼联合长春瑞滨全身治疗。目前行全身治疗 5 个周期，2、4 个周期后评效为 PR，纵隔淋巴结较前缩小，治疗有效。

专家点评

此患者是一个典型的 HER2 阳性型局部晚期患者，非常具有代表意义，抗 HER2 治疗贯穿患者的始终（自新辅助治疗直至晚期多线治疗）。新辅助治疗中，NOAH 临床试验提示相比于单纯化疗，联合曲妥珠单抗靶向治疗能够使 pCR 率提高 19.0%，且 3 年无事件生存率提高 15.0%。基于辅助临床试验中 BCIRG006 的 10 年无病生存率风险比评估，相比于单纯化疗，AC 序贯 T + 靶向药物和 TCb + 靶向药物方案患者长期生存的预后相近，且新辅助治疗中 ACOSOG Z1041 试验也提示接受 AC 序贯 T + 靶向药物和 TCb + 靶向药物治疗的患者的无病生存率相近（$P = 0.96$）。因此，HER2 阳性乳腺癌新辅助治疗在化疗配伍方面，AC 序贯 T + 抗 HER2 靶向药物和 TCb + 抗 HER2 靶向药物均为可选的初始治疗策略。但是在目前，我们会有更好的选择。在曲妥珠单抗联合化疗基础上加用拉帕替尼能够使 pCR 率提高 21.8%，但 3 年无事件生存率无显著差异，且在术后辅助治疗中并没有证实其可以改善生存，所以该方案始终存在争议。帕妥珠单抗在我国可及后，NeoSphere、PEONY、BERENICE、TRYPHAENA 等多项研究证实了曲妥珠单抗加帕妥珠单抗为主的双靶向新辅助治疗相比曲妥珠单抗联合化疗可以进一步提高 pCR 率，并有延长 EFS 的趋势，且安全可耐受。因此，目前曲妥珠单抗加帕妥珠单抗联合化疗已经成为各大

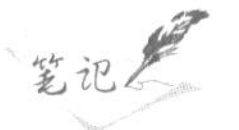

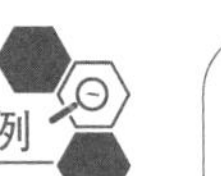

权威指南一致公认的新辅助靶向治疗方案。根据 Meta 分析，新辅助治疗达 pCR 的患者预后更佳，在规范的治疗之后，术后应该给予规范的靶向治疗，但是对于双靶新辅助治疗达到 pCR 的患者，其后续辅助治疗阶段的靶向治疗是选择单靶向药物还是双靶向药物目前尚无明确的临床证据。对于采用了标准新辅助治疗方案 6 ~ 8 个疗程（包括曲妥珠单抗 + 帕妥珠单抗 + 化疗或曲妥珠单抗 + 化疗等方案）后未达到 pCR 的患者，KATHERINE 临床试验提示对于新辅助化疗后未达 pCR 的患者在辅助阶段使用 T-DM1 能够使 3 年无浸润性疾病生存率提高 11.0% 。而在中国临床实践中因为 T-DM1 不可及，对现阶段可行的辅助强化方案目前还有争议，需要进一步的试验数据。

本患者确诊时分期较晚，故出现复发转移是意料之中。且其复发转移出现在曲妥珠单抗停药后 10 个月左右，按各版指南均认定患者对于曲妥珠单抗耐药，故治疗进入晚期二线治疗选择。其治疗中最为遗憾的是在出现双侧腋窝淋巴结转移后未进行全身治疗。

目前 HER2 阳性晚期乳腺癌的二线治疗标准方案是 T-DM1，EMILIA 研究的结果显示对于曲妥珠单抗治疗失败的患者应用 T-DM1 单药治疗较拉帕替尼联合卡培他滨能使患者 PFS、OS 均获益。因此 T-DM1 是目前 HER2 阳性晚期乳腺癌二线治疗的标准方案。但我国尚不可及。GBG 26、HERMINE 研究证实在曲妥珠单抗治疗无效病情进展后，换用化疗药物继续使用曲妥珠单抗仍可使患者获益。但拉帕替尼出现后，EGF100151 证明了拉帕替尼联合卡培他滨对照卡培他滨单药治疗曾用蒽环类、紫杉类和曲妥珠单抗治疗后的 HER2 阳性 LABC 或 MBC 患者的疗效和安全性。而对于 T-DM1 不

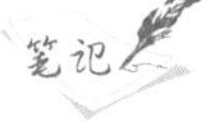

可及的中国，该方案成为 HER2 阳性晚期乳腺癌的二线治疗选择。而我国自主研发的吡咯替尼在二期临床试验中与拉帕替尼联合卡培他滨对比，PFS 总体达 18.1 月，显著优于拉帕替尼联合卡培他滨的 7.0 个月，在三期临床试验吡咯替尼联合卡培他滨组患者中位 PFS 为 11.1 个月（95% *CI*：9.66～16.53 个月），安慰剂联合卡培他滨组中位 PFS 为 4.1 个月。目前，我们也正期待吡咯替尼联合卡培他滨与拉帕替尼联合卡培他滨的结果，预期应该会取得阳性结果。而 PHEREXA 研究虽然获得了 OS 的延长，但因为主要研究终点 PFS 没有达到，故仍有待进一步证实双靶联合化疗在曲妥珠单抗治疗无效病情进展后的价值，在多线治疗后其可能也不失为一合理选择。KATE2 研究是对既往接受过曲妥珠单抗失败的患者，二线应用 T-DM1 联合阿特珠单抗对比 T-DM1 单药的疗效与安全性的研究。2019 年 ESMO 报告的是 OS 分析结果与 PD-L1 阳性亚组的 PFS 结果。总体来看，对于 PD-L1 阳性的患者，OS 也有获益趋势（T-DM1 + 阿特珠单抗组 1 年 OS 率绝对值高于 T-DM1 + 安慰剂组，两组分别为 94.3% 和 87.9%）。

在拉帕替尼联合卡培他滨治疗后患者获得了 25 个月的 PFS，再次进展，并经病理证实仍为 HER2 阳性型。抗 HER2 三线及三线后治疗的选择：CSCO BC2019 指南中指出，对于体力状态评分较好的患者，可以选择既往未使用过的方案；对于无法耐受进一步治疗的患者，考虑姑息治疗。故本患者在此时仍然优选 T-DM1，但也仍然不可及。曲妥珠单抗为基础的化疗方案及曲妥珠单抗联合依维莫司为目前指南推荐的选择。而吡咯替尼在拉帕替尼耐药后使用尚无相关数据。但与患者商议后，因依维莫司未在医保，且患者要求口服药物，故给予吡咯替尼联合长春瑞滨治疗，亦观察到了理想的疗

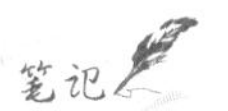

效。但是在临床工作中使用 TKI 时，因缺乏循证医学证据并不提倡在使用一种 TKI 后换用另一种 TKI。

总之，本例患者体现了在 HER2 阳性乳腺癌治疗中抗 HER2 治疗的重要性，也体现了在晚期乳腺癌多线治疗后选择可能会受到药物可及性、患者既往治疗的反应、经济原因、医保原因等因素影响。同时在可能的情况下，鼓励患者进入药物临床试验。

参考文献

1. GIANNI L, EIERMANN W, SEMIGLAZOV V, et al. Neoadjuvant chemotherapy with trastuzumab followed by adjuvant trastuzumab versus neoadjuvant chemotherapy alone, in patients with HER2-positive locally advanced breast cancer (the NOAH trial): a randomised controlled superiority trial with a parallel HER2-negative cohort. Lancet, 2010, 375 (9712): 377 – 384.
2. GIANNI L, PIENKOWSKI T, IM Y H, et al. 5-year analysis of neoadjuvant pertuzumab and trastuzumab in patients with locally advanced, inflammatory, or early-stage HER2-positive breast cancer (NeoSphere): a multicentre, open-label, phase 2 randomised trial. Lancet Oncol, 2016, 17 (6): 791 – 800.
3. MASUDA N, LEE S J, OHTANI S, et al. Adjuvant capecitabine for breast cancer after preoperative chemotherapy. N Engl J Med, 2017, 376 (22): 2147 – 2159.
4. VON MINCKWITZ G, HUANG C S, MANO M S, et al. Trastuzumab emtansine for residual invasive HER2-positive breast cancer. N Engl J Med, 2019, 380 (7): 617 – 628.
5. GIANNI L, PIENKOWSKI T, IM Y H, et al. Efficacy and safety of neoadjuvant pertuzumab and trastuzumab in women with locally advanced, inflammatory, or early HER2-positive breast cancer (NeoSphere): a randomised multicentre, open-label, phase 2 trial. Lancet Oncol, 2012, 13 (1): 25 – 32.
6. SHAO Z. Pertuzumab, trastuzumab, and docetaxel for HER2 positive early or locally advanced breast cancer in the neoadjuvant setting: efficacy and safety analysis of a

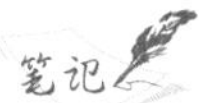

randomized phase Ⅲ study in Asian patients (PEONY). San Antonio, 2018.

7. BASELGA J, BRADBURY I, EIDTMANN H, et al. Lapatinib with trastuzumab for HER2-positive early breast cancer (NeoALTTO): a randomised, open-label, multicentre, phase 3trial. Lancet, 2012, 379 (9816): 633 – 640.

8. DE AZAMBUJA E, HOLMES A P, PICCART-GEBHART M, et al. Lapatinib with trastuzumab for HER2-positive early breast cancer (NeoALTTO): survival outcomes of a randomised, open-label, multicentre, phase 3 trial and their association with pathological complete response. Lancet Oncol, 2014, 15 (10): 1137 – 1146.

9. CAREY L A, BERRY D A, CIRRINCIONE C T, et al. Molecular heterogeneity and response to neoadjuvant human epidermal growth factor receptor 2 targeting in CALGB 40601, a randomized phase Ⅲ trial of paclitaxel plus trastuzumab with or without lapatinib. J Clin Oncol, 2016, 34 (6): 542 – 549.

10. SLAMON D J, EIERMANN W, ROBERT N J, et al. Ten year follow-up of BCIRG-006 comparing doxorubicin plus cyclophosphamide followed by docetaxel (AC→T) with doxorubicin plus cyclophosphamide followed by docetaxel and trastuzumab (AC→TH) with docetaxel, carboplatin and trastuzumab (TCH) in HER2 + early breast cancer. Cancer Res, 2016, 76 (Suppl4): S5 – 04.

11. BUZDAR A U, SUMAN V J, MERIC-BERNSTAM F, et al. Disease-free and overall survival among patients with operable HER2-positive breast cancer treated with sequential *vs* concurrent chemotherapy: the ACOSOG Z1041 (Alliance) randomized clinical trial. JAMA Oncol, 2019, 5 (1): 4550.

12. EIERMANN W, PIENKOWSKI T, CROWN J, et al. Phase Ⅲ study of doxorubicin/cyclophosphamide with concomitant versus sequential docetaxel as adjuvant treatment in patients with human epidermal growth factor receptor 2-normal, nodepositive breast cancer: BCIRG-005 trial. J Clin Oncol, 2011, 29 (29): 3877 – 3884.

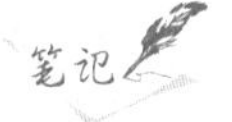

（杨阳　杨华）

病例 39　HR 阳性晚期乳腺癌病例

病历摘要

(一) 病史及治疗一

【病史】

患者，女性，58 岁，绝经后。因发现左侧乳腺肿物 2 个月入院。患者于 2 个月前无意间发现左侧乳腺有一肿物，约“枣核”大小，无疼痛，无乳头溢液，未曾诊治。此后肿物也无明显增大，于 2017 年 8 月 29 日以左侧乳腺肿瘤收入院治疗。

患者既往体健，否认乳腺癌家族史。

【专科查体】

左乳外上象限可触及一大小约 2.0 cm × 2.0 cm 肿块，无压痛，质硬，边界欠清，活动度差，无压痛。双腋窝未触及明显肿大的淋巴结。

【辅助检查】

肿瘤标志物正常；胸部 CT、肝胆胰脾彩超、PET 均未见异常。

患者血常规、肝功能、肾功能未见明显异常。

【诊断】

左侧乳腺癌（T2N1M0，HER2 型）。

【治疗】

于 2017 年 9 月 4 日行左侧乳腺癌改良根治术。手术病理（图

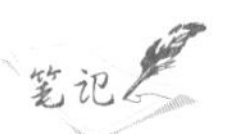

39－1）显示左乳肿块大小为 23 mm × 16 mm × 3 mm，（左侧乳腺）浸润性癌，非特殊类型，腋窝淋巴结（1/20）枚，3 级（腺管形成 3 分、核分级 2 分，核分裂象 3 分，总共 8 分）。免疫组化：ER（－），PR（－），HER2（3＋），Ki-67（80%＋）。

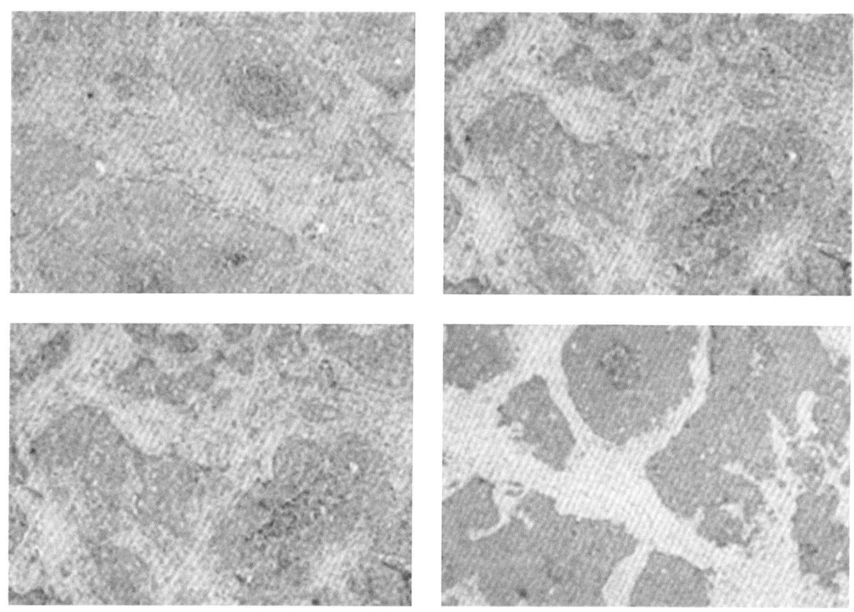

图 39－1　手术病理

2017 年 9 月 20 日行术后辅助治疗，综合评估后制订化疗方案为 EC-TH：EC（表柔比星 90 mg/m^2，环磷酰胺 600 mg/m^2），d1，q21d × 4；TH（多西他赛 100 mg/m^2，曲妥珠单抗 6 mg/kg），d1，q21d × 4；曲妥珠单抗 6 mg/kg，d1，q21d，1 年。

（二）病史及治疗二

患者经过 EC 方案 4 个周期＋TH 方案 4 个周期＋H 方案 10 个周期方案治疗后，于 2018 年 11 月入院复查发现双肺多发小结节，胸部增强 CT 考虑肺转移。肿瘤标志物 CEA 26.23 ng/mL↑。各项检查评估未见其他转移病灶。

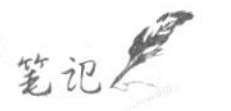

2018 年 11 月 14 日至 2019 年 11 月 19 日选择吡咯替尼 400 mg，

每日 1 次联合卡培他滨 1.5 g，每日 2 次，口服方案治疗。治疗 2 个月复查胸部 CT 显示双肺多发小结节消失，肿瘤标志物正常，疗效评价为 CR，后定期复查胸部 CT 未见异常、肿瘤标志物正常。PFS 已达 12 个月。定期检测血常规、生化等情况，每 2 个周期评估解救化疗效果，患者一般状况可，曾有用药 2 个月后出现过腹泻，给予洛哌丁胺治疗后再无腹泻发生。无不良反应。

治疗前后胸部 CT 对比见图 39 –2。

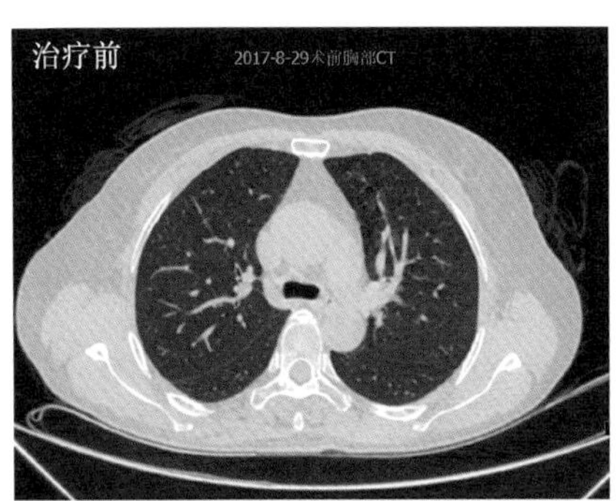

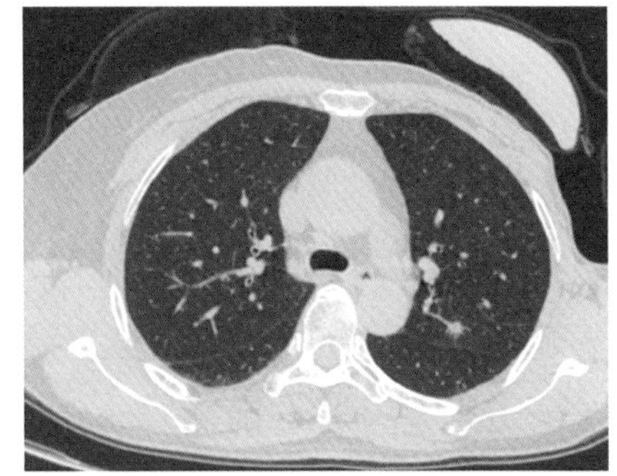
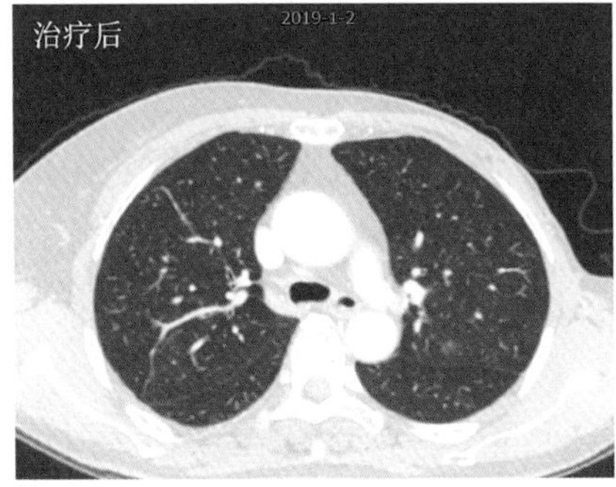

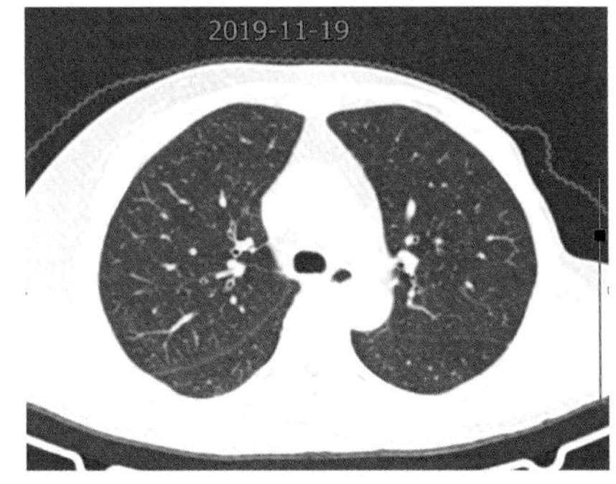

图 39 –2　胸部 CT 对比

病例分析

（一）治疗一问题解析

患者为绝经后女性，行左侧乳腺癌根治术后，手术病理显示：左乳肿块大小为 23 mm × 16 mm × 3 mm，（左侧乳腺）浸润性癌，非特殊类

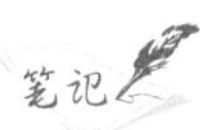

型，腋窝淋巴结（1/20）枚，3级（腺管形成3分、核分级3分，核分裂象2分，总共8分），IHC：ER（－），PR（－），HER2（3＋），Ki-67（80%＋）。分子分型诊断：HER2型。在NSABP B-31/-N9831研究中，对1679名女性术后进行AC-T（多柔比星、环磷酰胺、紫杉醇）3周治疗方案，对1672名女性术后进行AC-TH（多柔比星、环磷酰胺、紫杉醇、曲妥珠单抗）3周治疗方案，结果AC-TH组3年无病生存率为87.1%，AC-T组为75.4%；死亡人数AC-TH组62名，AC-T组92名；患者远处转移AC-TH组96名，AC-T组193名；该研究证实AC-TH方案改善了HER2阳性患者术后的预后疗效。根据该研究中AC-TH方案疗效，2019年CSCO指南中将其作为术后伴高危因素辅助治疗的1A类推荐，本病例中的患者术后病理显示其具有同侧腋窝淋巴结转移（N1）高危因素，故AC-TH方案为优选方案。因此，2017年9月20日行术后辅助治疗，结合患者自身情况，综合评估后制订化疗方案为EC-TH：EC（表柔比星90 mg/m^2，环磷酰胺600 mg/m^2），d1，q21d×4；TH（多西他赛100 mg/m^2，曲妥珠单抗6 mg/kg），d1，q21d×4；曲妥珠单抗6 mg/kg，d1，q21d，1年。

（二）治疗二问题解析

本例患者在接受曲妥珠单抗治疗期间，发现了肺转移，考虑更换给药方案。根据2019年CSCO指南，患者在完成以曲妥珠单抗为基础的辅助治疗12个月内复发或辅助治疗期间复发，临床医生应该遵循晚期二线抗HER2治疗；二线首选方案为拉帕替尼＋卡培他滨。但根据马来酸吡咯替尼片联合卡培他滨对比拉帕替尼联合卡培他滨治疗HER2表达阳性转移性乳腺癌的随机、开放、平行对照、多中心的Ⅱ期临床研究结果的数据，吡咯替尼联合卡培他滨对比拉帕替尼联合卡培他滨的中位PFS为18.1个月 *vs* 7.0个月，ORR为

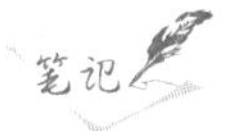

78.5% *vs* 57.1%，CFDA 在 2018 年 11 月 14 日批准吡咯替尼上市，适应证为治疗 HER2 阳性、既往未接受或接受过曲妥珠单抗的复发或转移性乳腺癌患者，联合卡培他滨使用。使用本品前患者应接受过蒽环类或紫杉类药物化疗。吡咯替尼联合卡培他滨的方案也被 CSCO 指南推荐为抗 HER2 二线治疗方案选择。因此，该患者在 2018 年 11 月 14 日至 2019 年 11 月 19 日选择吡咯替尼 400 mg，每日 1 次，联合卡培他滨 1.5 g，每日 2 次，口服方案治疗，治疗 2 个月复查胸部 CT 显示双肺多发小结节消失，肿瘤标志物正常，疗效评价为 CR。后定期复查胸部 CT 未见异常，肿瘤标志物正常。PFS 已达 12 个月。定期检测血常规、生化等情况，每 2 个周期评估解救化疗效果，患者一般状况可，曾有用药 2 个月后出现过腹泻，给予洛哌丁胺治疗后再无腹泻发生。无不良反应。

HER2 阳性术后具有高危因素（N1）的患者需进行术后辅助治疗，行 AC-TH 化疗方案进行治疗，治疗目标是延长患者的生存期、减轻患者症状和提高患者生活质量，但是患者在术后接受以曲妥珠单抗为基础的联合化疗方案治疗期间发现肺转移，PD，遂更换治疗方案，给予吡咯替尼联合卡培他滨治疗，治疗 2 个月复查胸部 CT 显示双肺多发小结节消失，肿瘤标志物正常，疗效评价为 CR，后定期复查胸部 CT 未见异常，PFS 达 12 个月。吡咯替尼联合卡培他滨的化疗方案为此类患者的治疗提供了一个选择。

专家点评

患者为 HER2 阳性，绝经后晚期乳腺癌。患者初诊为早期可手术乳腺癌，术后病理为 pT2N1M0，ⅡB 期，HER2 阳性型。术后给予 AC ×4-TH ×4 治疗，化疗结束后序贯（赫赛汀）分子靶向治疗 1

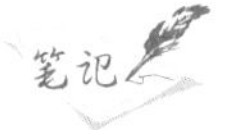

年，赫赛汀治疗期间出现肺转移，更换二线吡咯替尼联合卡培他滨方案治疗。肺结节消失，达到 CR，病情得到控制。

对于 HER2 阳性乳腺癌，HERA、BCIRG 006 和 NSABP B-31 等多项研究证实，曲妥珠单抗治疗 1 年可以显著降低 HER2 阳性患者的复发风险。自 2017 年 ASCO 报道 APHINITY 研究的主要分析结果以来，对于 HER2 阳性乳腺癌在曲妥珠单抗基础上联合帕妥珠单抗进行双靶向辅助治疗，如何选择其合适的人群一直是专家讨论的热点问题，而根据 APHINITY 研究，双靶对比单靶的4 年 IDFS 绝对获益仅 1.7%（92.3% *vs* 90.6%），但是在亚组分析中，淋巴结阳性亚组患者4 年 IDFS 绝对获益为3.2%（89.9% *vs* 86.7%），激素受体阴性亚组患者4 年 IDFS 绝对获益为 2.3%（91% *vs* 88.7%）。2019 年 SABCS 大会上，Piccart 教授汇报了 APHINITY 研究 6 年中期分析结果，本次汇报提示其中位 IDFS 为 74.1 个月。在为期 6 年的更新分析中，结果显示总体人群中，帕妥珠单抗治疗与安慰剂组相比，可以将乳腺癌的复发或死亡风险降低 24%。研究人员发现，在淋巴结阳性患者中，帕妥珠单抗治疗组的 IDFS 为 87.9%，而安慰剂组的 IDFS 为 83.4%，IDFS 率提高了 4.5%。此次中期分析结果为曲妥珠单抗联合帕妥珠单抗的双靶治疗对 HER2 阳性乳腺癌患者有临床获益提供了证据。尤其是在复发风险高的乳腺癌患者中更为明显，如淋巴结阳性的高危患者。

曲妥珠单抗治疗期间出现 PD 后二线药物该如何选择？对于 HER2 阳性的乳腺癌，持续的抗 HER2 治疗是得到公认的。从 1998 年曲妥珠单抗问世至今，已经有 6 个抗 HER2 药物进入临床，包括曲妥珠单抗、帕妥珠单抗、T-DM1、拉帕替尼、来那替尼和吡咯替尼。使得临床上的辅助治疗和晚期一、二、三线治疗有了更多的选择。而吡咯替尼等新型抗 HER2 药物的出现，丰富了 HER2 阳性乳

笔记

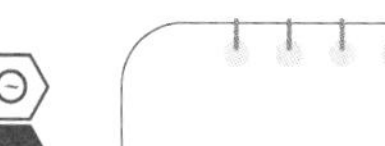

腺癌的治疗选择，也延长了患者的整体生存。

吡咯替尼是一款 pan-HER 抑制剂，对 HER1、HER2 和 HER4 都有抑制作用。目前抗 HER2 的小分子 TKI 包括拉帕替尼、来那替尼，还有吡咯替尼。在晚期乳腺癌中我们看到了吡咯替尼的阳性结果，在针对治疗经蒽环类和紫杉类药物治疗失败，且复发、转移后化疗不超过 2 线的乳腺癌患者的Ⅱ期临床试验中，吡咯替尼 + 卡培他滨的 PFS 长达 18.1 个月。

而在临床实践中哪些患者可以考虑选用吡咯替尼？通常情况下，第一种是赫赛汀辅助治疗后出现复发转移的患者，即 PD 的患者，而且其进展时间较短。第二种是对于晚期乳腺癌采用含曲妥珠单抗方案一线治疗后，第一、第二次疗效评估不太好的患者。所以对于该患者，在赫赛汀辅助治疗期间出现了 PD，无疑吡咯替尼 + 卡培他滨是一个很好的选择。

参考文献

1. ROMOND E H, PEREZ E A, BRYANT J, et al. Trastuzumab plus adjuvant chemotherapy for operable HER2-Positive breast cancer. N Engl J Med, 2005, 353（16）：1673－1684.

2. 郝捷，李进，程颖，等. 中国临床肿瘤学会（CSCO）乳腺癌诊疗指南（2020 年版）. 北京：人民卫生出版社，2020.

3. MA F, OUYANG Q, LI W, et al. Pyrotinib or lapatinib combined withcapecitabine in HER2-Positive Metastatic breastCancer with prior taxanes, anthracyclines, and/or trastuzumab：arandomized, phase Ⅱstudy. J Clin Oncol, 2019, 37（29）：JCO1900108.

（于晶晶）

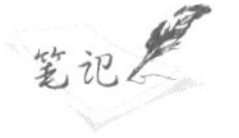

病例 40　HR 阳性年轻晚期乳腺癌病例

病历摘要

患者，女性，初诊年龄 25 岁。患者个人史、既往史、肿瘤家属史均无特殊，未绝经。

2016 年 1 月患者因左乳癌于外院行左乳癌改良根治 + 左乳重建术，术后病理：左乳浸润性导管癌，WHO Ⅲ级，腋窝淋巴结转移（0/49），包块大小为 3 cm × 3 cm × 2 cm。免疫组化：ER（强，90% +）、PR（中，20% +）、HER2（2 +）、Ki-67（约 60% +）。

术后诊断为：左乳浸润性导管癌（pT2N0M0，Ⅱa 期，分子分型：luminal B 型，HER2 阴性）。术后完成 6 个周期 FEC 方案辅助化疗。于 2016 年 7 月起行他莫昔芬辅助内分泌治疗。

2017 年 8 月定期复查时胸部 CT 示（图 40 - 1）：双肺散在大小不等结节，最大约 1.3 cm，结合病史考虑转移可能性大。

患者入我院，在 CT 引导下行左肺部结节穿刺活检，病理：查见浸润性癌转移，免疫组化：GATA3（+）、ER（>80% +）、PR（中度 +，约 5%）、HER2（1 +）、CK5/6（小灶 +）、TTF-1（-）、Ki-67（>50% +），符合乳腺癌来源。结合病史、影像及病理穿刺结果，临床诊断为左乳浸润性导管癌术后化疗、内分泌治疗后肺转移（luminal B 型，HER2 阴性）。

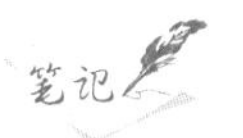

2017 年 8 月起行单药卡培他滨口服化疗，化疗共计 8 个周

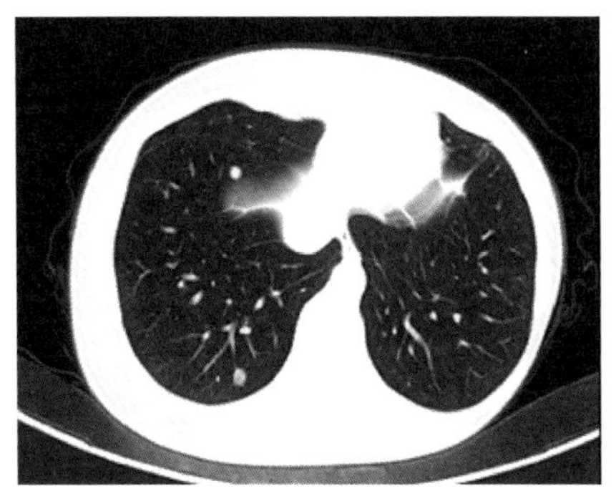

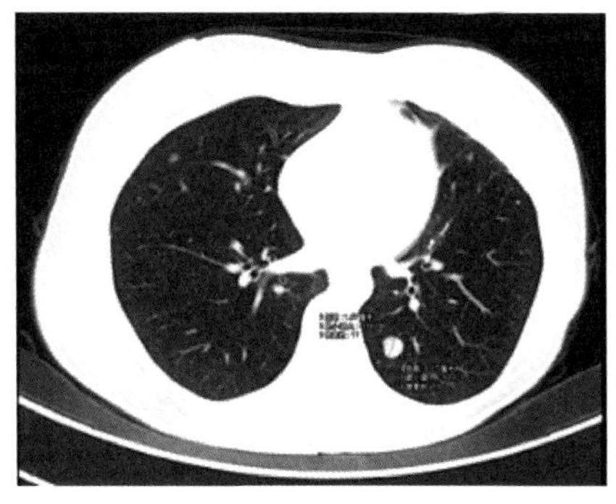

图 40－1 胸部 CT（2017 年 8 月）

期，最佳疗效评价：病情稳定（stable disease，SD）。2018 年 3 月胸部 CT 示（图 40－2）：肺部转移灶，双肺散在大小不等结节，最大约 1.5 cm。患者治疗期间反复出现Ⅱ～Ⅲ级手足综合征，减量症状缓解不明显。于 2018 年 3 月调整为氟维司群＋戈舍瑞林内分泌治疗至今。内分泌维持治疗期间，最佳疗效评价为 PR，耐受性良好，至今（2019 年 9 月）获得大于 18 个月的 PFS（图 40－3、图 40－4）。

患者诊疗经过见图 40－5。

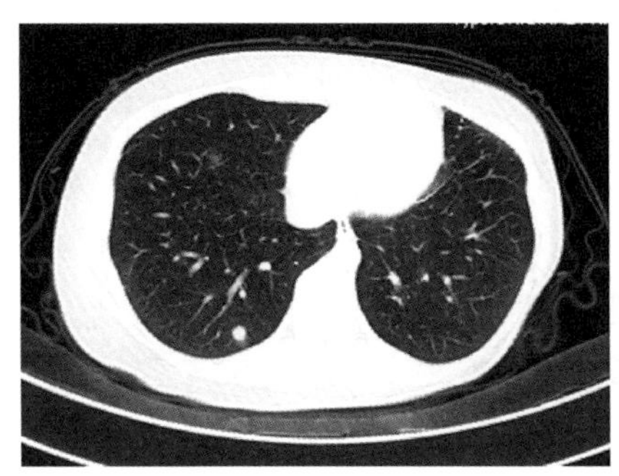

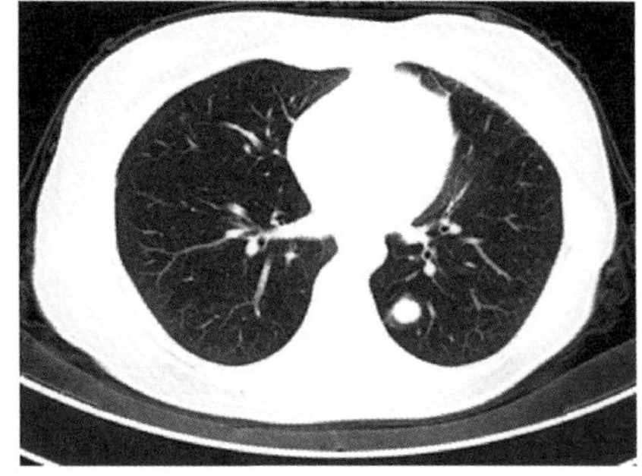

图 40－2 胸部 CT（2018 年 3 月）

笔记

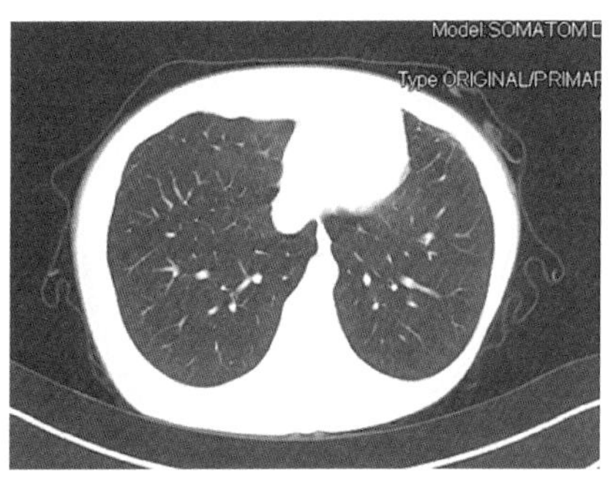
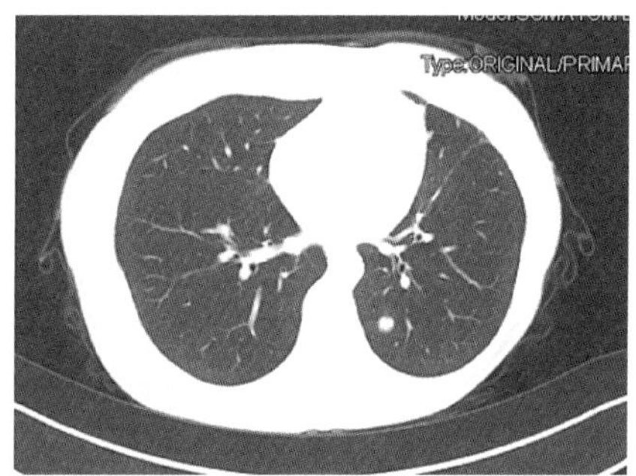

图 40－3　胸部 CT（2018 年 9 月）

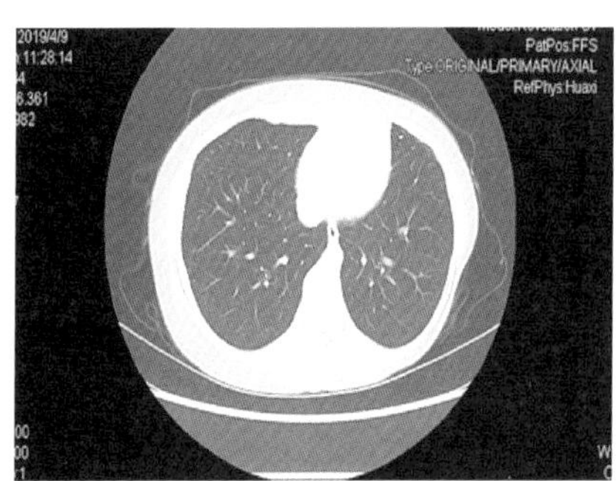
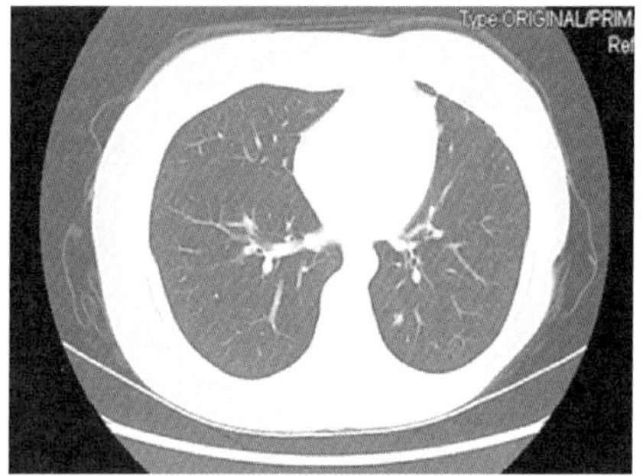

图 40－4　胸部 CT（2019 年 4 月）

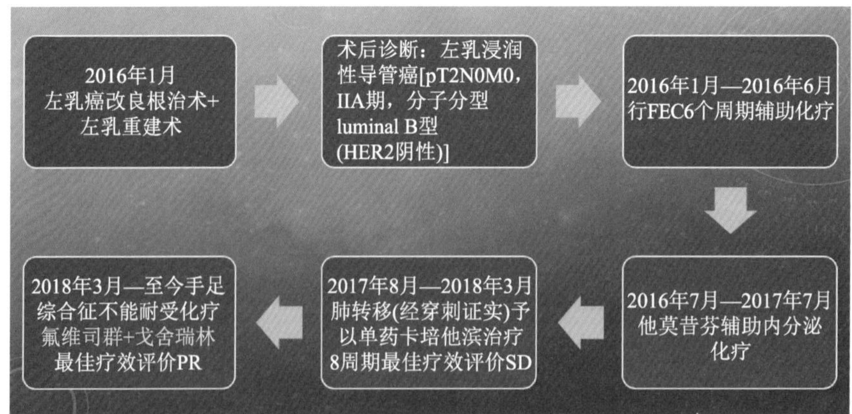

图 40－5　患者诊疗经过（末次随访时间 2019 年 9 月）

笔记

病例分析

本例患者为绝经前年轻女性，确诊左乳浸润性导管癌（pT2N0M0，ⅡA 期），分子分型为 luminal B 型，HER2 阴性。虽然无淋巴结转移，但是有两个危险因素，肿瘤 >2 cm，Ki-67 高表达，故术后接受 FEC 方案辅助化疗 6 个周期，并予以他莫昔芬辅助内分泌治疗。患者于辅助内分泌治疗 1 年时出现双肺转移，经过穿刺证实分子分型仍为 luminal B 型，HER2 阴性。因辅助内分泌治疗时间小于 2 年发生转移，故考虑患者原发性内分泌耐药。晚期一线治疗选择单药卡培他滨化疗 8 个周期，肺部转移灶最佳疗效评价为 SD。治疗期间出现Ⅱ ~ Ⅲ级手足综合征不能耐受，调整治疗方案为氟维司群 + 戈舍瑞林维持治疗，最佳疗效评价为 PR。目前该患者从一线维持治疗至今已有大于 18 个月 PFS 获益，且仍在持续获益中。

专家点评

内分泌治疗是激素受体阳性（hormone receptor positive，HR +），HER2 阴性晚期乳腺癌的优选治疗，而对于肿瘤进展较快、肿瘤负荷较大、症状较明显的 HR 阳性、HER2 阴性晚期乳腺癌患者，需要在短期内控制肿瘤、缓解症状，常选择一线化疗。而一线化疗后的维持治疗方案该如何选择呢？本例绝经前 HR 阳性、HER2 阴性晚期乳腺癌患者在一线化疗后选择氟维司群联合戈舍瑞林维持治疗，并取得了长时间的 PFS 良好预后。

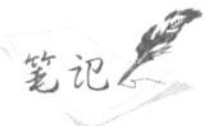

2017 年 ASCO 年会报道的一项开放标签、多中心的Ⅱ期 FANCY 研究指出，对于绝经后 HR 阳性、HER2 阴性晚期乳腺癌患者接受一线化疗获得 CR/PR/SD 后，予以氟维司群维持治疗（图 40 -6）。

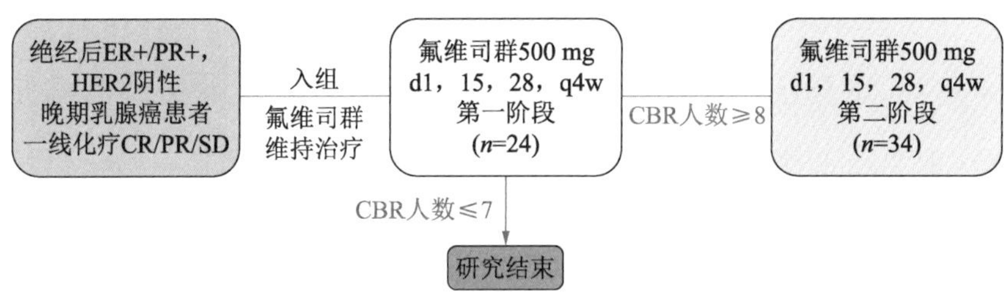

图 40 -6　FANCY 研究设计

其主要研究终点是临床获益率（clinical benefitrate，CBR），次要研究终点是 PFS、客观缓解率（objective response rate，ORR）、药物的安全性。FANCY 研究入组绝经后 ER 阳性、PR 阳性、HER2 阴性晚期乳腺癌患者 58 例，结果显示：氟维司群一线维持治疗的中位 PFS 为 16.1 个月，从一线化疗开始计算的中位 PFS 为 19.5 个月（图 40 -7）。由 FANCY 研究可知，对于一线选择化疗的 HR 阳性、HER2 阴性晚期乳腺癌患者，在疾病未进展的情况下可予以内分泌维持治疗，而氟维司群是一项合理的选择。

该患者为绝经前 HR 阳性、HER2 阴性晚期乳腺癌患者，原发性内分泌耐药，晚期一线选择卡培他滨单药化疗 8 个周期疾病稳定。根据 CSCO 乳腺癌诊疗指南，绝经前 HR 阳性、HER2 阴性晚期乳腺癌患者内分泌治疗可以采取有效的卵巢功能抑制手段后遵循绝经后患者的内分泌治疗。该患者后续维持治疗在药物去势的同时联合氟维司群治疗至今（2019 年 9 月）获得大于 18 个月的 PFS，与 FANCY 研究得到了相似的 PFS 结果，且此获益还在持续中。由此真实病例可得到以下提示：对于部分 PD 迅速或原发性内分泌

笔记

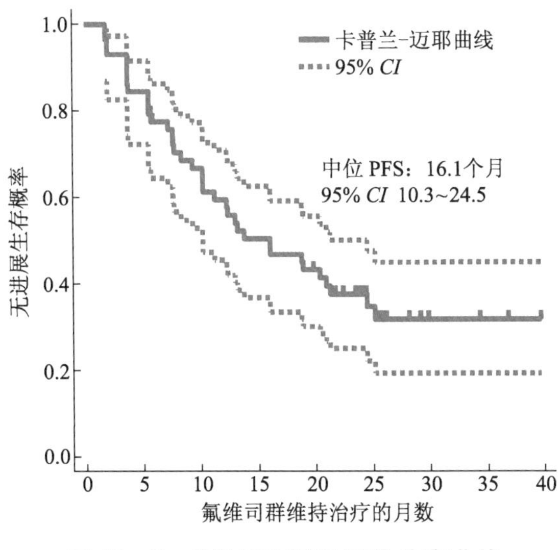

图 40－7 FANCY 研究 PFS 生存曲线

耐药的绝经前 HR 阳性、HER2 阴性晚期乳腺癌患者，接受了一线化疗有效控制疾病后，在卵巢功能抑制的基础上给予内分泌维持治疗是一种合理选择，而氟维司群是可选药物之一，同时患者对内分泌治疗药物的耐受性较好，相比化疗能够显著提高患者生活质量。

参考文献

1. WANG S, XU F, OUYANG Q, et al. Fulvestrant as maintenance therapy after first-line chemotherapy in postmenopausal hormone receptor-positive, HER2-negative advanced breast cancer patients (FANCY): a prospective, multicenter, single arm phase Ⅱ study. Journal of Clinical Oncology, 2016, 34 (15_ suppl): e12012.

（钟晓蓉 罗婷）

笔记

病例41　HR阴性、HER2阳性晚期乳腺癌病例

病历摘要

（一）病史及治疗一

患者，女性，50岁，既往史无特殊。

2010年1月19日于外院行左侧乳腺癌改良根治术，术后病理：乳腺浸润性导管癌。（胸肌间，第二肋水平）淋巴结查见癌转移（5/5），腋窝淋巴结查见癌转移（2/4）。免疫组化：ER（－），PR（－），HER2（3+），Ki-67（35%），P53（约80%）。颈部、锁骨区淋巴结超声、胸腹盆CT、骨扫描等无异常。术后进行了6个周期CEF方案化疗，具体用药及剂量不详。并行左胸壁及左锁骨上区放疗，25次×2 Gy/次。后患者规律复查，未见复发转移征象。

2016年11月20日患者于外院复查胸腹部CT（图41－1）：左侧胸膜增厚、胸腔积液；腹膜后、腹腔、纵隔淋巴结多发转移。骨扫描：胸骨及左侧第10肋呈放射性异常浓聚，考虑转移。胸水细胞学：查到癌细胞。患者遂于外院接受了6个周期TC方案化疗，具体用药：多西他赛60 mg，d1、d8＋环磷酰胺0.6 g，d1、d8，q3w。并接受了胸腔灌注（甘露聚糖肽、榄香烯、香菇多糖）。2个周期（图41－2）、4个周期、6个周期（图41－3）后复查CT，疗效评价均为PR。

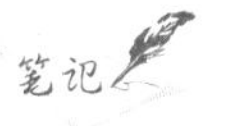

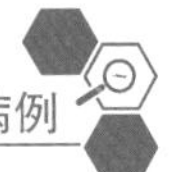

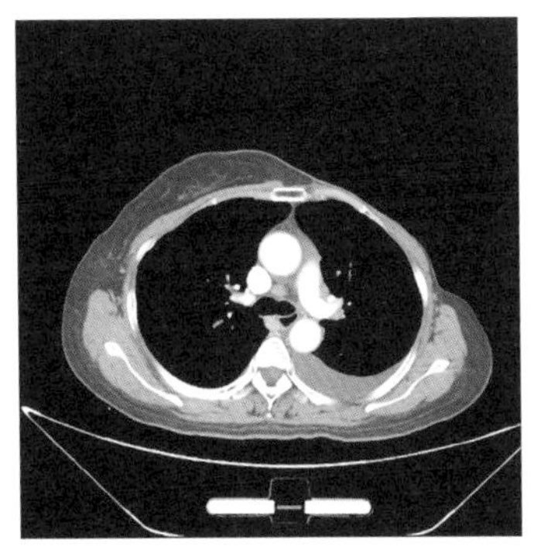
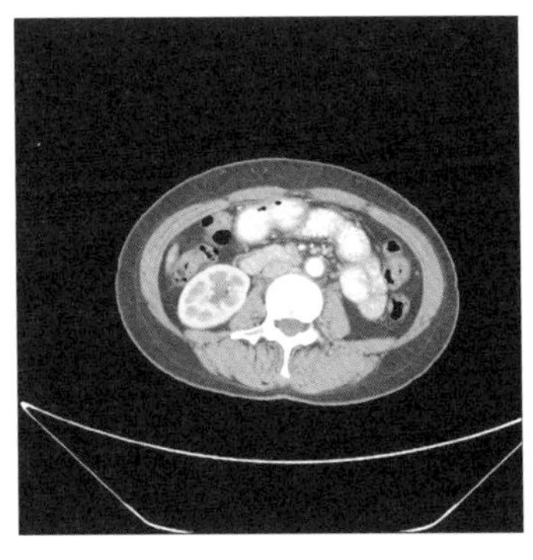

左：2016 年 11 月 20 日胸部 CT 示纵隔转移淋巴结、胸腔积液；右：2016 年 11 月 20 日腹部 CT 示腹腔、腹膜后多发转移淋巴结。

图 41 –1　胸腹部 CT

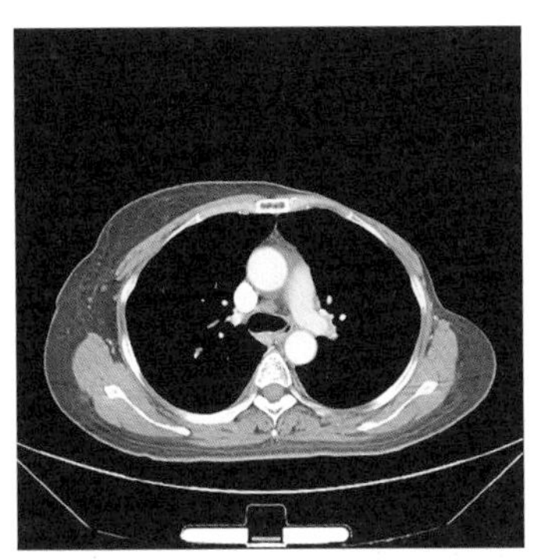
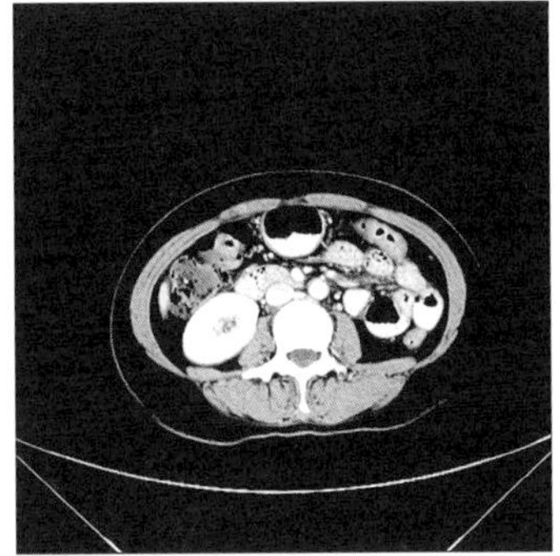

左：2017 年 1 月 13 日胸部 CT 示纵隔转移淋巴结、胸腔积液；右：2017 年 1 月 13 日腹部 CT 示腹腔、腹膜后多发转移淋巴结。

图 41 –2　2 个周期治疗后 CT

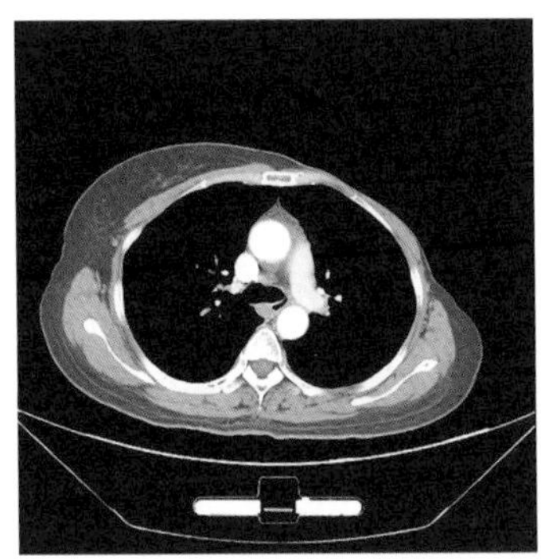
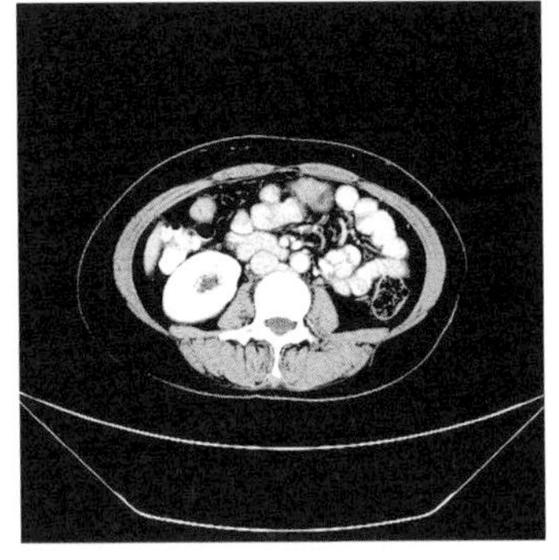

左：2017 年 5 月 4 日胸部 CT 示纵隔转移淋巴结、胸腔积液；右：2017 年 5 月 4 腹部 CT 示腹腔、腹膜后多发转移淋巴结。

图 41 –3　6 个周期治疗后 CT

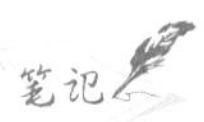
笔记

2017 年 9 月 8 日患者出现头痛头晕，于我院行颅脑 MRI（图 41－4）：右小脑转移瘤。患者进一步行右小脑转移瘤放疗 10 次 × 5 Gy/次。并同时行 4 个周期 GX 方案化疗，联合曲妥珠单抗靶向治疗，具体用药：吉西他滨 1.4 g，d1、d8＋卡培他滨 1.5 g，bid，d1～d14＋赫赛汀 6 mg/kg，q3w（首次 8 mg/kg）×4 个周期，后曲妥珠单抗 6 mg/kg 单药治疗 1 年。放疗结束后，2017 年 11 月 15 日于我院复查 MRI（图 41－5）：右小脑转移瘤较前缩小。疗效 PR。

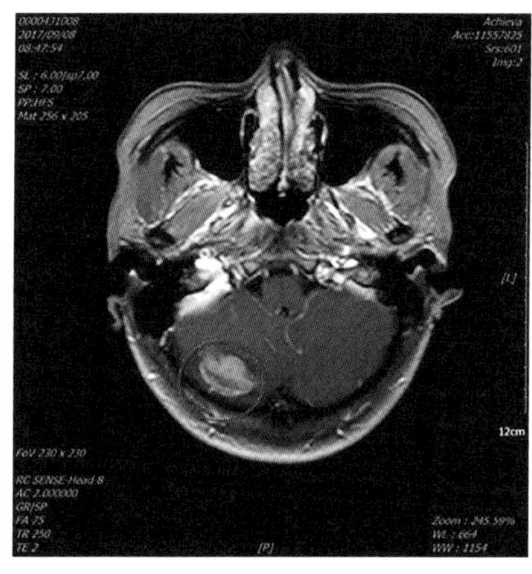

2017 年 9 月 8 日颅脑 MRI（右小脑转移瘤放化疗前）。

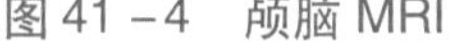

图 41－4　颅脑 MRI

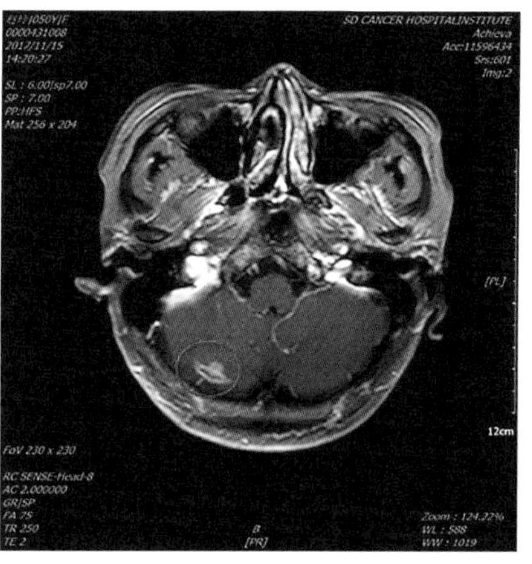

2017 年 11 月 15 日颅脑 MRI（右小脑转移瘤放化疗后）。

图 41－5　复查颅脑 MRI

（二）病史及治疗二

2018 年 12 月 3 日患者出现头痛、恶心、呕吐、腰背部疼痛、尿潴留、双下肢感觉异常、无力，肛门坠胀感，不能自行行走，进食困难，身体情况较差的症状。

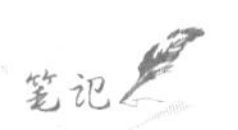

2019 年 1 月 15 日外院 MRI 示右小脑转移瘤（较前增大）；脑

膜转移？颅内压力 > 300 cmH_2O，脑脊液：癌细胞。检查资料均未见。

2019 年 2 月 21 日患者为行进一步治疗就诊于我院，中枢 MRI：右小脑转移瘤；双侧脑室室管膜、脑膜、脊髓脊膜及马尾区异常强化，转移不除外。因颅内压力过高，且导致患者严重的头痛、恶心、呕吐，保守治疗疗效欠佳，遂于我院神经外科行左侧脑室化疗泵置入 + 右侧脑室腹腔分流术，经化疗泵注射 1 次甲氨蝶呤 10 mg，对症支持治疗。请放疗科会诊，鉴于患者一般状况较差，不建议患者行全脑全脊髓放疗。经我科会诊，综合分析患者既往病史，结合患者身体状况，于 2019 年 2 月 27 日至 2019 年 7 月 18 日予以患者以下治疗方案：吡咯替尼 400 mg，po，qd + 长春瑞滨 40 mg，po，tiw，q21d + 甲氨蝶呤 10 mg，鞘注，qw，同时予以患者脱水降颅压等对症支持治疗（2019 年 5 月初，患者因重症肺炎，暂停鞘注治疗，于 2019 年 5 月 29 日继续甲氨蝶呤鞘注）。治疗过程中，患者头痛、恶心、呕吐、腰背部疼痛、尿潴留症状完全消失，双下肢肌力、肛门坠胀感好转，生活质量明显改善。2019 年 7 月初患者逐渐出现轻微双下肢麻木感，主要在小腿及足部麻木感明显。MRI 示右小脑转移灶略有增大。于 2019 年 7 月 19 日起在原方案基础上加用曲妥珠单抗 360 mg，ivdrip，q21d，靶向治疗，症状略有缓解。患者治疗期间分别于 2019 年 4 月 12 日、2019 年 7 月 18 日、2019 年 9 月 3 日复查中枢 MRI 及 CT，疗效达到 PR。

头颅 MRI 及治疗后复查结果见图 41 - 6 至图 41 - 10。

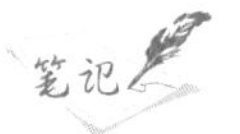

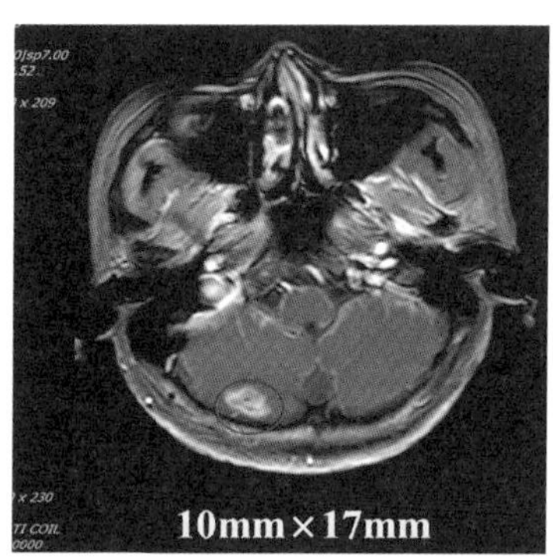

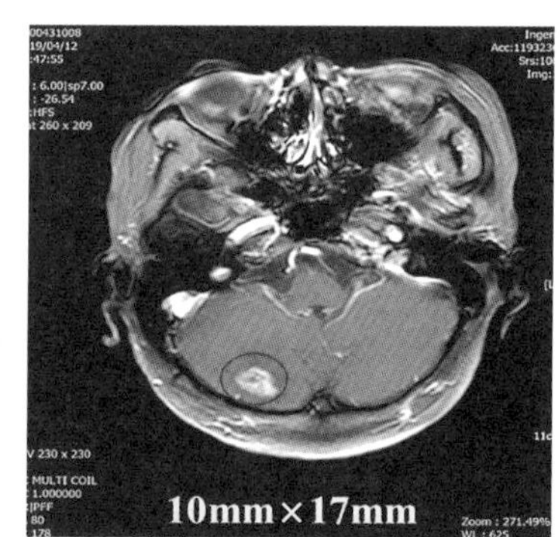

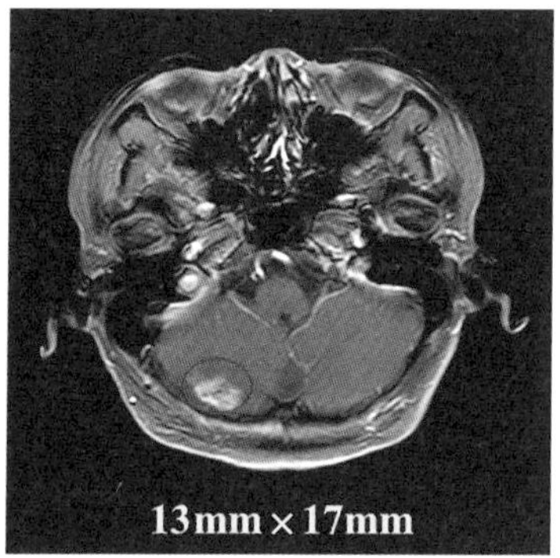

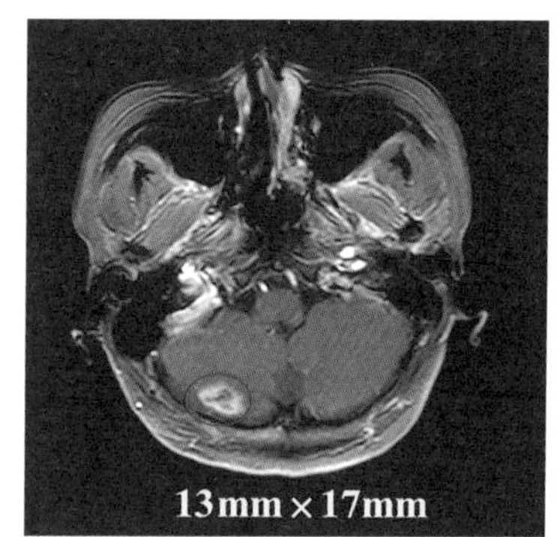

左上图：中枢 MRI（2019 年 2 月 21 日）：右小脑转移瘤；右上图：中枢 MRI（2019 年 4 月 21 日）：右小脑转移瘤；左下图：中枢 MRI（2019 年 7 月 18 日）：右小脑转移瘤；右下图：中枢 MRI（2019 年 9 月 3 日）：右小脑转移瘤。

图 41－6　中枢 MRI

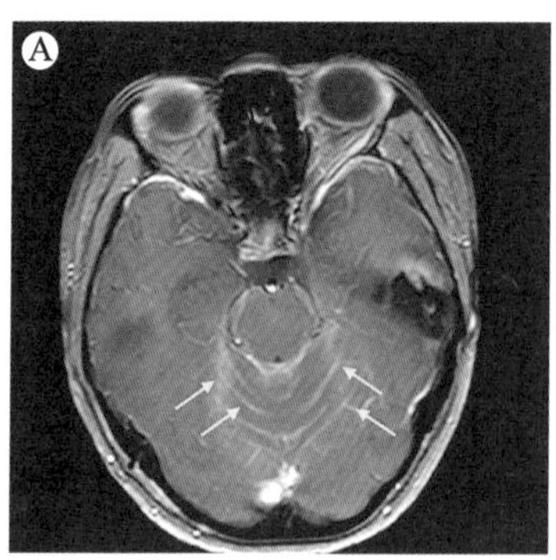

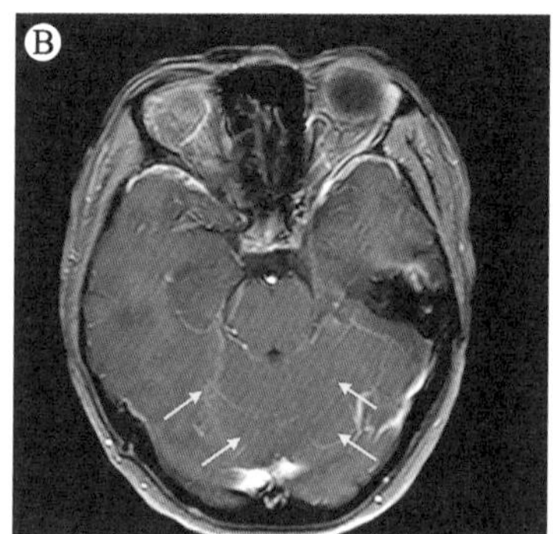

笔记

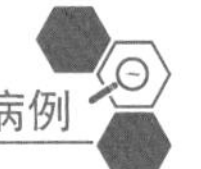

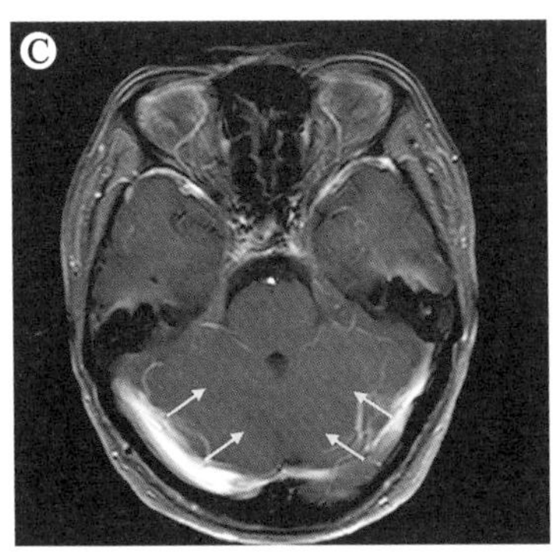

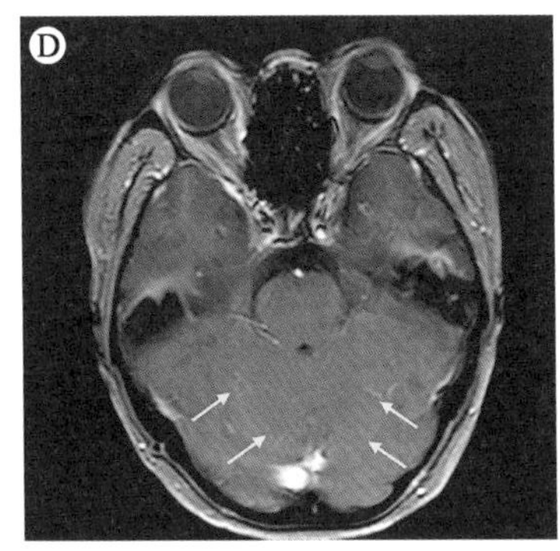

A. 中枢 MRI（2019 年 2 月 21 日）：小脑脑膜转移；B. 中枢 MRI（2019 年 4 月 21 日）：小脑脑膜转移；C. 中枢 MRI（2019 年 7 月 18 日）：小脑脑膜转移；D. 中枢 MRI（2019 年 9 月 3 日）：小脑脑膜转移。

图 41－7　中枢 MRI

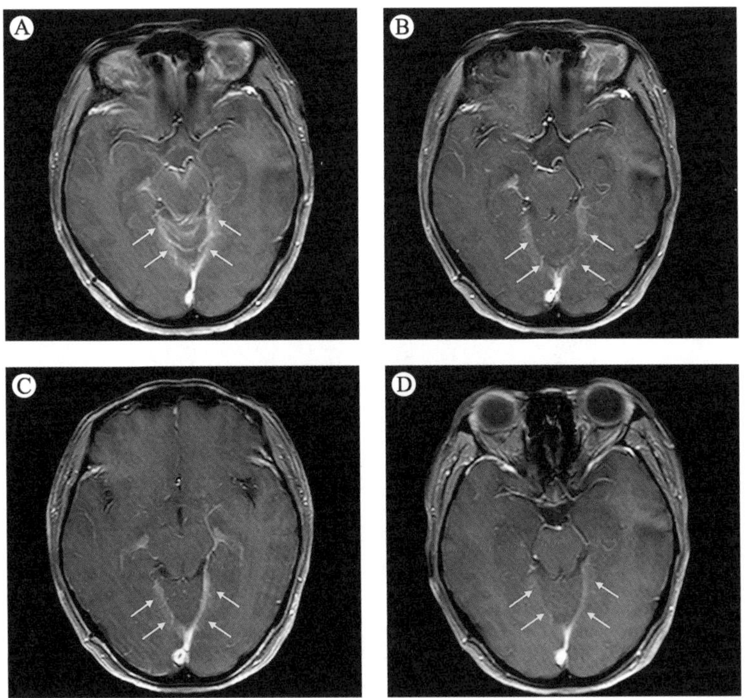

A. 中枢 MRI（2019 年 2 月 21 日）：小脑脑膜转移；B. 中枢 MRI（2019 年 4 月 21 日）：小脑脑膜转移；C. 中枢 MRI（2019 年 7 月 18 日）：小脑脑膜转移；D. 中枢 MRI（2019 年 9 月 3 日）：小脑脑膜转移。

图 41－8　中枢 MRI

笔记

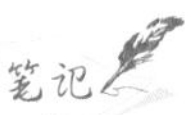

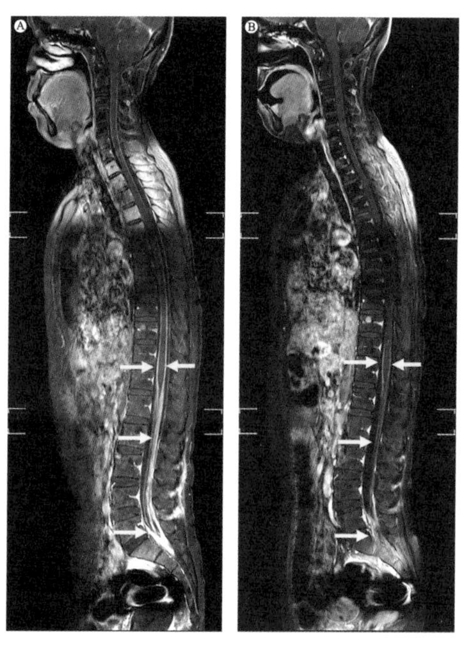

A. 中枢 MRI（2019 年 2 月 21 日）：脊髓脊膜及马尾区转移；B. 中枢 MRI（2019 年 4 月 21 日）：脊髓脊膜及马尾区转移。

图 41－9　中枢 MRI

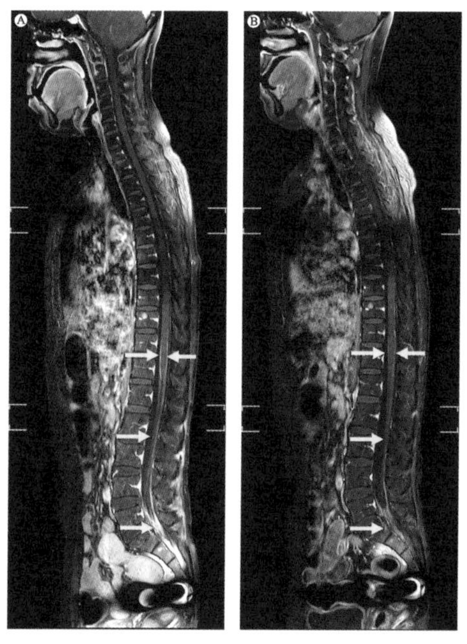

A. 中枢 MRI（2019 年 7 月 18 日）：脊髓脊膜及马尾区转移；B. 中枢 MRI（2019 年 9 月 3 日）：脊髓脊膜及马尾区转移。

图 41－10　中枢 MRI

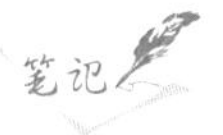

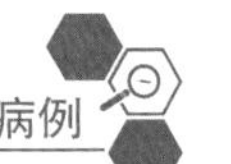

病例分析

该患者术后分期为pTxN2M0，Ⅲ期，高复发风险型，目前为HER2阳性、HR阴性晚期乳腺癌患者。术后接受了辅助化疗及辅助放疗，但未接受抗HER2靶向治疗。后规律复查病情稳定。术后82个月出现了腹膜后、腹腔、纵隔淋巴结多发转移及肋骨转移，后续接受了晚期一线的化疗，但仍未接受抗HER2靶向治疗。化疗后最佳疗效评价为PR。9个月后再次出现进展，右小脑新发转移瘤，晚期二线接受了化疗及抗HER2靶向治疗及局部的小脑转移灶放疗。二线的PFS为15个月。后病情再次出现进展，晚期三线治疗予以患者口服吡咯替尼靶向治疗、长春瑞滨节拍化疗、甲氨蝶呤鞘内注射，后期在此基础上加用曲妥珠单抗进行双靶治疗，患者耐受良好，临床症状明显改善，生活质量极大提高，期间复查影像学检查，小脑转移瘤呈稳定状态，双侧脑室室管膜、脑膜、脊髓脊膜及马尾区转移明显好转，整体评价疗效PR。

专家点评

该患者目前为HER2阳性、HR阴性晚期乳腺癌，术后接受了6个周期的CEF辅助化疗及辅助放疗。依据2019版CSCO指南，HER2阳性、HR阴性腋窝淋巴结阳性的患者辅助治疗应首选AC序贯TH共8个周期方案，条件允许时加用帕妥珠单抗。患者前期治疗欠规范。

术后82个月出现了腹膜后、腹腔、纵隔淋巴结多发转移及肋骨转移，后续接受了晚期一线的6个周期的TC方案化疗，期间3

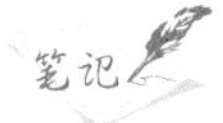

次评价疗效均为 PR。依据《中国晚期乳腺癌临床诊疗专家共识（2018 版）》，对于复发转移的 HER2 阳性乳腺癌患者应尽量对转移灶进行再次活检，若 HER2 阳性（免疫组化 +++ 或 FISH 检测显示 *HER2* 基因扩增）的晚期乳腺癌患者，除非患者存在禁忌证，都应尽早开始抗 HER2 治疗。

9 个月后患者右小脑新发转移瘤，依据 2018 年晚期乳腺癌国际共识指南 4（ABC4），患者出现脑转移后，若颅外病灶未进展应进行有效的脑转移手术或放疗等局部治疗，并应持续进行抗 HER2 靶向治疗等全身治疗。该例患者接受了 4 个周期 GX 化疗和抗 HER2 靶向治疗及局部的小脑转移灶放疗，PFS 维持了 15 个月。

再次进展时除右小脑转移瘤增大外，出现双侧脑室室管膜、脑膜、脊髓脊膜及马尾区转移，患者一般情况较差。依据《中国晚期乳腺癌临床诊疗专家共识（2018 版）》，有脑膜累及的患者及卡氏功能状态评分 <70 的患者，首选在皮质激素和脱水等对症支持治疗基础上行全脑放疗。2019 年 CSCO 指南进一步指出脑膜转移患者可行鞘内注射治疗，HER2 阳性的患者可行抗 HER2 治疗。该例患者接受了口服吡咯替尼靶向治疗，吡咯替尼作为一种小分子 TKI，可穿过血脑屏障，其前期临床研究证实了对脑转移患者的良好疗效。患者接受的长春瑞滨口服节拍化疗方式，也正适用于该例患者 PS 评分较差的情况。后期在此基础上加用曲妥珠单抗进行双靶治疗，患者耐受良好，临床症状明显改善，生活质量极大提高。

循证背景：NCT02422199 临床试验：在这个随机对照的、Ⅱ期临床试验中，对于既往接受过或未接受过曲妥珠单抗的 HER2 阳性晚期乳腺癌患者，使用吡咯替尼联合卡培他滨组 PFS 达 18.1 个月，显著优于拉帕替尼联合卡培他滨组的 7.0 个月（$P<0.0001$），显著降低 PD 风险 63.7%。且吡咯替尼联合卡培他滨组总体 ORR 达

笔记

78.5%，显著优于拉帕替尼联合卡培他滨组的57.1%。Bergen研究：是一项比较口服长春瑞滨胶囊联合曲妥珠单抗与紫杉类联合曲妥珠单抗用于晚期HER2阳性的乳腺癌的回顾性、Ⅱ期临床研究。结果显示长春瑞滨软胶囊+曲妥珠单抗疗效更优，中位OS达59个月，紫杉类+曲妥珠单抗组中位OS为49个月（P=0.033）。

指南背景：2019年乳腺癌CSCO指南：对于高危风险分层的HER2阳性乳腺癌，术后辅助治疗方案Ⅰ级推荐为AC-TH（1A）、TCbH（1B），Ⅱ级推荐为AC-TH（P)(1B）。目前帕妥珠单抗已在中国上市，因此对于部分HER2阳性乳腺癌，可考虑一线帕妥珠单抗联合曲妥珠单抗双靶方案。2019年乳腺癌CSCO指南：在HER2阳性晚期乳腺癌治疗过程中，若出现脑转移，如果颅外病灶未进展，经有效的脑转移局部治疗后，应继续抗HER2靶向治疗，可考虑继续使用原靶向治疗方案，或更换为TKI药物。2019年乳腺癌CSCO指南：1~3个脑转移病灶Ⅰ级推荐手术切除，术后残腔进行SRS，对于颅外疾病控制差，KPS评分低的患者，考虑全脑放疗或支持治疗；对于存在脑膜转移的患者Ⅰ级推荐全脑放疗（1A），Ⅱ级推荐鞘内注射（2B）。

核心体会：本例患者虽前期治疗欠规范，但脑膜脊膜广泛转移之后经过治疗生存期已达近17个月，截至发稿前仍带瘤存活，这带给我们很多思考。首先，规范的治疗对改善患者生存至关重要；其次，中枢神经系统广泛转移的HER2阳性晚期乳腺癌患者整体预后较差，TKI类药物可能会有更好的疗效，全身及局部治疗的合理应用可能给患者带来更大获益，改善预后；再次，对于这种广泛转移、病情较重、体能状态评分较差的晚期乳腺癌患者需在指南指导下制订个体化治疗方案，遇到困难不抛弃、不放弃，我们才能创造奇迹。

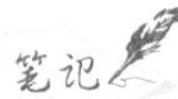

参考文献

1. MA F. Pyrotinib or lapatinib combined with capecitabine in HER2-Positive Metastatic breast cancer with prior taxanes, anthracyclines, and/or trastuzumab: arandomized, phase Ⅱ study. Journal of clinical oncology: official journal of the American Society of Clinical Oncology. Journal of Clinical Oncology, 2019, 37 (29): Jco1900108.
2. LER E. EANO-ESMO Clinical practice guidelines for diagnosis, treatment and follow-up of patients with leptomeningeal Metastasis from solid tumours. Annals of Oncology, 2017, 28 (4): 84－99.
3. LE RHUN E, PREUSSER M, BENTV D M, et al. How we treat patients with leptomeningeal Metastases. ESMO open, 2019, 4 (2): e000507.
4. BERGEN E. Taxanes plus trastuzumab compared to oral vinorelbine plus trastuzumab in HER2-Overexpressing Metastatic breast cancer. Breast care, 2014, 9 (5): 344－348.

（迟亚静　李慧慧）

病例 42　局部晚期 HER2 阳性乳腺癌术后短期复发病例

病历摘要

（一）病史及治疗一

【病史】

患者，女性，53 岁，绝经后。以“发现左乳包块 1 年，左腋窝包块 5 月”为主诉入院。患者 1 年前无意中发现左侧乳腺外侧肿物，大小约 2 cm × 2 cm，5 个月前发现左侧腋窝一包块，大小约

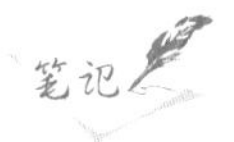

2 cm×1 cm。乳腺肿物逐渐增大，现大小约 6 cm×5 cm，不伴皮肤破溃、乳头内陷。就诊于我院行乳腺超声：左乳外上至外下象限可见一低回声包块，范围约 64 mm×36 mm，边界不清，形态不规则，内可见强回声光点反射。CDFI：内可见血流信号，BI-RADS 5 类，考虑乳腺癌。左乳 11 点钟方向肌层内可探及多个低回声结节，较大约 17 mm×13 mm，边界尚清，形态欠规则，考虑转移；左侧腋窝可探及多个低回声结节，较大者约 40 mm×33 mm，边界清，形态饱满；左侧锁骨上窝可见数个低回声结节，较大者约 10 mm×7 mm，边界清，形态饱满，内回声不均匀，CDFI：周围可见血流信号，左侧腋窝及锁骨上淋巴结均考虑癌转移。行左乳肿物及左侧腋窝淋巴结穿刺活检，病理示：（左乳肿物）浸润性癌，（左腋窝淋巴结）纤维组织内有癌转移。免疫组化：ER（-），PR（-），HER2（3+），Ki-67（30%+）。

患者既往体健，否认乳腺癌家族史。

【专科查体】

双侧乳房不对称，左侧乳房略大，无畸形、破溃，乳头无内陷及分泌物。左乳外下象限可触及一不规则包块，大小约 6 cm×6 cm×4 cm，质硬，表面不光滑，边界不清晰，活动度差，压痛阴性。左侧腋窝可触及数枚肿大淋巴结，活动度差，部分融合，触痛阴性。右侧乳房及右侧腋窝未触及明显异常，双侧锁骨上下未触及明显肿大淋巴结。

【辅助检查】

胸部 CT（图 42-1）：可见左侧乳腺肿物，右图可见左侧腋窝淋巴结。

肿瘤标志物：CEA 10.1 ng/mL↑。脏器及骨髓评估未见癌转移征象。

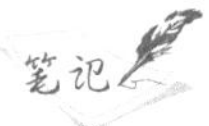

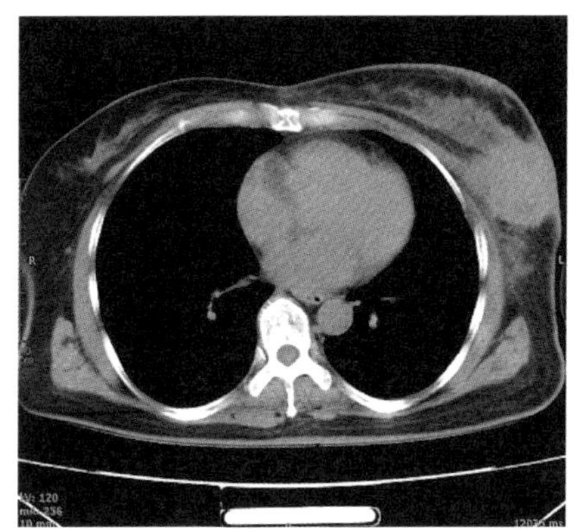
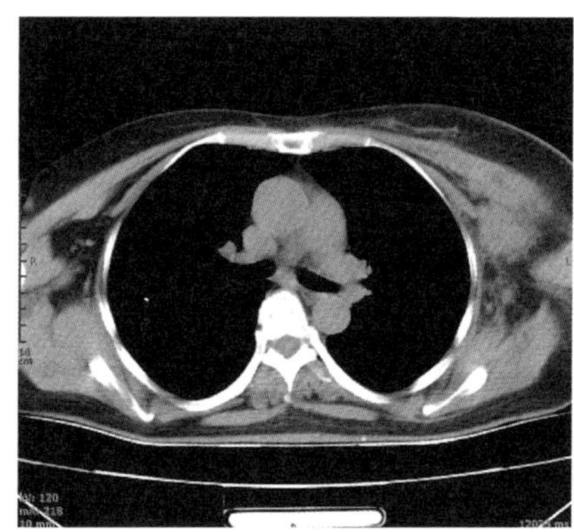

图 42－1 胸部 CT

【治疗】

经科室 MDT 讨论，选择 TCbH 方案（脂质体紫杉醇 270 mg + 卡铂 600 mg），q3w + 曲妥珠单抗 8 mg/kg（首次）→6 mg/kg，q3w，每 2 周评估新辅助化疗疗效 1 次。

（二）病史及治疗二

经过 2 个周期 TCbH 方案新辅助化疗后临床评估 PD，经过 4 个周期 TCbH 方案新辅助化疗后患者左乳肿物及腋窝淋巴结较前缩小，左侧锁骨上淋巴结未见明显异常，总体疗效评价 PR。患者对化疗耐受良好，化疗过程中出现Ⅰ~Ⅱ度血液学毒性，给予升白治疗后缓解，无明显神经毒性。患者及家属要求手术，行左乳癌改良根治术。

辅助检查：乳腺 B 超（新辅助化疗 4 个周期后评估）：左乳外上象限可见一大小约 45 mm × 27 mm 低回声结节，边界不清，形态不规则，内可见泥沙样强回声光点反射；左乳近腋窝处可见大小约 17 mm × 10 mm 结节，边界不清，形态不规则，左侧腋窝、左侧锁骨下窝可见数个低回声结节，较大者约 14 mm × 9 mm，边界清，形态饱满，皮髓质分界不清，右侧腋窝及双侧锁骨上窝未见明显肿大淋巴结。

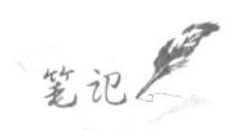

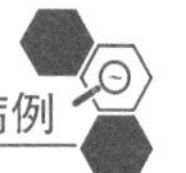

肿瘤标志物：阴性。

术后病理：左乳非特殊型浸润性导管癌Ⅲ级伴脉管癌栓，周围伴有高级别导管原位癌伴坏死，累及皮肤真皮层（MP 分级：2 级），腋窝淋巴结（13/13），另送第三站淋巴结纤维脂肪层内有癌转移（Sataloff 分级：4 级）。免疫组化：ER（－），PR（－），HER2（3＋），Ki-67（40%＋）。

术后分期：左侧乳腺癌 ypT3N3M0，ⅢC 期，HER2 阳性。

（三）病史及治疗三

患者乳腺癌改良根治术后 1 个月，因伤口愈合不良来院治疗，行左侧胸壁切口清创缝合＋胸壁轴型组织瓣转移＋腹壁植皮术。乳腺癌改良根治术后 2 个月为行进一步治疗来院，查体：左乳缺如，左侧胸壁可见“工”形手术瘢痕，腹壁可见横行手术瘢痕，愈合良好，胸壁手术瘢痕上可触及多处皮下结节，结节表面皮肤稍红，稍突出于皮肤表面，直径 1 cm 左右。左腋窝空虚，未触及异常肿物，右乳及右侧腋窝未触及明显异常，双侧锁骨上未触及肿大淋巴结。行皮肤结节活检，病理提示原肿瘤胸壁复发。

辅助检查：胸部 CT 左侧胸壁可见稍高密度结节影（图 42－2）。

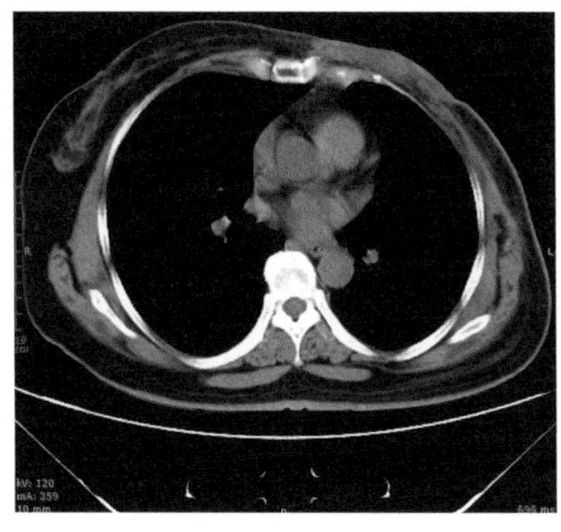

图 42－2　胸部 CT

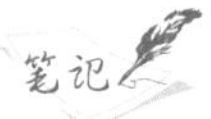

病理：（左胸壁）皮肤表皮及真皮纤维组织内低分化腺癌浸润，片内结构结合免疫组化染色及病史提示符合原乳腺癌复发。免疫组化：ER（－），PR（－），HER2（2＋），FISH 检测基因扩增，Ki-67（50%＋）。

肿瘤标志物：阴性。

根据患者实际情况，科室 MDT 讨论后一线治疗选择 NP＋H 方案（长春瑞滨 40 mg，d1、d8＋顺铂 40 mg，d1～d3＋赫赛汀 6 mg/kg，q3w），每 2 个周期评估疗效 1 次。

（四）病史及治疗四

患者行 NP＋H 化疗 1 个周期后，考虑转入我院肿瘤内科争取加入临床研究，行头颅 MRI、骨扫描及胸部、上腹部 CT，未见其他转移灶，不符合当时在研究项目的入组条件。给予术后第 2 个周期靶向治疗后行胸壁局部放疗。放疗后继续 NP＋H 化疗 2 个周期，胸壁结节无明显退缩，向患者建议更改化疗方案：赫赛汀＋拉帕替尼＋卡培他滨，患者由于经济原因拒绝。NP＋H 方案 3 个周期后，复查超声：右侧腋窝可探及一低回声结节，大小约 40 mm×12 mm，边界尚清，形态尚规则，皮髓质分界不清，考虑淋巴癌转移。穿刺活检：低分化腺癌。进一步完善全身检查见全身多发骨转移，未见内脏转移，患者现为晚期乳腺癌，左侧乳腺癌术后 rT3N3M1，Ⅳ期，胸壁复发，右侧腋窝转移，骨转移。经评估，符合随机、对照、多中心的关于注射用重组人源化抗 HER2 单抗-MMAE 偶联剂治疗 HER2 阳性局部晚期或转移性乳腺癌有效性和安全性的Ⅱ期临床研究，患者签署知情同意书后入组。入组后使用研究用药 3 次，治疗期间左侧胸壁刺痛，逐渐加重，查体：局部皮肤结节较前增多，左侧胸壁大面积皮肤潮红，左上肢水肿。评估病情进展，更换方案为赫赛汀 420 mg，d1＋拉帕替尼 1000 mg，d1～d14＋卡培他滨

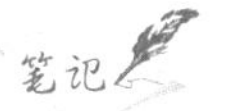

1.5 g，d1 ~ d14，q3w，治疗 1 个周期后失访。

病例分析

（一）治疗一问题解析

患者为绝经后女性，左侧乳腺癌（临床分期 cT3N3M0，ⅢC 期，HER2 阳性，HR 阴性）局部晚期状态，肿瘤负荷较重，手术完整切除难度较大。根据 NCCN 及 CSCO BC 指南，HER2 阳性型乳腺癌且肿瘤负荷大，有明确的新辅助治疗指征，预计化疗有效概率较高，且可能改善预后。新辅助治疗以目的为导向，本例患者新辅助化疗的目的是降期手术。患者首诊，既往未行任何治疗，故首选化疗 + 靶向药物治疗，经典的包含靶向药物的化疗方案 AC-TH、TCbH 等均可选，且指南推荐靶向治疗尽早开始。故经科室 MDT 讨论，选择 TCbH 方案（脂质体紫杉醇 270 mg + 卡铂 600 mg），q3w + 曲妥珠单抗 8 mg/kg（首次）序贯（6 mg/kg，q3w），每 2 周评估新辅助化疗疗效 1 次。

（二）治疗二问题解析

患者 2 个周期 TCbH 方案新辅助化疗后临床评估为 PD，4 个周期新辅助化疗后，左侧乳腺肿瘤（最大径减小 30%）及腋窝淋巴结体积均缩小（最大径减小 57%），临床评估 PR，此时可选择继续原方案化疗 2 个周期或更改化疗方案，或者暂停化疗改行手术治疗，患者及家属要求手术。根据既往新辅助化疗经验及相关研究数据，未能在新辅助治疗中早期应答的患者，预计继续原方案治疗疗效欠佳，甚至可能因此错失手术机会，故经科室 MTD 讨论，先行乳腺癌改良根治术，根据术后病理制订后续治疗方案。

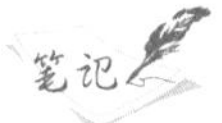

（三）治疗三问题解析

患者术后 2 个月出现左侧胸壁局部复发，可定义为原发性曲妥珠单抗耐药。根据指南推荐，HER2 阳性复发转移乳腺癌，首选治疗应该是以抗 HER2 为基础的治疗，对停用曲妥珠单抗小于 12 个月的或在曲妥珠单抗辅助治疗期间内复发的患者可选用二线抗 HER2 治疗方案。二线治疗方案首选 T-DM1，由于药物可及性问题，该患者可选用其他抗 HER2 治疗药物，如帕妥珠单抗 + 曲妥珠单抗联合化疗、吡咯替尼联合卡培他滨及拉帕替尼联合卡培他滨，曲妥珠单抗也可联合长春瑞滨、卡培他滨等其他化疗药物。该患者由于经济条件较差，无法负担帕妥珠单抗、TKI 等药物的费用，故拒绝使用。根据 HERMINE 研究，一线赫赛汀治疗进展后继续使用赫赛汀，可获得 OS 获益（较停用赫赛汀 OS 延长 16.7 个月）。故根据患者实际情况，科室 MDT 讨论后一线治疗选择 NP + H 方案（长春瑞滨 40 mg，d1、d8 + 顺铂 40 mg，d1 ~ d3 + 赫赛汀 6 mg/kg，q3w），每 2 个周期评估疗效 1 次。

（四）治疗四问题解析

患者 NP + H 方案 PFS 约 5 个月，入组临床研究后用药的同时胸壁转移灶可见进展。EGF10051 研究证明，对以曲妥珠单抗为基础的方案治疗失败的乳腺癌患者，拉帕替尼联合卡培他滨比单用卡培他滨 PFS 时间延长，但 OS 无明显改善。EMILIA 研究对比了 T-DM1 和拉帕替尼联合卡培他滨的治疗效果，发现 T-DM1 的 PFS、OS 均有显著延长，奠定了 T-DM1 标准二线治疗地位。吡咯替尼 + 卡培他滨对照拉帕替尼 + 卡培他滨的研究显示吡咯替尼组的 PFS 达 18.1 个月，显著优于对照组的 7 个月，实验组总体 ORR 可达 78.5%。由于药物可及性问题，就本患者来说，可以选择拉帕替

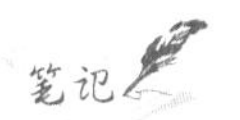

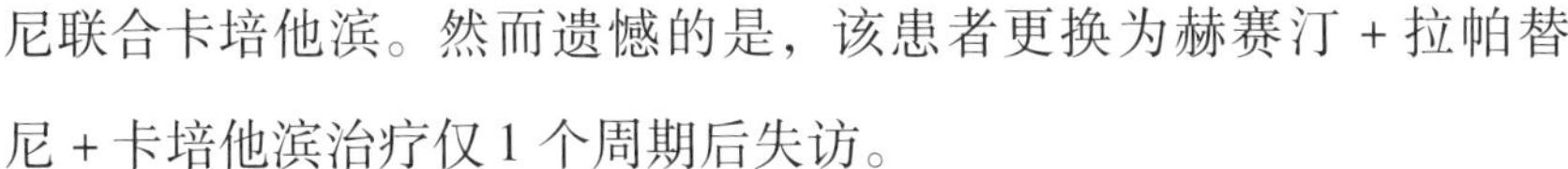

尼联合卡培他滨。然而遗憾的是，该患者更换为赫赛汀 + 拉帕替尼 + 卡培他滨治疗仅 1 个周期后失访。

专家点评

该患者初诊为绝经后 HER2 阳性局部晚期乳腺癌，由于初始肿瘤负荷较大，手术完整切除难度较大，选择 TCbH 方案新辅助化疗 4 个周期，临床评估 PR，行乳腺癌改良根治术，术后 2 个月胸壁肿瘤复发，更换方案为 NP + H，同时行胸壁放疗，5 个月后病情再次进展，右侧腋窝淋巴结转移、骨转移，进入随机、对照、多中心的关于注射用重组人源化抗 HER2 单抗-MMAE 偶联剂治疗 HER2 阳性局部晚期或转移性乳腺癌有效性和安全性的Ⅱ期临床研究，治疗 3 个周期后评估进展，更换为赫赛汀 + 拉帕替尼 + 卡培他滨，治疗仅 1 个周期后失访。

回顾该例患者病史，原发性赫赛汀耐药是治疗反复失败的根源。针对赫赛汀作用及耐药机制，赫赛汀疗效不佳时应及时联合或更换其他抗 HER 治疗药物。国内外指南推荐一线首选曲妥珠单抗与帕妥珠单抗双靶向治疗联合化疗（CLEOPATRA 亚组分析），二线首选 T-DM1（EMILIA 研究），其他可选拉帕替尼联合卡培他滨（EGF10051）、吡咯替尼联合卡培他滨（PHOEB 研究）等。即使在赫赛汀治疗失败的前提下，继续使用赫赛汀联合化疗仍比单纯化疗显著改善预后（HERMINE 研究）。HER2 阳性复发转移乳腺癌，首选治疗应该是以抗 HER2 为基础的治疗，应根据患者激素受体状况、既往（新）辅助治疗用药情况，选择合适的治疗方案，使患者最大程度受益。

（乔研）

笔记

病例 43 HER2 阳性晚期乳腺癌脑转移病例

病历摘要

(一) 病史及治疗一

患者，女性，43 岁，未绝经。患者于 2014 年 12 月无明显诱因发现左乳肿物，质硬，固定，无红肿疼痛。

2014 年 1 月 23 日行左乳癌改良根治术，术后病理：乳腺浸润性导管癌，Ⅱ级，肿物大小约 2.5 cm×2.5 cm×1.7 cm，并见散在小结节状病灶，淋巴结转移性癌（1/15），免疫组化：ER(－)，PR(－)，HER2(3＋)，Ki-67(35%＋)，PS2(－)，PTEN(－)，p120(＋)，EGFR(2＋)，E-cadherin(＋)。术后于 2015 年 2 月 5 日至 2015 年 5 月 28 日行 TCH 方案化疗 6 个周期（曲妥珠单抗＋多西他赛 110 mg，d1＋卡铂 600 mg，d2，q21d×6)，后继续曲妥珠单抗治疗至 2016 年 2 月，未行放疗。

既往体健，否认乳腺癌、卵巢癌等家族史。

(二) 病史及治疗二

2017 年 2 月发现左侧胸壁多发小结节，发红，伴瘙痒，2017 年 3 月 22 日行左胸壁皮肤结节穿刺：发现癌细胞。2017 年 4 月腹部 MRI（图 43－1)：肝脏多发低密度结节，考虑转移，大者位于 S7 段，长径 2.5 cm。DFS 为 27 个月，距离曲妥珠单抗治疗结束

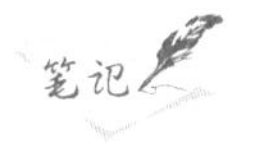

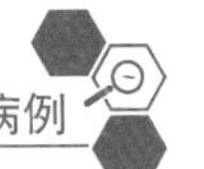

12 个月。2017 年 5 月入组 PUFFIN 临床研究行 THP 方案化疗 6 个周期：曲妥珠单抗 + 帕妥珠单抗（或安慰剂）+ 多西他赛，q21d，评价为 PR。2017 年 9 月复查腹部 MRI（图 43 – 2）：肝脏多发转移瘤较前缩小，大者 0.8 cm × 0.9 cm。2018 年 7 月腹部 MRI 见图 43 – 4。

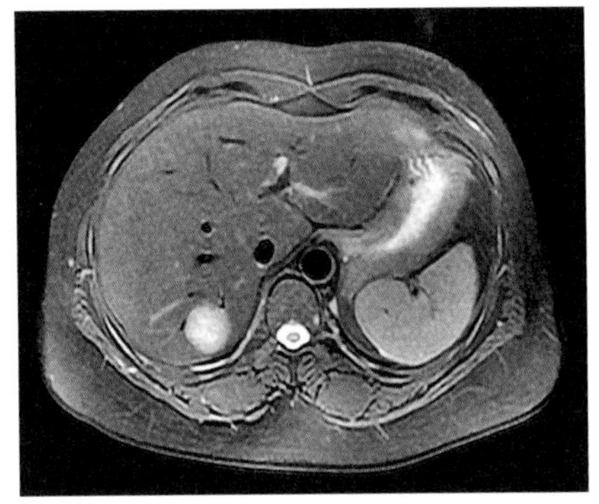

图 43 – 1　2017 年 4 月腹部 MRI

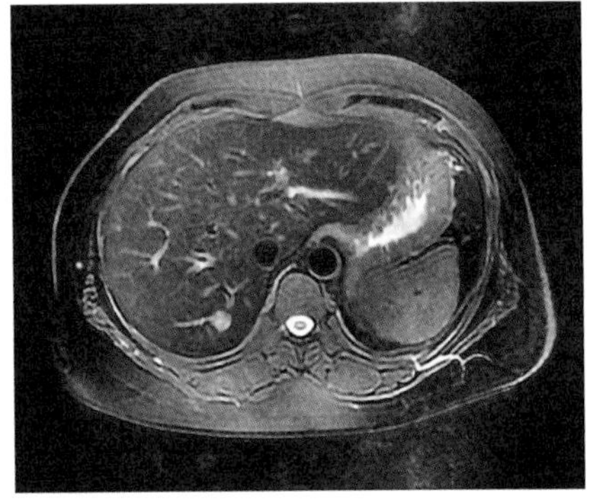

图 43 – 2　2017 年 9 月腹部 MRI

诊断：左乳浸润性导管癌Ⅱ级，HER2 过表达型。左乳改良根治术后（T2N1M0）、化疗后、靶向治疗后。肝多发转移。

（三）病史及治疗三

2018 年 7 月患者出现头晕，颅脑 MRI（图 43 – 3）：双侧大脑及小脑多发转移瘤，大者约 1.3 cm × 0.8 cm，部分周围可见不规则水肿带。腹部 MRI（图 43 – 4）：肝脏病灶同前相仿。2018 年 7 月于外院行全脑放疗。一线 PFS 为 14 个月，颅内进展，颅外病灶稳定。

二线治疗选择：2018 年 9 月至 2019 年 8 月行曲妥珠单抗 + 拉帕替尼 + 卡培他滨方案化疗，2019 年 8 月复查脑 MRI 评价 PR（图 43 – 5）。

笔记

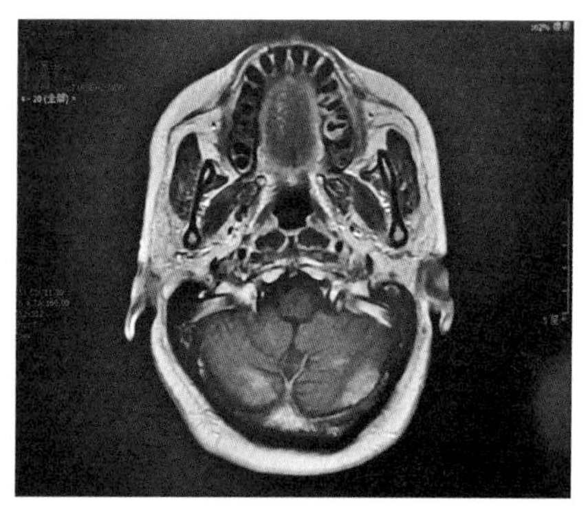
图 43-3　2018 年 7 月颅脑 MRI

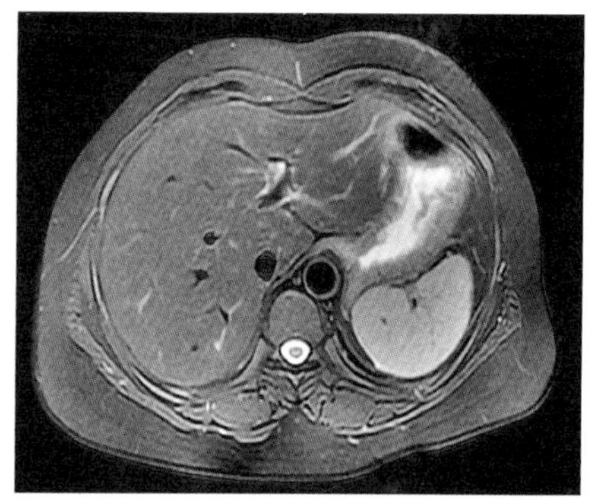
图 43-4　2018 年 7 月腹部 MRI

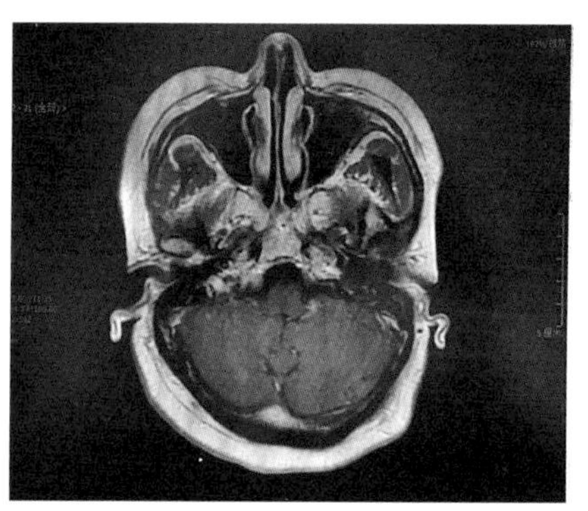
图 43-5　颅脑 MRI

病例分析

（一）治疗一问题解析

患者为中年女性，初诊为 HER2 阳性乳腺癌，病理分级Ⅱ级，分子分型为 HER2 过表达型，HR 阴性，腋窝淋巴结转移（1/15），为高危复发风险人群。BCIRG 006 研究确立了 TCbH 方案与 EC-TH 方案远期疗效相似，但 TCbH 方案心脏毒性发生率较低，因此该患者 2015 年在帕妥珠单抗国内不可及的情况下行 TCH 方案治疗。患者术后淋巴结转移（1/15），HR 阴性，年轻，按目前治疗指南，对于 1～3 个淋巴结、HR 阴性型乳腺癌可予放疗进一步降低局部复发风险。

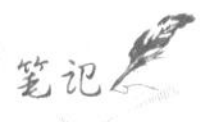

（二）治疗二问题解析

对于复发转移 HER2 阳性乳腺癌，规范全程的抗 HER2 治疗仍有望使患者长期生存。H0648 研究和 M77001 研究显示曲妥珠单抗联合化疗对比单药化疗带来了显著的临床获益，无论 PFS 或 OS 均显著延长，从而奠定了赫赛汀联合紫杉类药物一线治疗晚期乳腺癌的地位，ML25288 研究结果显示在接受曲妥珠单抗辅助治疗时间≥9 周且无复发间隔≥6 个月的患者复发后一线继续曲妥珠单抗治疗，无论是 PFS、OS 还是 TTP 均能带来获益。中位 PFS 9.9 个月（95% *CI*：6.28～13.63 个月），客观缓解率（ORR）达 81.3%（95% *CI*：63.6%～92.8%），临床缓解率（CBR）（CR + PR + SD≥6 个月）为 81.3%（95% *CI*：63.6%～92.8%），中位 TTP 为 9.9 个月（95% *CI*：6.28～13.63 个月），25% 的患者总生存达25.5 个月。曲妥珠单抗 + 两药联合化疗方案研究：曲妥珠单抗联合两药联合化疗方案均未带来 OS 获益，PFS、TTP 结果一致性较差，且不良反应明显高于联合单药化疗组。BCIRG007 研究结果显示曲妥珠单抗联合两药联合化疗方案并不优于曲妥珠单抗联合单药化疗，前者赫赛汀 + 多西他赛 + 卡铂对比赫赛汀 + 多西他赛方案，PFS：15.3 个月 *vs* 12.4 个月（$P=0.67$），OS：38.9 个月 *vs* 35.7 个月（$P=0.98$）。CHAT 研究比较了赫赛汀联合多西他赛 + 卡培他滨方案对比赫赛汀联合多西他赛方案，该研究 PFS 有临床获益，为 17.9 个月 *vs* 12.8 个月（$P=0.045$），但联合化疗组手足综合征及腹泻发生率明显高于对照组，且进一步分析发现 PFS 获益有可能与 HR 阳性比例不均衡有关，以导致联合化疗组 PFS 更高（HR + HTX 组 50% *vs* HT 组 40.9%）。

TKI 靶向一线治疗研究：近年来，有对比小分子酪氨酸激酶抑制剂如拉帕替尼及来那替尼和曲妥珠单抗联合化疗在一线治疗 HER2 阳性晚期乳腺癌中作用的研究，均未证实小分子 TKI 优于曲

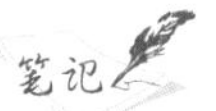

妥珠单抗。COMPLETE 研究对比了拉帕替尼联合紫杉醇和曲妥珠联合紫杉醇，结果无论 PFS 或 OS 拉帕替尼组均劣于曲妥珠单抗组，PFS 9.0 个月 *vs* 11.3 个月，$P=0.001$。同样，CEREBEL 研究结果显示 PFS 曲妥珠单抗组均优于拉帕替尼组，PFS8.9 个月 *vs* 6.2 个月。NEFERT-T 研究对比了来那替尼联合紫杉醇和曲妥珠单抗联合紫杉醇，PFS 未能证明来那替尼优于曲妥珠单抗，12.9 个月 *vs* 12.9 个月（TH *vs* TL），研究结果提示来那替尼可延缓 CNS 进展，但鉴于入组存在潜在偏移，仍需进一步试验确认。

抗 HER2 治疗的优化：帕妥珠单抗与曲妥珠单抗通过协同机制作用于 HER2，实现强强联合。CLEOPATRA 研究提示曲妥 + 帕妥双靶方案将 PFS 从 12.4 个月延长至 18.7 个月，OS 从 40.8 个月延长到 57.1 个月。MARIANNE 研究对比了 T-DM1 和 HT（赫赛汀 + 紫杉醇），结果提示 T-DM1 的 PFS 非劣效性但不优效（PFS 14.1 个月 *vs* 13.7 个月）；其次，在 T-DM1 中加入帕妥珠单抗 PFS 为 15.2 个月，并不延长 PFS。

基于以上大型临床研究，ASCO2018 指南或 NCCN 指南推荐对于晚期 HER2 阳性乳腺癌患者一线治疗可以考虑抗 HER2 治疗（曲妥珠单抗 + 帕妥珠单抗）联合紫杉类药物方案，该患者入组 PUFFIN 临床试验行 THP 方案化疗 6 个周期：曲妥珠单抗 + 帕妥珠单抗（或安慰剂）+ 多西他赛，评价 PR。

（三）治疗三问题解析

患者一线治疗后出现脑转移，颅外病灶稳定，拉帕替尼是一种能同时抑制 HER1 和 HER2 的酪氨酸激酶抑制剂，其分子量小，为大分子物质的 1/150，无论动物或人体实验均显示其能被脑转移组织很好的摄取，而正常脑组织几乎不摄取。LANDSCAP 研究中，拉帕替尼联合卡培他滨对 HER2 阳性乳腺癌脑转移患者疾病控制率达

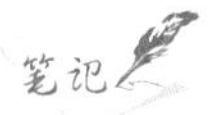

65.9%，70%以上OS达到1年，推迟放疗中位时间达8.3个月，从而能给患者认知功能及生活质量带来改善。来那替尼作为另一种不可逆的泛HER家族酪氨酸激酶抑制剂，能抑制HER1和HER2及HER4受体的酪氨酸激酶，NEFERT-TⅡ期临床试验提示来那替尼联合紫杉醇可延缓脑转移进展，但鉴于入组存在潜在偏移，仍需进一步试验确认。2019年ASCO报道的NALA研究提示来那替尼联合卡培他滨对比拉帕替尼联合卡培他滨在三线或三线以上治疗HER2阳性MBC患者中仍能获得2.2个月PFS获益，8.8个月 *vs* 6.6个月，该研究提示来那替尼组能延缓脑转移进展时间（接受放疗、手术等脑转移治疗患者分别为22.8% *vs* 29.2%，$P=0.043$），但OS无获益，BRAINSTORM研究提示脑转移后接受含双靶治疗方案（拉帕替尼+曲妥珠单抗）的患者脑转移后OS最长，达25.9个月，没有接受靶向治疗的患者脑转移后中位OS仅5.7个月。因此，无论是2014年ASCOHER2阳性乳腺癌脑转移治疗指南还是《中国晚期乳腺癌临床诊疗专家共识（2018版）》，均推荐在小体积无症状的脑转移患者中，可以谨慎考虑将拉帕替尼联合卡培他滨方案作为起始治疗，将放疗作为挽救治疗手段后续备用。该患者目前仅有脑转移灶进展，颅外病灶均较稳定，结合药物可及性问题，二线治疗保留一种大分子单抗并联合小分子TKI及化疗，方案选择曲妥珠单抗联合拉帕替尼及卡培他滨治疗，目前PFS为11个月。

专家点评

该患者初诊时年龄为43岁，乳腺癌术后，肿瘤T2，HR阴性、HER2阳性，病理分期T2N1，为高危复发风险人群。在当时药物不可及的情况下，患者行TCH方案辅助化疗。按目前指南及APHINITY

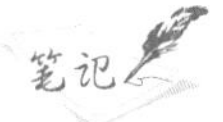

研究的结果，曲妥珠单抗联合帕妥珠单抗显著降低意向性治疗（intention to treatment，ITT）人群复发风险 19%，降低高复发风险人群复发风险近 25%。患者术后腋窝淋巴结转移（1/15），HR 阴性，根据目前指南可以行放疗进一步降低复发风险，若当时药物可及，患者行 TCHP 方案辅助治疗及放疗或许可以降低复发风险，改善预后。对于 HER2 阳性或三阴性乳腺癌 T2，尤其是腋窝淋巴结阳性患者可以考虑行新辅助化疗后降期缩瘤，探索药物有效性，根据术后是否达 pCR 再进一步决定是否需要术后强化治疗。因此，该患者若依据目前指南及药物可及性可选择 TCHP 方案新辅助治疗，根据 KATHERINE 研究结果若新辅助治疗术后未达 pCR，可予 T-DM1 进一步强化治疗改善预后。

HER2 阳性 MBC 患者经曲妥珠单抗为基础的治疗后仍有一半的患者在 1 年左右病情发生进展，部分患者面临曲妥珠单抗耐药。在仅有化疗药物的时代，HER2 阳性晚期乳腺癌中位 OS 不到 30 个月，随着曲妥珠单抗的上市，OS 提高到 40 个月左右。现在随着双靶时代的来临，CLEOPATRA 研究显示其将 HER2 阳性转移性乳腺癌患者的中位 OS 从 40.8 个月提高到 57.1 个月，在双靶治疗组中（曲妥 + 帕妥）37% 的患者生存超过 8 年，使晚期患者走向治愈未来可期。

在乳腺癌患者中，有 6% ~ 16% 的患者会发生乳腺癌脑转移，其中 HER2 阳性乳腺癌脑转移的发生率高达 30% ~ 55%。随着曲妥珠单抗等靶向药物的应用，使得 HER2 阳性乳腺癌患者的颅外病灶得到了很好的控制，然而由于大分子物质不易透过血脑屏障，从而使得脑转移症状尤为凸显，脑转移已成为影响 HER2 阳性乳腺癌患者生存的主要因素。小分子 TKI 如拉帕替尼、吡咯替尼等药物分子量小，更容易透过血脑屏障，为 HER2 阳性 MBC 曲妥珠单抗一线治疗进展及脑转移患者的治疗提供新的思路。在治疗决策制订中，

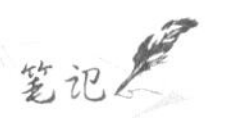

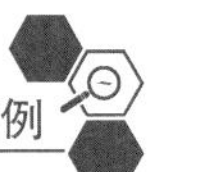

需要综合考虑手术、放疗、内科治疗等多学科治疗方式，同时需要权衡颅内病灶和全身病灶的综合治疗，内科治疗方面未来还有包括tucatinib、免疫治疗等在内的多种策略可供选择，将有可能改善这一类不良预后患者的生存。

参考文献

1. SLAMON D, EIERMANN W, ROBERT N, et al. Ten year follow-up of BCIRG-006 comparing doxorubicin plus cyclophosphamide followed by docetaxel with doxorubicin plus cyclophosphamide followed by docetaxel and trastuzumab with docetaxel, carboplatin and trastuzumabin HER2-positive early breast cancer. Cancerreasrch, 2016, 76 (4): S5 - 04.

2. XU B H, HU X C, ZHENG H, et al. Outcomes of re-treatment with first-line trastuzumab plus a taxane in HER2 positive Metastatic breast cancer patients after (neo) adjuvant trastuzumab: a prospective multicenter study. Oncotarget, 2016, 7 (31): 50643 - 50655.

3. PIENKOWSK I, PEGRA M, FORBE S, et al. 2098 ORAL BCIRG 007: first overall survival analysis of randomized phase Ⅲ trial of trastuzumab plus docetaxel with or without carboplatin as first line therapy in HER2 amplified Metastatic breast cancer (MBC). Ejc Supplements, 2007, 5 (4): 212 - 213.

4. WARDLEY A M, PIVOT X, MORALESVASQUEZ F, et al. Randomized phase Ⅱ trial of first-line trastuzumab plus docetaxel and capecitabine compared with trastuzumab plus docetaxel in HER2-positive Metastatic breast cancer. Journal of Clinical Oncology, 2010, 28 (6): 976 - 983.

5. GELMON K A, BOYLE F M, KAUFMAN B, et al. Lapatinib or trastuzumab plus taxane therapy for human epidermal growth factor receptor 2-Positive advanced breast cancer: final results of NCIC CTG MA. 31. J Clin Oncol, 2015, 33 (14): 1574 - 1583.

6. PIVOT X, MANIKHAS A, ŻURAWESKI B, et al. CEREBEL (EGF111438): A

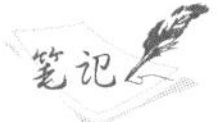

phase Ⅲ, randomized, open-label study of lapatinib plus capecitabine versus trastuzumab plus capecitabine in patients with human epidermal growth factor receptor 2-Positive Metastatic breast cancer. Journal of clinical oncology, 2015, 33 (14): 1564–1573.

7. AWADA A, COLOMER R, INOUE K, et al. Neratinib plus paclitaxel *vs* trastuzumab plus paclitaxel in previously untreated Metastatic ERBB2-Positive breast cancer: The NEfERT-T randomized clinical trial. Jama oncology, 2016, 2 (12): 1557.
8. PEREZ E A, BARRIOS C, EIERMANN W, et al. Trastuzumab emtansine with or without pertuzumab versus trastuzumab plus taxane for human epidermal growth factor receptor 2-Positive, advanced breast cancer: primary results from the phase Ⅲ MARIANNE study. Journal of clinical oncology, 2017, 35 (2): 141–148.
9. BACHELOT T, ROMIEU G, CAMPONE M, et al. Lapatinib plus capecitabine in patients with previously untreated brain Metastases from HER2-positive Metastatic breast cancer (LANDSCAPE): a single-group phase 2 study. Lancet oncology, 2013, 14 (1): 64–71.
10. AWADA A, COLOMER R, INOUE K, et al. Neratinib plus paclitaxel *vs* trastuzumab plus paclitaxel in previously untreated Metastatic ERBB2-Positive breast cancer: the NEfERT-T randomized clinical trial. Jama Oncology, 2016, 2 (12): 1557.
11. YAP Y S, CORNELIOG H, DEVI B C R, et al. Brain Metastases in Asian HER2-positive breast cancer patients: anti-HER2 treatments and their impact on survival. Br J Cancer, 2012, 107 (7): 1075–1082.

（欧开萍　李俏）

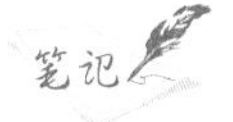

病例 44　HR 阳性晚期乳腺癌内分泌治疗病例

病历摘要

（一）病史及治疗一

【病史】

患者，女性，56 岁。2009 年 5 月（46 岁时）因发现左乳腺肿物就诊。既往否认慢性病、传染病、家族病史。

【专科查体】

左乳外下象限可触及 1 枚肿物，大小约 2 cm×2 cm，质硬，边界不清晰，形态不规则，未累及皮肤，未侵及胸壁。左腋窝可触及 1 枚肿物，大小约 1 cm×1 cm，质硬、边界不清晰，形态不规则。右乳及右腋窝、双侧锁骨上淋巴结未触及明显异常及肿大。

【辅助检查】

乳腺超声：左乳外下象限可探及大小 1.9 cm 低回声结节，BI-RADS 4C 类。左腋窝可探及数个低回声结节，大者 1.3 cm×0.56 cm。乳腺钼靶：左乳头后方可见结节，大小约 1.1 cm×1.4 cm，边缘毛糙，其内密度不均匀，未见增粗的血管影，局部皮肤增厚，乳头无内陷，左乳结节，考虑 BI-RADS 4C 类，倾向恶性。左侧腋窝可见多个淋巴结，大者约 0.8 cm×0.7 cm。胸部 CT、腹部超声、颅脑 MR、PET-CT 未见明显异常。左乳腺肿物穿刺活检术，病理：找到

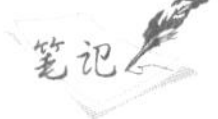

癌细胞，因穿刺组织过少，建议进一步取材予以明确。

【诊断】

左侧乳腺癌。

【治疗】

2009 年 6 月行左乳腺癌改良根治术，术后病理：左侧乳腺浸润性导管癌，非特殊类型，SBR Ⅲ级，肿瘤大小为 2.3 cm×2 cm×1.2 cm，乳头下方见癌组织浸润，腋窝淋巴结见（3/26）枚转移。免疫组化：ER（+++），PR（-），HER2（+），Ki-67（约 30%）。结合患者病史及病理结果，诊断明确为：左侧乳腺浸润性导管癌改良根治术后伴腋窝淋巴结转移（pT2N1M0，ⅡB 期，HR 阳性，HER2 阴性，Luminal B 型）。

患者术后于 2009 年 7 月起行 6 个周期表柔比星联合紫杉醇（ET）方案术后辅助化疗。化疗结束后于 10 月起行他莫昔芬 20 mg，口服，每日 1 次。2013 年 1 月超声提示：子宫内膜厚 2.4 cm。遂行腹腔镜下全子宫及双侧附件切除术，术后病理：增殖期子宫内膜。术后改服用阿那曲唑 1 mg，每日 1 次至 2017 年 4 月，期间定期复查未见明显转移与复发征象。

（二）病史及治疗二

患者 2017 年 4 月定期复查时胸部增强 CT 示（图 44-1 左）：左锁骨上可见一枚 1.5 cm×1.7 cm 肿大淋巴结，结合病史考虑转移，建议进一步检查明确诊断。后患者行超声引导下左锁骨肿物穿刺活检术，病理提示找到癌细胞，结合病史考虑区域淋巴结复发。其 DFS 为 93 个月。

征求患者本人及家属意见后，2017 年 8 月予以晚期一线内分泌治疗，氟维司群 500 mg，肌内注射，每 30 天 1 次，期间定期复查，未见明显新发或转移征象。其中左锁骨上肿大淋巴结缩小至 1.1 cm×

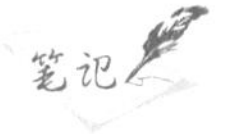

0.9 cm，最佳疗效评价为 PR。患者于 2019 年 8 月复查胸部增强 CT 示（图 44 -1 右）：左侧锁骨下淋巴结较前增大、增多。综合疗效评价为病情进展（progressive disease，PD），其 PFS 为 28 个月。

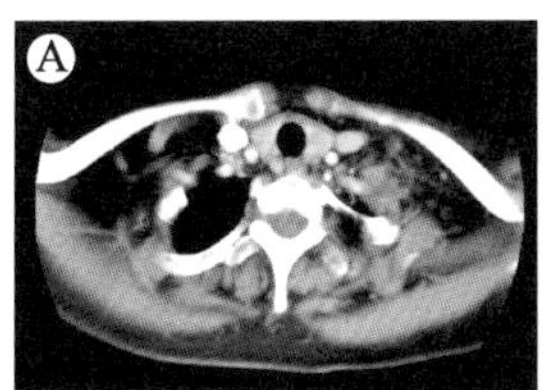

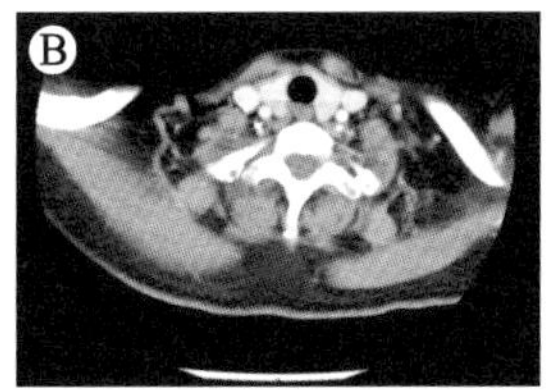

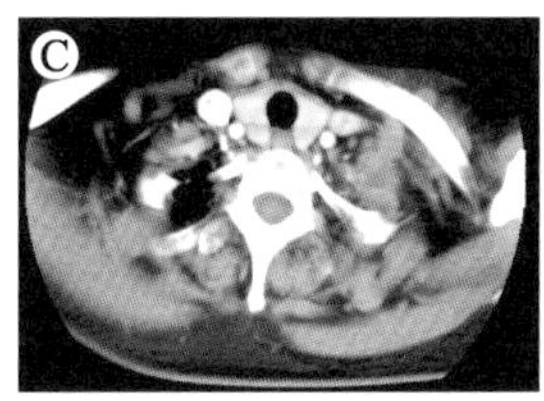

A. 2017 年 4 月；B. 2018 年 3 月；C. 2019 年 8 月。

图 44 -1 患者增强胸部 CT

患者自 2009 年 5 月发现左乳肿物至今的治疗历程见图 44 -2。

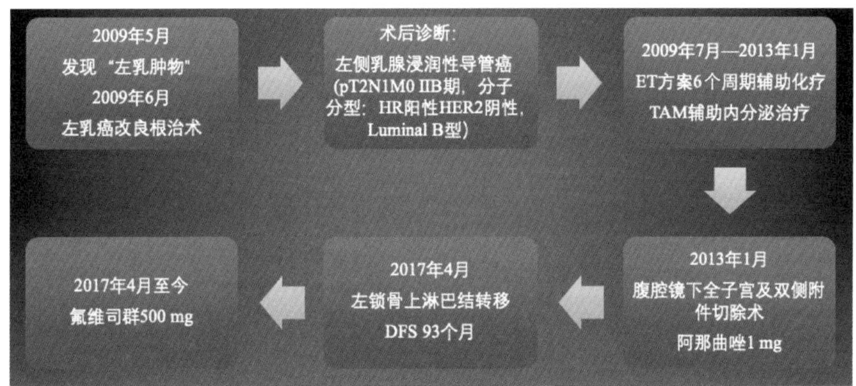

图 44 -2 患者治疗历程

病例分析

（一）治疗一问题解析

患者左侧乳腺浸润性导管癌改良根治术后伴腋窝淋巴结转移（pT2N1M0，ⅡB 期，分子分型：HR 阳性、HER2 阴性，Luminal B 型）。对于激素受体表达阳性的乳腺癌患者，内分泌治疗作为一种有别于其他肿瘤较为特殊的治疗方法，无论在术后辅助还是晚期解

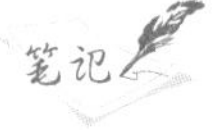

救治疗中，均起到了非常重要的作用。本例患者通过他莫昔芬续贯阿那曲唑的内分泌治疗，获得长期的临床获益，内分泌治疗具有非常重要的作用，无复发生存超过5年。但对于治疗已经满5年且耐受性良好的患者，延长内分泌治疗已经有了充足的循证医学支持，主要有以下几点：淋巴结阳性、G3、诊断时年龄<35岁、Ki-67高、pT2及以上。患者手术后淋巴结3枚阳性，Ki-67高且肿瘤分级Ⅲ级，故对于该患者延长阿那曲唑治疗时间是有充足循证医学支持的。

（二）治疗二问题解析

目前，多种治疗手段针对不同类型的乳腺癌已形成了一套较为完善且有循证医学充分支持的治疗流程和规范。特别对于乳腺癌患者，内分泌治疗作为一种有别于其他肿瘤较为特殊的治疗方法，无论在术后辅助还是晚期解救治疗中均起到非常重要的作用。在激素受体阳性晚期乳腺癌一线内分泌治疗中，氟维司群已成“中流砥柱”。

内分泌治疗可以甚至优选作为晚期一线治疗的适应证主要有：①初始治疗或复发转移后病理证实为激素受体阳性，并尽量于治疗前对复发或转移部位进行活检，评估ER、PR、HER2的状态；②肿瘤缓慢进展；③无内脏危象的患者。就本例患者而言，其在辅助内分泌治疗过程（接近8年）中出现新发转移，综合考虑为继发性内分泌耐药。

FIRST研究是一项随机、开放、平行设计的多中心Ⅱ期临床研究，旨在比较氟维司群500 mg与阿那曲唑1 mg在晚期乳腺癌一线内分泌治疗中的疗效。结果显示对于初诊的绝经后晚期乳腺癌患者，氟维司群500 mg较阿那曲唑1 mg能够显著延长PFS达10.3个月，OS获益长达54.1个月。在2016年欧洲肿瘤内科学（European

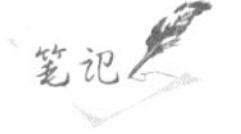

Society of Medical Oncology，ESMO）年会上，Ⅲ期临床试验 FALCON 研究比较了氟维司群与阿那曲唑用于绝经后激素受体阳性晚期乳腺癌一线内分泌治疗的疗效。该研究纳入 462 例既往未接受过内分泌治疗的 ER 和（或）PR 阳性的局部晚期或转移性乳腺癌患者，在中位随访 25 个月后，与阿那曲唑治疗组相比，氟维司群能够显著改善患者的 PFS（16.6 个月 *vs* 13.8 个月，*HR*：0.797，95% *CI*：0.637 ~ 0.999；*P* = 0.0486）。尤其对于非内脏转移亚组患者，氟维司群显著改善患者的 PFS（22.3 个月 *vs* 13.8 个月，*HR*：0.59，95% *CI*：0.42 ~ 0.84）。FALCON 研究揭示对既往未接受过辅助内分泌治疗的乳腺癌患者，氟维司群 500 mg 一线治疗绝经后激素受体阳性晚期乳腺癌的疗效优于 AI，对于非内脏转移患者优势更显著，奠定了其作为激素受体阳性晚期乳腺癌的一线治疗地位。此外，Global CONFIRM 及 China CONFIRM 均证实在内分泌治疗的绝经后 HR + 乳腺癌患者中，氟维司群 500 mg 的疗效优于 250 mg。目前，氟维司群在未经内分泌治疗、TAM 治疗失败及 AI 治疗失败的绝经后激素受体阳性晚期乳腺癌患者中均为Ⅰ级推荐（证据级别ⅠA）。就此患者而言，其在术后辅助内分泌治疗中获得较长期获益，首次复发肿瘤负荷低，考虑一线仍选择内分泌治疗。患者因术后 3 枚淋巴结转移，未行术后辅助放疗，对于此类患者是否需要辅助放疗还有待更多临床研究证据。尽管目前一线内分泌治疗策略已有很多联合靶向治疗的可选方案，如 AI 联合 CDK4/6 抑制剂或 mTOR 抑制剂等，但对于非内脏转移患者，单药氟维司群一线治疗的中位 PFS 也接近 2 年。因此针对该患者，在一线内分泌治疗中选择氟维司群单药是合理且规范的，已经取得了 PFS 长达 24 个月的疗效，临床获益明显。

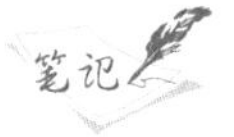

专家点评

患者初治时为46岁，中年女性，未绝经，乳腺癌改良根治术后，病理示IDC，SBR Ⅲ级，肿瘤大小为2.3 cm×2 cm×1.2 cm，乳头下方见癌组织浸润，腋窝淋巴结见（3/26）枚转移。IHC：ER(+++)，PR(－)，HER2(+)，Ki-67(约30%)。诊断明确为：右侧乳腺浸润性导管癌改良根治术后伴腋窝淋巴结转移（pT2N1M0 ⅡB期，分子分型：HR阳性HER2阴性，Luminal B型）。根据指南，患者术后病理分期为T2期，淋巴结转移3个，较年轻，术后EC-T方案或TAC方案疗效相当，而前者耐受可能更好。患者腋窝淋巴结转移（3/26），可进一步行术后辅助放疗以降低复发风险。术后内分泌治疗根据TEXT及SOFT等临床研究结果，对于满足G2或G3、淋巴结1~3个阳性、pT2及以上的危险因素患者，可考虑卵巢功能抑制（ovarian function suppression，OFS）联合他莫昔芬或更强的OFS联合芳香化酶抑制剂（AI）。就患者而言，其已经属于中高危复发人群，在初始的内分泌治疗应更加积极，可考虑OFS联合AI的方案。该患者术后化疗后若给予术区+区域淋巴结放疗及强化内分泌治疗或许可以进一步改善预后。

患者术后内分泌治疗后近8年出现左锁骨上淋巴结复发，属内分泌治疗敏感性。对于非内脏转移HR阳性患者，FALCON研究奠定了氟维司群500 mg一线治疗绝经后激素受体阳性晚期乳腺癌的地位，疗效优于AI。本病例一线氟维司群治疗，最佳疗效评价PR，于2019年8月新发进展，PFS为24个月。该患者区域淋巴结复发，术后未行放疗，在内分泌治疗的同时应进一步请放疗科会诊，讨论局部放疗方案以降低局部进展风险。

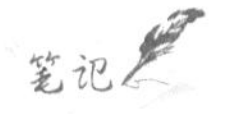

目前，患者最近一次治疗评估显示原锁骨上淋巴结病灶再次进展，其他部位未见明显肿瘤复发征象。患者是否有必要进行局部放疗或手术介入，应及时请多学科进行会诊。因乳腺癌为高度异质性肿瘤，可以表现为时间或空间异质性，该患者可进一步行锁骨上淋巴结活检看有无分子分型转变。目前内科治疗仍是患者的主要治疗手段，选择包括换方案继续内分泌治疗或化疗。就患者而言，一线内分泌治疗获得24 个月 PFS，对于一线 PFS 超过6 个月后进展的患者，有学者认为其对内分泌治疗存在继发耐药，因为患者复发转移灶较小，后续可根据患者实际情况考虑内分泌治疗联合 CDK4/6 抑制剂或 mTOR 抑制剂，或根据患者病情及经济等情况也可换用不同作用机制的 AI、托瑞米芬、甲羟孕酮、甲地孕酮等。若分子分型转变也可考虑化疗或靶向治疗。

该病例虽然病程简单，但显示出一部分激素受体阳性晚期乳腺癌患者仍能从一线单药内分泌治疗中获得较大获益，以较低的经济负担和较好的生活质量获得更长期的生命长度，这也是临床医生一直追求的目标和愿望。

参考文献

1. HURKMANS C W, BORGER J H, RUTERS E J, et al. Quality assurance of axillary radiotherapy in the EORTC AMAROS trial 10981/22023: the dummy run. Radiother Oncol, 2003, 68 (3): 233 - 240.

2. ROBERTSON J F, DIXON J M, SIBBERING D M, et al. A randomized trial to assess the biological activity of short-term (pre-surgical) fulvestrant 500 mg plus anastrozole versus fulvestrant 500 mg alone or anastrozole alone on primary breast cancer. Breast Cancer Research, 2013, 15 (2): R18.

3. LEOA D, JERUSALEM G, PETRUZELKA L, et al. Results of the CONFIRM phase Ⅲ trial comparing fulvestrant 250 mg with fulvestrant 500 mg in postmenopausal women

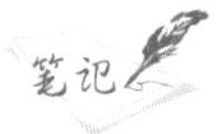

with estrogen receptor-positive advanced breast cancer. Journal of Clinical Oncology Official Journal of the American Society of Clinical Oncology, 2010, 28 (30): 4594 - 4600.

4. TURNER N C, RA J, ANDRE F, et al. Palbociclib in hormone-receptor-positive advanced breast Cancer. N Engl J Med, 2015, 373 (17): 1672 - 1673.

（王紫晶　李俏）

病例 45　晚期三阴性乳腺癌免疫联合抗血管生成治疗病例

病历摘要

【病史】

患者，女性，55 岁，绝经后。因右乳癌术后多发转移半年余就诊。

现病史：患者于 2014 年无明显诱因发现右乳肿物，无局部发热、压痛，无伴乳头溢血、溢液，无头晕、恶心、呕吐等不适，至福建某三甲医院就诊，行超声引导下右乳肿物粗针穿刺术，病理回报：右侧乳腺癌。遂于 2014 年 8 月 15 日于全麻下行右乳改良根治术。术后病理：IDC 3 级，肿瘤最大径 3.1 cm，LN（3/18），CK（+++），ER（-），PR（-），HER2（-），Ki-67（60%），分期 T2N1M0。自 2014 年 9 月 2 日开始予化疗（法玛新 90 mg + 环磷酰胺 800 mg）×4 序贯，（安素泰 270 mg）×4，于 2015 年 2 月 6 日结束

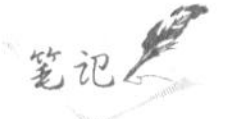

化疗。化疗后给予常规放疗，后定期复查。2017 年 12 月患者无明显诱因发现右胸壁肿物，伴局部压痛，伴活动后气短。于 2017 年 12 月至当地医院行胸部 CT 平扫 + 增强，提示：①右乳癌术后；②双肺多发小结节，怀疑转移瘤；③左侧头臂静脉内瘤栓形成，胸骨见一浸润性病变，大小约 6.1 cm × 4.0 cm，考虑肿瘤转移。遂自 2017 年 12 月 22 日至 2018 年 2 月 26 日行化疗（吉西他滨 1.5 g + 顺铂 40 mg）× 5。2018 年 3 月 19 日行胸骨前缘肿物穿刺，免疫组化提示：ER(-)，PR(-)，HER2(1 +)，Ki-67(40%)，符合乳腺癌转移。复查 CT 示肿块增大，现患者为进一步治疗，入我科治疗。患者自起病以来，精神、食欲、睡眠较差，大小便未见异常，体重无明显改变。

既往史：否认高血压、糖尿病等慢性病史，否认肝炎、结核等传染病史，否认手术、外伤史，否认食物、药物过敏史，否认输血史，随社会人群进行预防接种。

个人史：出生、生长于原地，否认疫水、疫区接触史，否认吸烟、嗜酒等不良嗜好，否认放射性毒物接触史，否认冶游史。

生育史：适龄结婚，于 25 岁及 27 岁时分别顺产 1 子 1 女，均由母乳喂养，丈夫及子女均体健。

月经史：月经初潮 20 岁，4 ~ 5/28 ~ 30 天，51 岁绝经，绝经后无异常阴道流血流液。

家族史：否认家族中有类似乳腺疾病病史，否认家族中有遗传病史。

【专科查体】

右乳缺如呈术后改变，伤口愈合情况良好。右胸壁左乳乳头无凹陷、溢液，局部皮肤无红肿破溃及渗液，未见橘皮征及酒窝征。左侧乳腺未触及明显肿物。双侧腋窝及双侧锁骨上下未触及明显肿大淋巴结。

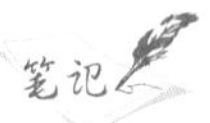

【辅助检查】

2018 年 3 月 19 日送检福建省某医院病理科胸骨前穿刺组织白片，病理诊断：（胸骨前缘穿刺组织）低分化腺癌浸润，结合病史及原单位免疫组化报告，符合乳腺癌转移。免疫组化：肿瘤细胞 VEGF(+)，PD-L1 肿瘤细胞及免疫细胞均为阴性。

2018 年 4 月 19 日胸部 CT 平扫 + 增强：①右乳缺如，呈术后改变；右侧腋窝数个小淋巴结，最大者 6 mm × 3 mm。②胸骨柄及胸骨体骨转移瘤，胸骨柄周围软组织肿块形成，大小为 74 mm × 35 mm，胸壁肌肉、右肺胸膜受累。③双肺散在多发小结节，边界清晰，最大者 6 mm × 4 mm，考虑转移瘤可能性大。④肝 S4、S7、S8 数个小囊肿；肝 S3 小血管瘤。⑤右肾多发小囊肿。

2018 年 4 月 20 日 BRCA 基因检测结果：*BRCA1/2* 基因状态为无害变异/多态性改变。

2018 年 4 月 20 日心脏彩超：①三尖瓣、肺动脉瓣轻度反流；②左室收缩功能正常。

皮质醇：305.04 nmol/L。

【初步诊断】

（1）右乳癌术后伴胸骨及双肺转移。

（2）左侧头臂静脉瘤栓形成。

【治疗】

治疗方案：入组抗 PD-1 抗体联合阿帕替尼临床研究，综合评估病情，符合入组标准，予以“抗 PD-1 抗体 128 mg（3 mg/kg），iv，q2w + 阿帕替尼 250 mg，po，d1 ~ d14”治疗方案。过程中予对症处理。

治疗过程与疗效评价：

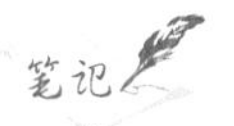

4 个周期治疗后：患者入组前肿物基线为 74 mm × 35 mm，4 个

周期抗 PD-1 抗体 + 阿帕替尼化疗后，患者 2018 年 6 月 13 日胸部 CT 下肿物缩小（68 mm×30 mm），疗效判定为 SD（图 45－1）。

基线

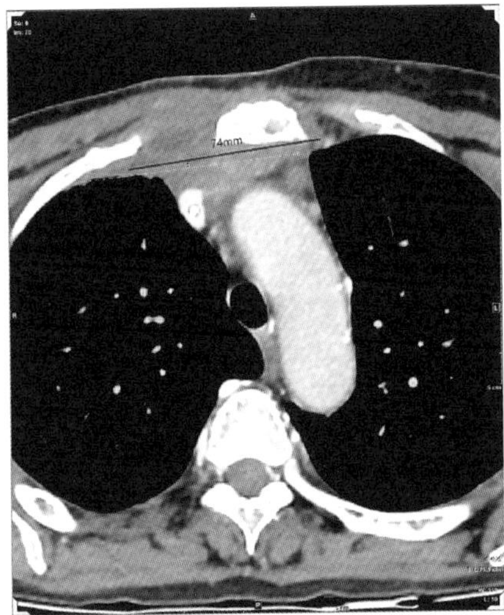

4周期

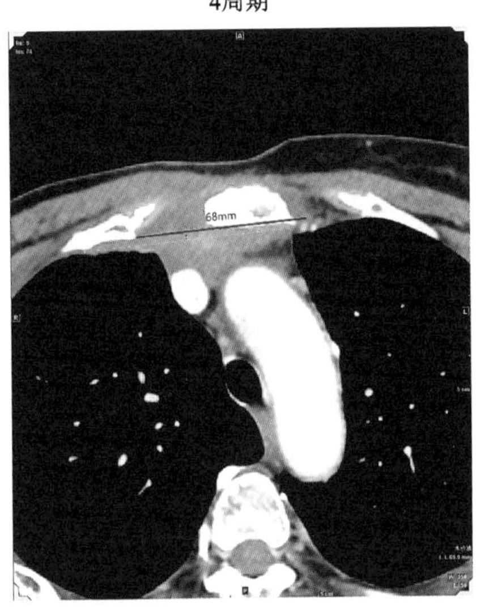

图 45－1　4 个周期治疗后

治疗过程中，服用阿帕替尼期间出现手足综合征 3 级，对症治疗后仍未能改善，于 2018 年 6 月 14 日 C6D1 阿帕替尼由 250 mg，d1～d14 方案改为 125 mg，d1～d14 方案。后手足综合征症状缓解。

8 个周期抗 PD-1 抗体 + 阿帕替尼治疗后，患者 2018 年 8 月 13 日胸部 CT 下肿物较 4 个周期稍缩小（64 mm×20 mm），疗效判定为 SD（图 45－2）。

12 个周期抗 PD-1 抗体 SHR-1210 + 阿帕替尼治疗后，患者 2018 年 10 月 10 日胸部 CT 下肿物较 8 个周期缩小（41.3 mm×16.3 mm），疗效判定为 PR（图 45－3）。

18 个周期抗 PD-1 抗体 + 阿帕替尼治疗后，患者 2019 年 1 月 3 日胸部 CT 下肿物较 12 个周期稍微增大（42 mm×17 mm），疗效判定为 PR（图 45－4）。

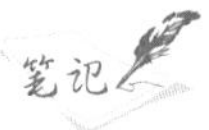

基线

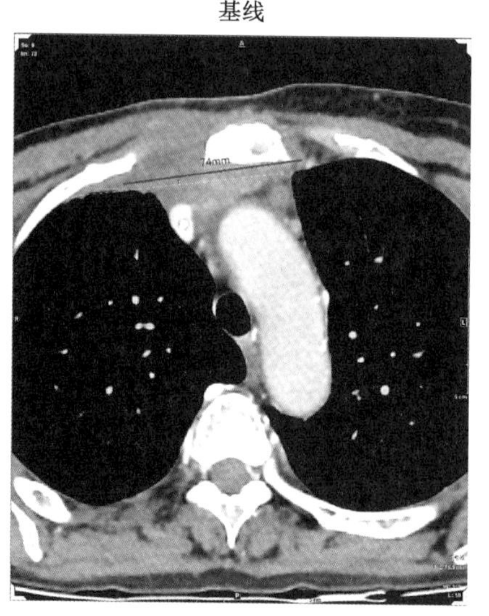

8个周期

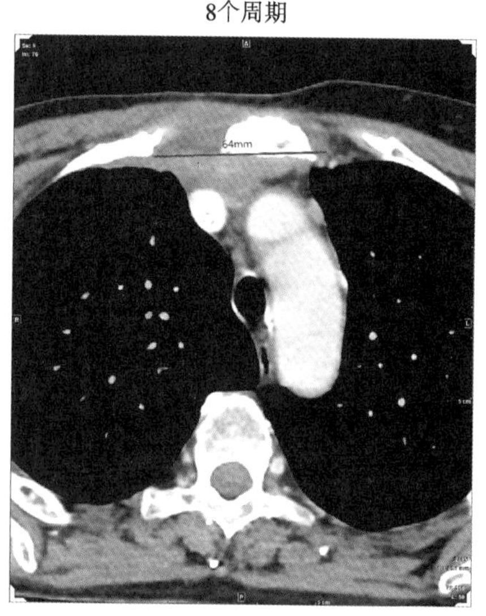

图 45 －2　8 个周期治疗后

基线

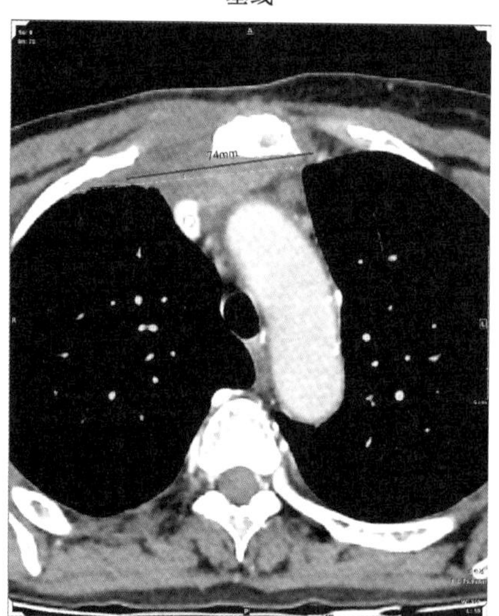

12个周期

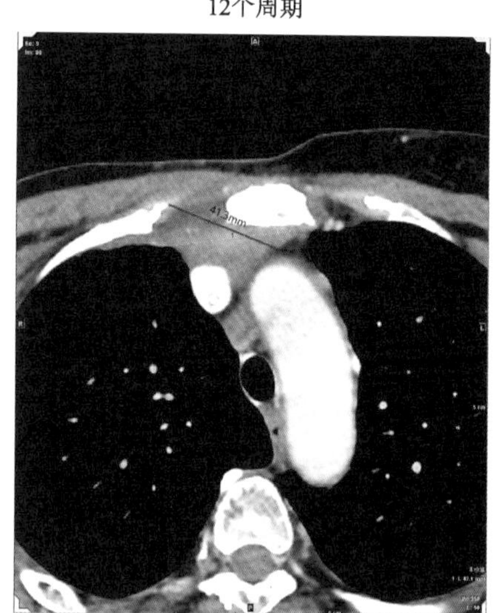

图 45 －3　12 个周期治疗后

患者因为体重增加，遂于 2019 年 3 月 29 日将 C25D1 更改抗 PD-1 抗体，剂量为 140 mg。

24 个及 30 个周期复查：抗 PD-1 抗体 + 阿帕替尼治疗后，24 个周期（2019 年 3 月 28 日）及 30 个周期（2019 年 6 月 20 日）胸部 CT 下肿物均为 42 mm × 17 mm，疗效判定为 PR（图 45 －5）。

笔记

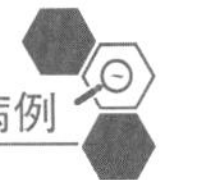

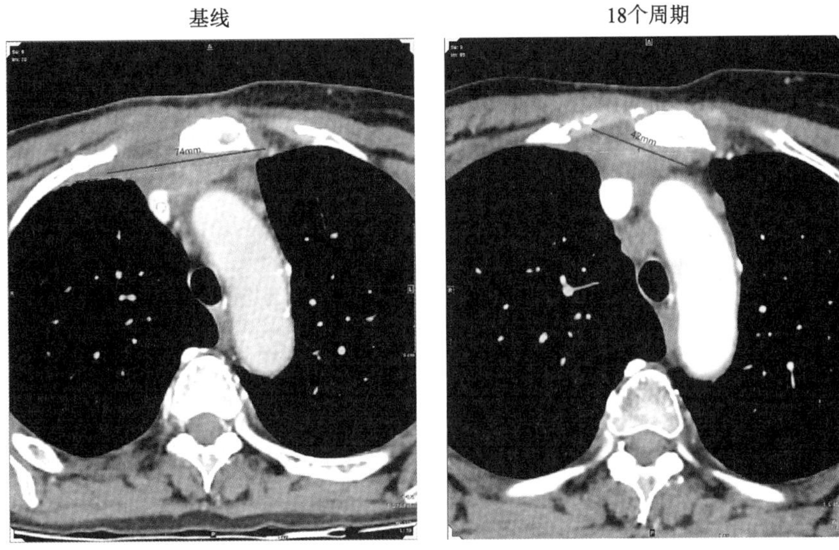

图 45－4　18 个周期治疗后

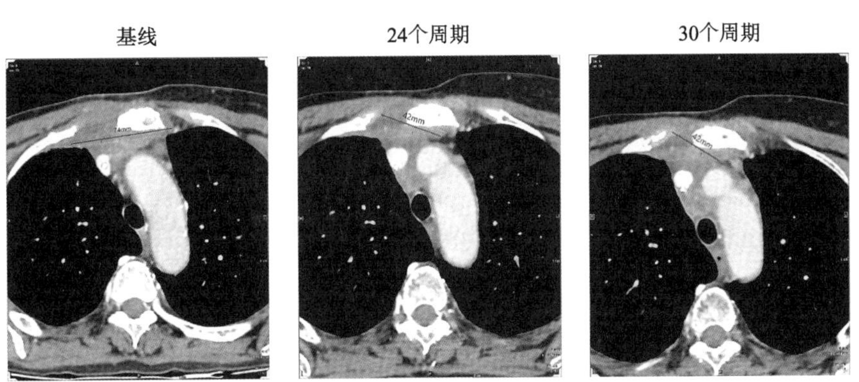

图 45－5　24 个及 30 个周期治疗后

患者抗 PD-1 抗体增加为 140 mg 后，患者体重稍下降，遂于 2019 年 6 月 21 日 C31D1 抗 PD-1 抗体更改为 135 mg，q2w 方案，按周期治疗。

自 2019 年 6 月 21 日 C31D1 更改为抗 PD-1 抗体 135 mg，q2w＋阿帕替尼 125 mg，d1～d14 治疗方案后，此后胸部 CT 平扫＋增强示肿物均为 45 mm×34 mm，疗效判定均为 SD（图 45－6）。

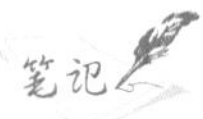

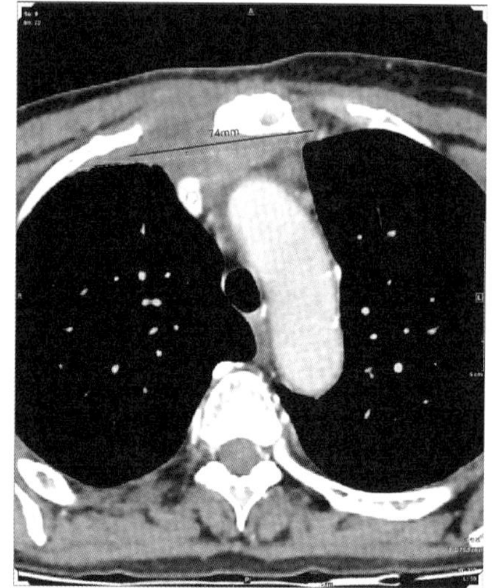

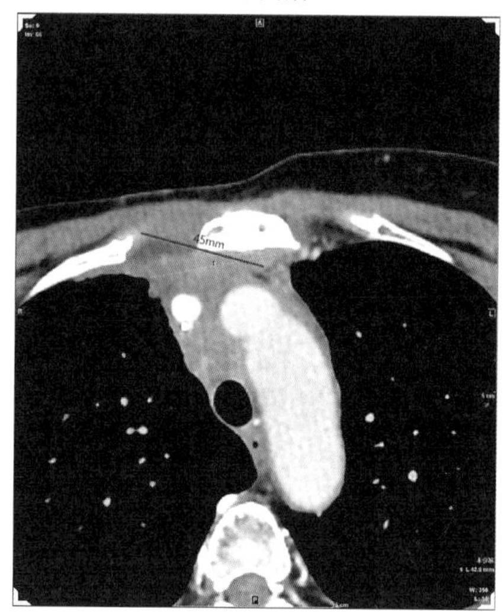

图 45－6　38 个周期治疗后

后续治疗：患者疗效较为满意，各项情况平稳，仍处于定期随访中，并继续进行抗 PD-1 抗体 + 阿帕替尼的临床研究。

病例分析

患者原发性右乳癌为 TNBC，右乳改良根治术术后发生多发转移。转移后经过 GP 方案化疗，仅 4 个月不到即进展，因此解救化疗效果不佳。综合评估患者病情后入组抗 PD-1 抗体 + 阿帕替尼Ⅱ期临床研究，12 个周期治疗后达 PR，治疗效果好，期间根据病情调整用药，38 个周期治疗后病情稳定，过程中毒副作用可耐受。

专家点评

该患者为三阴性乳腺癌，EC-T8 程辅助化疗后，2^{+} 年发生转移，符合三阴性乳腺癌的早期复发转移高峰。转移后采用 GP 方案

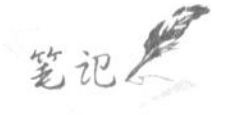

化疗，仅4个月不到即进展，因此解救化疗效果不佳。晚期三阴性乳腺癌因为缺乏有效的靶向治疗药物，目前国际治疗共识（ABC4）仅推荐低毒化疗，但治疗过程中常常会出现化疗耐药的现象。因此，寻找转移性三阴性乳腺癌的有效靶向药物成为研究的热点和难点。2017 年在顶级的 *Science Translational Medicine* 连续发表了两篇临床前研究均显示：在小鼠原位及复发性乳腺癌模型中，抗血管生成类药物能够通过诱导肿瘤血管正常化、增强肿瘤微环境中 CTL 抗肿瘤免疫效应等机制显著增强抗 PD-1 或 PD-L1 抗体抑制肿瘤生长的效应。本课题组前期的基础研究也发现抗 VEGFR2 抑制剂 DC101 能在小鼠三阴性乳腺癌模型中显著增强 anti-PD-1 的抗肿瘤效应。该患者转移阶段已使用过一线 GP 化疗，并且患者 PD-L1 肿瘤细胞及免疫细胞均为阴性，已经不适用 IMpassion130 研究的免疫联合白紫化疗的一线治疗方案。我们中心正好开展一项针对晚期三阴性乳腺癌一线或后线抗 PD-1 抗体联合阿帕替尼治疗的Ⅱ期临床试验，患者符合入组标准（不规定 PD-L1 表达状态），因此该患者入组了该试验。经过抗 PD-1 抗体（3 mg/kg，q2w）联合阿帕替尼（250 mg/d，后因不良反应减量至 125 mg/d，d1 ~ d14）方案治疗后，患者最佳反应是 PR，治疗 38 个周期即 19 个月病情仍稳定。该去化疗的免疫联合抗血管生成药物治疗方案效果满意，PFS 时间长，毒副作用可耐受，除出现 3 级手足综合征（阿帕替尼减量后明显缓解）外，无其他 3 级以上毒副反应。该Ⅱ期临床试验现已结束入组，期待其结果能使更多晚期三阴性乳腺癌患者，特别是多线治疗后或 PD-L1 表达阴性的患者获益。

参考文献

1. SCHMITTNAEGEL M, RIGAMONTI E, KADIOGLU A, et al. Dual angiopoietin-2 and VEGFA inhibition elicits antitumor immunity that is enhanced by PD-1 checkpoint

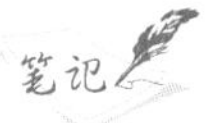

blockade. Sci Transl Med, 2017, 9 (385): eaak9670.

2. ALLEN E, JABOUILE A, RIVERA L B, et al. Combined antiangiogenic and anti-PD-L1 therapy stimulates tumor immunity through HEV formation. Science Translational Medicine, 2017, 9 (385).

3. QIAN L, YIFAN W, WEIJUAN J, et al. Low-dose anti-angiogenic therapy sensitizes breast cancer to PD-1 blockade. Clin Cancer Res, 2020, 26 (7): 1712 – 1724.

4. PETER S, HOPE S R, SYLVIA A, et al. Atezolimab plus nab-paclitaxel as first-line treatment for unresectable, locally advanced or Metastatic triple-negative breast cancer (Impassion 130): updated efficacy results from a randomized, double-blind, placebo-controlled, phase 3 trial. Lancet Oncol, 2020, 21 (1): 44 – 59.

5. JJEQIONG L, QIANG L, YING L, et al. Efficacy and safety of camrelizumab combined with apatinib in advanced triple-negative breast cancer: an open-label phase Ⅱ trial. J Immunother Cancer, 2020, 8 (1): e000696.

（刘洁琼）

笔记